Examens-Fragen Dermatologie

Zum Gegenstandskatalog

G. Burg R. Kolz G. Lonsdorf

Mit einem Vorwort von
O. Braun-Falco

Vierte, völlig neubearbeitete
und erweiterte Auflage

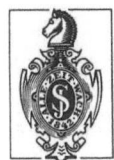

Springer-Verlag
Berlin Heidelberg New York 1979

Priv.-Doz. Dr. G. Burg
Dermatologische Klinik und Poliklinik
Frauenlobstraße 9–11, 8000 München 2

Dr. R. Kolz
Dermatologische Klinik und Poliklinik
Frauenlobstraße 9–11, 8000 München 2

Dr. G. Lonsdorf
Dermatologische Klinik und Poliklinik
Frauenlobstraße 9–11, 8000 München 2

ISBN-13:978-3-540-09179-0   e-ISBN-13:978-3-642-67186-9
DOI:10.1007/978-3-642-67186-9

Das Werk ist urheberrechtlich geschützt. Die dadurch begründeten Rechte, insbesondere die der Übersetzung, des Nachdruckes, der Funksendung, der Wiedergabe auf photomechanischem oder ähnlichem Wege und der Speicherung in Datenverarbeitungsanlagen bleiben, auch bei nur auszugsweiser Verwertung, vorbehalten. Bei Vervielfältigungen für gewerbliche Zwecke ist gemäß § 54 UrhG eine Vergütung an den Verlag zu zahlen, deren Höhe mit dem Verlag zu vereinbaren ist.

© by J. F. Lehmanns Verlag München 1975 and
© by Springer-Verlag Berlin Heidelberg 1979

Die Wiedergabe von Gebrauchsnamen, Handelsnamen, Warenbezeichnungen usw. in diesem Werk berechtigt auch ohne Kennzeichnung nicht zu der Annahme, daß solche Namen im Sinne der Warenzeichen- und Markenschutz-Gesetzgebung als frei zu betrachten wären und daher von jedermann benutzt werden dürften.

2124/3140-5 4 3 2 1 0

Vorwort

Die vorliegende Sammlung von Examens-Fragen aus dem
Fachgebiet der Dermatologie und Venerologie orientiert
sich inhaltlich nach dem Wissensstoff des Gegenstandskatalogs und ist formal nach den Regeln moderner Prü-
fungsmethoden konzipiert. So stellt sie eine vollständige Überarbeitung und ausgiebige Erweiterung der 3.
Auflage dar.

Bei der Formulierung der Fragen wurde Wert darauf gelegt, daß mit der Überprüfung des Wissensstandes gleichzeitig ein Lerneffekt verbunden ist. Dieses Buch kann
und soll ein Lehrbuch nicht ersetzen, sondern nutz-
bringend ergänzen, indem sinnvolle Alternativmöglich-
keiten aus thematisch nichtzusammenhängenden Teilge-
bieten des Fachbereiches Dermatologie und Venerologie
als Antwortmöglichkeiten in ein und derselben Frage
zusammengestellt sind. Hierdurch wird der Leser zu
einer Zugehörigkeitsanalyse auch der falschen Antwortmöglichkeiten angeregt.

Entsprechend dem Gegenstandskatalog sind sowohl Fragen,
die den ersten klinischen Studienabschnitt als auch
solche, die den zweiten klinischen Studienabschnitt
betreffen, zusammengefaßt; hieraus erklärt sich der
Umfang der Fragensammlung und der zum Teil höhere
Schwierigkeitsgrad der Fragen.

Mein Mitarbeiter Priv.-Doz. Dr. G. Burg hat sich seit
Jahren der Mühe unterzogen, an der Erarbeitung neuer
Lernmethoden in einem Fachgebiet, wo es in erster
Linie auf das bewußte Erfassen von morphologischen
Gegebenheiten an Haut und Schleimhäuten ankommt, mit-
zuwirken. Das zusammen mit meinen Mitarbeitern
Dr. R. Kolz und Dr. G. Lonsdorf erarbeitete und ver-
faßte Manuskript ist gut gelungen.

Es ist zu hoffen, daß die vorliegende Fragensammlung
dem Studierenden bei der Erarbeitung des Lehrstoffes,
der Überprüfung seines Wissensstandes und damit für
die Prüfungsvorbereitung von Wert ist. Sie kann ihm
selbst bei seiner späteren ärztlichen Tätigkeit
helfen.

Zahlreiche Anregungen, die die Autoren von kritischen Lesern der früheren Auflagen erhielten, wurden berücksichtigt; sie haben zur Verbesserung dieser Auflage beigetragen. Dies veranlaßt uns zu der Bitte um weitere kritische Anmerkungen und Kommentare, die wir uns von Studierenden ebenso wie von den lehrenden und praktizierenden Kollegen erhoffen.

Es wäre schön und der Sache dienlich, wenn auch nach Erscheinen dieser 4. Auflage der Gedankenaustausch zwischen den Studierenden und ihren akademischen Lehrern einerseits und den Autoren andererseits sich fortsetzen lassen und in kritischen Anmerkungen und Kommentaren niederschlagen würde.

Nun wünsche ich dieser Fragensammlung viel Anklang und weite Verbreitung bei unseren Studierenden.

München, im August 1978   Prof. Dr. O. Braun-Falco

Inhaltsverzeichnis

Hinweise für die Benutzung der Fragensammlung VII

1. Allgemeine Dermatologie 1
1.1 Pathophysiologie der Haut 5
1.2 Immunologie und Allergologie der Haut 10
1.3 Therapie der Hautkrankheiten 16
1.4 Rehabilitation 34

2. Spezielle Dermatologie 36
2.1 Erythematöse und erythematosquamöse Dermatosen 40
2.2 Intoleranzreaktionen der Haut (Allergodermien) 52
2.3 Berufsdermatosen 77
2.4 Hautkrankheiten bekannter Ätiologie 81
2.5 Papulöse (lichenoide) Krankheiten der Haut ... 111
2.6 Granulomatöse Erkrankungen der Haut unklarer Genese 115
2.7 Erbkrankheiten und Mißbildungen 118
2.8 Blasenbildende Dermatosen 123
2.9 Acne vulgaris und akneiforme Dermatosen 128
2.10 Erkrankungen der Schweißdrüse 133
2.11 Hautveränderungen bei peripheren Durchblutungsstörungen 135
2.12 Hautveränderungen bei Stoffwechsel- und Ablagerungskrankheiten 143
2.13 Ano-rektaler Symptomenkomplex 147
2.14 Dyschromien der Haut durch Melanin und andere Pigmente (körpereigene und körperfremde) 148
2.15 Erkrankungen des Haarschaftes und des Haartalgdrüsenapparates 150
2.16 Erkrankungen der Nagelplatte und des Nagelbettes 155
2.17 Krankheiten der hautnahen Mundschleimhaut 156

2.18	Krankheiten des kollagenen und elastischen Bindegewebes	161
2.19	Erkrankungen des subkutanen Fettgewebes	170
2.20	Tumoren der Haut	172
2.21	Paraneoplasien der Haut	195
3.	Venerische Erkrankungen	196
3.1	Gesetzliche Richtlinien	196
3.2	Syphilis	197
3.3	Gonorrhoe	207
3.4	Ulcus molle	210
3.5	Lymphogranuloma inguinale	212
3.6	Nichtvenerische Krankheiten des äußeren Genitale	214
4.	Andrologie	220
Antwortenschlüssel		231

Hinweise für die Benutzung der Fragensammlung*

Zu jeder Aufgabe werden 5 mögliche Antworten A-E angeboten, von denen nur eine zutrifft. Jeder Kandidat soll in der Prüfung auch dann eine der 5 Antworten A-E ankreuzen, wenn er die richtige Lösung nicht kennt. In diesem Fall besteht immerhin die Chance 1:5, aus den vorgegebenen Antworten die richtige zu raten.

Am Kopf jeder Frage finden sich 3 Angaben. Die 1. Zahl ist die Fragennummer, welche die Frage in diesem Buch erhält. Die 2. Zahl ist die Nummer des zugehörigen Lernziels des Gegenstandskatalogs. Die 3. Angabe ist der Fragen-Typ nach der Klassifikation des Institutes für medizinische und pharmazeutische Prüfungsfragen in Mainz.

Fragentyp A = Einfachauswahl

Auf eine Frage oder unvollständige Aussage folgen 5 Antworten oder Ergänzungen, von denen eine einzige auszuwählen ist und zwar:
bei Typ A1: die einzig richtige
bei Typ A2: die beste von mehreren möglichen
bei Typ A3: die einzig falsche
Typ A1 ist der Grundtyp.
Wenn nach der "besten" oder einzig falschen Antwort gefragt wird, so geht dies aus dem Aufgabentext ausdrücklich hervor.

Fragentyp B = Aufgabengruppe mit gemeinsamem Antwortangebot (Zuordnung)

Jede Aufgabe besteht aus
a) einer beliebigen Anzahl von numerierten Begriffen, Fragen oder Aussagen (= Aufgabenliste = Liste 1)
b) 5 durch die Buchstaben A-E gekennzeichneten Antwortmöglichkeiten (= Liste 2)

Eine Fragengruppe enthält so viele - einzeln bewertete - Aufgaben, wie die Aufgabenliste Punkte hat.

Zu jeder numerierten Aufgabe ist die Antwort A-E auszuwählen, die für zutreffend gehalten wird. Jede Ant-

---

*siehe auch Ausklapptafel am Ende des Buches

wortmöglichkeit kann einmal, mehrmals oder überhaupt nicht als Lösung vorkommen.

Fragentyp C = kausale Verknüpfung

Dieser Aufgabentyp besteht aus zwei durch das Wort "weil" verknüpften Feststellungen

Jede der beiden Feststellungen kann unabhängig von der anderen richtig oder falsch sein. Wenn sie beide richtig sind, kann die Verknüpfung durch "weil" richtig oder falsch sein.

Bitte kreuzen Sie die Antwort A-E an, die nach Ihrer Meinung die beiden Feststellungen und ihre Verknüpfung richtig beurteilt:

Antwort	Feststellung 1	Feststellung 2	Verknüpfung
A	richtig	richtig	richtig
B	richtig	richtig	falsch
C	richtig	falsch	-
D	falsch	richtig	-
E	falsch	falsch	-

Fragentyp D = Antworten mit Aussagenkombinationen

Auf eine Frage oder unvollständige Aussage folgen numerierte Begriffe oder Sätze, von denen einer oder mehrere zutreffen können. Für jede Aufgabe nach Typ D werden 5 oder mehr Kombinationen der numerierten Aussagen vorgegeben.

Aus diesen mit den Buchstaben A-E gekennzeichneten Antworten wählen Sie bitte die Aussagenkombination aus, die Sie für richtig halten.

1. Allgemeine Dermatologie

1.01　　　　　　　　　　1.　　　　　　　　　Fragentyp D

Welche der nachfolgenden Effloreszenzen liegen über dem Hautniveau?

1) Urtika
2) Papel
3) Nodulus
4) Macula
5) Nodus
6) Vesicula
7) Bulla
8) Pustula
9) Erosio
10) Ulkus

Wählen Sie bitte die zutreffende Aussagenkombination.

A. Nur 1, 2, 3 und 9 sind richtig
B. Nur 1, 2, 3 und 4 sind richtig
C. Nur 1, 2, 3, 5, 6, 7 und 8 sind richtig
D. Nur 2, 5, 7, 8 und 9 sind richtig
E. Nur 2, 4, 7, 8 und 9 sind richtig

1.02 1.05
1.03
1.04   1.   Fragentyp B

Ordnen Sie den folgenden Primäreffloreszenzen der Liste 1 die jeweils richtige Definition der Liste 2 zu.

    Liste 1   Liste 2

1.02 Macula   A. Umschriebene Farbänderung im Hautniveau

1.03 Papula

1.04 Urtika   B. Feste Erhabenheit durch Zellvermehrung oder Zellansammlung

1.05 Erythem

                         C. Flüchtige, juckende, beetartige Erhabenheit

                         D. Funktionelle Erweiterung der arteriellen Gefäßnetze der Haut

                         E. Funktionelle Erweiterung der venösen Gefäßnetze der Haut

---

1.06
1.07
1.08   1.   Fragentyp B

Ordnen Sie den Begriffen der Liste 1 die Definitionen der Liste 2 zu.

    Liste 1   Liste 2

1.06 Exanthem   A. Rötung und Schuppung der gesamten Haut

1.07 Enanthem

1.08 Erythrodermie   B. Funktionelle Erweiterung venöser Gefäßnetze

                         C. Ausschlag durch disseminierte Verteilung der Effloreszenzen

                         D. Funktionelle Erweiterung arterieller Gefäßnetze der Haut

                         E. Ausschlag an sichtbaren Schleimhäuten

1.09 1 Fragentyp A1

Mit welchem diagnostischen Hilfsmittel kann man Blutaustritte (Purpura) an der Haut sicher von einem Erythem unterscheiden?

A. Lupe
B. Mandrin
C. Glasspatel
D. Holzspatel
E. Mit keinem der Genannten

1.10 1 Fragentyp D

Welche der nachfolgenden Begriffe sind Primäreffloreszenzen?

1) Pustel
2) Vesicula
3) Squama
4) Macula
5) Crusta

Wählen Sie bitte die zutreffende Aussagenkombination.

A. Nur 1, 2 und 4 sind richtig
B. Nur 1, 2 und 3 sind richtig
C. Nur 2, 4 und 5 sind richtig
D. Nur 3, 4 und 5 sind richtig
E. Nur 2, 3 und 4 sind richtig

1.11 Fragentyp A3

Sekundär-Effloreszenzen sind Erscheinungen, die sich durch Umwandlung oder Rückbildung aus Primär-Effloreszenzen entwickeln. Welcher der aufgeführten Begriffe fällt nicht unter diese Definition?

A. Squama
B. Erosion
C. Cicatrix
D. Ulkus
E. Papel

1.12 Fragentyp A3

Welche der folgenden Eigenschaften der Effloreszenzen ist nicht richtig dargestellt?

A. Eine Macula ist deutlich über das Hautniveau erhaben.
B. Bei chronisch juckenden Hautprozessen entstehen konfluierende Papeln infolge des Kratzens. Dies wird Lichenifikation genannt. Die Hautfelderung erscheint hierdurch vergröbert.
C. Vesiculae sind scharf begrenzte Flüssigkeitsansammlungen in der Haut und kommen z. B. bei Herpes simplex, Dyshidrosis und bei Kontaktderamtitiden vor.
D. Krusten und Schuppen sind keine Primäreffloreszenzen.
E. Die Pustel ist ein mit Eiter gefülltes Bläschen.

1.13 Fragentyp A1

Wie dick ist die Epidermis normaler Haut?

A. ca. 10 mm
B. ca. 7 mm
C. ca. 3 mm
D. ca. 1 mm
E. ca. 0,1 mm

1.1 Pathophysiologie der Haut

1.14   1.1   Fragentyp A1

Wie lange dauert normalerweise die Umwandlung einer Basalzelle in eine Schuppe?

A. 28 Tage
B. 5 Tage
C. 7 Wochen
D. Mehrere Monate
E. Nur einige Stunden

1.15 1.18
1.16
1.17   1.1   Fragentyp B

Ordnen Sie den Verhornungsstörungen der Liste 1 die Diagnosen der Liste 2 zu.

Liste 1	Liste 2
1.15 Proliferationshyperkeratose	A. Ichthyosie vulgaris
1.16 Retentionshyperkeratose	B. Morbus Darier
	C. Kallus
1.17 Dyskeratose	D. Lichen ruber
1.18 Parakeratose	E. Aktinische Keratose

1.19   1.1   Fragentyp A1

Wo liegen normalerweise die Melanozyten?

A. In der Dermis (Corium)
B. In der Basalzellschicht der Epidermis
C. In perivaskulärer Anordnung
D. In der Hornschicht
E. Im Stratum granulosum

1.20   1.1   Fragentyp D

Welche der folgenden Substanzen spielen bei Pigmentstörungen der Haut eine Rolle?

1) Melanin
2) Hämosiderin
3) Quecksilber
4) Silber
5) Gallenfarbstoffe

Wählen Sie bitte die zutreffende Aussagenkombination.

A. Nur 1 und 2 sind richtig
B. Nur 1, 2 und 3 sind richtig
C. Nur 1, 2 und 4 sind richtig
D. Nur 1, 3, 4 und 5 sind richtig
E. Alle Aussagen sind richtig

1.21   1.1   Fragentyp D

Man unterscheidet zwischen intra- und subepidermaler Blasenbildung. Welche der angegebenen pathogenetischen Mechanismen spielt bei der intraepidermalen Hohlraumbildung eine Rolle?

1) Spongiose
2) Ballonierende Degeneration
3) Ödemdruck
4) Basalzellzerstörung
5) Akantholyse
6) Kontinuitätstrennung in der Dermis

Wählen Sie bitte die zutreffende Aussagenkombination.

A. Nur 1 und 5 sind richtig
B. Nur 3, 5 und 6 sind richtig
C. Nur 4 und 6 sind richtig
D. Nur 3, 4 und 6 sind richtig
E. Nur 1, 2 und 5 sind richtig

1.22		
1.23	1.1	Fragentyp B

Welche der genannten Feststellungen (Liste 2) trifft für die Livedo racemosa bzw. Livedo reticularis (Liste 1) zu?

Liste 1

1.22 Livedo reticularis (Cutis marmorata)

1.23 Livedo racemosa

Liste 2

A. Ursächlich sind entzündliche Veränderungen an den kleinen subkutanen Gefäßen, wobei an Endangiitis, Periarteriitis und andere Erkrankungen gedacht werden muß

B. Netzartige Hyperpigmentierung und Rötung mit betonter Follikelzeichnung im Halsbereich

C. Phlebektasien bei sekundärer Varikosis als Folge von insuffizienten Perforanten-Venen

D. Funktionell bedingte, harmlose livide Ringbildung durch Arteriolenspasmus mit passiver Venolenhyperämie

E. "Besenreiserartige" Venenerweiterungen bei primärer Varikosis, die meist im Knöchelbereich lokalisiert sind

1.24   1.1   Fragentyp D

Welche Veränderungen der Hautgefäße können zu krankhaften Veränderungen an der Haut führen?

1) Gefäßerweiterung
2) Gefäßverengung
3) Verschluß
4) Wandschädigung

Wählen Sie bitte die zutreffende Aussagenkombination.

A. Nur 1 und 2 sind richtig
B. Nur 1, 2 und 3 sind richtig
C. Nur 2 und 3 sind richtig
D. Nur 2 und 4 sind richtig
E. Alle Aussagen sind richtig

1.25   1.1   Fragentyp A1

Was drückt ein positiver Rumpel-Leede-Test aus?

A. Störung der Blutgerinnung
B. Störung der Thrombozytenzahl
C. Schädigung der Kapillarwand
D. Verlängerte Blutungszeit
E. Erniedrigter Quick-Wert

1.26   1.1   Fragentyp A2

Was verstehen Sie unter Pachydermie?

A. Synonym für Sklerodermie
B. Verdickung der Haut durch Fibrosierung
C. Entzündung des Nagelfalz
D. Chronische Entzündung der Haut
E. Verdickung der Haut, oft mit warzenartigen Hornauflagerungen

1.27		
1.28		
1.29	1.1	Fragentyp B

Ordnen Sie den einzelnen Begriffen (Liste 1) die richtige Erklärung (Liste 2) zu.

Liste 1

1.27 Blase
1.28 Rhagade
1.29 Zyanose

Liste 2

A. Mit Serum gefüllter Hohlraum
B. Funktionelle Erweiterung venöser Gefäße
C. Hautriß durch Dehnung krankhaft veränderter Haut
D. Spaltbildung innerhalb des Koriums
E. Netzartige livide Zeichnung im Bereich der Extremitäten

1.30	1.1	Fragentyp A1

Welche der folgenden Feststellungen über die ekkrine Schweißdrüse trifft zu?

A. Sie spielt eine Rolle in der Wärmeregulation.
B. Sie zieht im erkrankten Zustand eine Acne vulgaris nach sich.
C. Sie tritt bis zur Pubertät nicht in Funktion.
D. Sie mündet in den Talgdrüsenausführungsgang.
E. Keine dieser Behauptungen trifft zu.

1.31
1.32
1.33   1.1   Fragentyp B

Ordnen Sie die Begriffe der Liste 1 den Aussagen der
Liste 2 zu.

Liste 1   Liste 2

1.31 Anagen-Phase   A. Ruhephase. Dauer bis zu
1.32 Katagen-Phase   6 Jahren
1.33 Telogen-Phase   B. Ruhephase. Dauer 3 - 4
                                 Monate
                              C. Übergangsphase. Dauer
                                 einige Tage
                              D. Wachstumsphase. Dauer
                                 bis zu 6 Jahren
                              E. Wachstumsphase. Dauer
                                 3 - 4 Monate

1.34   1.1   Fragentyp A2

Was bezeichnet man als intertriginöse Räume?

A. Die hautnahen Schleimhäute
B. Behaarte Hautgebiete
C. Hautflächen mit behinderter Abdunstung
D. Hautfalten
E. Die Achselhöhlen

1.2 Immunologie und Allergologie der Haut

1.35   1.2   Fragentyp D

Welche allergischen Reaktionen gehören zum Spät- oder
verzögerten Typ?

1) Tuberkulin-Typ
2) Anaphylaktischer Typ
3) Serumkrankheits-Typ
4) Arthus-Typ
5) Ekzem-Typ

Wählen Sie bitte die zutreffende Aussagenkombination.

A. Nur 1, 3 und 5 sind richtig
B. Nur 1 und 5 sind richtig
C. Nur 2 und 4 sind richtig
D. Nur 5 ist richtig
E. Alle Aussagen sind richtig

1.36 1.39
1.37
1.38   1.2   Fragentyp B

Ordnen Sie den allergischen Reaktionstypen I - IV nach Gell und Coombs (Liste 1) die Krankheitsbilder der Liste 2 zu.

Liste 1   Liste 2

1.36 Anaphylaktischer   A. Ekzem
     Typ (I)
                            B. Quincke-Ödem
1.37 Zytotoxischer
     Typ (II)   C. Purpura

1.38 Arthus-Typ (III)   D. Allergische Thrombopenie

1.39 Zellvermittelter   E. Urticaria factitia
     Typ (IV)

1.40   1.2   Fragentyp A1

Welche Zellen spielen für die Auslösung der anaphylaktischen (Typ I) Reaktion die pathogenetisch entscheidende Rolle?

A. Lymphozyten
B. Granulozyten
C. Monozyten
D. Mastzellen
E. Histiozyten

| 1.41 | 1.2 | Fragentyp A1 |

Welches Immunglobin ist bei der humoralen Allergie vom anaphylaktischen Typ von zentraler Bedeutung?

A. IgG
B. IgA
C. IgM
D. IgE
E. IgD

| 1.42 | 1.2 | Fragentyp A2 |

Wozu dient der Epikutantest?

A. Zur Feststellung einer kutan-vaskulären Allergie
B. Zur Ermittlung des auslösenden Ekzematogens bei einer epidermalen Kontaktallergie
C. Als Parameter der Hautresistenz gegen Alkalien und Säuren
D. Zur Bestimmung der Hautdurchblutung
E. Zum Nachweis einer Berufsdermatose

| 1.43 | 1.2 | Fragentyp A1 |

Welche Form der Allergietestung ist bei Verdacht auf ein allergisches Kontaktekzem indiziert?

A. Intrakutantestung
B. Epikutantestung (Läppchentest)
C. Pricktest
D. Scratchtest (Skarifikationstest)
E. Epikutaner Reibetest

1.44 1.47		
1.45 1.48		
1.46	1.2	Fragentyp B

Ordnen Sie die Testreaktionen der Liste 1 den Aussagen der Liste 2 zu.

Liste 1

1.44 Oligovalente Kontaktallergie
1.45 Monovalente Kontaktallergie
1.46 Kopplungsallergie
1.47 Polyvalente Kontaktallergie
1.48 Gruppenallergie

Liste 2

A. Positive Reaktion gegen nur eine Testsubstanz
B. Positive Reaktion gegen 3 - 5 Testsubstanzen
C. Positive Reaktion gegen mehr als 5 Testsubstanzen
D. Positive Reaktion gegen chemisch verschiedene Kontaktallergene in ein und demselben Material
E. Positive Reaktion gegen chemisch verwandte Kontaktallergene

1.49	1.2	Fragentyp D

Was findet man bei einer kontaktallergischen Reaktion im allgemeinen von der 24. bis 48. Stunde nach der Applikation der Testsubstanz?

1) Eine Zunahme der Testreaktion (Crescendo-Typ)
2) Eine Abnahme der Testreaktion (Decrescendo-Typ)
3) Eine gleichbleibende Testreaktion (Continuo-Typ)

Wählen Sie bitte die zutreffende Aussagenkombination.

A. Nur 1 und 3 sind richtig
B. Nur 2 und 3 sind richtig
C. Nur 1 ist richtig
D. Nur 2 ist richtig
E. Nur 3 ist richtig

1.50   1.2   Fragentyp C

Eine toxisch-entzündliche Hautreaktion klingt nach Ausbleiben der Noxe rasch ab,

weil

sie im Gegensatz zur Kontaktallergie eine Decrescendo-Reaktion ist.

1.51   1.2   Fragentyp D

Welche Testungen finden bei der Urtikaria Anwendung?

1) Epikutantestung
2) Intrakutantestung
3) Prüfung der Alkaliresistenz
4) Prick-Test
5) Scratch-Test

Wählen Sie bitte die zutreffende Aussagenkombination

A. Nur 1, 2 und 4 sind richtig
B. Nur 1 und 3 sind richtig
C. Nur 1 und 2 sind richtig
D. Nur 2, 4 und 5 sind richtig
E. Nur 2 ist richtig

1.52   1.2   Fragentyp A3

Welche Testung findet beim Quincke-Ödem, der Urtikaria und dem Arzneimittelexanthem keine Anwendung?

A. Epikutantest
B. Intrakutantest
C. Expositionstest
D. Prick-Test
E. Scratch-Test

1.53	1.2	Fragentyp A3

Die pathogenetische Ursache zu finden ist die wichtigste Aufgabe bei dem Vorliegen einer Urtikaria. Welche diagnostische Maßnahme ist <u>nicht</u> sinnvoll bzw. nötig?

A. Anamnese
B. Allergietest
C. Fokussuche
D. Probeexzision
E. Untersuchung auf Wurmeier und Oxyuren

1.54	1.2	Fragentyp D

Was benötigt man für eine direkte Immunfluoreszenzuntersuchung?

1) Serum vom Patienten und einen Gefrierschnitt von tierischem Gewebe
2) Fluoreszenzfarbstoff-markierte Antikörper
3) Ein Photometer
4) Einen Gefrierschnitt der biopsierten Haut des Patienten

Wählen Sie bitte die zutreffende Aussagenkombination.

A. Nur 1, 3 und 4 sind richtig
B. Nur 2 und 4 sind richtig
C. Nur 3 und 4 sind richtig
D. Nur 1, 2 und 3 sind richtig
E. Nur 2, 3 und 4 sind richtig

1.3 Therapie der Hautkrankheiten

1.55	1.3	Fragentyp A1

Was ist eine Lotio?

A. Puderaufschwemmung in wäßriger oder alkoholischer Lösung
B. Mischung von Fettkörpern und Puderbestandteilen
C. Wasser, in dem Fettsubstanzen in feinster Form verteilt sind
D. Eine Öl-in-Wasser-Emulsion
E. Eine Wasser-in-Öl-Emulsion

1.56	1.3	Fragentyp A1

Wie ist die Zusammensetzung einer Paste charakterisiert?

A. Mineralische Puder und Olivenöl
B. Stärke und Olivenöl
C. Emulsion vom Typ Wasser-in-Öl
D. Mineralische Puder und mineralische Fette
E. Mineralische Puder und Alkohol

1.57 1.60 1.58 1.59	1.3	Fragentyp B

Ordnen Sie den in Liste 1 getroffenen Feststellungen die Begriffe der Liste 2 zu.

Liste 1	Liste 2
1.57 Alkoholische Lösung	A. Tinktur
1.58 Mineralische Salbengrundlage	B. Vaseline
1.59 Creme	C. Wasser-in-Öl-Emulsion
1.60 Unguentum molle	D. Öl-in-Wasser-Emulsion
	E. Vaseline und Lanolin zu gleichen Teilen

1.61   1.3   Fragentyp A1

Sie führen eine interne Langzeittherapie mit Prednisolon durch. Wo liegt die Cushingschwelle?

A. 4 mg/tgl.
B. 7,5 mg/tgl.
C. 10 mg/tgl.
D. 15 mg/tgl.
E. 25 - 30 mg/tgl.

1.62   1.3   Fragentyp D

Bei welchen Dermatosen sind Glukokortikosteroide das Mittel der Wahl?

1) Erysipel
2) Pemphigus vulgaris
3) Favus
4) Dermatitis herpetiformis Duhring
5) Dermatomyositis
6) Schwere Urtikaria

Wählen Sie bitte die zutreffende Aussagenkombination.

A. Nur 1, 2 und 4 sind richtig
B. Nur 2, 5 und 6 sind richtig
C. Nur 2, 4, 5 und 6 sind richtig
D. Nur 1, 2, 4, 5 und 6 sind richtig
E. Nur 2, 3, 4 und 6 sind richtig

1.63   1.3   Fragentyp D

Bei welcher der folgenden Dermatosen haben sich Sulfone zur internen Therapie bewährt?

1) Neurodermitis diffusa
2) Dermatitis herpetiformis Duhring
3) Psoriasis vulgaris
4) Lyell-Syndrom
5) Lepra

Wählen Sie bitte die zutreffende Aussagenkombination.

A. Nur 1, 2 und 3 sind richtig
B. Nur 2 und 5 sind richtig
C. Nur 2 und 4 sind richtig
D. Nur 4 und 5 sind richtig
E. Nur 5 ist richtig

1.64   1.3   Fragentyp A

Welche Kombination wird zur Zeit bei der Immunochemotherapie des malignen Melanoms häufig durchgeführt?

A. Dacarbazin (DTIC) und Injektion von autologem Tumorantigen
B. Dacarbazin und ein anderes Zytostatikum
C. Dacarbazin und Immunglobuline
D. Dacarbazin und BCG-Impfung
E. Dacarbazin und Tetanusimpfung

1.65   1.3   Fragentyp A3

Welche der aufgeführten Erkrankungen gehört nicht zu den wesentlichen Indikationen für die Behandlung mit Zytostatika im Bereich der Dermatologie?

A. Schwere Form der Psoriasis vulgaris
B. Acne conglobata
C. Pemphigus vulgaris

D. Dermatomyositis
E. Malignes Melanom

1.66   1.3   Fragentyp D

Welches sind typische Nebenwirkungen bei langfristiger Anwendung von glukokortikosteroidhaltigen Externa?

1) Teleangiektasien
2) Atrophie von Epidermis, Corium und Subkutis
3) Bildung von Komedonen
4) Striae distensae
5) Purpura
6) Hyperhidrose

Wählen Sie bitte die zutreffende Aussagenkombination.

A. Nur 1, 2 und 3 sind richtig
B. Nur 1, 2, 3, 4 und 6 sind richtig
C. Nur 1, 2, 3 und 5 sind richtig
D. Nur 1, 3, 4 und 5 sind richtig
E. Alle Aussagen sind richtig

1.67   1.3   Fragentyp C

Bei der örtlichen Behandlung mit Salicylsäure in höherer Konzentration sind keine Nebenwirkungen zu befürchten,

weil

Salicylsäure nicht resorbiert und auch bei langer Anwendung gut vertragen wird.

1.68　　　　　　　　1.3　　　　　　　　Fragentyp A3

Worin besteht der therapeutische Sinn eines feuchten Umschlages **nicht**?

A. Austrocknung nässender Hautflächen
B. Wasserzufuhr auf trockene Haut
C. Kühlung und Entzündungshemmung
D. Sekretionsförderung aus Wunden
E. Juckreizstillend und granulationsfördernd

1.69　　　　　　　　1.3　　　　　　　　Fragentyp A1

Welches der angeführten Lokaltherapeutika zeigt die größte Tiefenwirkung?

A. Weiche Paste
B. Puder
C. Schüttelmixtur
D. Feuchter Umschlag
E. Salbe

1.70　　　　　　　　1.3　　　　　　　　Fragentyp A3

Welche Feststellung trifft auf spirituöse Lösungen **nicht** zu?

A. Grundlage meist Spiritus dilutus (70% Äthylalkohol)
B. Grundlage meist Methylalkohol
C. Anwendung meist am Capillitium und im Gesicht
D. Austrocknende, entfettende Wirkung
E. Vorwiegend bei Seborrhoe indiziert

1.71　　　　　　　　1.3　　　　　　　　Fragentyp A1

Bei welcher der angegebenen Hautkrankheiten kann die Anwendung eines Puders angezeigt sein?

A. Impetigo contagiosa
B. Psoriasis vulgaris
C. Tiefe Trichophytie
D. Nicht nässende Intertrigo
E. Schwerer Herpes genitalis

1.72   1.3   Fragentyp C

Trockenpinselungen sind bei nässenden Prozessen besonders geeignet,

weil

sie auf der Haut nach Verdunstung des flüssigen Anteils zu einer festhaftenden Puderschicht eintrocknen.

1.73   1.3   Fragentyp A3

An welcher Körperstelle sollte eine Paste nicht zur Anwendung kommen?

A. Gesicht
B. Capillitium
C. Intertriginöse Bereiche
D. Extremitäten
E. Stamm

1.74   1.3   Fragentyp A1

Welches der folgenden Dermatotherapeutika eignet sich zur Krustenaufweichung?

A. Puder
B. Harte Zinkpaste
C. Lotio zinci
D. Salizyl-Pflaster
E. Fettsalbe

1.75 1.3 Fragentyp D

Welche Feststellungen treffen für Salben bzw. Cremes zu?

1) Salben (Wasser-in-Öl-Emulsion) sind vorwiegend bei chronischen Hautentzündungen indiziert.
2) Salben sollten nicht in intertriginösen Räumen angewandt werden (außer bei sehr trockenen, lichenifizierten Herden).
3) Cremes (Öl-in-Wasser-Emulsion) sind vorwiegend bei subakuten Hautentzündungen indiziert.
4) Salben sind vorwiegend bei Dermatosen mit tieferreichenden pathologischen Veränderungen indiziert.
5) Cremes sind vorwiegend bei Seborrhoikern indiziert.

Wählen Sie bitte die zutreffende Aussagenkombination.

A. Nur 1, 2 und 3 sind richtig
B. Nur 1, 2 und 4 sind richtig
C. Nur 1, 2 und 5 sind richtig
D. Nur 1, 3 und 4 sind richtig
E. Alle Aussagen sind richtig

1.76 1.3 Fragentyp A3

Welche Feststellung trifft auf Öle nicht zu?

A. Öle dienen der Erweichung von Krusten.
B. Rizinusöl kann als Zusatz zu Haarspiritus rezeptiert werden.
C. Olivenöl ist die Grundlage von Zinköl.
D. Zinköl mit antimikrobiellen Zusätzen hat sich in der Behandlung der Windeldermatitis bewährt.
E. Zinköl hat eine stark fettende Wirkung.

1.77 1.3 Fragentyp A1

Ein Kleinkind hat eine Intertrigo und Sie entschließen sich zu einer Behandlung mit einer Pyoctaninlösung. Welche der angegebenen Konzentrationen eignet sich dafür?

A. Sol. aquosa Pyoctanini 0,25 - 0,5%
B. Sol. aquosa Pyoctanini 1 %
C. Sol. aquosa Pyoctanini 2 %
D. Sol. aquosa Pyoctanini 5 %
E. Sol. aquosa Pyoctanini 10 %

1.78 1.3 Fragentyp C

Salicylsäure-haltige Pflaster eignen sich zur Erweichung von Hyperkeratosen und Verrucae vulgares,

weil

Pflaster gut auf der Haut kleben, eine eigene mazerative Tiefenwirkung haben und zur Behandlung umschriebener Hautpartien geeignet sind.

1.79 1.82
1.80
1.81 1.3 Fragentyp B

Ordnen Sie der jeweiligen Verbandart (Liste 1) die entsprechende Indikation (Liste 2) zu.

Liste 1

1.79 Kompressionsverband
1.80 Feuchter Umschlag
1.81 Fett-feuchter Verband (Dunstverband)
1.82 Okklusivverband (Plastikfolie)

Liste 2

A. Nässende und vesikulöse Dermatosen
B. Chronisch-lichenifizierte Areale
C. Ödematöse Stauungen
D. Reizlose Narben nach Exzision
E. Verkrustete Herde

1.83   1.3   Fragentyp D

Welche Aussagen treffen für das langwellige UV(A) Licht zu?

1) Energiereicher als kurzwelliges UV(B) Licht.
2) Dringt tiefer in die Haut ein als UV(B).
3) Wird durch Fensterglas (Windschutzscheibe des Autos) nicht abgefiltert.
4) Entfaltet eine starke kanzerogene Wirkung.
5) Ist bei photoallergischen Dermatosen die häufigste auslösende Wellenlänge.
6) Ist durch Umwandlung von Leukomelanin in Melanin für die Sofortpigmentierung verantwortlich.

Wählen Sie bitte die zutreffende Aussagenkombination.

A. Nur 1, 2, 3 und 5 sind richtig
B. Nur 1, 3, 4 und 5 sind richtig
C. Nur 2, 3, 5 und 6 sind richtig
D. Nur 3, 4, 5 und 6 sind richtig
E. Nur 2, 4, 5 und 6 sind richtig

1.84   1.3   Fragentyp D

Welche der folgenden Faktoren sind für die Wirkung des Lichtes an der Haut wesentlich?

1) Wellenlänge
2) Dosis (Joule/cm^2)
3) Zeitdauer der Einwirkung
4) Individuelle Empfindlichkeit (Pigmentierungsgrad)

Wählen Sie bitte die zutreffende Aussagenkombination.

A. Nur 1 und 2 sind richtig
B. Nur 1 und 3 sind richtig
C. Nur 2 und 4 sind richtig
D. Nur 2 und 3 sind richtig
E. Alle Aussagen sind richtig

1.85   1.3   Fragentyp D

Bei welchen der folgenden Dermatosen ist ein externer Lichtschutz indiziert?

1) Lupus erythematodes integumentalis
2) Xeroderma pigmentosum
3) Porphyria cutanea tarda
4) Vitiligo
5) Acne vulgaris
6) Aktinisch geschädigte Haut

Wählen Sie bitte die zutreffende Aussagenkombination.

A. Nur 1, 2, 4 und 5 sind richtig
B. Nur 2, 3, 4 und 6 sind richtig
C. Nur 2, 4, 5 und 6 sind richtig
D. Nur 1, 2, 3, 4 und 6 sind richtig
E. Alle Aussagen sind richtig

1.86   1.3   Fragentyp A1

Durch welchen Bereich des Lichtspektrums wird die direkte Pigmentierung der Haut hervorgerufen?

A. Infrarot   (über 780 nm)
B. Sichtbarer Bereich (400 - 780 nm)
C. UV A   (320 - 400 nm)
D. UV B   (280 - 320 nm)
E. UV C   (unter 280 nm)

1.87   1.3   Fragentyp D

Bei welcher der genannten Dermatosen wird heute noch häufig eine UV-Bestrahlung durchgeführt?

1) Psoriasis vulgaris
2) Lupus erythematodes
3) Acne vulgaris
4) Morbus Darier (Dyskeratosis follicularis)

Wählen Sie bitte die zutreffende Aussagenkombination.

A. Nur 1 und 2 sind richtig
B. Nur 1, 2 und 3 sind richtig
C. Nur 2 und 3 sind richtig
D. Nur 2, 3 und 4 sind richtig
E. Nur 1 und 3 sind richtig

1.88   1.3   Fragentyp A2

Ein Patient, der an Psoriasis leidet, will sich von Ihnen über Heliotherapie beraten lassen. Bei welcher Verlaufsform der Psoriasis ist diese Behandlung unter Vorbehalt der individuellen Verträglichkeit empfehlenswert?

A. Psoriasis pustulosa (Typ Zumbusch)
B. Psoriatische Erythrodermie
C. Eruptiv-exanthematische Psoriasis vulgaris
D. Psoriasis arthropathica
E. Chronisch-stationäre Psoriasis vulgaris

1.89   1.92
1.90
1.91   1.3   Fragentyp B

Welche Balneotherapie (Liste 1) kann zur Therapieunterstützung bei einer Krankheit der Liste 2 von Nutzen sein?

Liste 1	Liste 2
1.89 Teerhaltiges Bad	A. Pyodermie
1.90 Kaliumpermanganat-haltiges Bad	B. Psoriasis vulgaris
	C. Neurodermitis diffusa
1.91 Rückfettendes Ölbad	D. Arzneimittelexanthem
1.92 Kochsalz-haltiges Bad	E. Ichthyosis vulgaris

1.93   1.3   Fragentyp A3

Welche Erkrankung ist für eine dermatologische Klimatherapie nicht geeignet?

A. Neurodermitis diffusa
B. Psoriasis vulgaris
C. Pollinosis
D. Polymorphe Lichtdermatose
E. Urticaria papulosa chronica

1.94   1.3   Fragentyp D

Welche Aussagen über die Röntgenweichstrahlen sind zutreffend?

1) Entstehung einer chronischen Radiodermatitis bei Gesamtdosen über 800 R
2) Röntgenspannung bis 50 KV
3) Tiefere Hautschichten werden mehr geschont als bei harten Strahlen.
4) Auch bei Röntgenweichstrahltherapie müssen strahlensensible Organe (Augen, Schilddrüse, Gonaden) unbedingt abgedeckt werden.

Wählen Sie bitte die zutreffende Aussagenkombination.

A. Nur 1 und 2 sind richtig
B. Nur 1 und 3 sind richtig
C. Nur 1, 2 und 3 sind richtig
D. Nur 1, 2 und 4 sind richtig
E. Alle Aussagen sind richtig

1.95   1.3   Fragentyp D

Welche der folgenden gutartigen Dermatosen können Indikationen für eine Röntgenweichstrahltherapie sein?

1) Induratio penis plastica
2) Hidradenitis suppurativa
3) Keloide im Frühstadium
4) Acne vulgaris
5) Hypertrichosis
6) Verrucae vulgares

Wählen Sie bitte die zutreffende Aussagenkombination.

A. Nur 1, 2, 5 und 6 sind richtig
B. Nur 3, 5 und 6 sind richtig
C. Nur 1, 2, 4, 5 und 6 sind richtig
D. Nur 3, 4, und 6 sind richtig
E. Nur 1, 2, und 3 sind richtig

1.96   1.3   Fragentyp D

Welche der folgenden Tumoren sind Indikationen für die in der Dermatologie übliche Röntgenweichstrahltherapie (bis 50 KV)?

1) Basaliom
2) Malignes Melanom
3) Spinozelluläres Karzinom
4) Kavernöses Hämangiom
5) Bowen-Karzinom
6) Tumoren bei malignen Lymphome (Mycosis fungoides, Sézary-Syndrom)
7) Lentigo maligna (Morbus Dubreuilh)

Wählen Sie bitte die zutreffende Aussagenkombination.

A. Nur 1, 2, 3 und 4 sind richtig
B. Nur 1, 3 und 5 sind richtig
C. Nur 1, 3, 5, 6 und 7 sind richtig
D. Nur 1, 3, 4, 5, 6 und 7 sind richtig
E. Nur 1, 2, 3, 5 und 6 sind richtig

1.97   1.3   Fragentyp A1

Welche der genannten Diagnosen ist eine Indikation für eine Röntgenbestrahlung?

A. Morbus Paget
B. Verbrennungsnarbe
C. Morbus Bowen
D. Leukoplakie
E. Aktinische Keratose

1.98   1.3   Fragentyp A1

Ein Patient kommt mit einem circa erbsgroßen Tumor am Unterlid in Ihre Praxis. Sie stellen die Verdachtsdiagnose Basaliom. Welches Vorgehen ist empfehlenswert?

A. Sie bestellen den Patienten zur Kontrolle ein.
B. Sie entfernen den Tumor in toto, da die Gefahr eines Ektropiums nicht besteht.
C. Behandlung mit 5-Fluoruracil-Salbe
D. Sie bestrahlen den Tumor mit Röntgenstrahlen. Eine histologische Sicherung der Diagnose ist nicht erforderlich.
E. Sie führen zunächst eine Probebiopsie durch. Erst nach histologischer Sicherung entscheiden Sie sich für Röntgenbestrahlung oder Operation.

1.99 1.3 Fragentyp D

Welche Indikationen für eine Grenzstrahltherapie kennen Sie?

1) Epilation
2) Inveterierte Psoriasis bei älteren Patienten
3) Lichen ruber verrucosus
4) Umschriebene chronische Ekzeme
5) Rhinophym

Wählen Sie bitte die zutreffende Aussagenkombination.

A. Nur 2 und 4 sind richtig
B. Nur 1 und 5 sind richtig
C. Nur 1 ist richtig
D. Nur 3 ist richtig
E. Nur 5 ist richtig

1.100
1.101
1.102 1.3 Fragentyp B

In welcher Zeit (Liste 2) treten nach Einzeitröntgenbestrahlung der Haut mit mindestens 450 R die Reaktionen der Liste 1 auf?

Liste 1

1.100 Früherythem
1.101 Haupterythem
1.102 Pigmentierung

Liste 2

A. Innerhalb von 24 Stunden
B. Nach circa 8 Tagen
C. Nach circa 28 Tagen
D. Nach circa 8 Wochen
E. Nach circa 3 Monaten

1.103 1.106
1.104
1.105 1.3 Fragentyp B

Ordnen Sie die Diagnosen der Liste 1 den Feststellungen der Liste 2 zu.

Liste 1

1.103 Akute Radiodermatitis I. Grades
1.104 Akute Radiodermatitis II. Grades
1.105 Akute Radiodermatitis III. Grades
1.106 Chronische Radiodermatitis (Röntgenoderm)

Liste 2

A. Erythem, Ödem, Bläschenbildung, Erosion
B. Erythem
C. Nekrose oder Ulkus
D. Atrophie, Teleangiektasien, Hyper- und Depigmentierung
E. Entstehung bereits nach kleinsten Röntgendosen

1.107 1.110
1.108
1.109   1.3   Fragentyp B

Ordnen Sie den Diagnosen der Liste 2 die sinnvollerweise anzuwendenden dermatochirurgischen Maßnahmen der Liste 1 zu.

Liste 1

1.107 Scharfer Löffel
1.108 Elektrodesikkation und scharfer Löffel
1.109 Exzision
1.110 Vereisung mit CO_2-Schnee oder mit flüssigem Stickstoff (N_2)

Liste 2

A. Erbsgroßes knotiges Basaliom an der Wange
B. Multiple Verrucae seborrhoicae
C. Verrucae vulgares
D. Fixes, stets an derselben Stelle auftretendes Arzneiexanthem
E. Multiple, z. T. bis handtellergroße Rumpfhautbasaliome

1.111   1.3   Fragentyp D

Welche der genannten Hautlappen zur Defektdeckung bestehen aus Epidermis mit (unterschiedlich dickem) Coriumanteil?

1) Spalthaut
2) Dreiviertellappen
3) Vollhaut
4) Stanzplastik
5) Maschenlappen

Wählen Sie bitte die zutreffende Aussagenkombination.

A. Nur 1, 3 und 4 sind richtig
B. Nur 1, 2 und 5 sind richtig
C. Nur 1, 4 und 5 sind richtig
D. Nur 2, 3 und 4 sind richtig
E. Nur 3, 4 und 5 sind richtig

1.112   1.3   Fragentyp D

Welche Spenderregionen haben sich zur Defektdeckung mit Vollhauttransplantaten im Gesichtsbereich bewährt?

1) Oberarm
2) Oberschenkel
3) Infraklavikularregion
4) Supraklavikularregion
5) Retroaurikularregion

Wählen Sie bitte die zutreffende Aussagenkombination.

A. Nur 1, 2 und 3 sind richtig
B. Nur 2, 4 und 5 sind richtig
C. Nur 3, 4 und 5 sind richtig
D. Nur 2, 3 und 5 sind richtig
E. Nur 1, 3 und 4 sind richtig

1.113　　　　　　　1.3　　　　　　　Fragentyp D

Welche der genannten Veränderungen sind gute Indikationen zur Dermabrasio (hochtourige Schleifbehandlung)?

1) Tätowierungen
2) Acne vulgaris
3) Naevus flammeus
4) Acne-Narben
5) Großflächige Naevi pigmentosi et pilosi

Wählen Sie bitte die zutreffende Aussagenkombination.

A. Nur 1, 2, 4 und 5 sind richtig
B. Nur 1, 2, 3 und 4 sind richtig
C. Nur 1 und 4 sind richtig
D. Nur 1, 3 und 4 sind richtig
E. Nur 1 ist richtig

1.114
1.115
1.116　　　　　　　1.3　　　　　　　Fragentyp B

Der Zeitpunkt des Entfernens von Fäden nach Exzisionen an der Haut richtet sich unter anderem nach der jeweiligen Lokalisation. Ordnen Sie die Lokalisationen der Liste 1 den im allgemeinen empfohlenen Zeitangaben der Liste 2 zu.

Liste 1	Liste 2
1.114 Gesicht	A. Circa 2 Tage
1.115 Stamm	B. Circa 5 - 7 Tage
1.116 Extremitäten	C. Circa 14 Tage
	D. Circa 3 Wochen
	E. Mindestens 5 Wochen

1.4 Rehabilitation

1.117   1.4   Fragentyp D

Welche klimatischen Bedingungen sind für die dermatologische Rehabilitation im Rahmen einer Klimatherapie besonders geeignet?

1) Meeresklima (Nordsee)
2) Subtropisches Klima
3) Hochgebirgsklima
4) Sommer
5) Winter

Wählen Sie bitte die zutreffende Aussagenkombination.

A. Nur 2 und 5 sind richtig
B. Nur 1 und 3 sind richtig
C. Nur 4 und 5 sind richtig
D. Nur 3 und 5 sind richtig
E. Nur 1 ist richtig

1.118   1.4   Fragentyp A3

Die Rehabilitation von chronisch Hautkranken spielt sich meist in mehreren Phasen ab. Welche der angegebenen Maßnahmen ist zur Rehabilitation nicht geeignet?

A. Dermatologische Behandlung im Krankenhaus und Heilbehandlung in einer Spezialklinik
B. Weitere Verwendung von dermatologisch Berufskranken im gleichen Betrieb, aber an einer anderen Arbeitsstelle, um eine langsame Gewöhnung an die verursachenden Noxen zu erzielen
C. Umschulung von Patienten mit Berufsdermatosen in einen anderen, dem Hautzustand entsprechenden Beruf
D. Beratung von "konstitutionell" hautkranken Menschen, einen für sie hautfreundlichen Beruf zu finden
E. Ärztliche Betreuung von chronisch Hautkranken und Erlernen von vorbeugenden Hautschutzmaßnahmen

| 1.119 | 1.4 | Fragentyp D |

Für welche der genannten Dermatosen können Rehabilitationsmaßnahmen wichtig sein?

1) Chronisch-degeneratives Ekzem
2) Psoriasis vulgaris
3) Ichthyosis vulgaris
4) Allergisches Kontaktekzem
5) Neurodermitis diffusa
6) Epidermolysis bullosa hereditaria

Wählen Sie bitte die zutreffende Aussagenkombination.

A. Nur 1, 4 und 5 sind richtig
B. Nur 2, 3 und 6 sind richtig
C. Nur 2 und 4 sind richtig
D. Nur 4 ist richtig
E. Alle Aussagen sind richtig

2. Spezielle Dermatologie

2.01	2.04		
2.02			
2.03		2.	Fragentyp B

Ordnen Sie den Patientengruppen der Liste 1 die jeweils wahrscheinlichste Hauterkrankung der Liste 2 zu.

Liste 1	Liste 2
2.01 Kinder	A. Acne vulgaris
2.02 Adoleszente	B. Spinozelluläres Karzinom
2.03 Ältere Menschen	C. Pyodermie
2.04 Säuglinge	D. Erythema glutaeale
	E. Arzneimittelexanthem

2.05	2.	Fragentyp A1

Welche der genannten Dermatosen zeigt häufig eine asymmetrische Lokalisation?

A. Zoster

B. Makulo-papulöses Exanthem bei L II

C. Dermatitis herpetiformis Duhring

D. Arzneiexanthem

E. Hämatogenes Kontaktekzem

2.06	2.	Fragentyp D

Die Beschaffenheit des Herdrandes ist ein wichtiges differentialdiagnostisches Kriterium in der Dermatologie. Welche der nachfolgenden Dermatosen zeigen sehr oft eine Randbetonung?

1) Psoriasis vulgaris vom nummulären Typ
2) Oberflächliche Trichophytie
3) Nummuläres Ekzem
4) Eczema marginatum
5) Basaliom
6) Erythema chronicum migrans

Wählen Sie bitte die zutreffende Aussagenkombination.

A. Nur 2 und 6 sind richtig
B. Nur 3, 4 und 6 sind richtig
C. Nur 2, 4, 5 und 6 sind richtig
D. Nur 3 und 5 sind richtig
E. Nur 2 ist richtig

2.07　　　　　　　　　2.　　　　　　　　Fragentyp A3

Bei welcher der folgenden Erkrankungen handelt es sich nicht um eine Keratose?

A. Ichthyosis vulgaris
B. Lichen ruber
C. Morbus Darier
D. Lichen Pilaris
E. Keratoma palmare et plantare

2.08　　　　　　　　　2.　　　　　　　　Fragentyp A3

Welche Aussage trifft für die Keratosis follicularis nicht zu?

A. Reibeisengefühl bei der Palpation
B. Pflegt besonders bei jungen Menschen aufzutreten
C. Immer mit Ichthyosis vulgaris verbunden
D. An den befallenen Hautarealen oftmals Akrozyanose und Pernio follicularis
E. Häufigste Lokalisation sind Oberschenkel und Oberarme (Streckseiten)

2.09 2.12
2.10
2.11   2.   Fragentyp B

Ordnen Sie den aufgeführten Krankheiten (Liste 1) die entsprechenden Effloreszenzen (Liste 2) zu.

    Liste 1   Liste 2

2.09 Variola, Zoster   A. Bläschen

2.10 Psoriasis vulgaris   B. Squama

2.11 Vitiligo   C. Weißer Fleck

2.12 Verruca plana   D. Epidermale Papel
     juvenilis
                                E. Nodus

2.13   2.   Fragentyp A3

Bei welcher Dermatose gehören Teleangiektasien nicht zum klinischen Bild?

A. Sklerodermie

B. Lupus erythematodes

C. Basaliom

D. Externer Steroidschaden der Haut

E. Lichen ruber planus

2.14   2.   Fragentyp A3

Welche der folgenden Dermatosen geht nicht mit Pruritus einher?

A. Dermatitis herpetiformis Duhring

B. Lichen ruber planus

C. Skabies

D. Lues secundaria

E. Strophulus infantum

2.15   2.   Fragentyp A3

Generalisierter Pruritus kann eine Hautmanifestation von Systemerkrankungen sein. Wo trifft die Aussage nicht zu?

A. Morbus Hodgkin
B. Herz-Lungen-Krankheiten
C. Maligne Non-Hodgkin-Lymphome
D. Urämie
E. Leber-Galle-Krankheiten

2.16   2.   Fragentyp A3

Für welche Ursache des Juckreizes trifft die Bezeichnung Pruritus sine materia nicht zu?

A. Leberzirrhose
B. Diabetes mellitus
C. Hyperuricämie
D. Strophulus
E. Morbus Hodgkin

2.17 2.20
2.18
2.19   2.   Fragentyp B

Juckreiz kommt bei vielen Hautkrankheiten vor. Ordnen Sie den Symptomen der Liste 1 die entsprechende Krankheit der Liste 2 zu.

Liste 1

2.17 Urtikarieller Dermographismus
2.18 Weißer Dermographismus
2.19 Häufig Schleimhautbeteiligung
2.20 Exkoriationen

Liste 2

A. Neurodermitis diffusa
B. Lichen ruber
C. Psoriasis vulgaris
D. Urticaria factitia
E. Tinea corporis

2.1 Erythematöse und erythematosquamöse Dermatosen

2.21
2.22
2.23   2.1   Fragentyp B

Welcher klinische Befund (Liste 2) ist für folgende Erkrankungen (Liste 1) charakteristisch?

      Liste 1   Liste 2

2.21 Morbilli (Masern)   A. Nuchale Lymphknoten

2.22 Rubeola (Röteln)   B. Konfluierende Maculae

2.23 Scarlatina (Scharlach)   C. Erythrodermie

                           D. Auftreten von kleinsten Bläschen möglich

                           E. Bevorzugter Befall der Extremitäten

2.24   2.1   Fragentyp A1

Bei welcher der genannten exanthematischen Infektionskrankheiten ist die Gabe von Penicillin die Therapie der Wahl?

A. Röteln
B. Masern
C. Scharlach
D. Windpocken
E. Ringelröteln

2.25 2.28
2.26 2.29
2.27   2.1   Fragentyp B

Ordnen Sie den Krankheiten der Liste 1 die Dauer der jeweiligen Ansteckungsfähigkeit (Liste 2) zu.

Liste 1

2.25 Scharlach
2.26 Windpocken
2.27 Pocken
2.28 Röteln
2.29 Masern

Liste 2

A. Von Ausbruch bis wenige Tage nach Beginn der Penicillinbehandlung

B. Prodromalstadium bis wenige Tage nach Exanthemausbruch

C. Mit Ausbruch des Exanthems bis zum Abfall der Krusten

D. 1 Tag vor Beginn des Ausschlags bis zum Abfall der Krusten

E. 1 - 2 Tage vor Beginn des Exanthems bis zum Abblassen des Exanthems

---

2.30   2.1   Fragentyp A1

Bei einer jungen Patientin tritt im 2. Schwangerschaftsmonat ein rubeoliformes Exanthem auf. Wie können Sie sicher Röteln von einem Arzneiexanthem unterscheiden?

A. Anamnese
B. Schwellung der nuchalen Lymphknoten
C. Intrakutan-Testung in Frage kommender Medikamente
D. Bestimmung des Röteln-KBR-Titers mit Kontrolle nach circa 8 Wochen
E. KBR- und IgM-Bestimmung sowie KBR-Kontrolle nach circa 14 Tagen

2.31   2.1   Fragentyp A1

Welche der folgenden exanthematischen Infektionskrankheiten wird durch Rickettsien verursacht?

A. Masern
B. Windpocken
C. Scharlach
D. Fleckfieber
E. Ringelröteln

2.32   2.1   Fragentyp A1

Wie ist die Grundeffloreszenz der Psoriasis vulgaris?

A. Erythemato-bullös
B. Tubero-serpiginös
C. Kokardenförmig
D. Erythemato-squamös
E. Makulös-urtikariell

2.33   2.1   Fragentyp A3

Welche der angeführten Körperregionen ist bei der Psoriasis vulgaris nicht bevorzugt befallen?

A. Behaarter Kopf
B. Anogenitalregion
C. Knie und Ellenbogen
D. Kreuzbeingegend
E. Große Gelenkbeugen

2.34   2.1   Fragentyp D

Welche der folgenden Aussagen sind für Psoriasis vulgaris zutreffend?

1) Rötung und Schuppung sind typisch.
2) Rezidive sind häufig.
3) Nach längerer Zeit Umwandlung der Herde in Knoten
4) Die Einzelherde sind scharf begrenzt.
5) Häufig alleiniger Befall von Capillitium oder Nägel

Wählen Sie bitte die zutreffende Aussagenkombination.

A. Nur 1, 2 und 3 sind richtig
B. Nur 1, 3, 4 und 5 sind richtig
C. Nur 1, 2, 4 und 5 sind richtig
D. Nur 1, 2, 3 und 5 sind richtig
E. Nur 1, 2, 3 und 4 sind richtig

2.35 2.1 Fragentyp A1

Welche der folgenden Angaben zur Psoriasis vulgaris trifft zu?

A. Erstmanifestation meist im Kindesalter
B. Erbliche Belastung relativ häufig
C. Durch Kontakt übertragbar
D. Manifestation nicht provozierbar
E. Kausale Therapie möglich bei frühzeitigem Beginn

2.36 2.1 Fragentyp A3

Welche der folgenden Aussagen trifft bei der Psoriasis vulgaris nicht zu?

A. Spontane Rückbildungsfähigkeit
B. Häufig Nagelveränderungen
C. Typische erythemato-squamöse Effloreszenzen auch in intertriginösen Räumen
D. Befall auch der Gehörgänge
E. Mundschleimhaut stets frei

2.37   2.1   Fragentyp A3

Welche der Behauptungen über die eruptiv-exanthematische Psoriasis ist nicht richtig?

A. Häufig Auftreten nach einer Angina tonsillaris
B. Meist Aussaat von kleinen Effloreszenzen
C. Prädilektionsorte Ellenbogen und Knie
D. Gutes Ansprechen auf UV-Bestrahlung und teerhaltige Externa
E. Typische Prädilektionsstellen fehlen

2.38   2.1   Fragentyp A1

Welche Prädilektionsstellen besitzt die chronisch-stationäre Psoriasis vulgaris?

A. Schleimhäute
B. Mechanisch beanspruchte Körperstellen (Knie, Ellenbeugen, Lendengegend)
C. Beugen der großen Gelenke
D. Keine Prädilektionsstellen
E. Palmae und Plantae

2.39   2.1   Fragentyp A3

Welche Aussage über die Psoriasis capillitii ist nicht richtig?

A. Typisch sind erythemato-squamöse Effloreszenzen.
B. Die Erscheinungen sind streng auf die behaarten Bereiche begrenzt.
C. Differentialdiagnostisch kommt ein seborrhoisches Ekzem in Frage.
D. Therapie mit fluorierten Glukokortikosteroiden unter Okklusivbedingungen
E. Geht meist nicht mit Haarausfall einher.

2.40 2.1 Fragentyp D

Welche Symptome erwarten Sie bei der Psoriasis vulgaris im Nagelbereich?

1) Onychoschisis
2) Leukonychia striata
3) Ölflecke
4) Koenensche Tumoren
5) Tüpfelnägel
6) Reil-Beausche Linien
7) Onycholysis partialis

Wählen Sie bitte die zutreffende Aussagenkombination.

A. Nur 1, 3, 4 und 5 sind richtig
B. Nur 2, 6 und 7 sind richtig
C. Nur 3, 5, 6 und 7 sind richtig
D. Nur 3, 5 und 7 sind richtig
E. Nur 2, 3, 5 und 7 sind richtig

2.41 2.1 Fragentyp A1

Für welche Dermatose ist das Zeichen des "blutigen Taus" typisch?

A. Purpura
B. Hämorrhagische Urethritis
C. Naevus araneus
D. Psoriasis vulgaris
E. Lupus vulgaris

2.42   2.1   Fragentyp A3

Welches Phänomen trifft bei der Psoriasis vulgaris nicht zu?

A. Köbnersches Phänomen
B. Phänomen des blutigen Tau (Auspitz)
C. Tapeziernagel-Phänomen
D. Kerzen-Phänomen
E. Letztes Häutchen

2.43   2.1   Fragentyp D

Welche der folgenden Krankheiten kommen bei einem erythemato-squamösen Ausschlag in Betracht?

1) Pemphigus vulgaris
2) Impetigo contagiosa
3) Pityriasis rosea
4) Urtikaria
5) Psoriasis vulgaris

Wählen Sie bitte die zutreffende Aussagenkombination.

A. Nur 2, 3 und 5 sind richtig
B. Nur 3 und 5 sind richtig
C. Nur 1 und 5 sind richtig
D. Nur 2 und 5 sind richtig
E. Nur 5 ist richtig

2.44   2.1   Fragentyp D

Welche der folgenden Krankheiten können in einer bestimmten Phase der Psoriasis vulgaris ähneln?

1) Tinea corporis
2) Neurodermitis diffusa
3) Nummuläres Ekzem
4) Sekundäre Lues

Wählen Sie bitte die zutreffende Aussagenkombination.

A. Nur 1 und 3 sind richtig
B. Nur 1 und 2 sind richtig
C. Nur 1, 2 und 3 sind richtig
D. Nur 1, 3 und 4 sind richtig
E. Nur 1 ist richtig

2.45　　　　　　　2.1　　　　　　　Fragentyp A1

Am Capillitium finden Sie unterschiedlich große, scharf begrenzte, zur Konfluenz neigende Herde, die entzündlich gerötet sind und eine fettig weißlich-gelbliche Schuppung aufweisen. Keine Beeinträchtigung des Haarwachstums. Ihre Verdachtsdiagnose lautet seborrhoisches Ekzem. Welche Differentialdiagnose kommt in Betracht?

A. Favus
B. Psoriasis vulgaris
C. Lupus erythematodes chronicus discoides
D. Tiefe Trichophytie
E. Neurodermitis diffusa

2.46　　　　　　　2.1　　　　　　　Fragentyp A1

Welche externe Behandlung ist bei intertriginöser Psoriasis vulgaris geeignet?

A. Glukokortikosteroidhaltige Salbe
B. Solutio Castellani DRF
C. Cignolinhaltige Paste
D. Alkoholische Cignolinlösung
E. Salicylsäurehaltige Salbe

2.47   2.1   Fragentyp D

Welche systemischen Behandlungsmöglichkeiten bei schweren Verlaufsformen einer Psoriasis (z. B. generalisierte Psoriasis pustulosa) stehen unter Beachtung der Kontraindikationen zur Verfügung?

1) Glukokortikosteroide
2) Chloroquin
3) Methotrexat
4) 8-Methoxypsoralen (nur in Verbindung mit UV A-Licht)
5) Arsen
6) Breitspektrumantibiotika

Wählen Sie bitte die zutreffende Aussagenkombination.

A. Nur 4 und 6 sind richtig
B. Nur 2, 3, 4 und 6 sind richtig
C. Nur 1, 3 und 4 sind richtig
D. Nur 1 ist richtig
E. Nur 3 ist richtig

2.48   2.1   Fragentyp A3

Welche externe Therapie sollte bei einer komplikationslosen Psoriasis vulgaris nicht angewandt werden?

A. Glukokortikosteroidhaltige Creme oder Salbe, auch unter Okklusion
B. Cignolinhaltige Salbe
C. Creme oder Salbe, die Salicylsäure und Glukokortikosteroide enthält
D. Teerhaltige Lotiones
E. Glukokortikosteroidhaltige Salbe mit antimykotischem und antibiotischem Zusatz

2.49   2.1   Fragentyp A1

Welche physikalische oder photochemische Therapie hat sich bei der Psoriasis vulgaris bewährt?

A. Röntgenstrahlen
B. Rotlicht
C. 8-Methoxypsoralen und langwelliges UV-Licht
D. 8-Methoxypsoralen und kurzwelliges UV-Licht
E. 8-Methoxypsoralen und Sonnenbestrahlung

2.50 2.1 Fragentyp D

Welche histologischen Befunde sind nicht typisch für die Psoriasis vulgaris?

1) Para-Hyperkeratose
2) Spongiose
3) Geringes entzündliches Infiltrat im Corium
4) Munrosche Abszesse
5) Akantholyse
6) Ortho-Hyperkeratose

Wählen Sie bitte die zutreffende Aussagenkombination.

A. Nur 1 und 2 sind richtig
B. Nur 2, 3, 5 und 6 sind richtig
C. Nur 1, 2 und 5 sind richtig
D. Nur 2, 5 und 6 sind richtig
E. Nur 1, 2, 3 und 6 sind richtig

2.51 2.1 Fragentyp A1

Was verstehen Sie unter dem Köbner-Phänomen?

A. Das Sondeneinbruchphänomen
B. Die Abheilung psoriatischer Effloreszenzen unter Hinterlassung eines Pseudo-Leukoderms
C. Die Reaktion mit spezifischen Effloreszenzen auf eine unspezifische Reizung
D. Eine allergische Fernwirkung bei Tinea pedum
E. Phänomen des "letzten Häutchens" bei der Psoriasis vulgaris

2.52 2.1 Fragentyp D

Bei welchen Dermatosen finden Sie einen isomorphen Reizeffekt (Köbner-Phänomen)?

1) Psoriasis vulgaris
2) Lichen ruber
3) Pemphigus vulgaris
4) Scabies
5) Acne vulgaris
6) Erythema exsudativum multiforme

Wählen Sie bitte die zutreffende Aussagenkombination.

A. Nur 1, 2, 3 und 5 sind richtig
B. Nur 1 und 2 sind richtig
C. Nur 1, 2, 3 und 6 sind richtig
D. Nur 1, 2 und 5 sind richtig
E. Nur 1, 2 und 6 sind richtig

2.53 2.1 Fragentyp A3

Welche der Aussagen über die Pityriasis rosea trifft nicht zu?

A. Die distalen Extremitäten bleiben meist verschont.
B. Neben pityriasiformer Schuppung im Zentrum finden sich randwärts Schuppenkrausen.
C. Positiver Pilznachweis
D. Die Krankheitsdauer beträgt meist einige Wochen.
E. Beginn häufig mit einer sogenannten Primärplaque.

2.54 2.1 Fragentyp A3

Bei welcher der folgenden Dermatosen findet sich normalerweise keine Schuppung?

A. Ekzem
B. Tinea
C. Psoriasis

D. Lichen ruber planus
E. Pityriasis rosea

2.55　　　　　　　2.1　　　　　　　Fragentyp A3

Bei welcher Erkrankung kann es nicht zum Auftreten eines Leukoderms kommen?

A. Parapsoriasis
B. Lues
C. Akute Urtikaria
D. Lichen ruber
E. Psoriasis vulgaris

2.56　　　　　　　2.1　　　　　　　Fragentyp A1

Welche Aussage trifft zu?
Die Parapsoriasisgruppe

A. beinhaltet Erkrankungen, die der Psoriasis vulgaris nahestehen
B. hat die gleiche Ätiologie wie die Psoriasis vulgaris
C. beinhaltet wesensverschiedene Erkrankungen und ist ein überholter Begriff
D. sind Dermatosen, die als Komplikationen bei schwerer Psoriasis vulgaris auftreten
E. sind immer auch erythematosquamöse Erkrankungen

2.57　　　　　　　2.1　　　　　　　Fragentyp A1

Wie ist eine Erythrodermie definiert?

A. Umschriebene Rötung der Haut und Schleimhaut
B. Rötung und Schuppung der gesamten Haut
C. Blutaustritt aus Hautgefäßen
D. Bakterielle Hauterkrankung mit diffuser Rötung
E. Makulöses Exanthem

2.58 2.1 Fragentyp D

Welche Erkrankungen können zu einer sekundären Erythrodermie führen?

1) Ekzem
2) Psoriasis vulgaris
3) Pityriasis rubra pilaris
4) Neurodermitis diffusa
5) Erythrasma

Wählen Sie bitte die zutreffende Aussagenkombination.

A. Nur 2, 3 und 4 sind richtig
B. Nur 1, 3, 4 und 5 sind richtig
C. Nur 1, 2, 4 und 5 sind richtig
D. Nur 1, 2, 3 und 4 sind richtig
E. Nur 1, 2 und 5 sind richtig

2.59 2.1 Fragentyp A1

Wie unterscheidet sich klinisch eine primäre von einer sekundären Erythrodermie?

A. Im Effloreszenz-Typ
B. In der Lokalisation
C. Im Ausbreitungstyp
D. Klinische Unterscheidung nicht möglich
D. Befall von Lymphknoten

2.2 Intoleranzreaktionen der Haut (Allergodermien)

2.60 2.2 Fragentyp A1

Welche der folgenden Aussagen trifft für die akute allergische Kontaktdermatitis zu?

A. Streureaktionen kommen nicht vor.
B. Hohe Konzentration der Noxe zur Auslösung erforderlich

C. Niedermolekulare Stoffe, als Haptene an Proteine gebunden, sind häufig auslösend.
D. Polymorphes klinisches Bild
E. Wird spätestens 20 Minuten nach Kontakt mit dem Allergen manifest

2.61
2.62 2.2 Fragentyp B

Ordnen Sie den Dermatosen der Liste 1 die Feststellungen der Liste 2 zu.

Liste 1

2.61 Toxische Kontaktdermatitis
2.62 Allergische Kontaktdermatitis

Liste 2

A. Scharf begrenzt
B. Streuherde typisch
C. Allergische Soforttyp-Reaktion
D. Erhöhte Serum-IgE-Spiegel
E. Nachweis durch Intrakutan-Test

2.63   2.2   Fragentyp D

Welche der Aussagen über eine toxische Dermatitis sind richtig?

1) Neben Bläschen finden sich gleichzeitig Krusten und Schuppen.
2) Das Ausmaß der Hauterscheinungen hängt von der Konzentration des Agens und der Zeitdauer der Einwirkung ab.
3) Individuelle Faktoren spielen eine wesentliche Rolle.
4) Die Herde sind meist unscharf begrenzt.
5) Die Herde sind meist scharf begrenzt.

Wählen Sie bitte die zutreffende Aussagenkombination.

A. Nur 1, 2 und 4 sind richtig
B. Nur 2, 3 und 4 sind richtig
C. Nur 2 und 5 sind richtig
D. Nur 1 und 5 sind richtig
E. Nur 1, 3 und 5 sind richtig

2.64   2.2   Fragentyp D

Welche der genannten Dermatosen gehört zur Differentialdiagnose der akuten Kontaktdermatitis?

1) Erysipel
2) Arzneimittelexanthem
3) Akute Urtikaria
4) Initialer Zoster
5) Lupus erythematodes

Wählen Sie bitte die zutreffende Aussagenkombination.

A. Nur 1 und 2 sind richtig
B. Nur 1 und 4 sind richtig
C. Nur 1, 4 und 5 sind richtig
D. Nur 1, 2, 3 und 5 sind richtig
E. Nur 1 und 5 sind richtig

2.65   2.2   Fragentyp C

Zur Differentialdiagnose zwischen einer allergischen und einer toxischen Kontaktdermatitis ist häufig eine Epikutantestung nötig,

weil

beide Erkrankungen das gleiche klinische Bild und im Gegensatz zum Kontaktekzem keine Streuherde haben.

2.66   2.2   Fragentyp A3

Welche der folgenden Aussagen über das allergische Kontaktekzem trifft nicht zu?

A. Das Antigen ist spezifisch.
B. Nur hohe Antigenkonzentrationen führen zu einer ekzematösen Reaktion.
C. Es treten bevorzugt Streureaktionen auf.
D. Die Begrenzung ist meist unscharf.
E. Es handelt sich um eine Crescendo-Reaktion.

2.67   2.2   Fragentyp D

Was ist für das chronische Ekzem typisch?

1) Immer durch Kontaktallergie ausgelöst
2) Pruritus
3) Schuppung
4) Neigung zur symmetrischen Lokalisation
5) Geringe Spontanheilungstendenz
6) Lichenifikation

Wählen Sie bitte die zutreffende Aussagenkombination.

A. Nur 1, 2, 3, 5 und 6 sind richtig
B. Nur 2, 3, 4 und 6 sind richtig
C. Nur 2, 3, 4 und 5 sind richtig
D. Nur 2, 3, 4, 5 und 6 sind richtig
E. Alle Aussagen sind richtig

2.68   2.2   Fragentyp D

Welche der folgenden Aussagen über die Chromatallergie treffen zu?

1) Nachweis im Epikutantest
2) Häufig Kopplungsallergie mit Nickel und Kobalt
3) Bildet sich nach 5 - 10 Jahren regelmäßig wieder zurück
4) Das Allergen läßt sich leicht meiden, da es im täglichen Leben kaum vorkommt.
5) Das Vorliegen einer Dyshidrosis fördert die Entstehung einer Chromatallergie.

Wählen Sie bitte die zutreffende Aussagenkombination.

A. Nur 1, 2 und 4 sind richtig
B. Nur 1, 2 und 5 sind richtig
C. Nur 2, 3 und 5 sind richtig
D. Nur 3, 4 und 5 sind richtig
E. Nur 1, 3 und 4 sind richtig

2.69   2.72
2.70
2.71   2.2   Fragentyp B

An welche Ursachen denken Sie bei den folgenden Ekzemen? Ordnen Sie jeweils einer Ursache (Liste 2) ein Ekzem (Liste 1) zu.

Liste 1	Liste 2
2.69 Handrückenekzem	A. Chronisch-venöse Insuffizienz
2.70 Analekzem	B. Hämorrhoiden
2.71 Ohrläppchenekzem	C. Berufsnoxen
2.72 Unterschenkelekzem	D. Nickelallergie
	E. Arzneimittel

2.73   2.2   Fragentyp D

Welche Dermatosen kommen bei hyperkeratotischen Veränderungen an den Handinnenflächen differentialdiagnostisch in Frage?

1) Ekzem
2) Lichen ruber
3) Porphyria cutanea tarda
4) Psoriasis vulgaris
5) Tinea manuum

Wählen Sie bitte die zutreffende Aussagenkombination.

A. Nur 1, 4 und 5 sind richtig
B. Nur 1, 2 und 4 sind richtig
C. Nur 1, 2 und 5 sind richtig
D. Nur 3, 4 und 5 sind richtig
E. Nur 2, 4 und 5 sind richtig

2.74   2.2   Fragentyp A3

Was spricht gegen die Diagnose toxisch-degeneratives Ekzem?

A. Bei längerer Dauer kann sich eine Lichenifikation entwickeln.
B. Besonders betroffen sind Menschen mit sebostatischer Haut.
C. Epikutan-Teste fallen positiv aus.
D. In beruflich exponierten Hautbereichen, meist an Handrücken und Unterarmen, finden sich eine umschriebene entzündliche Rötung und eine Infiltration der Haut mit Schuppung.
E. Die Alkaliresistenz ist vermindert.

2.75   2.2   Fragentyp D

Welche Formen des Ekzems treten im Säuglingsalter gehäuft auf?

1) Windeldermatitis
2) Toxisch-degeneratives Ekzem
3) Milchschorf
4) Eczema flexurarum
5) Seborrhoisches Ekzem
6) Allergisches Kontaktekzem

Wählen Sie bitte die zutreffende Aussagenkombination.

A. Nur 3 und 4 sind richtig
B. Nur 3 und 5 sind richtig
C. Nur 2, 4 und 5 sind richtig
D. Nur 1, 3 und 5 sind richtig
E. Alle Aussagen sind richtig

2.76   2.2   Fragentyp A1

Welche Behandlung ist bei einer nicht sekundär infizierten Intertrigo des Säuglings (z. B. Windeldermatitis) empfehlenswert?

A. Zinköl mit antimikrobiellem Zusatz (z. B. Clioquinol)
B. Jodtinktur (Tinctura jodi)
C. (Alkoholische) Solutio Castellani DRF
D. Glukokortikosteroidhaltige Paste
E. Glukokortikosteroidhaltige Salbe mit antimikrobiellem Zusatz (z. B. Chlorquinaldol)

2.77   2.2   Fragentyp A2

Sie finden bei einem Patienten an Hand- und Fußrücken relativ scharf begrenzte elevierte Erytheme mit gelblichen Schuppenkrusten und Bläschen; weiterhin bestehen Streuherde im Bereich der Arme und Beine. Ihre Verdachtsdiagnose lautet

A. Psoriasis vulgaris
B. Tinea corporis
C. Lichen ruber
D. Nummuläres (mikrobielles) Ekzem
E. Impetigo contagiosa

2.78 2.2 Fragentyp D

Welche Ursachen können dyshidrosiforme Eruptionen an Palmae und Plantae haben?

1) "Genuin"
2) Kontaktallergie
3) Tinea
4) Allergische Arzneireaktion

Wählen Sie bitte die zutreffende Aussagenkombination.

A. Nur 1 und 2 sind richtig
B. Nur 1 und 3 sind richtig
C. Nur 2 und 3 sind richtig
D. Nur 2, 3 und 4 sind richtig
E. Alle Aussagen sind richtig

2.79   2.2   Fragentyp D

Welche der folgenden Aussagen treffen für die photoallergische Kontaktdermatitis zu?

1) Streureaktionen in nicht lichtexponierten Hautarealen kommen vor.
2) Häufig ausgelöst durch Furocumarine.
3) Auslösendes Spektrum ist immer nur das kurzwellige UV (B, C)-Licht.
4) Eine Allergisierung kann nur erfolgen, wenn beim Erstkontakt mit der photosensibilisierenden Substanz gleichzeitig eine Sonnenexposition erfolgte.
5) Photoallergisch wirksame Medikamente (z. B. Tetracycline) können bei höherer Dosierung auch phototoxisch wirksam sein.

Wählen Sie bitte die zutreffende Aussagenkombination.

A. Nur 1 und 2 sind richtig
B. Nur 2 und 3 sind richtig
C. Nur 2 und 5 sind richtig
D. Nur 1 und 5 sind richtig
E. Nur 3 und 4 sind richtig

2.80   2.2   Fragentyp D

Welche der genannten Substanzen können phototoxische Dermatosen auslösen?

1) Steinkohlenteer
2) Bergamotte-Öl
3) Orale Antidiabetika
4) Furocumarine
5) Porphyrine

Wählen Sie bitte die zutreffende Aussagenkombination.

A. Nur 1, 2 und 5 sind richtig
B. Nur 2, 3, 4 und 5 sind richtig
C. Nur 1, 2 und 4 sind richtig
D. Nur 1, 2, 4 und 5 sind richtig
E. Alle Aussagen sind richtig

2.81   2.2   Fragentyp A2

Welche Externa sind zur Behandlung einer akuten allergischen Kontaktdermatitis im Stadium erythematosum indiziert?

A. Salizyl-Vaseline
B. Feuchter Verband
C. Harte Zinkpaste
D. Puder
E. Glukokortikosteroidcreme mit Trockenpinselung

2.82   2.2   Fragentyp A1

Wie behandeln Sie eine akute Kontaktdermatitis während der nässenden Phase?

A. Feuchte Umschläge
B. Teer
C. Weiche Pasten
D. Harte Pasten
E. Vaseline

2.83   2.2   Fragentyp D

Welche Externa sind zur Behandlung von chronisch infiltrierten und lichenifizierten Ekzemen geeignet?

1) Teere und teerartige Wirkstoffe
2) Feuchte Kompressen
3) Mineralische Puder
4) Glukokortikosteroid-Okklusivbehandlung
5) Glukokortikosteroid-haltige Kombinationspräparate mit Teerzusätzen
6) Trockenpinselungen

Wählen Sie bitte die zutreffende Aussagenkombination.

A. Nur 1, 4 und 5 sind richtig
B. Nur 1, 2, 3 und 6 sind richtig
C. Nur 1, 3, 4 und 5 sind richtig
D. Nur 4 und 5 sind richtig
E. Nur 3, 4 und 6 sind richtig

2.84   2.2   Fragentyp D

Welche Erkrankungen gehören in den Formenkreis der Atopie?

1) Intrinsic Asthma bronchiale
2) Neurodermitis diffusa (endogenes Ekzem)
3) Rhinitis allergica (Pollinosis)
4) Allergisches Kontaktekzem
5) Hämatogenes Kontaktekzem
6) Extrinsic Asthma bronchiale

Wählen Sie bitte die zutreffende Aussagenkombination.

A. Nur 1, 2, 3 und 4 sind richtig
B. Nur 2, 3, 4 und 5 sind richtig
C. Nur 1, 4 und 5 sind richtig
D. Nur 2, 3 und 6 sind richtig
E. Nur 1, 2 und 3 sind richtig

2.85   2.2   Fragentyp A3

Welche der Aussagen über die Neurodermitis ist nicht richtig?

A. Der Status neurodermiticus ist erblich.
B. Beginn oft in der Säuglingszeit ab dem 3. Monat
C. Menschen mit Sebostase werden nicht betroffen.
D. Vielfach findet sich ein weißer Dermographismus.
E. IgE-Spiegel meist erhöht

2.86   2.2   Fragentyp A3

Welches Symptom erwarten Sie beim Vollbild der Neurodermitis diffusa nicht?

A. Quälender Juckreiz
B. Glanznägel
C. Lichenifikation, bevorzugt im Bereich der Beugen und des Nackens
D. Ichthyosishände (I-Hände)
E. Haarausfall

2.87   2.2   Fragentyp A3

Was findet man beim Status neurodermiticus nicht?

A. Neigung zu Asthma bronchiale und Rhinitis allergica
B. Anämischen (sog. weißen) Dermographismus
C. Erhöhte Kälteempfindlichkeit
D. Sebostase
E. Gesteigerte Pilomotorenreaktion

2.88   2.2   Fragentyp D

Welche Angabe zur Familienanamnese findet man sehr häufig bei Patienten mit Neurodermitis diffusa (endogenem Ekzem)?

1) Gehäuftes Auftreten von Kontaktekzemen
2) Trockene Haut mit Ekzemneigung
3) Neigung zu Arzneimittelexanthem
4) Gehäuftes Vorkommen von Heuschnupfen und Asthma bronchiale
5) Neigung zu seborrhoischem Ekzem
6) Häufiges Vorkommen von Psoriasis vulgaris

Wählen Sie bitte die zutreffende Aussagenkombination.

A. Nur 1, 2 und 4 sind richtig
B. Nur 2, 5 und 6 sind richtig
C. Nur 2 und 4 sind richtig
D. Nur 2 ist richtig
E. Alle Angaben sind richtig

2.89   2.2   Fragentyp A2

Welche der folgenden Dermatosen ist die bedeutsamste Differentialdiagnose bei Verdacht auf Neurodermitis diffusa (endogenes Ekzem)?

A. Seborrhoisches Ekzem
B. Neurofibromatose Recklinghausen
C. Arzneimittelexanthem
D. Eruptiv-exanthematische Psoriasis vulgaris
E. Kontaktekzem mit Streuung

2.90   2.2   Fragentyp A1

Welche Angabe zur Prognose und zum Verlauf einer Neurodermitis diffusa (endogenes Ekzem) ist richtig?

A. Erstmanifestation immer im Säuglingsalter
B. Vorkommen nur im Kindesalter

C. Aufhören der Erkrankung immer nach der Pubertät
D. Manifestation auch im Alter möglich
E. Selten zusätzliches Auftreten von Heuschnupfen und Asthma bronchiale

2.91   2.2   Fragentyp C

Die Beratung von Kindern oder Erwachsenen mit Neurodermitis diffusa über ständige und richtige Hautpflege ist eine wichtige therapeutische Maßnahme,

weil

konsequente Hautpflege die beste Prophylaxe vor juckenden Ekzemreaktionen ist, wodurch spezielle Therapeutika wie externe Glukokortikosteroide und interne Antihistaminika eingeschränkt werden können.

2.92 2.95
2.93 2.96
2.94   2.2   Fragentyp B

Welche Prädilektionsstellen der Liste 1 sind für die Erkrankungen der Liste 2 charakteristisch?

Liste 1	Liste 2
2.92 Gesicht	A. Arzneimittelexanthem
2.93 Große Gelenkbeugen	B. Neurodermitis diffusa
2.94 Nacken und Schulterregion	C. Berufsekzem
	D. Psoriasis vulgaris
2.95 Streckseiten der großen Gelenke	E. Lichen ruber
2.96 Hände	

2.97
2.98
2.99   2.2   Fragentyp B
___

Ordnen Sie den Krankheiten der Liste 1 die jeweiligen
Prädilektionsstellen der Liste 2 zu.

Liste 1   Liste 2

2.97 Neurodermitis diffusa   A. Kniegegend und Ellbogen

2.98 Seborrhoisches Ekzem   B. Palmae, Plantae und
                                Genitale
2.99 Fixes Arzneiexanthem
                             C. Vordere und hintere
                                Schweißrinne sowie
                                behaarter Kopf

                             D. Große Gelenkbeugen und
                                Nacken

                             E. Gesicht und inter-
                                triginöse Bereiche

2.100   2.103
2.101
2.102   2.2   Fragentyp B
___

Bei welchen Erkrankungen (Liste 1) können welche
Allergene (Liste 2) eine auslösende Rolle spielen?

Liste 1   Liste 2

2.100 Rhinitis allergica   A. Berufsstoffe

2.101 Kontaktekzem   B. Pollen

2.102 Urtikaria   C. Medikamente

2.103 Pityriasis   D. UV-Strahlen
      simplex faciei
                             E. Keine der Genannten

2.104   2.2   Fragentyp D
___

Welche Aussagen über die Urtikaria treffen zu?

1) Umschriebenes Ödem durch Serumaustritt
2) Rasche Entstehung und rasche Rückbildung
3) Heilt immer mit hyperpigmentierten Flecken ab

4) Starker Juckreiz

5) Entsteht durch exogen oder endogen ausgelöste Degranulation der Histamin-haltigen Granula der Gewebsmastzellen

Wählen Sie bitte die zutreffende Aussagenkombination.

A. Nur 1, 2, 3 und 4 sind richtig
B. Nur 3, 4 und 5 sind richtig
C. Nur 1, 3, 4 und 5 sind richtig
D. Nur 1, 2, 4 und 5 sind richtig
E. Nur 2, 4 und 5 sind richtig

2.105　　　　　　　　2.2　　　　　　　　Fragentyp A3

Urtikaria: Welche Aussage ist <u>nicht</u> zutreffend?

A. Dermatose, der histologisch eine Zellinfiltration zugrunde liegt.
B. Durch Austritt von Serum aus den Gefäßen entsteht ein umschriebenes Ödem in der Dermis.
C. Entsteht rasch und bildet sich ebenso rasch zurück
D. Es besteht intensiver Juckreiz.
E. Ursache häufig Nahrungsmittel oder Medikamente

2.106 2.2 Fragentyp D

Welche Angaben zur akuten Urtikaria sind zutreffend?

1) Typische Effloreszenzen sind Quaddeln.
2) Intensiver Juckreiz
3) Glottis- oder Larynxödem durch Beteiligung von Schleimhäuten möglich
4) Auslösende Ursachen sind meist Nahrungsmittel oder Medikamente.
5) Kann in seltenen Fällen auch durch UV-Strahlen ausgelöst werden

Wählen Sie bitte die zutreffende Aussagenkombination.

A. Nur 1, 2 und 3 sind richtig
B. Nur 1, 2, 3 und 4 sind richtig
C. Nur 1, 3, 4 und 5 sind richtig
D. Nur 1, 2, 3 und 5 sind richtig
E. Alle Aussagen sind richtig

2.107 2.2 Fragentyp D

Wodurch kann eine Urtikaria ausgelöst werden?

1) Allergie gegen Nahrungsmittel
2) Allergie gegen Arzneimittel (enterale oder parenterale Anwendung)
3) Allergie gegen Arzneimittel (äußerliche Anwendung)
4) Physikalische Reize (Licht, Wärme, Kälte, Druck)
5) Chemische Reize (Kontaktgifte, Histaminliberatoren, Schweiß)

Wählen Sie bitte die zutreffende Aussagenkombination.

A. Nur 1, 2 und 5 sind richtig
B. Nur 1, 2, 3 und 4 sind richtig
C. Nur 1, 2, 4 und 5 sind richtig
D. Nur 1, 2, 3 und 5 sind richtig
E. Alle Aussagen sind richtig

2.108   2.2   Fragentyp A1

Wodurch wird eine akute Urtikaria hauptsächlich ausgelöst?

A. Medikamente und Nahrungsmittel
B. Störungen im Magen-Darmtrakt (z. B. intestinale Candidose)
C. Fokalinfekt
D. Wurmbefall
E. UV-Strahlen

2.109   2.2   Fragentyp A3

Welche diagnostische Maßnahme ist bei einer chronischen Urtikaria nicht angezeigt?

A. Fokussuche
B. Untersuchung des Magen-Darm-Traktes
C. Physikalische Testungen (Druck-Wärme-Kälte)
D. Epikutantestung auf Kontaktallergene
E. Intrakutantest mit Candidin

2.110   2.2   Fragentyp D

Zu welcher Hauterscheinung kann die Infektion mit Madenwürmern (Oxyuris vermicularis) führen?

1) Chronisch-rezidivierende Urtikaria
2) Eosinophiles Granulom
3) Analekzem
4) Elephantiasis nostras
5) Madurafuß

Wählen Sie bitte die zutreffende Aussagenkombination.

A. Nur 1 und 2 sind richtig
B. Nur 2 und 5 sind richtig
C. Nur 3 und 5 sind richtig
D. Nur 2 und 4 sind richtig
E. Nur 1 und 3 sind richtig

2.111   2.2   Fragentyp A2

Welche Aussage trifft für das Quinckesche Ödem zu?

A. Therapie der Wahl ist C-1-Esterase-Inhibitor-Konzentrat.
B. Allergische Reaktion in der Subkutis vom Soforttyp mit Freisetzung von Histamin.
C. Nie an der Schleimhaut lokalisiert.
D. Immer medikamentös ausgelöst.
E. Allergische Reaktion mit Gesichtsschwellung.

2.112   2.2   Fragentyp A2

Welche Aussage trifft für das Arzneimittelexanthem zu?

A. Ein Hautausschlag, hervorgerufen durch innerlich verabreichte Medikamente.
B. Ein Kontaktekzem, hervorgerufen durch extern verabreichte Medikamente.
C. Eine morphologisch einheitliche Erkrankungsgruppe.
D. Ein Hautausschlag, der nur allergisch und nie toxisch verursacht wird.
E. Keine der genannten Aussagen trifft zu.

2.113   2.2   Fragentyp A1

Welche der genannten Aussagen trifft auf das Arzneimittelexanthem zu?

A. Aus dem morphologischen Aspekt kann in vielen Fällen auf die Art des auslösenden Medikaments geschlossen werden.
B. Befall vorwiegend der Extremitätenbeugeseiten.
C. Die Schleimhäute sind fast nie befallen.
D. Typisch ist die symmetrische Anordnung mit Bevorzugung der Extremitätenstreckseiten ohne charakteristischen morphologischen Aspekt.
E. Rubeoliforme, skarlatiniforme oder morbilliforme Arzneiexantheme sind selten.

2.114 2.2 Fragentyp D

Welche der folgenden Angaben treffen für das fixe Arzneimittelexanthem zu?

1) Wiederholtes Auftreten an der gleichen Stelle
2) Exogene Auslösung möglich
3) Scharf begrenztes Erythem
4) Nachweis durch Epikutantestung
5) Abheilung nach Ausschaltung der Noxe

Wählen Sie bitte die zutreffende Aussagenkombination.

A. Nur 1, 3 und 4 sind richtig
B. Nur 1, 2, 4 und 5 sind richtig
C. Nur 1, 3 und 5 sind richtig
D. Nur 1, 2, 3 und 5 sind richtig
E. Nur 1, 3, 4 und 5 sind richtig

2.115 2.2 Fragentyp A1

Ein Patient erhält erstmalig wegen einer akuten Gonorrhoe eine einmalige Dosis von 4 Mill. E. Penicillin G i.m. Nach welcher Zeit kann ein Penicillinexanthem auftreten?

A. Nach 20 Minuten - 2 Stunden
B. Nach 3 - 8 Stunden
C. Nach 2 - 3 Tagen
D. Nach 8 -12 Tagen
E. Nach 3 - 4 Wochen

2.116 2.119
2.117 2.120
2.118   2.2   Fragentyp B
___

Ordnen Sie die Arzneimittel der Liste 2 den durch sie ausgelösten Dermatosen der Liste 1 zu.

Liste 1	Liste 2
2.116 Lichen ruber planus	A. Carbamid-haltige Hypnotika
2.117 Acne vulgaris	B. Gestagene
2.118 Hämorrhagisch-pigmentäre Dermatosen	C. Hydantoin-haltige Antikonvulsiva
2.119 Pseudo-LE-Syndrom	D. Halogene, Glukokortikosteroide, Vitamine (Vit. B_{12})
2.120 Chloasma	E. Arsen, Gold

2.121   2.2   Fragentyp D
___

Welche Feststellungen treffen für die Vasculitis allergica zu?

1) Meist ausgelöst durch Medikamente, Infekte (Streptokokken) oder Tumoren.
2) Humorale Allergie vom Arthus-Typ.
3) IgG-Antikörper bilden mit dem Antigen und dem Komplement einen Immunkomplex.
4) Gefäßschädigung durch lysosomale Leukozyten-Enzyme.
5) Befall vorwiegend der unteren Extremitäten.
6) Humorale Allergie vom zytotoxischen Typ.

Wählen Sie bitte die zutreffende Aussagenkombination.

A. Nur 1, 3, 4, 5 und 6 sind richtig
B. Nur 1, 2, 3 und 4 sind richtig
C. Nur 1, 2, 3, 4 und 5 sind richtig
D. Nur 1, 3, 5 und 6 sind richtig
E. Alle Aussagen sind richtig

2.122　　　　　　　　2.2　　　　　　　　Fragentyp D

Bei welchen Erkrankungen finden sich als Prodromi häufig Abgeschlagenheit, Angina und rheumatoide Beschwerden?

1) Erythema chronicum migrans
2) Vasculitis allergica
3) Purpura anularis teleangiectodes
4) Erythema nodosum
5) Erythema exsudativum multiforme
6) Urticaria papulosa chronica

Wählen Sie bitte die zutreffende Aussagenkombination.

A. Nur 2, 3 und 5 sind richtig
B. Nur 2, 4 und 5 sind richtig
C. Nur 1, 3 und 6 sind richtig
D. Nur 2 ist richtig
E. Alle Aussagen sind richtig

2.123　　　　　　　　2.2　　　　　　　　Fragentyp A3

Welche Aussage über die Purpura rheumatica (Vasculitis allergica) trifft nicht zu?

A. Typisch sind punkt- bis markstückgroße Blutungen.
B. Häufig bei Kindern und Jugendlichen
C. Therapeutisch haben sich Glukokortikosteroide bewährt.
D. Rumpel-Leede-Test wird niemals positiv.
E. Bei schweren Verlaufsformen auch blutige Blasen

2.124 2.2 Fragentyp A2

Welches ist das klinisch führende Symptom bei der Purpura rheumatica Schoenlein-Henoch (Vasculitis allergica)?

A. Hämorrhagien
B. Schüttelfrost
C. Dyspnoe
D. Gelenkbeschwerden
E. Exanthem an den Streckseiten der Beine

2.125 2.2 Fragentyp C

Bei der allergischen Reaktion vom Arthus-Typ kann es klinisch zum Auftreten einer Purpura kommen,

weil

die Freisetzung lysosomaler Enzyme aus Leukozyten infolge Immunkomplexbildung zur Gefäßwandschädigung führt.

2.126 2.2 Fragentyp A3

Welche der genannten Erkrankungen gehört nicht zur Gruppe der hämorrhagisch-pigmentären Dermatosen?

A. Purpura anularis teleangiectodes (Majocchi)
B. Purpura senilis
C. Schambergsche Krankheit
D. Ekzematidartige Purpura
E. Dermatite lichenoide purpurique et pigmentée (Gougerot-Blum)

2.127   2.2   Fragentyp A2

Bei einem 32jährigen Mann kommt es 5 Tage nach dem Auftreten einer Halsentzündung und rheumatoiden Gelenkschmerzen symmetrisch an den Streckseiten beider Arme und an den Handrücken zum Auftreten kokardenförmiger, scharf begrenzter, urtikariell erhabener und geröteter Herde, deren Zentrum etwas eingesunken ist und zyanotisch bis hämorrhagisch erscheint. Um welche Dermatose handelt es sich am ehesten?

A. Hämorrhagisch-pigmentäre Dermatose
B. Arzneimittelexanthem vom kleinfleckigen Typ
C. Erythema exsudativum multiforme
D. Exanthematische Form der Psoriasis
E. Nodöse Erytheme

2.128   2.2   Fragentyp A1

Wie bezeichnet man die schwere Form des Erythema exsudativum multiforme?

A. Typus gravis
B. Typus annuus
C. Typus anginosus
D. Typus inversus
E. Typus rheumatoides

2.129   2.2   Fragentyp A3

Welche Hauterkrankung steht niemals in Zusammenhang mit Anginen?

A. Eruptiv-exanthematische Psoriasis vulgaris
B. Erythema exsudativum multiforme
C. Erythema nodosum
D. Benignes Schleimhautpemphigoid
E. Vasculitis allergica

2.130   2.2   Fragentyp A3

Wodurch ist das Stevens-Johnson-Syndrom nicht gekennzeichnet?

A. Angina mit rheumatoiden Beschwerden
B. Häufig rezidivierend
C. Schleimhautbefall
D. Hämorrhagische Blasen an der Mundschleimhaut
E. Blutkrusten an den Lippen

2.131   2.2   Fragentyp A1

Bei einer 57jährigen Frau wurde ein Pyoderma gangraenosum im Bereich der Unterschenkel diagnostiziert. Welche Grundkrankheit findet sich häufig assoziiert?

A. Hypertonie
B. Chronisch-venöse Insuffizienz
C. Diabetes mellitus
D. Colitis ulcerosa
E. Periphere Durchblutungsstörung

2.132   2.2   Fragentyp A3

Nodöse Erytheme sind ein polyätiologisches, häufig infektallergisches Symptom. Bei welchem der folgenden Krankheitsprozesse kommen sie nicht vor?

A. Sarkoidose
B. Lupus erythematodes
C. Akute fieberhafte Streptokokken-Infekte
D. Rheumatisches Fieber im Kindesalter
E. Yersinia-Infektionen

2.3 Berufsdermatosen

2.133　　　　　　　　2.3　　　　　　　　Fragentyp A1

Wie hoch ist der prozentuale Anteil der Berufsdermatosen unter den Berufskrankheiten?

A. Circa 3%
B. Circa 10%
C. Circa 30%
D. Circa 50%
E. Circa 70%

2.134　　　　　　　　2.3　　　　　　　　Fragentyp A1

Welche Hautkrankheit spielt unter den anerkannten Berufsdermatosen die bedeutendste Rolle?

A. Allergisches Kontaktekzem
B. Ölakne
C. Hauttumoren
D. Pilzinfektionen
E. Toxisch-degeneratives Ekzem

2.135　　　　　　　　2.3　　　　　　　　Fragentyp A3

Welche der genannten Krankheitsgruppen zählt nicht zu den Berufsdermatosen?

A. Erkrankungen durch ionisierende Strahlen
B. Vom Tier auf den Menschen übertragbare Krankheiten
C. Schwere oder wiederholt rückfällige Ekzeme
D. Keratosen und Hautkrebs
E. Polymorphe Lichtdermatosen

2.136 2.139
2.137 2.140
2.138   2.3   Fragentyp B

Ordnen Sie den Berufen der Liste 1 die häufigen berufstypischen Allergene der Liste 2 zu.

    Liste 1   Liste 2

2.136 Friseure   A. Aromastoffe

2.137 Bäcker   B. Öle, Schmierfette

2.138 Metallarbeiter   C. Chrom-, Kobalt-, Nickel-
2.139 Maurer   salze

2.140 Elektriker   D. Formalin

                            E. Thioglykolsäurederivate

2.141   2.3   Fragentyp A1

Für welchen der folgenden handwerklichen Berufe ist eine Chromatallergie typisch?

A. Bäcker
B. Maurer
C. Schreiner
D. Schlosser
E. Elektriker

2.142   2.3   Fragentyp D

Welche Prädilektionsstellen zeigt die Ölakne bei Kfz-Mechanikern?

1) Gesicht
2) Brust und Rücken
3) Oberarme
4) Unterarme
5) Oberschenkel

Wählen Sie bitte die zutreffende Aussagenkombination.

A. Nur 1 und 2 sind richtig
B. Nur 3 und 4 sind richtig
C. Nur 1, 4 und 5 sind richtig
D. Nur 4 und 5 sind richtig
E. Nur 2, 3 und 4 sind richtig

2.143　　　　　　　　2.3　　　　　　　　Fragentyp C

Allergien gegenüber Benzocain finden sich häufig bei Pflege- und Heilberufen,

weil

es ein Oberflächenanaesthetikum der Paragruppe ist.

2.144　　　　　　　　2.3　　　　　　　　Fragentyp A1

Für welchen Berufszweig ist die Perchlornaphthalin (Perna)-Akne typisch?

A. Brauereigewerbe
B. Kunststoffindustrie
C. Elektroindustrie
D. Tabakindustrie
E. Raffinerie

2.145 2.148
2.146
2.147   2.3   Fragentyp B

Ordnen Sie die Berufe der Liste 2 den aus der Gruppe
der vom Tier auf den Menschen übertragbaren Berufsdermatosen (Liste 1) zu.

      Liste 1   Liste 2

2.145 Malleus (Rotz)   A. Ärzte (Pathologen)

2.146 Anthrax (Milzbrand) B. Fell-Händler

2.147 Erysipeloid (Rotlauf) C. Schlachter

2.148 Tuberculosis cutis   D. Tierärzte
     verrucosa (z. B.
     Leichentuberkel)   E. Bäcker

2.149   2.3   Fragentyp A1

Wann muß ein Arzt bei einem hautkranken Patienten eine
"Ärztliche Anzeige über eine Berufskrankheit (BAZ)"
erstellen?

A. Erst bei aufgetretener Arbeitsunfähigkeit wegen
   einer beruflich bedingten Hautkrankheit

B. Nur bei nachgewiesener beruflich bedingter Noxe
   (z. B. Berufsekzematogen)

C. Schon bei begründetem Verdacht auf eine Berufsdermatose

D. Nur nach vorausgehendem Hautarztbericht, der wegen
   der Möglichkeit eines Zusammenhanges zwischen
   Hauterkrankung und Beruf erstellt wurde

E. Schon im Rahmen eines eingeleiteten Hautarztver-
   fahrens, wodurch die Vorstellung beim Hautarzt
   veranlaßt wird

2.150   2.3   Fragentyp C

Der erstbehandelnde Arzt muß einen Patienten, bei dem
möglicherweise eine Hauterkrankung durch eine Arbeits-
tätigkeit entsteht, unmittelbar einem Arzt für Hautkrankheiten vorstellen,

weil

durch das damit eingeleitete "Hautarztverfahren" präventive Maßnahmen zur Abwehr einer Berufsdermatose erreicht sowie berufsbedingte Hauterkrankungen frühzeitig erkannt werden sollen.

2.4 Hautkrankheiten bekannter Ätiologie

2.151 2.154
2.152 2.155
2.153 2.156   2.4.1   Fragentyp B

Welche Pyodermie der Liste 1 wird meist durch den Erreger der Liste 2 hervorgerufen?

Liste 1

2.151 Großblasige Impetigo contagiosa

2.152 Furunkel

2.153 Erysipel

2.154 Ekthyma

2.155 Follikulitis

2.156 Kleinblasige Impetigo contagiosa

Liste 2

A. Pyocyaneus

B. Staphylokokken

C. Proteus

D. Streptokokken

E. Propionibakterien

2.157   2.4.1   Fragentyp A3

Welche Feststellung über die Impetigo contagiosa trifft nicht zu?

A. Meist bei Kindern vorkommende meldepflichtige Pyodermie

B. Oft Lokalisation im Gesicht, besonders in der Umgebung des Mundes

C. Bei hoher Infektiosität nur selten Komplikation einer Nephritis

D. Nach aufweichender Entfernung der Krusten antibiotische Behandlung erforderlich

E. Schutz vor Reinfektion und Ermittlung der Infektionsquelle haben große Bedeutung.

2.158   2.4.1   Fragentyp C

Nasen- und Oberlippenfurunkel sind wegen des Zustandekommen infektiöser Thrombosen auf dem Wege über die Venae angulares zum Sinus cavernosus gefürchtet,

weil

diese Furunkel leicht phlegmonös werden und zur Entwicklung eines kollateralen Gesichtsödems führen.

2.159   2.4.1   Fragentyp A1

Welche Aussage trifft zu?
Der Oberlippenfurunkel

A. muß antibiotisch (intern und extern) behandelt werden
B. sollte möglichst frühzeitig inzidiert werden
C. ist eine harmlose Lippenschwellung, die sich spontan zurückbildet
D. zeigt häufig Einschmelzungsneigung
E. wird nur durch penicillinaseresistente Stämme verursacht

2.160   2.4.1   Fragentyp A1

Was versteht man unter einem Karbunkel?

A. Den nekrotisch zerfallenden Pfropf eines Furunkels
B. Die Abszeßhöhle eines Furunkels
C. Die phlegmonöse Verlaufsform eines Furunkels
D. Einen Furunkel im Bereich des Nackens
E. Multiple, dicht disseminierte Furunkel

2.161   2.4.1   Fragentyp A3

Welche der folgenden Behauptungen über die Pyodermien der Schweißdrüsen ist nicht richtig?

A. Häufig im Rahmen einer Acne conglobata
B. Fast nie Erkrankung durch staphylogene Infektion
C. Prognose wird getrübt durch die häufigen Rezidive.
D. Hauptsitz sind die Achselhöhlen.
E. Starkes Schwitzen und scheuernde Kleidung sind begünstigende Faktoren.

2.162 2.4.1 Fragentyp A3

Welches der genannten Kriterien trifft für die Ostiofollikulitis nicht zu?

A. Erreger sind Koagulase-positive Staphylokokken
B. Klinisches Hauptsymptom sind follikuläre Pusteln
C. Vorwiegend disseminiertes Auftreten
D. Entzündungen der Schweißdrüsen
E. Juckreiz meist nur bei chronisch rezidivierenden Formen

2.163 2.4.1 Fragentyp A3

Welche der folgenden Feststellungen trifft auf Ekthyma nicht zu?

A. Beginn mit einer Pustel und rotem Hof
B. Entwicklung eines tiefen Ulkus
C. β-hämolysierende Streptokokken sind die Erreger
D. Therapie der Wahl sind antibiotikahaltige Salben
E. Therapie der Wahl sind Glukokortikosteroide extern

2.164   2.4.1   Fragentyp A1

Welche Aussage trifft für das Erysipel zu?

A. Eine oberflächlich verlaufende Phlegmone
B. Eine Schweinerotlauf-Infektion
C. Eine harmlose Entzündung des Praeputiums
D. Eine Streptokokkeninfektion der oberflächlichen Hautlymphbahnen
E. Niemals eine Pyodermie der Schleimhaut

2.165   2.4.1   Fragentyp A1

Unter welchen Oberbegriff können Sie die beiden Diagnosen Erysipeloid und Milzbrand der Haut stellen?

A. Pyodermien
B. Zoonosen
C. Mykosen
D. Virusbedingte Hauterkrankungen
E. Epizootien

2.166   2.4.1   Fragentyp A2

Was verstehen Sie unter einer Lymphangitis acuta?

A. Eine Einschmelzung gestauter Lymphknoten
B. Eine häufige Komplikation nach operativer Ausräumung von Lymphknoten
C. Eine Entzündung größerer abführender Lymphbahnen
D. Eine akute entzündliche Lymphknotenschwellung
E. Eine Entzündung oberflächlicher Lymphgefäße durch Streptokokken

2.167   2.4.1   Fragentyp D

Was kommt als Ursache für die Elephantiasis nostras in Frage?

1) Filariasis
2) Rezidivierender Herpes simplex
3) Lymphogranulomatosis inguinalis
4) Rezidivierende Thrombophlebitiden
5) Chronisch rezidivierendes Erysipel

Wählen Sie bitte die zutreffende Aussagenkombination.

A. Nur 2, 3, 4 und 5 sind richtig
B. Nur 1, 2 und 5 sind richtig
C. Nur 1, 2 und 3 sind richtig
D. Nur 2, 3 und 5 sind richtig
E. Nur 1, 2, 4 und 5 sind richtig

2.168
2.169
2.170   2.42   Fragentyp B

Ordnen Sie die Virusarten der Liste 1 den genannten Krankheiten der Liste 2 zu.

Liste 1	Liste 2
2.168 Pockenvirusgruppe	A. Molluscum contagiosum
2.169 Herpesvirusgruppe	B. Condyloma acuminatum
2.170 Papillomvirusgruppe	C. Granuloma pyogenicum
	D. Pityriasis rosea
	E. Zoster/Varizellen

2.171   2.4.2   Fragentyp D

Welche Feststellungen treffen auf die Variola vera (Pocken) zu?

1) Erreger ist ein großes Quadervirus.
2) Die Erreger lassen sich im Bläscheninhalt nachweisen und elektronenmikroskopisch leicht von dem runden, kleineren Varizellen-Virus unterscheiden.
3) Inkubationszeit 10 bis 13 Tage
4) Auf dem Höhepunkt des Exanthems finden sich gedellte, mehrkammrige Pusteln vorwiegend im Gesicht und an den Extremitäten.
5) 1 - 4 Tage vor dem Exanthem Fieber und Krankheitsgefühl
6) Palmae und Plantae sind häufig frei.

Wählen Sie bitte die zutreffende Aussagenkombination.

A. Nur 1, 2, 3 und 6 sind richtig
B. Nur 2, 3, 5 und 6 sind richtig
C. Nur 1, 2, 3, 4 und 5 sind richtig
D. Nur 2, 4, 5 und 6 sind richtig
E. Nur 1, 4, 5 und 6 sind richtig

2.172   2.4.2   Fragentyp D

Welche der genannten Erkrankungen sind absolute Kontraindikationen für eine Pockenschutzerstimpfung?

1) Allergische Dermatosen (manifeste Ekzeme)
2) Psoriasis vulgaris
3) Psoriasis pustulosa
4) Herpes simplex
5) Erkrankungen der Pemphigusgruppe
6) Systemische Glukokortikosteroid- oder Zytostatikatherapie

Wählen Sie bitte die zutreffende Aussagenkombination.

A. Nur 1, 2, 3, 5 und 6 sind richtig
B. Nur 1, 3, 4, 5 und 6 sind richtig
C. Nur 1, 4, 5 und 6 sind richtig

D. Nur 1, 3, 5 und 6 sind richtig
E. Alle Aussagen sind richtig

2.173 2.4.2 Fragentyp D

Welche Feststellungen treffen auf die Varizellen zu?

1) Wird vom gleichen Virus wie Zoster hervorgerufen
2) Inkubationszeit circa 14 Tage
3) Ansteckung durch Patienten mit Zoster möglich
4) Befallen sind vor allem Stamm und Capillitium.
5) Typisch ist ein Sternkarten-Bild (Polymorphie mit verschiedenen Entwicklungsstadien).
6) Hände und Füße meist frei
7) Differentialdiagnostisch muß an Strophulus infantum gedacht werden.

Wählen Sie bitte die zutreffende Aussagenkombination.

A. Nur 1, 3, 4 und 6 sind richtig
B. Nur 1, 2, 3 und 5 sind richtig
C. Nur 1, 2, 3, 5 und 6 sind richtig
D. Nur 1, 2, 4 und 5 sind richtig
E. Alle Aussagen sind richtig

| 2.174 | 2.4.2 | Fragentyp D |

Welche Feststellungen treffen auf den Herpes simplex zu?

1) Typisch sind gruppiert stehende Bläschen auf gerötetem Grund.
2) Befall von Cornea und Konjuktiven kann in seltenen Fällen vorkommen.
3) Krankenschwestern mit Herpes simplex dürfen nicht auf Neugeborenenstationen arbeiten (Gefahr der Herpes-Sepsis).
4) Die Stomatitis aphthosa stellt eine schwere Erstmanifestation durch Herpes simplex-Virus dar.
5) Im Bläschenstadium sollten keine Salben, sondern Pasten angewandt werden.

Wählen Sie bitte die zutreffende Aussagenkombination.

A. Nur 1, 2 und 4 sind richtig
B. Nur 1, 2, 3 und 5 sind richtig
C. Nur 1, 3 und 4 sind richtig
D. Nur 1, 3 und 5 sind richtig
E. Alle Aussagen sind richtig

| 2.175 | 2.4.2 | Fragentyp A1 |

Bei wieviel Prozent der Menschen im Alter von 1 - 5 Jahren verläuft die Primärinfektion mit Herpes simplex symptomlos?

A. 10%
B. 30%
C. 50%
D. 70%
E. 99%

| 2.176 | 2.4.2 | Fragentyp A1 |

Was verstehen Sie unter einem Eczema herpeticatum?

A. Eine ekzematisierte Virusinfektion der Haut
B. Eine Heteroinokulation des Vakzine-Virus bei Menschen mit mangelhafter Immunität und ekzematösen Hauterscheinungen
C. Eine Herpes simplex-Virusinfektion ekzematös veränderter Haut
D. Eine Autoinokulation des Vakzine-Virus bei Pockenschutzimpfung und bei Ekzematikern
E. Eine häufige Komplikation des Herpes simplex

2.177　　　　　　　2.4.2　　　　　　　Fragentyp A3

Welche der Behauptungen über den Zoster ist nicht richtig?

A. Es kommt zu einer Eruption herpetiform angeordneter Bläschen.
B. Die Ausbreitung erfolgt segmental meist einseitig.
C. Der Blaseninhalt ist nie hämorrhagisch.
D. In den Blasen sind Viren nachweisbar.
E. Die Infektion hinterläßt meist eine lebenslange Immunität.

2.178 2.4.2 Fragentyp D

Welche Feststellungen treffen auf Zosterinfektionen zu?

1) Zoster-Patienten dürfen nicht mit Patienten zusammengelegt werden, die an primärem oder sekundärem Immunmangel leiden.
2) Bei Zoster generalisatus muß an Malignome gedacht werden.
3) Beim Zoster handelt es sich entweder um die Folge einer Reinfektion oder um die Aktivierung latent vorhandener Viren bei einer Teilimmunität.
4) Eine Zosterinfektion umfaßt meist nur das Ausbreitungsgebiet eines oder weniger benachbarter Nervensegmente.

Wählen Sie bitte die zutreffende Aussagenkombination.

A. Nur 1, 2 und 4 sind richtig
B. Nur 2, 3 und 4 sind richtig
C. Nur 3 und 4 sind richtig
D. Nur 2 und 4 sind richtig
E. Alle Aussagen sind richtig

2.179 2.4.2 Fragentyp A1

In welchem Stadium eines Zosters sind Glukokortikosteroide systemisch indiziert?

A. Vor Ausbruch der Bläschen, um den Schub aufzufangen.
B. Im akuten Bläschenstadium, um die akute Entzündung zu bremsen.
C. Im Spätstadium, um die neuralgiformen Schmerzen zu lindern.
D. Bei Zoster sind Glukokortikosteroide systemisch grundsätzlich kontraindiziert.
E. Nur bei hämorrhagischer oder nekrotisierender Verlaufsform

2.180   2.4.2   Fragentyp A1

Welche medikamentöse Therapie ist bei Viruskrankheiten der Haut (Zoster, Eczema vaccinatum und Eczema herpeticatum) im akuten Stadium kontraindiziert?

A. Glukokortikosteroide
B. Breitspektrumantibiotika
C. γ-Globuline
D. Vitamin B-Komplex
E. Analgetika

2.181   2.4.2   Fragentyp A3

Welche der genannten Aussagen trifft für das Molluscum contagiosum nicht zu?

A. Ausschließlich die Haut befallendes DNA-Virus
B. Kontagiosität sehr hoch
C. Die Erkrankung befällt vorwiegend Jugendliche.
D. Typisch sind breitbasig aufsitzende, gedellte Papeln.
E. Entfernung der Papeln mit dem scharfen Löffel oder "Eihaut"-Pinzette ist leicht möglich.

2.182   2.4.2   Fragentyp A1

Wodurch entstehen Melkerknoten?

A. Durch Pilzinfektionen an den Händen von Landwirten
B. Durch bakterielle Infektionen (z. B. Brucellen)
C. Durch das Paravakzinevirus, das vom Kuheuter auf die Hände von Melkern übertragen wird
D. Durch das Vakzinevirus, das vom Rind auf den Melker übertragen wird
E. Durch mechanisches Reiben an den Daumen von Melkern

2.183
2.184
2.185   2.4.2   Fragentyp B

Warzen sind infektiöse epitheliale Erkrankungen.
Welcher Erreger (Liste 2) ist für die Warzentypen der
Liste 1 verantwortlich?

      Liste 1   Liste 2

2.183 Verrucae planae   A. DNA-Viren
      juveniles
                           B. Mykoplasmen
2.184 Verrucae vulgares   C. RNA-Viren
2.185 Condylomata
      acuminata   D. Rickettsien

                                E. Erreger noch unbekannt

2.186   2.4.2   Fragentyp A1

Welche Aussage über Warzenerkrankungen ist richtig?

A. Von Tier zu Mensch übertragbare Virusinfektion
B. Epithelhyperplasie mit Veränderung der Subkutis
C. RNA-Virus-bedingte Hyperkeratose ohne Veränderung der Epidermis
D. DNA-Virus-bedingte Hyper- und zum Teil Parakeratose mit Verbreiterung der Epidermis
E. Warzen kommen besonders bei älteren Menschen vor.

2.187   2.4.2   Fragentyp A1

Welche Aussage über Condylomata acuminata trifft zu?

A. Häufig als maligne entartende Papillomatose
B. Sekundär-syphilitische Erscheinungen
C. DNA-Virus-bedingte Papillome
D. RNA-Virus-bedingte Papillome
E. Ausschließlich genital lokalisierte DNA-Virus-bedingte Papillome

2.188   2.4.2   Fragentyp D

Welche Behandlung ist bei den "unkomplizierten" Verrucae vulgares in Abhängigkeit von Lokalisation und Häufigkeit angezeigt?

1) Placebotherapie
2) Vereisung mit flüssigem Stickstoff
3) Abtragen mit dem scharfen Löffel
4) Interne Virostatika bzw. Zytostatika
5) Entfernung mit der Diathermieschlinge
6) Salicylsäurehaltige Externa
7) Externe Glukokortikosteroide

Wählen Sie bitte die zutreffende Aussagenkombination.

A. Nur 1, 2, 3, 5 und 6 sind richtig
B. Nur 1, 2, 3, 4, 5 und 6 sind richtig
C. Nur 2, 3, 5 und 6 sind richtig
D. Nur 1, 2, 3, 5, 6 und 7 sind richtig
E. Alle Aussagen sind richtig

2.189   2.4.2   Fragentyp D

Bei welchen Erkrankungen wird ein Zusammenhang mit Zeckenbiß angenommen?

1) Erythema chronicum migrans
2) Lymphadenosis cutis benigna
3) Leishmaniose
4) Fleckfieber
5) Acrodermatitis chronica atrophicans

Wählen Sie bitte die zutreffende Aussagenkombination.

A. Nur 1, 2, 4 und 5 sind richtig
B. Nur 1, 2, 3 und 5 sind richtig
C. Nur 1, 2 und 5 sind richtig
D. Nur 1, 3, 4 und 5 sind richtig
E. Nur 1, 2 und 3 sind richtig

2.190 2.4.2 Fragentyp A1

Welche Angabe trifft auf die Acrodermatitis chronica atrophicans Herxheimer zu?

A. Toxische Reaktion auf massiven Spirochätenzerfall durch volle Penicillin-Dosis
B. Entzündliche Erkrankung, die auf antibiotische Therapie anspricht
C. Häufig Initialstadium der progressiven Sklerodermie
D. Erkrankung mit toxischer Nekrolyse der Haut
E. Keine Besserung durch Penicillintherapie

2.191 2.4.3 Fragentyp D

Welche der folgenden Behauptungen über die Trichophytie (Tinea) treffen zu?

1) Die Pilzerkrankung befällt nur das Haarkeratin.
2) Trichophytie ist infektiös.
3) Therapie bevorzugt mit Hexachlorcyclohexan
4) Übertragung von Tier zu Mensch ist möglich.
5) Therapie vorwiegend mit Nystatin.

Wählen Sie bitte die zutreffende Aussagenkombination.

A. Nur 1, 2, 4 und 5 sind richtig
B. Nur 2 und 4 sind richtig
C. Nur 1, 2 und 3 sind richtig
D. Nur 1, 2, 3 und 5 sind richtig
E. Nur 1, 2, 3 und 4 sind richtig

2.192 2.4.3 Fragentyp D

Welche diagnostischen Maßnahmen sind für die Diagnose einer Dermatomykose (Tinea) entscheidend?

1) Nativpräparat
2) Pilzkultur

3) Intrakutantestungen mit Trichophytin
4) Epikutantest mit Trichophytin
5) Nativpräparat (Giemsa-Färbung)

Wählen Sie bitte die zutreffende Aussagenkombination.

A. Nur 1, 2 und 3 sind richtig
B. Nur 1 und 2 sind richtig
C. Nur 2 und 3 sind richtig
D. Nur 2 und 5 sind richtig
E. Nur 2 ist richtig

2.193　　　　　　2.4.3　　　　　　Fragentyp A1

Welche Hautveränderungen sind für die Trichophytia superficialis typisch?

A. Scheibenförmiges Erythem mit festhaftenden, weißlich-gelblichen Schuppen und Hyperaesthesie
B. Entzündlich geröteter, scharf begrenzter, randbetonter, schuppender oder bläschenbesetzer Herd
C. Scharfrandiger, scheibenförmiger Fleck mit flachem, zyanotischem Zentrum und urtikariellem Randwall
D. Scharf begrenzte Rötung ohne Schuppung, Hauptveränderung zentral
E. Porzellanfarbener, atrophischer, scharf begrenzter Herd mit "Lilac-Ring" in der Umgebung

2.194　　　　　　2.4.3　　　　　　Fragentyp A1

Bei dem 7jährigen Sohn eines Landwirts findet sich eine kreisrunde, scharf begrenzte infiltrierte Platte mit Pusteln im Bereich des Capillitiums. Beginn der Veränderung vor 5 Wochen. Welche Verdachtsdiagnose stellen Sie?

A. Psoriasis vulgaris
B. Nummuläres Ekzem
C. Mikrosporie
D. Trichophytia profunda
E. Erythema chronicum migrans

2.195   2.4.3   Fragentyp D

Welche Befunde erwarten Sie bei einer unbehandelten Tinea inguinalis?

1) Randbetonung
2) Positive Pilzkultur
3) Rötung, Schuppung
4) Pusteln
5) Ziegelrote Fluoreszenz im Woodlicht

Wählen Sie bitte die zutreffende Aussagenkombination.

A. Nur 1, 2, 3 und 4 sind richtig
B. Nur 1, 2, 4 und 5 sind richtig
C. Nur 2, 3, 4 und 5 sind richtig
D. Nur 1, 2, 3 und 5 sind richtig
E. Nur 1, 2, und 3 sind richtig

2.196   2.4.3   Fragentyp A3

Welche Aussage über die Tinea pedum ist nicht richtig?

A. Eine der häufigsten dermatologischen Erkrankungen
B. Die Diagnose ist durch den Pilznachweis und durch die Pilzkultur sicher zu stellen.
C. Die Erosionen zwischen den Zehen können zu Eintrittspforten für Erysipele werden.
D. Durch Allergen-Resorption von der Haut her können allergische Reaktionen ausgelöst werden.
E. Zur Therapie sind besonders fette Salben geeignet.

2.197   2.4.3   Fragentyp D

Welche Verlaufsform einer Tinea pedum kennen Sie?

1) Erythemato-squamöse Form
2) Squamös-hyperkeratotische Form
3) Dyshidrosiforme Form
4) Erosiv-mazerative Form

Wählen Sie bitte die zutreffende Aussagenkombination.

A. Nur 1, 2 und 3 sind richtig
B. Nur 1, 2, 3 und 4 sind richtig
C. Nur 2, 3 und 4 sind richtig
D. Nur 2 und 3 sind richtig
E. Alle Aussagen sind richtig

2.198
2.199　　　　　　　　2.4.3　　　　　　　　Fragentyp B

Ordnen Sie die Mykosen der Liste 1 den Aussagen der Liste 2 zu.

Liste 1

2.198 Mikrosporie
2.199 Favus

Liste 2

A. Typisch sind Scutula
B. Meist von Katzen übertragen
C. Nicht meldepflichtige Mykose
D. Nur in den Tropen vorkommend
E. Griseofulvinresistente Mykose

2.200　　　　　　　　2.4.3　　　　　　　　Fragentyp A2

Sie stellen die klinische Verdachtsdiagnose Onychomykose. Welche Differentialdiagnose kommt bis zum Ergebnis der mykologischen Kultur klinisch am ehesten in Betracht?

A. Nagelveränderungen bei Lichen ruber planus
B. Nagelveränderungen bei chronischem Ekzem
C. Nagelveränderungen durch bakterielle Infektion
D. Nagelveränderungen bei chronischer Paronychie
E. Nagelveränderungen bei Psoriasis vulgaris

2.201
2.202
2.203   2.4.3   Fragentyp B

Ordnen Sie den unter Liste 1 genannten Erregern die Krankheitsbilder der Liste 2 zu.

Liste 1

2.201 Pityrosporum furfur
2.202 Candida albicans
2.203 Dermatophyten

Liste 2

A. Trichophytia superficialis (Tinea)
B. Erythrasma
C. Pityriasis versicolor
D. Soormykose
E. Trichomykosis palmellina

2.204   2.4.3   Fragentyp A3

Welche Aussagen über Hefepilze sind nicht richtig?

1) Begünstigend wirkt feucht-warmes Milieu.
2) Sie sind gegenüber Nystatin und Amphotericin B empfindlich.
3) Sie sind keratinophil.
4) Sie sind gegenüber Griseofulvin resistent.
5) Sie sind gegenüber Econazolnitrat empfindlich.

Wählen Sie bitte die zutreffende Aussagenkombination.

A. Nur 2, 3 und 5 sind richtig
B. Nur 2, 3 und 4 sind richtig
C. Nur 3 und 5 sind richtig
D. Nur 2, 4 und 5 sind richtig
E. Nur 3 ist richtig

2.205   2.4.3   Fragentyp A1

Welche Aussage über Candida albicans ist zutreffend?

A. Ein Fadenpilz
B. Ein fakultativ pathogener Hefepilz

C. Ein obligat pathogener Hefepilz
D. Ein Schimmelpilz
E. Ein Strahlenpilz

2.206 2.4.3 Fragentyp D

Wodurch wird eine Ansiedlung von Candida albicans begünstigt?

1) Feuchtigkeit und Mazerationsvorgänge
2) Chronisch konsumierende Krankheiten
3) Langfristige Anwendung von Breitspektrumantibiotika
4) Adipositas und Gravidität
5) Enger Kontakt mit Tieren
6) Kauen oder Verschlucken von Getreideähren und Gräsern

Wählen Sie bitte die zutreffende Aussagenkombination.

A. Nur 5 und 6 sind richtig
B. Nur 2, 3, 4 und 5 sind richtig
C. Nur 1 und 5 sind richtig
D. Nur 1, 2, 3 und 4 sind richtig
E. Alle Aussagen sind richtig

2.207 2.4.3 Fragentyp A2

Wo sind Candida albicans-Infektionen möglich?

A. An der Haut
B. An der Schleimhaut
C. Im Gastrointestinal-Trakt
D. An den Nägeln
E. In allen der genannten Lokalisationen

2.208   2.4.3   Fragentyp A1

Befund: Säugling in der ersten Lebenswoche. An Zunge, Wange und Gaumen weiße fleckförmige Herde, die teilweise zur Konfluenz neigen. Dieser Belag läßt sich von der Schleimhaut leicht abstreifen. Wie lautet Ihrer Vermutungsdiagnose?

A. Diphtherie
B. Soor (Candidose)
C. Kopliksche Flecken
D. Angina Plaut-Vincenti
E. Lichen ruber mucosae

2.209   2.4.3   Fragentyp A3

Woran läßt die Diagnose "Angulus infectiosus" nicht denken?

A. Vitamin C-Mangel
B. Candidose
C. Magenstörungen mit Achylie
D. Schlecht sitzender Zahnersatz
E. Plummer-Vinson-Syndrom

2.210   2.4.3   Fragentyp A1

Welche Aussage trifft für die Erosio interdigitalis blastomycetica zu?

A. Interdigitale Pyodermie, meist durch Aktinomyceten verursacht
B. Herpes simplex recidivans mit seltenem interdigitalen Sitz
C. Granuloma pyogenicum mit interdigitaler Lokalisation
D. Schlecht heilendes Trauma im Bereich der Zehenzwischenräume
E. Interdigitale Candidose, meist zwischem dem 3. und 4. Finger

2.211 2.4.3 Fragentyp D

Welche Aussagen treffen auf die chronische Candida-Paronychie zu?

1) Befall vorwiegend der Zehen
2) Die Erkrankung findet man vorwiegend bei Säuglingen.
3) Wichtig ist auch eine bakteriologische Untersuchung, um bakteriell verursachte chronische Paronychien auszuschließen.
4) Beim Zustandekommen spielen Milieufaktoren (Hyperhidrosis, Akroasphyxie und Manipulation des Nagel-Häutchens) eine Rolle.

Wählen Sie bitte die zutreffende Aussagenkombination.

A. Nur 1, 2 und 3 sind richtig
B. Nur 1 und 3 sind richtig
C. Nur 3 und 4 sind richtig
D. Nur 1 und 4 sind richtig
E. Nur 2 und 3 sind richtig

2.212 2.4.3 Fragentyp A1

Wie würden Sie eine Candida-Balanitis behandeln?

A. Lokal glukokortikoidhaltige Externa
B. Antibiotika-haltige Externa
C. Nystatin-haltige Externa
D. Nystatin-haltige Externa und Nystatin per os
E. Nur Nystatin per os

2.213   2.4.3   Fragentyp A2

Welche Feststellung über das Candida-Granulom ist richtig?

A. Häufige Komplikation bei intertriginöser Candidose
B. Oft in Zusammenhang mit einem Morbus Boeck (Sarkoidose)
C. Vorkommen bei chronischer mukokutaner Candidose (Z. B. bei Antikörpermangelsyndromen)
D. Auftreten nur bei bestehendem Diabetes mellitus
E. Behandlung mit Nystatin-Dragees in hoher Dosierung möglich

2.214   2.4.3   Fragentyp D

Bei welchen der folgenden Krankheitsbilder handelt es sich um tiefe Mykosen?

1) Sporotrichose
2) Folliculitis eczematosa barbae
3) Favus
4) Madura-Fuß
5) Blastomykose

Wählen Sie bitte die zutreffende Aussagenkombination.

A. Nur 1, 3, 4 und 5 sind richtig
B. Nur 1, 4 und 5 sind richtig
C. Nur 1, 2, 3 und 5 sind richtig
D. Nur 2, 3, 4 und 5 sind richtig
E. Nur 2, 3 und 5 sind richtig

2.215   2.4.3   Fragentyp A3

Welches Kriterium paßt nicht zur Diagnose Pityriasis versicolor?

A. Köbnersches Phänomen
B. Hobelspan-Phänomen
C. Fluoreszenz unter Wood-Licht

D. Mikroskopischer Pilznachweis
E. Vorkommen von Pseudoleukodermen

2.216   2.4.3   Fragentyp A2

Wie kommt das Pseudoleukoderm bei Pityriasis versicolor hauptsächlich zustande?

A. Durch Pilzabbauprodukte
B. Lichtfilterwirkung der Schuppen
C. Melanozytengebundene AG-AK-Reaktion
D. Therapieeffekt nach Cignolintherapie
E. Keine der genannten Aussagen ist richtig

2.217 2.220
2.218
2.219   2.4.3   Fragentyp B

Ordnen Sie die Krankheiten der Liste 1 der Art der Fluoreszenz der Liste 2 zu.

Liste 1	Liste 2
2.217 Mikrosporie	A. Karminrot
2.218 Pityriasis versicolor	B. Orange-ocker
2.219 Erythrasma	C. Leuchtend grün
2.220 Soor (Candidose)	D. Blau
	E. Keine Fluoreszenz

2.221   2.4.3   Fragentyp A2

Welche Angabe ist zutreffend?
Eine Pityriasis versicolor findet sich zumeist bei
Patienten, die

A. eine sehr trockene Haut haben
B. eine sehr fette Haut haben
C. sehr stark schwitzen
D. starke Kopfschuppung haben
E. Keine der Angaben trifft zu

2.222   2.4.3   Fragentyp A3

Bei welcher Mykose wirkt Griseofulvin nicht?

A. Onychomykose
B. Soorinfektionen
C. Mikrosporie
D. Favus
E. Trichophytia profunda capillitii

2.223   2.4.3   Fragentyp C

In vielen Fällen einer Tinea (z. B. Tinea pedum) ist
als Therapie die alleinige Anwendung eines lokalen
Antimykotikums, wie Clotrimazol, Miconazol oder
Econazol, angezeigt,

weil

Nystatin peroral nicht oder nur sehr gering resorbiert
wird und in sehr hoher Dosierung Nebenwirkungen (z. B.
Brechreiz) haben kann.

2.224   2.4.3   Fragentyp D

Bei einer Patientin mit Candida-Kolpitis stellen Sie
einen intestinalen Soor fest. Welche Medikamente eignen
sich zur Sanierung der intestinalen Candidose?

1) Griseofulvin
2) Clotrimazol
3) Miconazol
4) Nystatin
5) Amphotericin B
6) Pimaricin
7) Tetracycline

Wählen Sie bitte die zutreffende Aussagenkombination.

A. Nur 1 und 4 sind richtig
B. Nur 1, 6 und 7 sind richtig
C. Nur 4, 5 und 6 sind richtig
D. Nur 4 und 7 sind richtig
E. Alle Aussagen sind richtig

2.225   2.4.4   Fragentyp A1

Was sind Drusen?

A. Tuberkulöse Lymphome
B. Erreger der Lepra
C. Lymphknotenpakete bei Aktinomykose
D. Strahlenpilzkolonien im Aktinomykose-Eiter
E. Erreger des Granuloma venereum

2.226   2.4.4   Fragentyp A3

Welche Aussage über die Aktinomykose ist nicht richtig?

A. Erreger ist Akticnomyces Israeli.
B. Typisch sind brettharte Infiltrate.
C. Beginn meist in der Mundhöhle
D. Therapie der Wahl ist hochdosiert Penicillin.
E. Kommt nur in den Tropen vor.

2.227   2.4.4   Fragentyp A1

Wie würden Sie ein hartnäckiges Erythrasma behandeln?

A. Glukokortikosteroidhaltige Externa
B. Intern und lokal Griseofulvin
C. Nystatin lokal
D. Lokal Antibiotika oder Desinfizientien
E. Amphotericin B systemisch

2.228   2.4.5   Fragentyp A3

Welches Symptom ist für Skabies nicht typisch?

A. Nächtlicher Juckreiz.
B. Nissen an den Kopfhaaren.
C. Positive Juckreiz-Anamnese bei Kontaktpersonen.
D. Feine kommaförmige Linien in den Interdigitalräumen.
E. Prädilektionsstellen sind Interdigitalräume, Ellenbeugen, Brustregion und bei Säuglingen die Plantae.

2.229   2.4.5   Fragentyp A2

Wie stellen Sie die Diagnose einer Skabies?

A. Nachweis von Eiern
B. Komplement-Bindungs-Reaktion (KBR)
C. Milbennachweis
D. Klinisches Bild typisch
E. Juckreiz nachts stärker als am Tage

2.230   2.233
2.231   2.234
2.232   2.235   2.4.5   Fragentyp B

Ordnen Sie den Prädilektionsstellen (Liste 1) die nachfolgend genannten Epizootien (Liste 2) zu.

Liste 1

2.230 Behaarter Kopf und Nacken
2.231 Fingerzwischenräume
2.232 Vordere Axillarfalte
2.233 Gürtellinie
2.234 Schambehaarung
2.235 Unbedeckte Körperregionen

Liste 2

A. Pediculosis capitis
B. Pediculosis vestimentorum
C. Phthiriasis (Filzläuse)
D. Cimex lectuarius (Bettwanze)
E. Skabies

2.236　　　　2.4.5　　　　Fragentyp A2

Ein Patient sucht Sie mit Kopfjucken auf. Sie finden zudem ein Kopf- und Nackenekzem mit Impetiginisation. Welche Diagnose ist wahrscheinlich?

A. Neurodermitis diffusa
B. Psoriasis vulgaris
C. Pediculosis capitis
D. Tinea capitis
E. Folliculitis nuchae sclerotisans

2.237　　　　2.4.6　　　　Fragentyp D

Welche Krankheiten gehören zu den Tuberkuliden?

1) Erythema induratum Bazin
2) Lichen scrophulosorum
3) Erythrodermia desquamativa Leiner
4) Papulonekrotisches Tuberkulid
5) Lichen syphiliticus

Wählen Sie bitte die zutreffende Aussagenkombination.

A. Nur 1, 2, und 4 sind richtig
B. Nur 1, 2, 3 und 4 sind richtig
C. Nur 2 und 4 sind richtig
D. Nur 2, 3 und 4 sind richtig
E. Nur 2, 3, 4 und 5 sind richtig

2.238   2.4.6   Fragentyp D

Bei welchen Dermatosen finden Sie ein lupoides Infiltrat?

1) Lupus vulgaris
2) Lymphadenosis cutis benigna
3) Granuloma eosinophilicum faciei
4) Erythema chronicum migrans
5) Sarkoidose
6) Leishmaniose

Wählen Sie bitte die zutreffende Aussagenkombination.

A. Nur 1, 2, 5 und 6 sind richtig
B. Nur 1, 3, 4 und 5 sind richtig
C. Nur 1, 2 und 3 sind richtig
D. Nur 1, 2, 3, 5 und 6 sind richtig
E. Nur 1, 2, 3, 4 und 5 sind richtig

2.239   2.4.6   Fragentyp A1

Welches Phänomen ist typisch für den Lupus vulgaris?

A. Tapeziernagelphänomen
B. Wickhamsches Phänomen
C. Nikolskisches Phänomen
D. Mandrinphänomen
E. Kerzenfleckphänomen

2.240   2.4.6   Fragentyp A1

Welche diagnostische Maßnahme ist bei klinisch-morphologisch unklarem Bild für die Diagnose eines Lupus vulgaris von größter praktisch-klinischer Bedeutung?

A. Bestimmung der Tuberkulinschwelle
B. Histologie
C. Bakteriennachweis in der Kultur

D. Röntgen-Thorax
E. Bakteriennachweis im Tierversuch

2.241   2.4.6   Fragentyp A1

Für welche der folgenden Dermatosen ist das Sondeneinbruchphänomen ein diagnostisch wichtiges Zeichen?

A. Psoriasis vulgaris
B. Lichen ruber planus
C. Histiozytom
D. Lupus vulgaris
E. Keloid

2.242   2.4.6   Fragentyp A1

Welche Reaktionslage erwarten Sie beim Lupus vulgaris?

A. Anergisch
B. Normergisch
C. Hyperergisch
D. Hypoergisch
E. Die Reaktionslage ist sehr unterschiedlich

2.243	2.246		
2.244			
2.245		2.4.6	Fragentyp B

Ordnen Sie den Erkrankungen der Liste 1 die Feststellungen der Liste 2 zu.

Liste 1

2.243 Granuloma pyogenicum
2.244 Skrophuloderm
2.245 Impetigo contagiosa
2.246 Erysipel

Liste 2

A. Häufig an den Händen lokalisierte Form der Hauttuberkulose mit Bevorzugung bestimmter Berufsgruppen

B. Zur Fistelbildung neigende Form der Hauttuberkulose

C. Bakterielle Infektion kutaner Lymphbahnen

D. Hochkontagiöse Dermatose durch eine Primärinfektion von außen mit virulenten Strepto- oder Staphylokokken

E. Rasch proliferierendes Angiom mit sekundärer Infektion und granulomatöser Veränderung

2.247	2.4.6	Fragentyp D

Welche Feststellung trifft für die Lepra zu?

1) Erreger ist das Mykobakterium leprae.
2) Alle Formen sind hoch infektiös.
3) Wichtige klinische Zeichen sind Anästhesie und Verdickung peripherer Nerven.
4) Therapeutika der Wahl sind Sulfone (DADPS), Clofazimin und Rifampizin.
5) Wichtige Differentialdiagnose bei dunkelhäutigen Patienten ist die Vitiligo.

Wählen Sie bitte die zutreffende Aussagenkombination.

A. Nur 1, 2, 3 und 4 sind richtig
B. Nur 1, 2 und 3 sind richtig

C. Nur 1, 3, 4 und 5 sind richtig
D. Nur 2, 3 und 4 sind richtig
E. Alle Aussagen sind richtig

2.248   2.4.6   Fragentyp D

Welche Feststellungen treffen auf die kutane Leishmaniose zu?

1) Es handelt sich um eine ausschließlich in den Tropen vorkommende Protozoenerkrankung.
2) Erreger ist Leishmania tropica.
3) Die Krankheit wird durch Sandfliegen übertragen.
4) Durchführung einer Prophylaxe mit Chloroquin ist möglich.
5) Die meist an unbedeckten Körperstellen auftretenden Ulzerationen heilen oft mit typischen eingesunkenen Narben ab.
6) Eine spezifische Therapie ist nicht möglich.

Wählen Sie bitte die zutreffende Aussagenkombination.

A. Nur 1, 2 und 3 sind richtig
B. Nur 2, 3, 5 und 6 sind richtig
C. Nur 2, 3, 4 und 5 sind richtig
D. Nur 1, 2, 4 und 5 sind richtig
E. Nur 1, 2, 4 und 6 sind richtig

2.5 Papulöse (lichenoide) Krankheiten der Haut

2.249   2.5   Fragentyp A1

Welche der folgenden Angaben ist typisch für den Lichen ruber planus?

A. Spitzkegelige Papeln
B. Seropapeln
C. Fehlender Juckreiz
D. Blasenbildung
E. Polygonale Papeln

2.250   2.5   Fragentyp A1

Welches ist das histologische Substrat des Wickham-Phänomen bei Lichen ruber?

A. Akanthose
B. Spongiose
C. Granulose
D. Dyskeratose
E. Parakeratose

2.251   2.5   Fragentyp A3

Welche Aussage ist für die Differentialdiagnose von Lichen ruber Vidal (Lichen simplex chronicus) und Lichen ruber planus nicht bedeutsam?

A. Lichen Vidal befällt nie die Schleimhäute.
B. Bei Lichen ruber planus findet man meistens das Wickhamsche Phänomen.
C. Lichen Vidal findet sich vorwiegend als Einzelherd.
D. Pigmentierter Randsaum nur bei Lichen Vidal.
E. Lichen ruber planus spricht auf lokale Steroide oft nur mäßig an.

2.252   2.5   Fragentyp A1

Welche Effloreszenz findet man bei Prurigo-Erkrankungen primär?

A. Urtika
B. Seropapel
C. Pustel
D. Macula
E. Exkoriation

2.253   2.5   Fragentyp D

Welches sind die Prädilektionsorte bei der Urtikaria papulosa chronica?

1) Gesicht
2) Extremitätenstreckseiten
3) Mammae
4) Hand- und Fußsohlen
5) Intertriginöse Räume
6) Behaarter Kopf

Wählen Sie bitte die zutreffende Aussagenkombination.

A. Nur 2 und 3 sind richtig
B. Nur 1 und 6 sind richtig
C. Nur 2 und 4 sind richtig
D. Nur 1 ist richtig
E. Nur 3 ist richtig

2.254   2.5   Fragentyp A3

Welche Feststellung ist für die Urticaria papulosa chronica nicht zutreffend?

A. Weibliches Geschlecht bevorzugt
B. Starker Juckreiz
C. Urtica als Primärefloreszenz
D. Effloreszenzen stehen isoliert
E. Chronischer Verlauf

2.255 2.5 Fragentyp D

Welche der nachfolgenden Feststellungen treffen für die polymorphe Lichtdermatose zu?

1) Das klinische Bild kann vorwiegend papulös, vesikulös, pruriginös, lichenoid und urtikariell sein.
2) Auftreten im Frühling und Sommer
3) Narbige Abheilung im Herbst
4) Erstmanifestation im 2. und 3. Lebensjahrzehnt
5) Photoallergietestung negativ
6) Auslösendes Spektrum schmal (nur UVA)

Wählen Sie bitte die zutreffende Aussagenkombination.

A. Nur 1, 2, 3 und 6 sind richtig
B. Nur 2, 4, 5 und 6 sind richtig
C. Nur 1, 2, 4 und 5 sind richtig
D. Nur 3, 4 und 5 sind richtig
E. Nur 3, 5 und 6 sind richtig

2.256 2.5 Fragentyp D

Welche der folgenden Erscheinungen sind chronische Lichtschäden?

1) Dermatitis solaris
2) Aktinische Keratose
3) Aktinische Elastose
4) Gletscherbrand (UV-induzierter Herpes simplex)
5) Licht-Urtikaria
6) Seborrhoische Warzen

Wählen Sie bitte die zutreffende Aussagenkombination.

A. Nur 1, 2, 3, 4 und 5 sind richtig
B. Nur 2, 3, 5 und 6 sind richtig
C. Nur 2, 3 und 6 sind richtig
D. Nur 1, 3 und 5 sind richtig
E. Nur 2 und 3 sind richtig

2.257			
2.258		2.5	Fragentyp B

Ordnen Sie den Angaben der Liste 1 die entsprechende
Hauterkrankung der Liste 2 zu.

Liste 1

2.257 Durch Licht mit-
verursacht

2.258 Durch Licht
provozierbar

Liste 2

A. Wiesengräser-Dermatitis
B. Lupus erythematodes
integumentalis
C. Lichen ruber
D. Dermatomyositis
E. Tinea corporis

2.6 Granulomatöse Erkrankungen der Haut unklarer Genese

2.259	2.6	Fragentyp A1

Worum handelt es sich bei der Sarkoidose?

A. Eine Systemerkrankung mit fakultativer Haut-
symptomatologie
B. Eine Virusinfektion
C. Ein disseminiertes Granulom ausschließlich der Haut
D. Eine chronische granulomatöse Erkrankung mit gestei-
gerter Tuberkulinempfindlichkeit
E. Eine chronische granulomatöse Erkrankung, die auch
bei alleinigem Hautbefall systemisch mit Glukokortikosteroiden behandelt werden muß

2.260 2.6 Fragentyp A3

Welche der folgenden Behauptungen für die Sarkoidose der Haut trifft nicht zu?

A. An der Haut können kleinknotige, großknotige und flächenhaft infiltrierende Formen vorkommen.
B. Prädilektionsstellen sind Gesicht und Streckseiten der Arme.
C. Die Tuberkulinschwelle ist stets hoch (Hyperergie).
D. Gleichzeitig können Veränderungen an inneren Organen bestehen.
E. Die Behandlung erfolgt mit Glukokortikosteroiden, die bei ausgedehntem Befall auch systemisch in Kombination mit Tuberkulostatika gegeben werden können.

2.261 2.6 Fragentyp A1

Wodurch ist das Löfgren-Syndrom gekennzeichnet?

A. Knochenveränderungen der Endphalangen bei Sarkoidose
B. Doppelseitige Parotisschwellung, Iridozyklitis, Haut- und ZNS-Befall im Rahmen einer benignen Granulomatose
C. Bilaterale Hiluslymphknotenschwellung, Erythema nodosum, Tuberkulin-Hypoergie oder -Anergie
D. Stecknadelkopf- bis erbsgroße, fleckförmige oder leicht papulöse, lichenoide, isoliert stehende Effloreszenzen mit lupoidem Infiltrat, aber negativem Mandrinphänomen
E. Bilaterale Hiluslymphknotenschwellung, Erythema exsudativum multiforme, Tuberkulinanergie

2.262 2.6 Fragentyp A3

Welche Feststellung trifft auf das Granuloma anulare nicht zu?

A. Typisch sind kokardenförmige Herde an den Handrücken.
B. Typisch sind ringförmige, zentral eingesunkene derbe Papeln besonders an den Handrücken, Fußrücken und Fingern.

C. Im Gegensatz zur Sarkoidose kommt eine interne Manifestation nie vor.
D. Die Behandlung der Wahl sind intralösionale Injektion von Glukokortikosteroid-Kristallsuspension oder Okklusivtherapie mit Glukokortikosteroid-haltigen Externa.
E. Meist kein Juckreiz.

2.263　　　　　　　　2.6　　　　　　　　Fragentyp D

In einem Teil der Fälle ist die Necrobiosis lipoidica mit internen Krankheiten verbunden. Nach welchen Grundleiden soll man vor allem suchen?

1) Hypertonie
2) Chronische Polyarthritis
3) Diabetes mellitus
4) Morbus Boeck (Sarkoidose)

Wählen Sie bitte die zutreffende Aussagenkombination.

A. Nur 1 und 3 sind richtig
B. Nur 1, 2 und 3 sind richtig
C. Nur 3 ist richtig
D. Nur 4 ist richtig
E. Alle Aussagen sind richtig

2.7 Erbkrankheiten und Mißbildungen

2.264   2.7.1   Fragentyp D

Welche der folgenden Dermatosen sind erblich?

1) Keratoma palmare et plantare
2) Haemangioma cavernosum
3) Ichthyosis vulgaris
4) Pemphigus vulgaris
5) Epidermolysis bullosa

Wählen Sie bitte die zutreffende Aussagenkombination.

A. Nur 1, 2, 3 und 5 sind richtig
B. Nur 2, 3, 4 und 5 sind richtig
C. Nur 2, 3 und 5 sind richtig
D. Nur 1, 3 und 5 sind richtig
E. Nur 1, 3, 4 und 5 sind richtig

2.265   2.7.1   Fragentyp D

Wodurch ist die Ichthyosis vulgaris charakterisisert?

1) Symmetrische Lokalisation
2) Schleimhautbeteiligung
3) Auffällige Handlinienzeichnung
4) Unregelmäßig dominante Vererbung
5) Entwicklung in den ersten drei Lebensjahren
6) Herabsetzung der Lebenserwartung

Wählen Sie bitte die zutreffende Aussagenkombination.

A. Nur 1 und 3 sind richtig
B. Nur 2, 4 und 5 sind richtig
C. Nur 4, 5 und 6 sind richtig
D. Nur 2, 3, 5 und 6 sind richtig
E. Nur 1, 3, 4 und 5 sind richtig

2.266
2.267   2.7.1   Fragentyp B

Ordnen Sie die Befunde der Liste 2 den Dermatosen der Liste 1 zu.

Liste 1	Liste 2

2.266 Ichthyosis vulgaris
2.267 Ichthyosis congenita

A. Mitbefall der Gelenkbeugen
B. Bullöse Form bekannt
C. Aussparung von Handtellern, Fußsohlen und Gelenkbeugen
D. Vererbungsmodus unbekannt
E. Schleimhautveränderungen

2.268   2.7.1   Fragentyp A3

Welche Aussage über das Keratoma palmare et plantare hereditarium ist nicht richtig?

A. Dominanter Erbgang
B. Wichtige Differentialdiagnose sind Verrucae vulgares
C. Erstmanifestation im 1. und 2. Lebensjahr
D. Häufig Hyperhidrosis
E. Diffuse Verteilung der Hyperkeratosen

2.269   2.7.1   Fragentyp A3

Welche Aussage über die Dyskeratosis follicularis (Darier) trifft nicht zu?

A. Dominanter Erbgang
B. Typisch sind Leistenunterbrechungen an den Palmae
C. Prädilektionsorte sind die seborrhoischen und intertriginösen Gebiete
D. Gilt als paraneoplastisches Syndrom
E. Häufig Provokation durch UV-Licht

2.270   2.7.2   Fragentyp A1

Bei einem 12jährigen Jungen treten seit früher Kindheit nach geringfügiger mechanischer Belastung der Haut Blasen auf, die narbig abheilen. Einzelne Fingernägel fehlen, daneben finden sich Erosionen im Bereich der Mundschleimhäute. Um welches Krankheitsbild handelt es sich?

A. Staphylogenes Lyell-Syndrom
B. Pemphigus vulgaris
C. Epidermolysis bullosa hereditaria dystrophica
D. Pemphigus juvenilis
E. Epidermolysis bullosa hereditaria simplex

2.271   2.7.3   Fragentyp A1

Welches Syndrom ist durch das Vorhandensein der folgenden Symptome gekennzeichnet: Hyperelastizität und abnorme Vulnerabilität der Haut, Hyperflexibilität der Gelenke, Hypotonie der Muskulatur?

A. Vogt-Koyanagi-Syndrom
B. Wiscott-Aldrich-Syndrom
C. Ehlers-Danlos-Syndrom
D. Kasabach-Merritt-Syndrom
E. Groenblad-Strandberg-Syndrom

2.272   2.7.3   Fragentyp A1

Um welche Erkrankung handelt es sich beim Pseudoxanthoma elasticum (Groenblad-Strandberg-Syndrom)?

A. Um eine Xanthomatose
B. Um eine Erkrankung des elastischen Bindegewebes nur der Haut
C. Um eine Kollagenose
D. Um eine Systemerkrankung des elastischen Gewebes mit Manifestation an Haut, Augen und Gefäßen
E. Fettstoffwechselstörung

2.273   2.7.4   Fragentyp A3

Welche Feststellung trifft für den totalen (okulokutanen) Albinismus <u>nicht</u> zu?

A. Rezessiv vererbte Erkrankung
B. Völliges Fehlen von Melanin bei normaler Melanozytenzahl
C. Betroffen sind auch Haare, Iris und Chorioidea
D. Maximalvariante einer Vitiligo
E. Gefährdung durch aktinische Hautschäden

2.274   2.7.5   Fragentyp D

Welche Feststellungen treffen auf den Morbus Osler zu?

1) Autosomal dominant vererbte Erkrankung
2) Ausschließlich Haut- und Schleimhautbefall
3) Führendes Symptom sind Haut- und Schleimhautblutungen (Nasenbluten!).
4) Typisch sind Teleangiektasien im Bereich von Zunge und Lippen sowie subungual.
5) Schlechte Prognose quoad vitam

Wählen Sie bitte die zutreffende Aussagenkombination.

A. Nur 1, 2, 3 und 4 sind richtig
B. Nur 2, 3 und 4 sind richtig
C. Nur 1, 3 und 4 sind richtig
D. Nur 1, 3, 4 und 5 sind richtig
E. Alle Antworten sind richtig

2.275 2.7.5 Fragentyp A1

Bei welcher Phakomatose gibt es arterio-venöse Anastomosen?

A. Sturge-Weber-Krabbe-Syndrom
B. v. Hippel-Lindau-Syndrom
C. Parkes-Weber-Syndrom
D. Klippel-Trénaunay-Syndrom
E. Morbus Bourneville-Pringle

2.276 2.7.6 Fragentyp A3

Welche der folgenden Veränderungen kann bei Morbus Recklinghausen nicht beobachtet werden?

A. Sommersprossenartige Pigmentflecke in den Achselhöhlen
B. Café au lait-Flecken
C. Augenhintergrundveränderungen
D. Subunguale fibromatöse Knotenbildungen
E. Intelligenzdefekt

2.277 2.7.6 Fragentyp D

Welche der folgenden Haut- und Schleimhautveränderungen erwarten Sie beim Morbus Bourneville-Pringle?

1) Adenoma sebaceum
2) Gingiva-Hyperplasie
3) Café au lait-Flecken
4) Sub- und paraunguale (Koenensche) Tumoren
5) Lentiginosis

Wählen Sie bitte die zutreffende Aussagenkombination.

A. Nur 1, 2 und 5 sind richtig
B. Nur 1, 3 und 4 sind richtig
C. Nur 1, 3 und 5 sind richtig
D. Nur 2 und 5 sind richtig
E. Nur 1, 2 und 4 sind richtig

2.278　　　　　　2.7.6　　　　　　Fragentyp A3

Welche der folgenden Feststellungen trifft auf das Basalzellnaevussyndrom nicht zu?

A. Autosomal-dominante Erkrankung
B. Auftreten von Basaliomen nur in lichtexponierten Arealen
C. Multiple Basaliome sind charakteristisch
D. Knochenanomalien (Kieferzysten, Gabelrippen und Kyphoskoliose) sind typisch
E. Langsame Progredienz

2.279　　　　　　2.7.7　　　　　　Fragentyp A3

Welche Aussage trifft für das Xeroderma pigmentosum nicht zu?

A. Rezessiv vererbte Erkrankung mit abnormer Reaktion auf UV-Strahlen
B. Typisch ist ein poikilodermatisches Bild.
C. Es entwickeln sich meist sehr früh Keratosen, spinozelluläre Karzinome und maligne Melanome.
D. Ursache ist ein gestörter "dark repair"-Mechanismus für die geschädigte DNA.
E. Auslösend ist nur das UV-Spektrum zwischen 340 - 400 nm (UVA)

2.8 Blasenbildende Dermatosen

2.280　　　　　　2.8　　　　　　Fragentyp A1

Bei welcher Dermatose kommt es zur intraepidermalen Blasenbildung?

A. Erythema exsudativum multiforme
B. Dermatitis herpetiformis Duhring
C. Epidermolysis bullosa
D. Bullöses Pemphigoid
E. Pemphigus vulgaris

2.281   2.8   Fragentyp D

Bei welchen Krankheiten findet sich eine subepidermale Blasenbildung?

1) Pemphigus vulgaris
2) Bullöses Pemphigoid
3) Dermatitis herpetiformis Duhring
4) Herpes gestationis
5) Pemphigus foliaceus

Wählen Sie bitte die zutreffende Aussagenkombination.

A. Nur 2, 3 und 5 sind richtig
B. Nur 1, 3 und 4 sind richtig
C. Nur 2, 3 und 4 sind richtig
D. Nur 1, 3 und 5 sind richtig
E. Nur 3, 4 und 5 sind richtig

2.282   2.8   Fragentyp A1

Bei welcher Hautkrankheit findet sich eine Akantholyse?

A. Dermatitis herpetiformis Duhring
B. Epidermolysis bullosa hereditaria
C. Epidermolysis acuta toxica Lyell
D. Acanthosis nigricans
E. Pemphigus vulgaris

2.283   2.8   Fragentyp A1

Welche der genannten blasenbildenden Erkrankungen hat die schlechteste Prognose?

A. Herpes gestationis
B. Pemphigus vulgaris
C. Bullöses Pemphigoid
D. Dermatitis herpetiformis Duhring
E. Pemphigus juvenilis

2.284   2.8   Fragentyp D

Welche Aussagen treffen für den Pemphigus vulgaris zu?

1) IgG-Antikörper im Interzellularraum abgelagert
2) Blaseninhalt wird obligat hämorrhagisch.
3) Wasserklare, gespannte Blasen mit serösem Inhalt
4) Blaseneruptionen können schubweise auftreten.
5) Titerhöhe der antinukleären Faktoren verläuft parallel zum Krankheitsverlauf.

Wählen Sie bitte die zutreffende Aussagenkombination.

A. Nur 1, 3, 4 und 5 sind richtig
B. Nur 2, 3, 4 und 5 sind richtig
C. Nur 1, 2 und 4 sind richtig
D. Nur 2, 3 und 4 sind richtig
E. Nur 1, 2, 3 und 4 sind richtig

2.285   2.8   Fragentyp A1

Bei welcher Dermatose findet sich eine gute Korrelation von klinischem Bild und Höhe der Antikörper-Titer?

A. Bullöses Pemphigoid
B. Dermatitis herpetiformis Duhring
C. Herpes gestationis
D. Pemphigus vulgaris
E. Benignes Schleimhautpemphigoid

2.286   2.8   Fragentyp A1

Wo finden sich bei Pemphigus vulgaris die Antikörper-Ablagerungen bei der direkten Immunfluoreszenz?

A. Interzellulär in der Epidermis
B. An der Basalmembran, bandförmig
C. Perivaskulär im Korium
D. Intrazellulär in der Epidermis
E. An der Basalmembran, fleckförmig

2.287 2.8 Fragentyp A1

Welche Substanzen sind die Mittel der Wahl zur Therapie des Pemphigus vulgaris?

A. Sulfonamide
B. Glukokortikosteroide
C. Antihistaminika
D. Sulfone
E. Keine der Genannten

2.288 2.8 Fragentyp A1

Bei einer 70jährigen Patientin finden sich an den Oberschenkelinnenseiten, am Bauch und den Oberarmen pralle, teils hämorrhagische Blasen auf gerötetem Grund. Ihre Diagnose lautet

A. Pemphigus vulgaris
B. Bullöses Pemphigoid
C. Pemphigus foliaceus
D. Epidermolysis bullosa hereditaria simplex
E. Hämorrhagischer Zoster

2.289
2.290
2.291 2.8 Fragentyp B

Ordnen Sie den folgenden Dermatosen (Liste 1) die jeweils passenden Befunde (Liste 2) zu.

Liste 1	Liste 2
2.289 Pemphigus vulgaris	A. Schleimhautbeteiligung selten
2.290 Bullöses Pemphigoid	B. Häufig im Kindesalter
2.291 Dermatitis herpetiformis Duhring	C. Direkte Immunfluoreszenz negativ
	D. Schleimhautbeteiligung häufig
	E. Bluteosinophilie häufig vorhanden

2.292   2.8   Fragentyp A1

Wo entwickeln sich die Blasen bei der Dermatitis herpetiformis Duhring?

A. Subkorneal
B. Intraepidermal
C. Subepidermal
D. Subkutan
E. Suprabasal

2.293   2.8   Fragentyp A1

Welche Substanzen sind die Mittel der Wahl bei der Therapie der Dermatitis herpetiformis Duhring?

A. Tetracycline
B. Penicilline
C. Sulfone (DADPS)
D. Glukokortikosteroide systemisch
E. Immunsuppressiva

2.294   2.8   Fragentyp A1

Welches ist die häufigste Ursache des Lyell-Syndroms (Epidermolysis acuta toxica) bei Erwachsenen?

A. Medikamente, intern
B. Staphylokokken
C. Autoantikörper
D. Medikamente, extern
E. Streptokokken

2.9 Acne vulgaris und akneiforme Dermatosen

2.295　　　　　　　　2.9　　　　　　　　Fragentyp A1

Welcher der folgenden Faktoren ist für die Pathogenese der Acne vulgaris von primärer Bedeutung?

A. Voraussetzung ist immer eine hohe Talgproduktion (Seborrhoe).
B. Komedonen entstehen durch eine gesteigerte Hornzellproduktion im oberen Follikelabschnitt (Verhornungsstörung).
C. Primäre Bedeutung besitzen die Bakterien und Hefen des Talgdrüsenfollikels.
D. Auslösendes Agens ist eine fettreiche und falsche Ernährung.
E. Keine der Behauptungen trifft zu.

2.296　　　　　　　　2.9　　　　　　　　Fragentyp D

Welche der folgenden Faktoren können eine Acne vulgaris auslösen?

1) Halogene
2) Vitamin B_{12}
3) Androgenhaltige Medikamente
4) INH
5) Teere und Öle
6) Langfristige und hochdosierte Behandlung mit Glukokortikosteroiden

Wählen Sie bitte die zutreffende Aussagenkombination.

A. Nur 1, 2, 3 und 6 sind richtig
B. Nur 1, 3 und 6 sind richtig
C. Nur 1, 4 und 6 sind richtig
D. Nur 1, 4, 5 und 6 sind richtig
E. Alle Aussagen sind richtig

2.297   2.9   Fragentyp A1

Welche therapeutische Maßnahme ist bei der Acne comedonica kontraindiziert?

A. Vitamin A-Säure extern
B. Kosmetische Behandlung
C. Keratolytische Maßnahmen
D. Glukokortikosteroide extern
E. Antimykotika extern

2.298
2.299   2.9   Fragentyp B

Die Therapie der Acne vulgaris hängt unter anderem vom jeweiligen Schweregrad ab. Welche Therapieempfehlung der Liste 2 ist für die in Liste 1 aufgeführten Akneformen angemessen?

Liste 1   Liste 2

2.298 Acne comedonica   A. Externe Schälbehandlung
2.299 Acne conglobata   B. Interne Gabe von Antiandrogenen
                           C. Externe Antibiotika, interne Gabe von Glukokortikosteroiden
                           D. Pflegemaßnahmen und fettarme Diät
                           E. Externe Behandlung mit Vitamin A-Säure und Benzolperoxyd, interne Gabe von Tetracyclinen

2.300   2.9   Fragentyp A1

Welche Langzeittherapie (mit relativ niedrigen Dosen) hat sich bei der Acne vulgaris und der Rosazea bewährt?

A. Griseofulvin
B. Tetracycline
C. Ergotamintartrat
D. Antihistaminika
E. Nystatin

2.301   2.9   Fragentyp A1

Worauf ist die Wirkung von systemisch über längere Zeit verabreichten Antibiotika (Tetracycline) in niedriger Dosierung bei der Acne vulgaris zurückzuführen?

A. Bei Propionibacterium acnes sind bereits niedrige Blutspiegel ausreichend bakteriostatisch wirksam; eine Resistenzentwicklung kommt praktisch nicht vor.
B. Antimykotika kommen wegen der z. T. nicht ungefährlichen Nebenwirkungen zur Dauerbehandlung des in den Talgdrüsenfollikel lebenden Pityrosporum ovale nicht in Frage; dagegen entwickelt Tetracyclin schon in kleinen Dosen eine ausgezeichnete fungistatische Wirkung.
C. Die Entstehung entzündungserregender Fettsäuren aus dem Talg wird durch Hemmung der lipolytischen Aktivität von Bakterien in den suprasebogIandulären Follikelabschnitten herabgesetzt.
D. Nur durch eine langfristige Antibiotikatherapie werden sämtliche Generationsphasen der Haarbalgmilbe (Demodex folliculorum) erfaßt und abgetötet.
E. Staphylococcus aureus (Koagulase-positiv) ist als Erreger der Akne noch gegen kein Antibiotikum resistent und vor allem gegen Tetracycline sehr empfindlich.

2.302   2.9   Fragentyp C

Die Acne indurata führt zu trichterförmig eingezogenen Narben, weil

sich viele Abszesse durch die Haut entleeren.

2.303   2.9   Fragentyp D

Welche Aussagen treffen für die Rosazea zu?

1) Rosazea heilt meist nach kurzer Zeit spontan ab.
2) Rosazea-Keratitis hat eine ausgesprochen schlechte Prognose.
3) Teleangiektasien und Hypertrophie der Haut kommen vor.
4) Wichtige Differentialdiagnose ist der Lupus erythematodes chronicus discoides.
5) Zur externen Behandlung empfehlen sich nichtfettende Maßnahmen (Lotio, Paste, Spiritus).

Wählen Sie bitte die zutreffende Aussagenkombination.

A. Nur 1, 2 und 3 sind richtig
B. Nur 1, 3, 4 und 5 sind richtig
C. Nur 2, 3 und 5 sind richtig
D. Nur 3 und 4 sind richtig
E. Nur 2, 3, 4 und 5 sind richtig

2.304   2.9   Fragentyp A3

Welche Aussage trifft für die Rosazea nicht zu?

A. Die Erkrankung kommt hauptsächlich im Gesicht vor.
B. In einigen Fällen durch Augenbeteiligung kompliziert
C. Öfter mit internen Störungen verbunden
D. Tritt nur bei früher bestandener Akne auf.
E. Ein Teil der Fälle kann zur Bildung eines Rhinophyms führen.

2.305   2.9   Fragentyp D

An welche internen Störungen läßt eine Rosazea denken?

1) Habituelle Obstipation
2) Leberstörung
3) Adnexerkrankung
4) Hyperthyreose
5) Hypertonie

Wählen Sie bitte die zutreffende Aussagenkombination.

A. Nur 2 und 5 sind richtig
B. Nur 2, 3 und 4 sind richtig
C. Nur 1, 2, 3 und 5 sind richtig
D. Nur 1, 2, 4 und 5 sind richtig
E. Nur 2 und 4 sind richtig

2.306   2.9   Fragentyp A3

Für welche der folgenden Erkrankungen besitzt die Seborrhoe keine krankheitsfördernde Bedeutung?

A. Seborrhoisches Ekzem
B. Acne vulgaris
C. Periorale Dermatitis
D. Acne conglobata
E. Rosazea

2.307   2.9   Fragentyp A1

Welche anamnestische Angabe findet man bei Patienten mit perioraler Dermatitis häufig?

A. Chronische Magen-Darm-Störungen
B. Acne vulgaris im Jugendalter
C. Mißbrauch fluorierter Glukokortikosteroid-Externa
D. Rezidivierender Herpes simplex im Lippenbereich
E. Atopie mit allergischer Rhinitis

2.10 Erkrankungen der Schweißdrüsen

2.308 2.10 Fragentyp D

Welche der folgenden Feststellungen über die apokrine Schweißdrüse sind richtig?

1) Sie mündet auf der Hautoberfläche.
2) Sie findet sich nur in der Axilla, perimamillär, perigenital, perianal und am behaarten Kopf.
3) Sie mündet in den Haarfollikel.
4) Sie findet sich auf der gesamten Hautoberfläche.
5) Sie ist häufig Sitz von Schweißdrüsenabszessen.

Wählen Sie bitte die zutreffende Aussagenkombination.

A. Nur 1, 2 und 5 sind richtig
B. Nur 2, 3 und 5 sind richtig
C. Nur 1, 3 und 4 sind richtig
D. Nur 1, 4 und 5 sind richtig
E. Nur 3, 4 und 5 sind richtig

2.309 2.10 Fragentyp D

Bei welchen der folgenden Erkrankungen findet sich eine generalisierte Hyperhidrosis?

1) Hyperthyreose
2) Adipositas
3) Hypothyreose
4) Diabetes mellitus
5) Ichthyosis congenita
6) Ektodermale Dysplasie

Wählen Sie bitte die zutreffende Aussagenkombination.

A. Nur 1 und 2 sind richtig
B. Nur 1, 2, 4, 5 und 6 sind richtig
C. Nur 2, 4 und 5 sind richtig
D. Nur 3, 5 und 6 sind richtig
E. Nur 1, 2 und 4 sind richtig

2.310   2.10   Fragentyp A3

Bei welcher Erkrankung kommt eine lokalisierte Hyperhidrosis nicht vor?

A. Syringomyelie
B. Rosazea
C. Psychogen
D. Aurikulo-temporales Syndrom
E. Palmoplantare Keratosen

2.311
2.312
2.313   2.10   Fragentyp B

Ordnen Sie den drei folgenden Krankheiten (Liste 1) die entsprechenden Aussagen (Liste 2) zu.

　　Liste 1

2.311 Miliaria cristallina
2.312 Miliaria rubra
2.313 Dyshidrosis

　　Liste 2

A. Histologisch findet man eine subepidermale Blasenbildung.
B. Starke Schweißausbrüche bei zu warm bekleideten Säuglingen oder im Verlauf fieberhafter Infektionen sind hauptsächliche Ursachen.
C. Symmetrische Eruptionen von prallen, oberflächlich oder tiefer gelegenen und unterschiedlich großen Bläschen oder Blasen mit wasserklarem Inhalt auf sonst normaler Haut an Fingeranlageflächen, Handinnenflächen und Fußsohlen.
D. Auftreten in den Tropen selten
E. Die Behandlung dieser Dermatose, die vorwiegend bei Säuglingen auftritt, besteht in der Applikation von Salben, um eine weitere Austrocknung durch Verdunstung zu verhindern.

2.11 Hautveränderungen bei peripheren Durchblutungsstörungen

2.314 2.11 Fragentyp A1

Welches ist die häufigste Ursache eines Beingeschwürs (Ulcus cruris)?

A. Arteriosklerose
B. Hypertonie
C. Traumen
D. Chronisch-venöse Insuffizienz
E. Tumoren (Karzinome)

2.315 2.11 Fragentyp A1

Worin besteht bei der Behandlung eines venösen Ulcus cruris die wichtigste Maßnahme?

A. Desinfizierende Salbenverbände
B. Bettruhe
C. Medikamentöse Therapie (z. B. Venenmittel, Diuretika)
D. Straffe Kompressionsverbände
E. Operative Behandlung (z. B. Transplantation)

2.316   2.11   Fragentyp A2

Ein Patient begibt sich in Ihre Behandlung wegen eines Unterschenkelgeschwürs, das nach eigenen Angaben trotz konsequenter Behandlung seit einigen Monaten an Größe zunahm. Sie erheben folgenden Befund: circa markstückgroßes Ulcus mit hartem Rand und schmierigem Belag bei fehlender Varikosis.

Welche der folgenden Differentialdiagnosen sollten Sie vor allem durch eine Probeexzision ausschließen oder sichern?

A. Ulzeriertes Gumma
B. Ekthyma
C. Spinozelluläres Karzinom
D. Endangiitis obliterans
E. Periarteriitis nodosa

2.317   2.11   Fragentyp D

Welche Symptome gehören zum Formenkreis der chronisch-venösen Insuffizienz?

1) Ockerfarbene Purpura (Purpura jaune d'ocre)
2) Dermatosklerose
3) Ulcus cruris
4) Claudicatio intermittens
5) Schuppung, Erodierung, Nässen (sog. Stauungsdermatitis bzw. -ekzem)
6) Herzinsuffizienz

Wählen Sie bitte die zutreffende Aussagenkombination.

A. Nur 1, 2, 3, 4 und 6 sind richtig
B. Nur 1, 2, 3 und 5 sind richtig
C. Nur 1, 2, 3, 5 und 6 sind richtig
D. Nur 1, 2, 3 und 6 sind richtig
E. Alle Aussagen sind richtig

2.318   2.11   Fragentyp A1

Was verstehen Sie unter einer ockerfarbenen Purpura
(Purpura jaune d'ocre)?

A. Pigmentierungen an den Beinen im Rahmen einer Purpura pigmentosa progressiva

B. Pigmentierungen an den Unterschenkeln im Rahmen einer chronisch venösen Insuffizienz

C. Exogene Pigmentierung im Rahmen einer Lokaltherapie

D. Residuen von Hämatomen

E. Endzustand einer thrombopenischen Purpura

2.319   2.11   Fragentyp A3

Welche Aussage über eine Capillaritis alba ist nicht richtig?

A. Meist findet sich gleichzeitig eine Varikosis.

B. Klinisch imponieren bizarre, atrophische Fleckbildungen

C. Es kommt häufig zu Ulzerationen.

D. Die Veränderungen sind schmerzlos.

E. Die Veränderungen sitzen meist in der Knöchelregion.

2.320   2.11   Fragentyp A3

Bei welchem der genannten Zustände ist eine Varizenverödung nicht erlaubt?

A. Sekundäre Varikosis

B. Zustand nach Venen-Stripping

C. Klippel-Trenauney-Parkes-Weber-Syndrom

D. Primäre Varikosis

E. Periphere Ödeme

2.321   2.11   Fragentyp C

Die bei chronisch-venöser Insuffizienz bestehenden Ödeme lassen sich durch Kompression (elastische Binde, Gummistrumpf) besser beseitigen als durch diuretisch wirkende Medikamente,

weil

sich durch die Kompressionsbehandlung der Beinödeme in vielen Fällen auch andere Ursachen peripherer Ödeme (z. B. kardiale oder renale) bessern.

2.322   2.11   Fragentyp A3

Welche therapeutische Maßnahme ist bei der oberflächlichen Thrombophlebitis nicht richtig?

A. Einhalten von Bettruhe
B. Örtliche Anwendung von Heparinoid-Salben
C. Antiphlogistika (z. B. Acetylsalicylsäure)
D. Elastischer Kompressionsverband
E. Bewegung durch Laufen

2.323   2.11   Fragentyp A3

Welche Aussage trifft für die tiefe Phlebothrombose oder Thrombophlebitis der Beine nicht zu?

A. Beginn oft mit Schmerzen an Wade und Kniekehle bei Dorsalflexion.
B. Wichtiges Symptom sind Ödeme und Umfangzunahme einer Extremität.
C. Extremvariante ist die Phlegmasia coerulea dolens.
D. Wichtige therapeutische Maßnahmen sind Bettruhe, gerinnungshemmende Behandlung und Kompressionsverband.
E. Die Ursache ist immer eine bakterielle Infektion bei Ulcus cruris oder insuffizienten Perforanten-Venen.

2.324   2.327
2.325
2.326   2.11   Fragentyp B

Ordnen Sie den Erkrankungen der Liste 1 die entsprechenden Aussagen der Liste 2 zu.

Liste 1   Liste 2

2.324 Ulcus cruris bei   A. Gefahr einer Lungen-
      chronisch-venöser   embolie
      Insuffizienz
                                B. Ursache häufig Insuffi-
2.325 Phlebothrombose   zienz der Verbindungs-
      (tiefe Thrombophlebi-   venen (Venae perforan-
      tis)   tes)

2.326 Primäre Varikosis   C. Folge von Erkrankungen
                                   der tiefen Venen
2.327 Sekundäre Varikosis
                                D. Erbliche Veranlagung

                                E. Männer häufiger betrof-
                                   fen als Frauen

2.328   2.11   Fragentyp A3

Welche Aussage über Krampfadern (Varikosis) trifft nicht zu?

A. Man unterscheidet eine primäre und eine sekundäre Varikosis.

B. Pathogenetisch liegt eine Insuffizienz der Venenklappen zu Grunde.

C. Varizen kommen nur an den unteren Extremitäten vor.

D. Bei Frauen, die geboren haben, wesentlich häufiger als bei Männern

E. Entfernung nur durch Verödungsbehandlung oder Operation je nach Indikation möglich

2.329 2.11 Fragentyp A3

Welche Feststellung trifft auf die Akrozyanose nicht zu?

A. An Händen und Füßen meist kombiniert mit Hyperhidrosis
B. Findet sich meist bei Patienten mit vegetativer Dysregulation
C. Kommt nur an Händen und Füßen vor
D. Charakteristisches klinisches Zeichen ist das sogenannte Irisblendenphänomen.
E. Patienten mit Akrozyanose haben gehäuft Verrucae vulgares.

2.330 2.11 Fragentyp A3

Welche Feststellung trifft für die Erythrocyanosis crurum puellarum nicht zu?

A. Vorwiegend bei adipösen jungen Mädchen
B. Irisblendenphänomen positiv
C. Anfallsweises Auftreten
D. Häufig mit Ödemen einhergehend
E. Keine Beziehung zur Livedo racemosa

2.331 2.11 Fragentyp A3

Welches Symptom ist für die Erythromelalgie nicht typisch?

A. Anfallsweises Auftreten
B. Befallen sind Arteriolen, Kapillaren und Venolen
C. Gefäßerweiterung
D. Schmerzen
E. Chronischer Verlauf

2.332   2.11   Fragentyp D

Welche Aussagen treffen für Pernionen zu?

1) Voraussetzungen sind stets periphere funktionelle Gefäßstörungen.
2) Pernionen sind bläulich-rote, ödematöse, knotenförmige, entzündliche Schwellungen.
3) Juckreiz besonders bei Erwärmung
4) Männer bevorzugt befallen
5) Ältere Patienten bevorzugt

Wählen Sie bitte die zutreffende Aussagenkombination.

A. Nur 1, 3, 4 und 5 sind richtig
B. Nur 1, 2 und 4 sind richtig
C. Nur 2, 4 und 5 sind richtig
D. Nur 2, 3 und 5 sind richtig
E. Nur 1, 2 und 3 sind richtig

2.333   2.11   Fragentyp D

An welche Krankheiten müssen Sie bei Raynaudartiger Symptomatik denken?

1) Karpaltunnelsyndrom
2) Diffuse Sklerodermie
3) Arterielle Verschlußkrankheit
4) Morbus Raynaud sui generis
5) Sudeck-Syndrom

Wählen Sie bitte die zutreffende Aussagenkombination.

A. Nur 2, 3 und 4 sind richtig
B. Nur 2, 3, 4 und 5 sind richtig
C. Nur 3 und 4 sind richtig
D. Nur 3, 4 und 5 sind richtig
E. Nur 1, 2, 3 und 4 sind richtig

2.334   2.11   Fragentyp A1

Ein Patient kommt mit folgenden Beschwerden in Ihre Praxis: Intermittierende Schmerzen beim Gehen im Hüft- und Oberschenkelbereich, Erektionsschwäche. Der Patient ist Raucher. Welche Verdachtsdiagnose stellen Sie?

A. Thrombose der Arteria iliaca communis
B. Thrombose der Arteria iliaca externa
C. Thrombose der Arteria iliaca interna
D. Verschluß der Arteria femoralis superficialis
E. Verschluß der Arteria profunda femoris

2.335   2.11   Fragentyp A2

Welche Untersuchungsmethode zur Diagnostik einer arteriellen Verschlußkrankheit der Beine hat die größte Aussagekraft?

A. Rheographie
B. Oszillographie
C. Thermographie
D. Arteriographie
E. Doppler-Verfahren (Ultraschall)

2.336   2.11   Fragentyp A3

Welche Feststellung trifft auf die Periarteriitis nodosa nicht zu?

A. Vorwiegend Männer befallen
B. Betroffen sind mittlere und kleinere Arterien.
C. Nierenbeteiligung kommt nicht vor.
D. Hauterscheinungen (entzündliche Knötchen und Livedo racemosa) finden sich relativ häufig.
E. Schlechte Prognose

2.12 Hautveränderungen bei Stoffwechsel- und Ablagerungskrankheiten

2.337	2.340		
2.338	2.341		
2.339	2.342	2.12	Fragentyp B

Ordnen Sie den Krankheiten der Liste 1 die entsprechende Stoffwechselstörung der Liste 2 zu.

Liste 1

2.337 Gauchersche Krankheit
2.338 Hyalinosis cutis et mucosae
2.339 Juveniles Xanthogranulom
2.340 Hand-Schüller-Christiansche Krankheit
2.341 Hartnup-Syndrom

Liste 2

A. Störung des Kohlenhydratstoffwechsels
B. Störung des Fettstoffwechsels
C. Störung des Aminosäuren- und Eiweißstoffwechsels
D. Störung des Kalkstoffwechsels
E. Störung des Vitaminstoffwechsels

2.343	2.12	Fragentyp D

Welche Hauterkrankungen erfordern grundsätzlich eine Untersuchung auf Diabetes?

1) Erythrasma
2) Candida-Mykose
3) Progressive Sklerodermie
4) Lichen ruber planus
5) Necrobiosis lipoidica
6) Furunkulose

Wählen Sie bitte die zutreffende Aussagenkombination.

A. Nur 2, 5 und 6 sind richtig
B. Nur 2, 3 und 5 sind richtig
C. Nur 1 und 5 sind richtig
D. Nur 2 ist richtig
E. Alle Aussagen sind richtig

2.344   2.12   Fragentyp A1

An welche der folgenden Stoffwechselstörungen lassen Xanthelasmen denken?

A. Eiweißstoffwechsel
B. Kohlenhydratstoffwechsel
C. Elektrolythaushalt
D. Fettstoffwechsel
E. Phosphatstoffwechsel

2.345   2.12   Fragentyp D

Bei welchen Erkrankungen kann es zur Kalzinosis in der Haut kommen?

1) Diffuse Sklerodermie
2) Hyperparathyreoidismus
3) Myositis ossificans
4) Dermatomyositis
5) Arteriosklerose
6) Chronische Osteomyelitis

Wählen Sie bitte die zutreffende Aussagenkombination.

A. Nur 2 und 3 sind richtig
B. Nur 3 und 4 sind richtig
C. Nur 2, 3 und 5 sind richtig
D. Nur 3, 4, 5 und 6 sind richtig
E. Nur 1, 2, 3, 4 und 6 sind richtig

2.346   2.12   Fragentyp A1

Welche Angaben treffen für die Porphyria cutanea tarda zu?

A. Autosomal-dominant vererbte Erkrankung des Porphyrinstoffwechsels mit erhöhter Bildung von δ-Aminolaevulinsäure und von Porphobilinogen

B. Teilweise autosomal-dominant vererbte, teilweise aber auch nicht vererbliche chronische Erkrankung mit vermehrter Bildung von Uroporphyrin I und III auf dem Boden einer Leberstoffwechselstörung

C. Autosomal-rezessiv vererbte Krankheit, die auf einer Störung der Hämosynthese im Rahmen der Erythropoese im Knochenmark beruht

D. Familiäre, möglicherweise autosomal-dominante Erkrankung mit vermehrter Ausscheidung von Protoporphyrin und Koproporphyrin im Stuhl und fluoreszierenden Erythrozyten in Blut und Knochenmark

E. Keine der Genannten

2.347 2.12 Fragentyp D

Welches sind dermatologische Symptome der Porphyria cutanea tarda?

1) Sitz an lichtexponierten Hautpartien
2) Depigmentierungen
3) Leichte Verletzbarkeit der Haut
4) Subepidermale Blasenbildung mit späterer Bildung von Milien
5) Hypertrichosis im Jochbeinbereich

Wählen Sie bitte die zutreffende Aussagenkombination.

A. Nur 1, 2, 3 und 5 sind richtig
B. Nur 1, 2, 3 und 4 sind richtig
C. Nur 1, 3, 4 und 5 sind richtig
D. Nur 1, 3 und 5 sind richtig
E. Alle Aussagen sind richtig

2.348   2.12   Fragentyp A3

Welche Aussage für die Porphyria cutanea tarda trifft nicht zu?

A. In den Erythrozyten lokalisierte Porphyrinstoffwechselstörung
B. Entstehung von Blasen in sonnenexponierten Hautarealen
C. Umgebung der Blasen reizlos
D. Subepidermale Blasenbildung
E. In der Leber lokalisierter Enzymdeffekt, der durch eine Hepatopathie klinisch manifest werden kann

2.349   2.12   Fragentyp C

Bei der erythropoetischen Protoporphyrie treten Juckreiz, Brennen und Erythem auch bei Bestrahlung durch Fensterglas (Windschutzscheibe des Autos) auf,

weil

die Vermehrung von Protoporphyrin in den Erythrozyten zu einer erhöhten Lichtempfindlichkeit gegenüber langwelligem UV(A) Licht führt.

2.350   2.12   Fragentyp A1

Welche Maßnahme ist neben der Behandlung einer meist zugrunde liegenden Hepatopathie die Therapie der Wahl bei Porphyria cutanea tarda?

A. Behandlung mit weiblichen Sexualhormonen
B. Milzexstirpation
C. Gabe von Breitspektrum-Antibiotika
D. Aderlaßbehandlung
E. Therapie nicht erforderlich, da Spontanheilung

2.13 Ano-rektaler Symptomenkomplex

2.351 **2.13** **Fragentyp D**

Welche Behauptungen treffen für das Analekzem zu?

1) Häufig Folge von inneren Hämorrhoiden
2) Ein Zusammenhang mit Härmorrhoiden besteht nie.
3) Es sollte, wenn möglich, eine Epikutantestung durchgeführt werden, um eine Kontaktallergie auszuschließen.
4) Das Analekzem geht meist mit Juckreiz einher.
5) Gelegentlich Folge eines Analprolaps, einer Proktitis, einer Analfistel oder eines Trichteranus

Wählen Sie bitte die zutreffende Aussagenkombination.

A. Nur 2 und 3 sind richtig
B. Nur 2, 3 und 4 sind richtig
C. Nur 1, 3 und 4 sind richtig
D. Nur 1, 3, 4 und 5 sind richtig
E. Nur 3, 4 und 5 sind richtig

2.352 **2.13** **Fragentyp A1**

Wie behandeln Sie eine akute perianale Thrombose?

A. Sofortige Stichinzision und anschließend Wundverschluß
B. Unterbindung der betroffenen Vene
C. Sofortige Stichinzision nach vorheriger Lokalanaesthesie
D. Versuch einer Thrombolyse
E. Sofortige Operation der immer zugrunde liegenden Hämorrhoiden in Vollnarkose

2.353 2.13 Fragentyp A1

Was sind Marisken?

A. Äußere Hämorrhoiden
B. Analfissuren
C. Analfisteln
D. Analfalten
E. Perianal lokalisierte Pilonidalsinus

2.14 Dyschromien der Haut durch Melanin und andere Pigmente (körpereigene und körperfremde)

2.354 2.14 Fragentyp A1

Worum handelt es sich bei der Vitiligo?

A. Eine diffuse Hyperpigmentierung
B. Einen Folgezustand entzündlicher Dermatosen
C. Eine umschriebene Depigmentierung durch verminderte Melaninbildung
D. Einen Naevus anaemicus
E. Eine kongenitale Erkrankung

2.355 2.14 Fragentyp A1

Welche der Behauptungen über Vitiligo ist richtig?

A. Es finden sich weiße Flecken neben hyperpigmentierten Herden.
B. Die Erkrankung ist angeboren.
C. Die Haare in den Herden sind entweder normal pigmentiert oder pigmentfrei.
D. Die Haare in den Herden sind immer pigmentfrei.
E. Die Erkrankung befällt auch die Schleimhäute.

2.356 2.359
2.357 2.360
2.358   2.14   Fragentyp B

Ordnen Sie den Pigmentierungsstörungen der Liste 1 die Diagnosen der Liste 2 zu.

Liste 1   Liste 2

2.356 Angeborene völlige   A. Vitiligo
      Depigmentierung   B. Morbus Addison
2.357 Im späteren Leben
      auftretende, fleck-   C. Totaler Albinismus
      förmige, meist lang-   D. Hitzemelanose
      sam zunehmende De-   E. Sutton-Naevus
      pigmentierung
2.358 Diffuse Hyperpigmen-
      tierung
2.359 Perinaevische Depig-
      mentierung
2.360 Erworbene netzige
      Hyperpigmentierung

2.361   2.14   Fragentyp D

Welche Ursachen umschriebener Hyperpigmentierungen kennen Sie?

1) Ovulationshemmer
2) Langfristige Anwendung von Vaseline
3) Morbus Addison
4) Bergamotte-Öl
5) Lokale Photochemotherapie

Wählen Sie bitte die zutreffende Aussagenkombination.

A. Nur 2 und 4 sind richtig
B. Nur 2, 4 und 5 sind richtig
C. Nur 1, 4 und 5 sind richtig
D. Nur 1, 2, 4 und 5 sind richtig
E. Alle Antworten sind richtig

2.362   2.14   Fragentyp A

An welches Syndrom müssen Sie bei Epheliden im Lippenbereich denken?

A. Peutz-Jeghers-Syndrom
B. Melkersson-Rosenthal-Syndrom
C. Morbus Bourneville-Pringle
D. Ehlers-Danlos-Syndrom
E. Löfgren-Syndrom

2.363   2.14   Fragentyp A1

Was versteht man unter Argyrose?

A. Bläuliche Hautverfärbung infolge Goldablagerungen zwischen den Bindegewebsfasern bei Goldtherapie
B. Graue bis grau-schwärzliche Verfärbung von Haut und Schleimhäuten durch feinste Silbereinlagerungen
C. Universelle Graufärbung der Haut durch Wismut-Injektionen
D. Grau-braune, diffuse Hautverfärbung durch Hämosiderinablagerungen oder durch echte Melaninvermehrung
E. Goldgelbe Verfärbung der Haut infolge eines Überangebots an carotinhaltigen Nahrungsmitteln oder gelben Lebensmittelfarbstoffen (z. B. Chrysoin S)

2.15 Erkrankungen des Haarschaftes und des Haartalgdrüsenapparates

2.364   2.15   Fragentyp A3

Welche Aussage über die Anagenphase des Haarzyklus ist nicht richtig?

A. Sie kann am Capillitium bis zu 6 Jahren dauern.
B. Die Haare folgen in dieser Phase dem Epilationszug schmerzlos.
C. Normalerweise befinden sich 85% der Kopfhaare in dieser Phase.

D. Die Haare fallen besonders leicht unter der Einwirkung von Zytostatika aus (wegen der hohen mitotischen Aktivität).

E. Bei einer geringfügigen Schädigung resultiert ein telogenes Haarwurzelmuster.

2.365   2.15   Fragentyp A1

Wie groß ist der tägliche Verlust an Kolbenhaaren (Telogenhaaren) normalerweise?

A. Circa 5
B. Circa 20
C. Circa 70
D. Über 100
E. Keines der Genannten

2.366   2.15   Fragentyp A1

Was versteht man unter Alopezie?

A. Haarausfall allgemein
B. Haarausfall mit Vernarbung
C. Reversibler Haarausfall nach Medikamenten
D. Herdförmiger Haarausfall
E. Irreversibler Haarausfall

2.367   2.15   Fragentyp A3

Was kennzeichnet die Alopecia areata nicht?

A. Kreisrunder fleckförmiger Haarausfall vornehmlich auf dem behaarten Kopf
B. Relativ gute Prognose
C. Atrophie der Follikel im Herdbereich
D. Leichte Epilierbarkeit der Haare im Randbereich
E. Entzündliche Form einer Alopezie

2.368 2.371
2.369
2.370   2.15   Fragentyp B

Welche Anamnese (Liste 1) läßt auf die Ursache des
Haarausfalles (Liste 2) schließen?

Liste 1   Liste 2

2.368 Bestimmte Medikamente   A. Alopecia areata
2.369 Akute Streßsituation   B. Diffuse temporäre
2.370 Infektionen   Alopezie
2.371 Konsumierende Er-   C. Alopecia androgenetica
      krankungen   D. Pseudopelade Brocq
                              E. Trichotillomanie

2.372   2.15   Fragentyp A1

Wofür sind Ausrufungszeichenhaare charakteristisch?

A. Alopecia areata
B. Alopecia androgenetica
C. Pili torti
D. Trichotillomanie
E. Pseudopelade Brocq

2.373   2.15   Fragentyp A3

Welche Aussage über die Alopecia androgenetica ist
nicht richtig?

A. Entscheidender Faktor ist der erhöhte Serum-
   Testosteronspiegel.
B. Die Empfindlichkeit des Haarfollikels auf Androgen
   ist genetisch bedingt erhöht.
C. Telogenes Haarwurzelmuster
D. Eine Therapie ist beim Mann nicht möglich.
E. Kommt auch bei Frauen vor

2.374 2.15 Fragentyp D

Welche der nachfolgenden Hormone können das Wachstum oder das Aussehen des Haares beeinflussen?

1) Androgene
2) Oestrogene
3) Glukokortikosteroide
4) Schilddrüsenhormone

Wählen Sie bitte die zutreffende Aussagenkombination.

A. Nur 1 und 2 sind richtig
B. Nur 1, 2 und 4 sind richtig
C. Nur 1, 3 und 4 sind richtig
D. Nur 1, 2 und 3 sind richtig
E. Alle Aussagen sind richtig

2.375 2.15 Fragentyp D

Welche Krankheiten verursachen einen irreversiblen Haarausfall?

1) Pseudopelade Brocq
2) Alopecia areata
3) Lupus erythematodes der Kopfhaut
4) Lichen ruber der Kopfhaut
5) Akute Thalliumvergiftung

Wählen Sie bitte die zutreffende Aussagenkombination.

A. Nur 1 und 2 sind richtig
B. Nur 2 und 3 sind richtig
C. Nur 2 und 5 sind richtig
D. Nur 1, 3 und 4 sind richtig
E. Nur 1, 2, 3 und 4 sind richtig

2.376   2.15   Fragentyp A1

Was versteht man unter Hypertrichosis?

A. Behaarung im Bereich eines Naevuszellnaevus
B. Abnormale Haardicke
C. Eine über die Norm vermehrte Behaarungsintensität
D. Beschleunigtes Haarwachstum
E. Männliches Behaarungsmuster bei Frauen

2.377
2.378
2.379   2.15   Fragentyp B

Ordnen Sie die Begriffe der Liste 1 den Definitionen der Liste 2 zu.

Liste 1

2.377 Hirsutismus

2.378 Hypertrichose

2.379 Virilismus

Liste 2

A. Vermehrte Behaarung des ganzen Körpers oder flächenhaft einzelner Hautabschnitte
B. Verstärkte Behaarung vom männlichen Verteilungstyp im Gesicht und am Körper
C. Hirsutismus und vermännlichende Organveränderungen
D. Beschleunigtes Haarwachstum und verstärkter Haarwuchs des Kopfhaares
E. Ausschließlich vermehrte Behaarung einzelner Hautabschnitte mit beschleunigtem Haarwachstum

2.16 Erkrankungen der Nagelplatte und des Nagelbettes

2.380
2.381
2.382 2.383

2.16 Fragentyp B

Nagelveränderungen kommen bei einer Reihe von Hautkrankheiten vor. Ordnen Sie den Krankheiten (Liste 1) die entsprechenden Befunde (Liste 2) zu.

Liste 1

2.380 Psoriasis vulgaris
2.381 Lichen ruber
2.382 Alopecia areata
2.383 Morbus Pringle-Bourneville

Liste 2

A. Tüpfelnägel
B. Leukonychie
C. Koenen-Tumoren
D. Längsriffelung
E. Reil-Beausche Linien

2.384 2.16 Fragentyp A1

Was versteht man unter Onychorrhexis?

A. Verdickung der Nägel
B. Partielle Ablösung der Nagelplatte vom Nagelbett
C. Abnorme Brüchigkeit der Nägel
D. Längsspaltung des Nagels
E. Blutung in das Nagelbett

2.385 2.16 Fragentyp A2

Welches ist die häufigste Ursache einer Onycholysis?

A. Psoriasis vulgaris
B. Onychomykose
C. Periphere Durchblutungsstörungen
D. Verletzungen
E. Ekzem der Fingerspitzen

2.17 Krankheiten der hautnahen Mundschleimhaut

2.386　　　　　2.17　　　　　Fragentyp A3

Bei welcher Erkrankung ist die Mundschleimhaut nie betroffen?

A. Psoriasis vulgaris
B. Lupus erythematodes chronicus discoides
C. Lichen ruber
D. Leukoplakie
E. Lues II

2.387　　　　　2.17　　　　　Fragentyp D

Welche Dermatosen sind eine Differentialdiagnose der Leukoplakie?

1) Lues II
2) Basalioma planum cicatricans
3) Lichen ruber
4) Tuberculosis miliaris ulcerosa mucosae
5) Soor

Wählen Sie bitte die zutreffende Aussagenkombination.

A. Nur 1, 2 und 3 sind richtig
B. Nur 1, 2, 3 und 5 sind richtig
C. Nur 1, 3, 4 und 5 sind richtig
D. Nur 1, 3 und 5 sind richtig
E. Nur 3 und 5 sind richtig

2.388　　　　　2.17　　　　　Fragentyp A1

Welche Ursache kommt für die Entstehung der Leukoplakie in Frage?

A. Lokale Glukokortikosteroidbehandlung
B. Blasenbildende Erkrankungen im Bereich der Mundschleimhaut

C. Chronisch-mechanische und -chemische Reizeinflüsse
D. Laugenverätzung
E. Säureverätzung

2.389   2.17   Fragentyp D

In welchen Lokalisationen findet man besonders häufig eine Leukoplakie?

1) Oberlippe
2) Unterlippe
3) Zunge
4) Wangenschleimhaut
5) Harter Gaumen

Wählen Sie bitte die zutreffende Aussagenkombination.

A. Nur 1 und 4 sind richtig
B. Nur 2, 4 und 5 sind richtig
C. Nur 2, 3 und 5 sind richtig
D. Nur 1, 3 und 4 sind richtig
E. Nur 2, 3 und 4 sind richtig

2.390   2.17   Fragentyp D

Bei welchen Dermatosen findet sich häufig eine Gingivitis hyperplastica?

1) Leukosen
2) Einnahme von Hydantoinpräparaten
3) Morbus Pringle
4) Einnahme von Glukokortikosteroiden
5) Morbus Sjögren

Wählen Sie bitte die zutreffende Aussagenkombination.

A. Nur 1, 2 und 5 sind richtig
B. Nur 2, 3 und 5 sind richtig
C. Nur 2, 3, 4 und 5 sind richtig
D. Nur 1, 2 und 3 sind richtig
E. Nur 1, 2, 3 und 4 sind richtig

2.391   2.17   Fragentyp D

Welches sind Kennzeichen der Stomatitis Plaut-Vincenti?

1) Fieber
2) Versiegen der Speichelsekretion
3) Massiver Foetor ex ore
4) Ulzerationen
5) Herpes-Virus-Erkrankung

Wählen Sie bitte die zutreffende Aussagenkombination.

A. Nur 2, 3 und 5 sind richtig
B. Nur 1, 3 und 5 sind richtig
C. Nur 1, 3 und 4 sind richtig
D. Nur 3, 4 und 5 sind richtig
E. Alle Aussagen sind richtig

2.392   2.17   Fragentyp D

Stomatitis aphthosa - welche Feststellungen sind richtig?

1) Die Erstinfektion mit Herpes-simplex-Virus erfolgt häufig unter dem Bild einer Stomatitis aphthosa.
2) Betroffen sind überwiegend Kleinkinder.
3) Es handelt sich um ein akutes, fieberhaftes Krankheitsbild mit typischen Erscheinungen in der Mundhöhle.
4) Befund: Schmerzhafte entzündliche Rötung und Schwellung der Schleimhaut mit Fötor, Speichelfluß und oberflächlichen Aphthen, besonders im Vestibulum oris
5) Behandlung ist symptomatisch (eventuell Breitband-Antibiotika, Mundspülungen).
6) Aphtoid Pospischill-Feyrter kann als besonders schwere Verlaufsform der Stomatitis aphthosa bei abwehrgeschwächten Kindern angesehen werden.

Wählen Sie bitte die zutreffende Aussagenkombination.

A. Nur 1, 2, 3, 4 und 5 sind richtig
B. Nur 2 und 4 sind richtig
C. Nur 1, 4 und 5 sind richtig
D. Nur 2, 3, 4, 5 und 6 sind richtig
E. Alle Aussagen sind richtig

2.393   2.17   Fragentyp A3

Welche Aussage über Aphthen-Erkrankungen trifft nicht zu?

A. Häufig solitär
B. Schmerzhafte Erosionen oder Ulzerationen
C. Hochroter Saum
D. Gruppiert mit Neigung zur Konfluenz
E. Festhaftende Beläge

2.394   2.17   Fragentyp A1

Was ist die Exfoliatio areata linguae (Lingua geographica)?

A. Ein Malignom der Zunge
B. Eine aphthöse Veränderung des Zungengrundes
C. Eine harmlose herdförmige Desquamation der Zungenoberfläche
D. Eine fadenförmige Hyperkeratose an der Zungenspitze
E. Ein Initialsymptom der perniziösen Anämie

2.395
2.396
2.397   2.17   Fragentyp B

Ordnen Sie den drei folgenden Begriffen (Liste 1) die entsprechenden Aussagen (Liste 2) zu.

Liste 1   Liste 2

2.395 Lingua plicata   A. Wanderplaques
2.396 Lingua geographica   B. Angeborene Variante des
2.397 Möller-Huntersche   Zungenprofils
      Glossitis   C. Begleitsymptom bei
                                  Magengeschwür
                               D. Belagfreiheit (Aussehen
                                  wie "rohes Fleisch")
                               E. Häufig bei Psoriasis
                                  geographica

2.398   2.17   Fragentyp A1

Worum handelt es sich bei der floriden oralen Papillomatose?

A. Vulgäre Warzen im Mundschleimhautbereich
B. Ein papillomatös wucherndes spinozelluläres Karzinom
C. Eine pseudokarzinomatöse Epithelhyperplasie mit relativ gutartigem Verlauf
D. Ein besonders bösartiges Sarkom der Mundschleimhaut
E. Papillomatöse Condylomata acuminata der Mundschleimhaut

2.18 Krankheiten des kollagenen und elastischen Bindegewebes

2.399 2.18 Fragentyp D

Welche der folgenden Erkrankungen zählt man zu den sog. Kollagenosen?

1) Dermatomyositis
2) Periarteriitis nodosa
3) Lupus erythematodes
4) Sclerodermia diffusa
5) Erythema nodosum

Wählen Sie bitte die zutreffende Aussagenkombination.

A. Nur 1, 2, 4 und 5 sind richtig
B. Nur 1, 2, 3 und 4 sind richtig
C. Nur 1, 3 und 4 sind richtig
D. Nur 1, 2 und 4 sind richtig
E. Nur 1 und 4 sind richtig

2.400   2.18   Fragentyp D

Welche Angaben treffen für die zirkumskripte Sklerodermie zu?

1) Gute Prognose
2) Typisch sind Rötung, Verhärtung, "Lilac"-Ring, Atrophie.
3) Sie kann nach anfänglich benignem Verlauf in eine diffuse Sklerodermie übergehen.
4) Trotz guter Prognose kommen auch interne Manifestationen vor.
5) Typisch sind Verhärtung, follikuläre Hyperkeratose, Hypertrophie.

Wählen Sie bitte die zutreffende Aussagenkombination.

A. Nur 1, 2 und 3 sind richtig
B. Nur 1, 2 und 4 sind richtig
C. Nur 1, 4 und 5 sind richtig
D. Nur 1, 2, 3 und 4 sind richtig
E. Nur 1 und 5 sind richtig

2.401   2.18   Fragentyp A3

Welcher Befund gehört nicht zu einer zirkumskripten Sklerodermie?

A. Hyperhidrosis
B. Periphere Rötung ("Lilac"-Ring)
C. Verhärtung
D. Pigmentverschiebungen
E. Verlust von Haaren

2.402   2.18   Fragentyp A2

Welches der angeführten Symptome ist für die Sclerodermia circumscripta charakteristischer als für die Sclerodermia diffusa?

A. Frauen werden häufiger betroffen als Männer.
B. Mikrostomie
C. Mitbeteiligung des Oesophagus und des Gastro-Intestinal-Systems möglich
D. Subkutane, interstitielle Kalkablagerungen in den sklerotischen Hautbereichen
E. Asymmetrisch lokalisierte Einzelherde

2.403   2.18   Fragentyp A1

Wofür ist der fliederfarbene "Lilac"-Ring charakteristisch?

A. Granuloma anulare
B. Lupus erythematodes chronicus discoides
C. Dermatomyositis
D. Sclerodermia circumscripta
E. Erythema chronicum migrans

2.404   2.18   Fragentyp A1

Auf welche Erkrankung weist die Raynaudsche Symptomatik häufig hin?

A. Status varicosus
B. Zirkumskripte Sklerodermie
C. Diffuse Sklerodermie
D. Lupus erythematodes chronicus discoides
E. Dermatomyositis

2.405   2.18   Fragentyp A3

Nach welcher internen Manifestation suchen Sie bei der diffusen Sklerodermie nicht?

A. Tuberöse Hirnsklerose
B. Pulmonalsklerose
C. Glomerulonephritis
D. Oesophagussklerosierung
E. Katarakt

2.406   2.18   Fragentyp A3

Welche Aussage über den Lupus erythematodes chronicus superficialis disseminatus ist nicht richtig?

A. Prädilektionsstellen sind Gesicht, Stamm, Arme und Capillitium.
B. Typisch sind elevierte, pityriasiform schuppende Erytheme.
C. Meist findet sich eine charakteristische Hyperaesthesie der Herde.
D. Geht immer in viszeralen Lupus erythematodes über.
E. Differentialdiagnostisch muß an seborrhoisches Ekzem und Psoriasis vulgaris gedacht werden.

2.407   2.18   Fragentyp A3

Sie untersuchen einen Patienten auf Lupus erythematodes chronicus discoides. Welche klinischen Befunde erwarten Sie?

1) Zentrale Atrophie
2) Zentrale Hypertrophie
3) Hyperaesthesie
4) Follikuläre Keratosen
5) Unscharf begrenzte Herde

Wählen Sie bitte die zutreffende Aussagenkombination.

A. Nur 1, 3, 4 und 5 sind richtig
B. Nur 2, 3, 4 und 5 sind richtig
C. Nur 2, 3 und 4 sind richtig
D. Nur 1, 3 und 4 sind richtig
E. Nur 1 und 3 sind richtig

2.408　　　　　　　　2.18　　　　　　　　Fragentyp D

Welche differentialdiagnostischen Überlegungen stellen Sie bei Lupus erythematodes chronicus discoides an?

1) Nummuläres Ekzem
2) Lupus vulgaris
3) Parapsoriasis en plaques
4) Lupus erythematodes-ähnliche Lichtdermatose
5) Rosazea

Wählen Sie bitte die zutreffende Aussagenkombination.

A. Nur 2 und 4 sind richtig
B. Nur 1, 2 und 4 sind richtig
C. Nur 1, 2, 3 und 5 sind richtig
D. Nur 1, 3, 4 und 5 sind richtig
E. Nur 2, 3, 4 und 5 sind richtig

2.409　　　　　　　　2.18　　　　　　　　Fragentyp A1

Von welcher Erkrankung ist der Chilblain (Frostbeule)-Lupus eine besondere Verlaufsform?

A. Lupus vulgaris
B. Lupus erythematodes integumentalis
C. Pernionen
D. Lupus erythematodes visceralis
E. Sarkoidose

2.410 2.18 Fragentyp D

Welche der folgenden Parameter sind ein Hinweis auf eine systemische Beteiligung beim Lupus erythematodes?

1) Leukopenie
2) Nachweis von antinukleären Faktoren (ANF) im Serum
3) Nachweis von DNA-Antikörpern im Serum
4) BKS-Beschleunigung
5) Direkte Immunfluoreszenz in unbefallener, nicht belichteter Haut

Wählen Sie bitte die zutreffende Aussagenkombination.

A. Nur 1, 2 und 3 sind richtig
B. Nur 1, 2 und 4 sind richtig
C. Nur 1, 2 und 5 sind richtig
D. Nur 2, 3, 4 und 5 sind richtig
E. Alle Aussagen sind richtig

2.411 2.18 Fragentyp D

Welche Laborbefunde erwarten Sie bei einem systemischen Lupus erythematodes?

1) Beschleunigung der BKS
2) Leukozytose
3) Vermehrung der γ-Globuline
4) Positive antinukleäre Faktoren
5) Leukopenie

Wählen Sie bitte die zutreffende Aussagenkombination.

A. Nur 1, 2 und 4 sind richtig
B. Nur 1, 3 und 4 sind richtig
C. Nur 1, 3, 4 und 5 sind richtig
D. Nur 1 und 2 sind richtig
E. Nur 3 und 4 sind richtig

2.412   2.18   Fragentyp A1

Sie finden bei einem Patienten symmetrisch ein scharf begrenztes, nicht juckendes, eleviertes Erythem mit festhaftenden, weiß-gelblichen Schuppen und Hyperaesthesie im Gesicht. Ihre Diagnose lautet

A. Zirkumskripte Sklerodermie
B. Lupus erythematodes chronicus discoides
C. Oberflächliche Trichophytie
D. Psoriasis vulgaris
E. Dermatomyositis

2.413   2.18   Fragentyp A1

Wo finden sich Antigen-Antikörper-Komplexe beim systemischen Lupus erythematodes?

A. In befallener Haut interzellulär in der Epidermis
B. Nur in befallener Haut an der Basalmembranzone
C. In befallener und klinisch normaler Haut an der Basalmembranzone
D. Es finden sich keine (Auto-) AG-AK-Niederschläge.
E. Es finden sich (Auto-) AG-AK-Niederschläge nicht in der Haut, sondern nur in den befallenen inneren Organen (Niere).

2.414   2.18   Fragentyp A1

Was ist das LE-Zellphänomen?

A. Ein tangentiales Druckphänomen auf das Stratum corneum
B. Eine blasige Auftreibung von Endothelien
C. Das Endstadium eines Phagozytoseprozesses von neutrophilen Granulozyten
D. Nachweis von Rosetten im Sputum
E. Histochemischer Nachweis des LE-Faktors

2.415   2.18   Fragentyp A1

Eine 40jährige Patientin mit flächenhaften Erythemen und Schwellung der Oberlider, poikilodermatischen Veränderungen an der Brust und zunehmender Ermüdbarkeit der Schultergürtelmuskulatur kommt in Ihre Sprechstunde. Wie lautet Ihre Verdachtsdiagnose?

A. Lupus erythematodes visceralis
B. Sclerodermia diffusa et progressiva
C. Dermatomyositis
D. Scleroedema adultorum
E. Lupus erythematodes superficialis disseminatus

2.416   2.18   Fragentyp A3

Welche Angaben treffen für die Dermatomyositis nicht zu?

A. Typische Hauterscheinungen sind weinrote bis violettrote, flächenhaft oder fleckförmige Eryteme ("Lilakrankheit").
B. Hohe BSG, Leukopenie und antinukleäre Faktoren sind obligatorisch.
C. Auffällig ist das gehäufte Vorkommen maligner Tumoren, vor allem im Bereich des Gastrointestinaltraktes.
D. Trichinose und viszeraler Lupus erythematodes müssen differentialdiagnostisch ausgeschlossen werden.
E. Verläufe ohne Hautveränderungen sind möglich.

2.417   2.18   Fragentyp D

Bei welchen Hauterkrankungen ist an das Vorhandensein einer Lebererkrankung zu denken?

1) Erythema palmare
2) Generalisierter Pruritus
3) Psoriasis vulgaris
4) Porphyria cutanea tarda
5) Dermatomyositis

Wählen Sie bitte die zutreffende Aussagenkombination.

A. Nur 1, 3 und 4 sind richtig
B. Nur 2, 3, 4 und 5 sind richtig
C. Nur 1, 2 und 4 sind richtig
D. Nur 2 und 4 sind richtig
E. Nur 1, 2 und 4 sind richtig

2.418　　　　　　　　2.18　　　　　　　　Fragentyp A3

Welches Kriterium gehört nicht zum Begriff der Poikilodermie?

A. Atrophie
B. Hyperpigmentierung
C. Depigmentierung
D. Teleangiektasien
E. Komedonen

2.419　　　　　　　　2.18　　　　　　　　Fragentyp A3

Für welches der folgenden Krankheitsbilder sind poikilodermatische Hautveränderungen nicht typisch?

A. Rothmund-Thomson-Syndrom
B. Dyskeratosis congenita (Zinsser-Cole-Engman-Syndrom)
C. Bloom-Syndrom
D. Sturge-Weber-Krabbe-Syndrom
E. Chronische Radiodermatitis (Röntgenoderm)

2.19 Erkrankungen des subkutanen Fettgewebes

2.420   2.19   Fragentyp A1

Welche Angaben treffen auf die Panniculitis nodularis non suppurativa febrilis et recidivans zu?

A. Zentrale Erweichung und Spontanperforation ist häufig.
B. Typisch sind schubweiser Verlauf mit langfristigen Intervallen und persistierenden dellenartigen Hauteinziehungen.
C. Meist posttraumatisch auftretend
D. Meist Kleinkinder befallen
E. Akut verlaufende, spontan abheilende, auf Penicillin immer gut ansprechende Erkrankung

2.421   2.19   Fragentyp A1

Welche Aussage trifft für die Lipogranulomatosis subcutanea zu?

A. Posttraumatische, akut verlaufende Erkrankung
B. Angeborene, schwere, meist letal verlaufende Erkrankung
C. Chronische, nicht fieberhafte, am Stamm lokalisierte Lipomatose
D. Chronische, meist an den Unterschenkeln lokalisierte Fettgewebsentzündung
E. Bei chronischer Pankreatitis auftretende Granulome in der Subkutis

2.422   2.19   Fragentyp A1

Welche Angaben treffen auf das Erythema induratum Bazin zu?

A. Sonderform des Erythema nodosum
B. Durch Zeckenbiß hervorgerufene Vaskulitis an den Extremitäten
C. Durch Streptokokken hervorgerufenes chronisches Erysipel

D. Ursache sind Tbc-Bakterien, die bei hyperergischer Reaktionslage und peripherer, kältebedingter Durchblutungsstörung zu subkutanen Knoten an den Waden führen.
E. Die Erkrankung betrifft vorwiegend alte Patienten.

2.423   2.19   Fragentyp A3

Welche Feststellung trifft auf Erythema nodosum nicht zu?

A. Schwarzer Knoten an den Unterschenkelvorderseiten
B. Kontusiformer Aspekt
C. Erhöhte BKS
D. Ulzerationsneigung der Knoten
E. Gesamtverlauf 3 - 6 Wochen

2.424   2.19   Fragentyp D

Welche der folgenden Symptome findet man bei Erythema nodosum?

1) Beginn oft mit Angina
2) Vorwiegender Sitz an der Wade
3) Druckschmerzhaftigkeit
4) Neigung zur Ulzeration
5) Vorwiegend Sitz an den Unterschenkelstreckseiten

Wählen Sie bitte die zutreffende Aussagenkombination.

A. Nur 1, 2 und 3 sind richtig
B. Nur 2 und 3 sind richtig
C. Nur 2, 3 und 4 sind richtig
D. Nur 3, 4 und 5 sind richtig
E. Nur 1, 3 und 5 sind richtig

2.425　　　　　　　　2.19　　　　　　　　Fragentyp A3

Welche Aussage trifft für die sogenannte "Cellulitis" nicht zu?

A. Das sogenannte Orangenhautphänomen beruht bei der Frau auf einer mechanischen Verschiebung innerhalb der Subkutis.
B. Sie ist eine eigenständige Erkrankung der Subkutis in Folge einer intrazellulären Entzündung.
C. Eine entzündungshemmende Behandlung ist wirkungslos.
D. Beim Mann kann das Orangenhautphänomen Hinweis auf eine endokrinologische Störung sein.
E. Kann bereits bei jungen Mädchen auftreten, da es als physiologisches Merkmal geschlechtsgebunden ist.

2.20 Tumoren der Haut

2.426　2.429
2.427　2.430
2.428　　　　　　　　2.20　　　　　　　　Fragentyp B

Ordnen Sie den Tumoren der Liste 1 das jeweils führende Symptom der Liste 2 zu.

Liste 1

2.426 Leiomyom
2.427 Granuloma pediculatum
2.428 Dermatofibrosarcoma protuberans
2.429 Keratoakanthom
2.430 Spinozelluläres Karzinom

Liste 2

A. Schnelles Wachstum, leichte Verletzlichkeit
B. Druckschmerzhaftigkeit
C. Große Rezidivneigung
D. Schnelles Wachstum, zentraler Hornkegel
E. Häufig Sitz an der Unterlippe

2.431　2.434
2.432　2.435
2.433　　　　　　　　2.20　　　　　　　　Fragentyp B

Ordnen Sie die Tumoren der Liste 1 den Aussagen der Liste 2 zu.

Liste 1

2.431 Basaliom
2.432 Histiozytom
2.433 Pseudolymphom
2.434 Malignes Melanom
2.435 Spinozelluläres Karzinom

Liste 2

A. Metastasiert häufig
B. Häufig perlartiger Randsaum
C. Synonym: Dermatofibrom
D. Metastasiert relativ selten
E. Häufig durch Insektenstiche ausgelöst

2.436 2.20.1 Fragentyp A3

Bei welcher Dermatose handelt es sich nicht um einen mesenchymalen Tumor?

A. Histiozytom
B. Fibrom
C. Leiomyom
D. Keratoakanthom
E. Neurofibrom

2.437 2.20.1 Fragentyp D

Wodurch können Zysten entstehen?

1) Embryonale Epithelkeimverlagerung
2) Traumen
3) Verlegung von Drüsenausführungsgängen

Wählen Sie bitte die zutreffende Aussagenkombination.

A. Nur 1 und 2 sind richtig
B. Nur 1 ist richtig
C. Nur 2 ist richtig
D. Nur 3 ist richtig
E. Alle Aussagen sind richtig

2.438   2.20.1   Fragentyp A1

Sie diagnostizieren bei einem Säugling ein pflaumengroßes kavernöses Hämangiom an der Wange. Welche Therapie raten Sie den Eltern?

A. Operative Entfernung
B. Röntgenbestrahlung
C. Keine Therapie mit Rücksicht auf die große Spontanheilungstendenz bis zum 5. - 6. Lebensjahr, regelmäßige Kontrollen
D. Kryotherapie
E. Sklerosierungsbehandlung

2.439   2.20.1   Fragentyp A1

Welche der folgenden Naevi treten gehäuft bei Lebererkrankungen auf?

A. Naevi spili
B. Naevi aranei
C. Naevi flammei
D. Naevi coerulei
E. Bindegewebsnaevi

2.440   2.20.1   Fragentyp A1

Was ist ein Keloid?

A. Ein bösartiger Hauttumor
B. Eine über den Narbenbereich wuchernde Bindegewebshyperplasie
C. Eine mit Talg gefüllte Zyste
D. Eine naevoide Fehlbildung
E. Eine sehr derbe hypertrophe Narbe

2.441 2.20.1 Fragentyp D

Welche Angaben treffen für die Verruca seborrhoica zu?

1) Erreger sind DNA-Viren.
2) Häufig papillomatöse Oberfläche
3) Maligne Entartung kommt nicht vor.
4) Neigt zu Rezidiven
5) Heilt oft spontan ab

Wählen Sie bitte die zutreffende Aussagenkombination.

A. Nur 1, 2 und 4 sind richtig
B. Nur 2 und 3 sind richtig
C. Nur 1, 2 und 3 sind richtig
D. Nur 1, 2, 3 und 5 sind richtig
E. Nur 1, 4 und 5 sind richtig

2.442 2.20.1 Fragentyp A3

Welche Angabe trifft für die Verruca seborrhoica nicht zu?

A. Sitz auf unveränderter Haut
B. Schmutzig braun-schwarz-grauer Farbton
C. Häufig stumpfe Oberflächenbeschaffenheit
D. Ausschließlicher Befall der vorderen und hinteren Schweißrinne
E. Differentialdiagnose zu anderen pigmentierten Tumoren klinisch oft nicht möglich

2.443   2.20.1   Fragentyp A1

Welche der folgenden Aussagen trifft auf organoide Naevi zu?

A. Falsches Mischungsverhältnis normaler Gewebebestandteile
B. Anreicherung von Naevuszellen in Epidermis und Corium
C. Vermehrte Ablagerung von Pigmentgranula in der Basalzellschicht der Epidermis
D. Während der Embryonalentwicklung nicht an die Epidermis-Kutis-Grenze gelangte Melanozyten im Corium
E. Vermehrte Neubildung normaler Gewebebestandteile

2.444   2.20.1   Fragentyp A1

Ein 60jähriger Mann klagt seit Monaten über eine hochgradige Druckempfindlichkeit im Bereich des Helix-Randes des linken oberen Ohrmuschelpoles. Sie tasten einen derben, reiskorngroßen Knoten von Hautfarbe mit zentraler Schuppenkruste. Welche der nachfolgenden Diagnosen ist die wahrscheinlichste?

A. Basaliom
B. Plattenepithelkarzinom
C. Abszedierende Follikulitis
D. Chondrodermatitis nodularis chronica helicis
E. Glomustumor

2.445   2.20.1   Fragentyp A1

Was finden Sie bei Sommersprossen?

A. Umschriebene Ansammlungen von Naevuszellen
B. Umschriebene Vermehrung von Melanozyten
C. Umschriebene Ansammlung vergrößerter Melanozyten
D. Umschriebene Ansammlung von Naevuszellen mit junktionaler Aktivität
E. Umschriebene Ansammlung naevoider Zellen

2.446　　　　　　　2.20.2　　　　　　　Fragentyp A2

Wo finden sich die Naevuszellen beim Junktionsnaevus?

A. Epidermis
B. Subkutis
C. Tiefes Korium
D. Stratum corneum
E. Bereich der dermo-epidermalen Verbundzone

2.447　　　　　　　2.20.2　　　　　　　Fragentyp D

Welche der folgenden Naevi sind histologisch durch eine Ansammlung pigmentreicher Melanozyten im Korium charakterisiert?

1) Naevus naevocellularis pigmentosus
2) Naevus coeruleus
3) Halo-Naevus
4) Mongolenfleck
5) Café au lait-Fleck

Wählen Sie bitte die zutreffende Aussagenkombination.

A. Nur 2 und 4 sind richtig
B. Nur 1, 2 und 4 sind richtig
C. Nur 1, 2 und 5 sind richtig
D. Nur 2, 3 und 5 sind richtig
E. Nur 2, 3 und 4 sind richtig

2.448 2.20.2 Fragentyp A1

Von Ihnen wird die Entfernung von zwei hellbraunen linsengroßen Naevuszellnaevi aus kosmetischen Gründen verlangt. Wie verhalten Sie sich?

A. Röntgenbestrahlung
B. Probeexzision, Schnellschnitt zur histologischen Untersuchung
C. Exzision im Gesunden
D. Keine Therapie, da Kunstfehler
E. Hochtouriges Schleifen (Dermabrasion)

2.449 2.20.2 Fragentyp D

Welche der folgenden Merkmale beinhalten den Verdacht auf eine beginnende maligne Entartung eines Naevuszellnaevus?

1) Erosion und Blutung
2) Derbe Haare an der Oberfläche
3) Größenzunahme und Juckreiz
4) Entzündliche Reaktion im Bereich von pigmentierten Naevuszellnaevi
5) Zunahme der Pigmentierungsintensität
6) Entwicklung eines pigmentierten Hofes um einen leicht erhabenen pigmentierten Naevuszellnaevus
7) Entwicklung eines hellen, depigmentierten Randsaumes

Wählen Sie bitte die zutreffende Aussagenkombination.

A. Nur 1, 3, 4, 5 und 6 sind richtig
B. Nur 1 und 3 sind richtig
C. Nur 2, 3, 4, 6 und 7 sind richtig
D. Nur 1 ist richtig
E. Alle Aussagen sind richtig

2.450 2.20.2 Fragentyp A1

Welche Feststellung trifft auf das benigne juvenile Melanom (Spitz-Tumor) zu?

A. Gutartige Verlaufsform eines malignen Melanoms bei Jugendlichen
B. Sitzt meist an den Extremitäten und tritt niemals nach der Pubertät auf
C. Neigung zur Spontanblutung
D. Tritt meist disseminiert auf
E. Hellbräunlich-rötlicher Tumor, Sitz meist im Gesicht

2.451 2.20.3 Fragentyp A1

In welche Gruppe von Erkrankungen ordnen Sie das Keratoakanthom ein?

A. Präkanzerosen
B. Pseudokanzerosen
C. Maligne epitheliale Tumoren
D. Benigne mesenchymale Tumoren
E. In keine dieser Gruppen einzuordnen

2.452 2.20.3 Fragentyp A1

Welche Veränderung gehört zu den präkanzerösen Dermatosen im Gesichtsbereich?

A. Seborrhoische Warzen
B. Epheliden
C. Melasma
D. Aktinische Keratosen
E. Dermale Naevuszellnaevi

2.453   2.20.3   Fragentyp A3

Welche Behandlungsform ist bei aktinischen Keratosen nicht sinnvoll?

A. Externe Anwendung von 5-Fluoruracil
B. Elektrodesikkation
C. Abtragung mit dem scharfen Löffel
D. Chirurgische Exzision
E. Bestrahlung, z. B. Röntgen oder Blacklight

2.454   2.20.3   Fragentyp A3

Welche der genannten Krankheiten ist keine Präkanzerose?

A. Aktinische Keratosen
B. Röntgenkeratosen
C. Teerkeratosen
D. Morbus Paget
E. Lentigo maligna (Morbus Dubreuilh)

2.455   2.20.3   Fragentyp A

Worauf entwickelt sich ein Cornu cutaneum (Hauthorn) am häufigsten?

A. Narben nach Lupus vulgaris
B. Verbrennungsnarben
C. Chronische Radiodermatitis
D. Aktinische Keratosen
E. Spinozelluläre Karzinome

2.456   2.20.3   Fragentyp A1

Welche Aussage trifft für die Melanosis circumscripta praeblastomatosa (Morbus Dubreuilh, Lentigo maligna) zu?

A. Unscharf begrenztes Infiltrat
B. Häufige Entartung zum malignen Melanom
C. Operative Entfernung kontraindiziert
D. Meistens nur kurze Anamnese
E. Gleichmäßig braune Pigmentierung charakteristisch

2.457 2.20.3 Fragentyp D

Welche Maßnahmen sind zur Behandlung einer Lentigo maligna (Morbus Dubreuilh) geeignet?

1) Exzision mit 5 cm Sicherheitsabstand in Vollnarkose
2) Abdecken mit kosmetischen Puderzubereitungen
3) Unter sorgfältiger Beobachtung abwarten
4) Oberflächliche Röntgentherapie (5 x 2000 R)
5) Exzision im Gesunden in Lokalanaesthesie

Wählen Sie bitte die zutreffende Aussagenkombination.

A. Nur 1 und 4 sind richtig
B. Nur 3 und 4 sind richtig
C. Nur 3 und 5 sind richtig
D. Nur 2 und 3 sind richtig
E. Nur 4 und 5 sind richtig

2.458 2.20.3 Fragentyp D

Welche Hautveränderungen können nach langdauernder Arseneinnahme auftreten?

1) Multiple Basaliome
2) Lupus erythematodes
3) Hyperkeratosen
4) Melanodermie
5) Morbus Bowen
6) Psoriasis vulgaris

Wählen Sie bitte die zutreffende Aussagenkombination.

A. Nur 1, 3, 4 und 5 sind richtig
B. Nur 1 und 3 sind richtig
C. Nur 1 und 5 sind richtig
D. Nur 1 ist richtig
E. Alle Aussagen sind richtig

2.459 2.20.3 Fragentyp A3

Welche Aussage trifft für den Morbus Bowen nicht zu?

A. Carcinoma in situ
B. Befall von Schleimhäuten möglich
C. Überwiegend Auftreten von Einzelherden
D. Übergang in ein invasives Karzinom möglich
E. Entwickelt sich auf lichtexponierter Haut

2.460 2.20.3 Fragentyp A3

Welche Aussage über den Morbus Paget ist nicht richtig?

A. Selten sind Männer betroffen
B. Typischer Sitz an der Mamma
C. Histologisch kennzeichnend sind sog. Pagetzellen
D. Keine Präkanzerose, sondern bereits ein Carcinoma in situ
E. Extramammäres Vorkommen nicht möglich

2.461   2.20.4   Fragentyp A1

Welcher der aufgeführten malignen Hauttumoren kommt am häufigsten vor?

A. Basaliom
B. Spinozelluläres Karzinom
C. Bowen-Karzinom
D. Malignes Melanom
E. Malignes Lymphom

2.462   2.20.4   Fragentyp A3

Klinische und morphologische Kriterien des Basalioms. Welche Aussage trifft nicht zu?

A. Lokal infiltrierendes und destruierendes Wachstum
B. Auftreten ausschließlich jenseits des 6. Lebensjahrzehnts
C. Häufig perlartiger, gelblich gefärbter Randsaum mit Teleangiektasien
D. Langsames Wachstum
E. Gehäuft an aktinisch geschädigter Haut vorkommend

2.463   2.20.4   Fragentyp A1

Wo kommen Basaliome am häufigsten vor?

A. Handrücken
B. Capillitium
C. Stamm
D. Gesicht
E. Übriges Integument

2.464   2.20.4   Fragentyp A3

Welche Feststellung trifft für das Basaliom nicht zu?

A. Sitz in etwa 80% der Fälle oberhalb einer Verbindungslinie vom Mundwinkel zum unteren Ohrenansatz
B. Vorkommen auch an Schleimhäuten
C. Örtlich infiltrierend und destruierend wachsender Tumor
D. Wachsartige, glasige Farbe, harte Konsistenz mit Teleangiektasien, oft perlartig aufgeworfener Randsaum
E. Metastasierung extrem selten

2.465   2.20.4   Fragentyp A3

Welche Feststellung ist für das Basaliom nicht zutreffend?

A. Meist knotiger Tumor mit "Perlrand"
B. Meist im Gesicht lokalisiert
C. Ulzeriert relativ häufig
D. Meist schwarz pigmentiert
E. Kann sowohl exzidiert als auch mit Röntgenstrahlen behandelt werden

2.466   2.20.4   Fragentyp A1

Bei welcher der folgenden Basaliomformen sind die typischen klinischen Merkmale wie Teleangiektasien und Perlsaum besonders deutlich ausgebildet?

A. Rumpfhautbasaliom
B. Sklerodermiformes Basaliom
C. Zystisches Basaliom
D. Pigmentiertes Basaliom
E. Solides Basaliom

2.467   2.20.4   Fragentyp A1

Welches Basaliom kommt klinisch häufig multipel vor?

A. Solides Basaliom
B. Sklerodermiformes Basaliom
C. Rumpfhautbasaliom
D. Zystisches Basaliom
E. Basalioma terebrans

2.468   2.20.4   Fragentyp A1

Welche Form des Basalioms beurteilen Sie in der Prognose ungünstig?

A. Basalioma solidum
B. Basalioma planum cicatricans
C. Basalioma terebrans
D. Rumpfhautbasaliom
E. Pigmentiertes Basaliom

2.469   2.20.5   Fragentyp A1

Wo findet man typischerweise histologisch Hornperlen?

A. Melanom
B. Histiozytom
C. Spinozelluläres Karzinom
D. Mycosis fungoides
E. Basaliom

2.470   2.20.5   Fragentyp A3

Worauf entsteht das Plattenepithelkarzinom der Haut (spinozelluläres Karzinom) praktisch nie?

A. Senile Keratose
B. Gesunde, unveränderte Haut
C. Leukoplakie
D. Straffe Atrophie (z. B. chronische Radiodermatitis)
E. Aktinisch geschädigte Haut

2.471   2.20.5   Fragentyp A1

Wo ist das spinozelluläre Karzinom am häufigsten lokalisiert?

A. Unterlippe
B. Ohren
C. Handrücken
D. Stirn
E. Zunge

2.472   2.20.5   Fragentyp A1

Welcher Tumor kann sowohl klinisch als auch histologisch differentialdiagnostische Schwierigkeiten gegenüber einem spinozellulären Karzinom bereiten?

A. Basaliom
B. Epidermale Zyste
C. Seborrhoische Warze
D. Keratoakanthom
E. Amelanotisches malignes Melanom

2.473   2.20.6   Fragentyp A3

Welche Aussage ist für das maligne Melanom nicht zutreffend?

A. Vor der Pubertät ist es selten.
B. Die für die Karzinome sonst typischen Allgemeinsymptome wie Kachexie, Anämie und Dysproteinämie treten meist erst sehr spät auf.
C. Die alleinige klinische Diagnose ist mit einer Fehlerrate von 20 - 30% behaftet.
D. Das maligne Melanom metastasiert ausschließlich hämatogen.
E. Hellhäutige Menschen sind häufiger betroffen als dunkelhäutige.

2.474
2.475
2.476 2.20.6 Fragentyp B

Ordnen Sie die Aussagen der Liste 2 den Melanomformen der Liste 1 zu.

Liste 1

2.474 Lentigo maligna-Melanom

2.475 Superfiziell spreitendes Melanom

2.476 Knotiges Melanom

Liste 2

A. Meist relativ kurze Anamnese (Wochen bis 2 Jahre).
B. Anamnese meist 1 - 5 Jahre, polyzyklische scharfe Begrenzung, unterschiedliche Farbtöne.
C. Lange Anamnese (Jahre bis Jahrzehnte), Sitz meist im Gesicht, betrifft vor allem ältere Patienten, unscharfe Begrenzung.
D. Kommt nur bei Frauen im Gesicht und an den Beinen vor.
E. Kann aus einem sog. benignen juvenilen Melanom entstehen.

2.477   2.20.6   Fragentyp A1

Sie finden eine scharf begrenzte, pfennigstückgroße, polyzyklisch konfigurierte infiltrierte Platte mit Braun-Rot- und Grautönen und deutlichen Regressionstendenzen (Anamnese seit 6 Jahren). Welche Verdachtsdiagnose stellen Sie?

A. Aktiver pigmentierter Naevuszellnaevus

B. Primär knotiges malignes Melanom

C. Oberflächlich spreitendes malignes Melanom

D. Pigmentierte seborrhoische Warze

E. Lentigo maligna (Morbus Dubreuilh)

2.478   2.20.6   Fragentyp D

Welche Organsysteme müssen bei Verdacht auf ein metastasierendes malignes Melanom untersucht werden, falls der Sitz des Primärtumors nicht bekannt ist?

1) ZNS
2) Auge
3) HNO-Bereich
4) Skelet

Wählen Sie bitte die zutreffende Aussagenkombination.

A. Nur 1 und 2 sind richtig

B. Nur 1 und 3 sind richtig

C. Nur 1 und 4 sind richtig

D. Nur 1, 2 und 4 sind richtig

E. Nur 1, 2 und 3 sind richtig

2.479
2.480
2.481   2.20.6   Fragentyp B

Die Prognose des malignen Melanoms hängt unter anderem von der Tumormasse, der Lokalisation und dem Geschlecht ab. Ordnen Sie die in Prozenten angegebene Überlebenschance der Liste 2 den Stadien der Liste 1 zu.

Liste 1	Liste 2
2.479 Stadium I	A. ca. 90%
2.480 Stadium II	B. ca. 70%
2.481 Stadium III	C. ca. 50%
	D. ca. 10%
	E. ca. 0%

2.482   2.20.6   Fragentyp A1

Wie ist das Stadium I des malignen Melanoms definiert?

A. Primärtumor mit regionalen Lymphknotenmetastasen
B. Lentigo maligna (Morbus Dubreuilh)
C. Primärtumor mit maximal 2 regionalen Lymphknotenmetastasen
D. Primärtumor ohne regionale Lymphknotenmetastasen
E. Primärtumor mit oder ohne Satellitenmetastasen in 5 cm Umgebung

2.483
2.484   2.20.2   Fragentyp B

Ordnen Sie die richtige Aussage der Liste 2 den Stadien II und III des malignen Melanoms (Liste 1) zu.

Liste 1	Liste 2
2.483 Stadium II	A. Melanom mit regionalen Lymphknotenmetastasen
2.484 Stadium III	B. Lentigo maligna (Morbus Dubreuilh)
	C. Melanom ohne regionale Lymphknotenmetastasen
	D. Melanom mit Fernmetastasen an Haut oder inneren Organen
	E. Oberflächlich spreitendes, sekundär knotiges malignes Melanom

2.485   2.20.6   Fragentyp A2

Welches ist beim malignen Melanom die Therapie der Wahl?

A. Nach diagnostischer Sicherung durch Probebiopsie Exzision in Vollnarkose
B. Exzision in Lokalanaesthesie
C. Exzision mit einem Sicherheitsabstand von 5 cm nach allen Seiten in Vollnarkose
D. Exzision mit 1 cm Sicherheitsabstand nach allen Seiten in Vollnarkose
E. Exzision ist nicht erlaubt, da die Gefahr der raschen lymphogenen Metastasierung besteht; deshalb Röntgenweichstrahltherapie.

2.486   2.20.6   Fragentyp A3

Welche der genannten Diagnosen kommt bei der Differentialdiagnose fakultativ pigmentierter Tumoren nicht in Betracht?

A. Basaliom
B. Fibrom
C. Histiozytom
D. Malignes Melanom
E. Seborrhoische Warze

2.487   2.20.7   Fragentyp C

Das Dermatofibrosarcoma protuberans hat im Gegensatz zum Fibrosarkom der Haut eine relativ günstige Prognose,

weil

es dabei nur selten zur Metastasierung kommt.

2.488 2.20.8 Fragentyp D

Welche Aussagen sind klinisch-morphologische Kriterien der Mycosis fungoides?

1) Morphologisch uncharakteristische Veränderungen im Beginn der Erkrankung
2) Schleimhautbeteiligung in allen drei Stadien möglich
3) Beteiligung innerer Organe möglich
4) Plattenartige Infiltrate von bräunlich-roter bis rot-violetter Farbe im infiltrativen Stadium
5) Juckreiz

Wählen Sie bitte die zutreffende Aussagenkombination.

A. Nur 1, 3, 4 und 5 sind richtig
B. Nur 1, 2, 3 und 4 sind richtig
C. Nur 2, 3, 4 und 5 sind richtig
D. Nur 1, 4 und 5 sind richtig
E. Alle Aussagen sind richtig

2.489 2.20.8 Fragentyp D

Bei welchem der folgenden malignen Lymphome der Haut handelt es sich um T-Zell-Lymphome?

1) "Retikulose"
2) Retikulosarkomatose
3) Mycosis fungoides
4) Sézary-Syndrom
5) Lymphadenosis benigna cutis

Wählen Sie bitte die zutreffende Aussagenkombination.

A. Nur 1 und 2 sind richtig
B. Nur 2 und 5 sind richtig
C. Nur 3 und 4 sind richtig
D. Nur 3 und 5 sind richtig
E. Nur 4 und 5 sind richtig

2.490   2.20.8   Fragentyp C

Solitäre Hauttumoren bei der Mycosis fungoides können bestrahlt werden,

weil

es sich um eine nicht-systemische Erkrankung handelt, die niemals Lymphknoten oder innere Organe mitbefällt.

2.491   2.20.8   Fragentyp A1

Bei der malignen Lymphogranulomatose (Morbus Hodgkin) kommt es neben den sehr seltenen spezifischen öfter zu unspezifischen Hauterscheinungen. Welches der aufgeführten unspezifischen Symptome ist am häufigsten?

A. Pruritus

B. Ekzematisation

C. Prurigo-Knoten

D. Nodöse Erytheme

E. Erythrodermie

2.492   2.20.8   Fragentyp D

Welche der folgenden Untersuchungen sind bei einem malignen B-Zell-Lymphom der Haut ("Retikulose") indiziert?

1) Milz- und Leberszintigramm
2) Röntgen der Thoraxorgane (Hilus-Lymphknoten)
3) Blutbild
4) Myelotomie
5) Biopsie vergrößerter Lymphknoten

Wählen Sie bitte die zutreffende Aussagenkombination.

A. Nur 1, 3 und 4 sind richtig

B. Nur 1, 2 und 5 sind richtig

C. Nur 2, 3 und 4 sind richtig

D. Nur 2, 3, 4 und 5 sind richtig

E. Alle Aussagen sind richtig

2.493 2.20.8 Fragentyp D

Welche Hauterscheinungen können bei der chronischen lymphatischen Leukämie auftreten?

1) Universelle Erythrodermie
2) Pruritus
3) Hämorrhagische Blasen
4) Facies leontina
5) Zoster generalisatus

Wählen Sie bitte die zutreffende Aussagenkombination.

A. Nur 1, 2 und 5 sind richtig
B. Nur 1, 2, 4 und 5 sind richtig
C. Nur 2, 4 und 5 sind richtig
D. Nur 1, 2 und 3 sind richtig
E. Nur 1, 2 und 4 sind richtig

2.494 2.20.8 Fragentyp D

Welche der folgenden lymphoretikulären Proliferationen der Haut stellen keine echten Neoplasien dar und werden deshalb zu den Pseudolymphomen gerechnet?

1) Mycosis fungoides
2) "Retikulose"
3) Lymphadenosis benigna cutis
4) Lymphomatoide Papulose
5) Lymphocytic infiltration Jessner-Kanof

Wählen Sie bitte die zutreffende Aussagenkombination.

A. Nur 1, 2 und 3 sind richtig
B. Nur 2, 3 und 4 sind richtig
C. Nur 1, 3 und 5 sind richtig
D. Nur 3, 4 und 5 sind richtig
E. Nur 2, 4 und 5 sind richtig

2.495   2.20.8   Fragentyp A1

Bei welcher der genannten Hautkrankheiten findet sich eine vermehrte Ansammlung von Mastzellen im Corium?

A. Basaliom
B. Sklerodermie
C. Leiomyom
D. Histiozytom (Dermatofibrom)
E. Urticaria pigmentosa

2.496   2.20.8   Fragentyp A1

Was ist eine Urticaria pigmentosa?

A. Eine akute Urtikaria mit Neigung zur Hyperpigmentierung bei Abheilung
B. Eine chronische Urtikaria mit reaktiver örtlicher Hyperpigmentierung
C. Eine ausschließlich bei Erwachsenen auftretende Mastozytose
D. Eine bei Erwachsenen und Kleinkindern auftretende Mastozytose mit typischen erektilen Effloreszenzen
E. Eine akut auftretende Mastozytose, die sich meist nach einigen Tagen zurückbildet

2.497   2.20.9   Fragentyp D

Welche der folgenden Feststellungen treffen auf Hautmetastasen zu?

1) Charakteristisch ist der Sitz in verschiedenen Etagen der Haut.
2) Aus einer Hautmetastase kann man histologisch meist auf den Sitz des Primärtumors schließen.
3) Eine typische, dem Primärtumor entsprechende Histologie findet sich beim Magenkarzinom und beim Hypernephrom.
4) Am häufigsten sind Hautmetastasen beim Brustdrüsenkarzinom.
5) Hautmetastasen sind immer lymphogen ausgelöst.

Wählen Sie bitte die zutreffende Aussagenkombination.

A. Nur 1, 3, 4 und 5 sind richtig
B. Nur 1, 2 und 3 sind richtig
C. Nur 2, 3 und 4 sind richtig
D. Nur 2, 3, 4 und 5 sind richtig
E. Nur 1, 2 und 4 sind richtig

2.21 Paraneoplasien der Haut

2.498   2.21   Fragentyp C

Es ist eine Reihe von paraneoplastischen Syndromen der Haut bekannt, die in enger Beziehung zu einem viszeralen Malignom stehen. Sie können der eigentlichen Tumorsymptomatik oft lange vorausgehen und eine wichtige prognostische Stellung einnehmen,

weil

eine erfolgreiche Behandlung der tumorinduzierten Dermatose vermutlich über immunologische Mechanismen den Verlauf des Malignoms günstig beeinflußt.

2.499
2.500
2.501   2.21   Fragentyp B

Eine Reihe von kutanen paraneoplastischen Syndromen besitzt eine relative Tumorspezifität. Ordnen Sie die Hautveränderungen der Liste 1 dem häufig provozierenden Malignom der Liste 2 zu.

Liste 1	Liste 2
2.499 Acanthosis nigricans maligna	A. Maligne viszerale Tumoren
2.500 Zoster generalisatus	B. Lymphome und Leukosen
2.501 Dermatomyositis	C. Osteosarkom
	D. Malignes Melanom
	E. Gastrointestinale Adeno-Karzinome

3. Venerische Erkrankungen

3.1 Gesetzliche Richtlinien

3.01   3.1   Fragentyp D

Unter das Gesetz zur Bekämpfung von Geschlechtskrankheiten fallen welche der folgenden Erkrankungen?

1) Lues
2) Gonorrhoe
3) Granuloma venereum
4) Ulcus molle
5) Lymphogranulomatosis inguinalis
6) Pediculosis pubis

Wählen Sie bitte die zutreffende Aussagenkombination.

A. Nur 1, 2 und 3 sind richtig
B. Nur 1, 2, 3 und 4 sind richtig
C. Nur 1, 2, 4 und 5 sind richtig
D. Nur 1, 2, 3, 4 und 5 sind richtig
E. Alle Aussagen sind richtig

3.02   3.1   Fragentyp D

Bei jeder Geschlechtskrankheit muß eine chiffrierte Meldung an das Gesundheitsamt erfolgen. In welchen Fällen ist eine namentliche Meldung vorgeschrieben?

1) Behandlungsverweigerung, Behandlungsunterbrechung
2) Unterlassung der Nachuntersuchung
3) Übertragungsgefahr durch Lebensweise und Lebensumstände

4) Offensichtlich falsche Angaben
5) Sittliche Gefährdung bei noch nicht vollendetem 18. Lebensjahr

Wählen Sie bitte die zutreffende Aussagenkombination.

A. Nur 1 und 2 sind richtig
B. Nur 1, 2 und 3 sind richtig
C. Nur 1, 2 und 4 sind richtig
D. Nur 1, 2 und 5 sind richtig
E. Alle Aussagen sind richtig

3.2 Syphilis

3.03　　　　　　　　　3.2　　　　　　　　Fragentyp A1

Bei welcher der folgenden Erkrankungen ist der Erregernachweis von ausschlaggebender Bedeutung für die Diagnosestellung?

A. Frühstadium (I/II) der Lues
B. Pityriasis versicolor
C. Impetigo contagiosa
D. Lupus vulgaris
E. Tertiärstadium der Lues

3.04　　　　　　　　　3.2　　　　　　　　Fragentyp A1

Wann entsteht der Primäreffekt bei der Lues?

A. Nach 1 Tag
B. Nach 3 Tagen
C. Nach 1 Woche
D. Nach 3 Wochen
E. Nach 3 Monaten

3.05   3.2   Fragentyp A1

Die Lues wird klinisch in verschiedene Stadien eingeteilt. Welches Symptom ist für das Primärstadium typisch?

A. Genitalpapeln
B. Roseola
C. Condylomata lata
D. Gumma
E. Indolenter Bubo

3.06   3.2   Fragentyp A1

Welche Aussage trifft auf die regionären Lymphdrüsen bei der Lues I zu?

A. Sind in der Regel indolent.
B. Sind nicht tastbar vergrößert.
C. Neigen zur Einschmelzung.
D. Neigen zur Ulzeration.
E. Sind in der Regel dolent.

3.07   3.2   Fragentyp A1

In welchem Stadium der Lues finden Sie das Leucoderma syphiliticum?

A. L I
B. L II
C. L III
D. L IV
E. Lues latens seropositiva

3.08	3.11		
3.09	3.12		
3.10		3.2	Fragentyp B

Ordnen Sie den Feststellungen der Liste 1 die entsprechende Diagnose der Liste 2 zu.

Liste 1

3.08 Beginn etwa in der 9. Woche nach der Infektion

3.09 Makulöses Exanthem = Roseola

3.10 Plaques muqueuses

3.11 Gumma

3.12 Harter Schanker

Liste 2

A. Primärstadium der Lues (L I)

B. Sekundärstadium der Lues (L II)

C. Tertiärstadium der Lues (L III)

D. Quartäre Lues

E. Nicht zur Lues gehörend

3.13	3.2	Fragentyp D

Welche Aussagen treffen auf die klinische Diagnose L II zu?

1) Nicht juckende Exantheme.
2) Vesikulöse, bullöse oder urtikarielle Exantheme kommen nicht vor.
3) Palmae und Plantae oft mitbefallen.
4) Es kommt häufig zu Ulzerationen und Narbenbildung.
5) Palmae und Plantae fast nie befallen.

Wählen Sie bitte die zutreffende Aussagenkombination.

A. Nur 1, 2 und 3 sind richtig

B. Nur 1, 2 und 4 sind richtig

C. Nur 1, 2, 4 und 5 sind richtig

D. Nur 2, 4 und 5 sind richtig

E. Nur 2, 3 und 4 sind richtig

3.14   3.2   Fragentyp D

Welche der folgenden Mundschleimhauterscheinungen kommen bei der Lues II vor?

1) Plaques muqueuses
2) Glossitis interstitialis superficialis
3) Syphilitische Makrocheilie
4) Angina specifica
5) Gumma

Wählen Sie bitte die zutreffende Aussagenkombination.

A. Nur 1 und 2 sind richtig
B. Nur 1, 2 und 3 sind richtig
C. Nur 2 und 3 sind richtig
D. Nur 1, 4 und 5 sind richtig
E. Nur 1 und 4 sind richtig

3.15   3.2   Fragentyp A1

Welcher morphologische Befund spricht für das Vorliegen eines Gummas?

A. Weiches Infiltrat mit unscharf begrenzter zentraler Ulzeration und schmierigem gummiähnlichem Belag
B. Etwa kastaniengroßer, kautschukartiger Knoten, der nie ulzeriert
C. Derbe Knotenbildung, die zentral ulzeriert und kautschukähnliches Sekret bildet. Die Ulzerationen sind scharf begrenzt, rund, oval oder nierenförmig
D. Derbes, prall-elastisches Infiltrat, mit der Unterlage nicht verbacken und von keloidiformem Aspekt
E. Halbkugelig aufsitzender, blauroter Tumor mit weicher Konsistenz und an der Oberfläche nässend

3.16   3.2   Fragentyp D

Welche der folgenden Feststellungen treffen für tertiär-luische Erscheinungen zu?

1) Die spezifischen Seroreaktionen sind stets positiv.
2) Tertiäre Erscheinungen sind nicht kontagiös.
3) Die klassischen Seroreaktionen können negativ sein.
4) Der Erregernachweis ist klinisch nicht möglich.

Wählen Sie bitte die zutreffende Aussagenkombination.

A. Nur 1, 2 und 4 sind richtig
B. Nur 2, 3 und 4 sind richtig
C. Nur 1 ist richtig
D. Nur 4 ist richtig
E. Alle Aussagen sind richtig

3.17 3.2 Fragentyp D

Bei welcher der folgenden Luesformen ist die Diagnose an den Erregernachweis gebunden?

1) L I
2) L II
3) L III
4) Metalues
5) Lues connata

Wählen Sie bitte die zutreffende Aussagenkombination.

A. Nur 1 und 2 sind richtig
B. Nur 2 und 3 sind richtig
C. Nur 1 ist richtig
D. Nur 2 ist richtig
E. Alle Aussagen sind richtig

3.18   3.2   Fragentyp A1

Die Diagnose der frühen Lues (Lues I und II) ist vor allem an den mikroskopischen Erregernachweis gebunden. Wodurch erfolgt dieser?

A. Phasenkontrastmikroskop
B. Fluoreszenzmikroskop
C. Dunkelfeldmikroskop
D. Einfaches Lichtmikroskop
E. Keine der genannten Untersuchungstechniken trifft zu

3.19   3.2   Fragentyp A3

Aus welchen Effloreszenzen der Lues ist ein direkter Erregernachweis nicht möglich?

A. Ulcus durum
B. Condylomata lata
C. Plaques muqueuses
D. Gumma
E. Indolenter Bubo

3.20   3.2   Fragentyp A1

In welcher Reihenfolge werden Wassermannsche Komplementbindungsreaktion, Nebenreaktion (NR), Treponema-pallidum-Immobilisationstest (TPI), fluoreszierender Treponema-pallidum-Antikörpertest (FTA-ABS, IgG) und Treponema-pallidum-Hämagglutinationstest (TPHA) positiv?

A. WAR, NR, TPI, FTA, TPHA
B. TPHA, FTA, NR, WAR, TPI
C. NR, TPHA, WAR, FTA, TPI
D. TPHA, TPI, WAR, FTA, NR
E. TPHA, WAR, FTA, TPI, NR

3.21   3.2   Fragentyp A1

Wann werden im Verlauf einer unbehandelten Lues die klassischen Seroreaktionen positiv?

A. Ca. 3 Wochen nach der Infektion
B. Ca. 3 Wochen vor Auftreten des Primäraffekts
C. Ca. mit Auftreten des Primäraffekts
D. Ca. 3 Wochen nach Auftreten des Primäraffekts
   (5 - 6 Wochen post infectionem)
E. Ca. 6 Wochen nach Auftreten des Primäraffekts

3.22   3.2   Fragentyp D

Mit welchen Reaktionen können Sie einen spezifischen Nachweis der Lues führen?

1) TPI-Test (Nelson-Test)
2) WAR
3) VDRL-Test
4) FTA-Test
5) TPHA

Wählen Sie bitte die zutreffende Aussagenkombination.

A. Nur 1, 2 und 4 sind richtig
B. Nur 1, 3 und 5 sind richtig
C. Nur 1, 4 und 5 sind richtig
D. Nur 1, 3 und 4 sind richtig
E. Nur 1 und 4 sind richtig

3.23   3.2   Fragentyp A1

Welche Aussage trifft für falsch-reaktive Lues-Reaktionen zu?

A. Kommen bei Männern häufiger als bei Frauen vor
B. Kommen nur bei akuten Infekten vor
C. Werden während der Gravidität nie festgestellt
D. Sind häufig bei Kollagenosen
E. Sind meist auch im Verlauf anderer Geschlechtskrankheiten unspezifisch positiv

3.24   3.2   Fragentyp A3

Welche Aussage über die Herxheimer-Reaktion bei der Luesbehandlung ist nicht richtig?

A. Sie ist von der Höhe der Penicillin-Dosis unabhängig.
B. Wesentliches klinisches Symptom ist der Temperaturanstieg.
C. Sie kann durch Prednisolongabe abgeschwächt werden.
D. Sie kann erst nach der 3. Penicillininjektion auftreten.
E. Sie tritt im erregerreichen Stadium der Lues auf.

3.25   3.2   Fragentyp A1

Welche Richtlinie ist zur Therapie sämtlicher Formen der Lues empfehlenswert?

A. Sulfonamide in ausreichender Höhe und Dosierung über 3 Wochen
B. Streptomycin, 1 g i.m. über 14 Tage
C. Beim Mann: 3 Tage tgl. 4 Mill. IE Penicillin G i.m. Bei der Frau: 5 Tage tgl. 4 Mill. IE Penicillin G i.m.
D. I.m.-verabreichtes Depot-Penicillin in ausreichender Höhe und Dosierung über 4 Wochen
E. Kalium jodatum, 3 x tgl. 1 Teelöffel über 5 Tage

3.26   3.2   Fragentyp D

Auf welche Therapie sollte man bei einem Patienten mit einer Lues I/II (Frühlues) bei Penicillinunverträglichkeit ausweichen?

1) Salvarsan
2) Kalium jodatum
3) Sulfonamide
4) Tetracycline
5) Erythromycin

Wählen Sie bitte die zutreffende Aussagenkombination.

A. Nur 4 und 5 sind richtig
B. Nur 1 und 3 sind richtig
C. Nur 2 ist richtig
D. Nur 4 ist richtig
E. Alle Aussagen sind richtig

3.27   3.2   Fragentyp A1

Welche Reaktionen eignen sich am besten zur Verlaufskontrolle einer behandelten Lues?

A. TPI-Test
B. FTA-Test
C. Klassische Seroreaktionen (VDRL und KBR)
D. TPHA-Test
E. Schnelltest

3.28   3.2   Fragentyp D

Welche Erscheinungen können Sie bei der Lues connata praecox finden?

1) Rhinitis syphilitica
2) Klavikelzeichen von Higoumenakis
3) Pemphigus syphiliticus
4) Erosiv-Schanker
5) Hepato-Splenomegalie
6) Keratitis parenchymatosa

Wählen Sie bitte die zutreffende Aussagenkombination.

A. Nur 1 und 3 sind richtig
B. Nur 2, 4 und 5 sind richtig
C. Nur 1, 3 und 5 sind richtig
D. Nur 1 und 4 sind richtig
E. Alle Aussagen sind richtig

3.29   3.2   Fragentyp C

Aborte in den ersten Schwangerschaftsmonaten beruhen nie auf einer Lues,

weil

die Spirochäten erst ab dem 5. Schwangerschaftsmonat von der kranken Mutter über die Plazenta in den Fetus gelangen.

3.30   3.2   Fragentyp C

Aus welchen Einzelsymptomen besteht die Hutchinsonsche Trias?

1) Schwerhörigkeit
2) Sattelnase
3) Tonnenform der Zähne
4) Keratitis parenchymatosa
5) Osteochondritis syphilitica

Wählen Sie bitte die zutreffende Aussagenkombination.

A. Nur 1, 2 und 3 sind richtig
B. Nur 1, 3 und 5 sind richtig
C. Nur 1, 3 und 4 sind richtig
D. Nur 2, 3 und 4 sind richtig
E. Nur 1, 2 und 4 sind richtig

3.3 Gonorrhoe

3.31	3.3	Fragentyp A3

Welche Aussage über die Gonorrhoe ist nicht richtig?

A. Inkubationszeit 2 - 6 Tage.
B. Gonokokken befallen nur Zylinderepithel.
C. Gonokokken finden sich intraleukozytär paarweise (Diplokokken).
D. Gonokokken färben sich mit der Gram-Färbung blau.
E. Gonorrhoe ist eine meldepflichtige Erkrankung.

3.32	3.3	Fragentyp A1

Wann finden sich intraleukozytäre gram-negative Diplokokken im Ausstrichpräparat?

A. Munrosche Mikroabszesse
B. Granuloma pyogenicum
C. Harnröhrenfluor bei Gonorrhoe
D. Frisch inzidierte Karbunkel
E. Punktierte Lymphknoten bei Ulcus molle

3.33   3.3   Fragentyp A1

Wie weisen Sie eine Gonorrhoe in der Praxis nach?

A. Erregernachweis im ungefärbten Nativpräparat
B. Erregernachweis im Methylenblau-gefärbten Abstrichpräparat
C. Serologie
D. Nachweis der Erreger im Dunkelfeld
E. Anamnese und klinischer Verdacht reichen aus

3.34   3.3   Fragentyp A1

Welche Lokalisation ist für den Erregernachweis durch Abstrich bei der frischen Gonorrhoe der Frau nicht geeignet?

A. Urethra
B. Vagina
C. Cervix
D. Bartholinsche Drüse
E. Rektum

3.35   3.3   Fragentyp D

Welche Komplikationen der Gonorrhoe kennen Sie?

1) Prostatitis
2) Adnexitis
3) Arthropathie
4) Endokarditis
5) Konjunktivitis
6) Sepsis

Wählen Sie bitte die zutreffende Aussagenkombination

A. Nur 1 und 2 sind richtig
B. Nur 1, 2, 3 und 5 sind richtig
C. Nur 1, 2, 3, 4 und 5 sind richtig

D. Nur 3 ist richtig

E. Alle Aussagen sind richtig

3.36　　　　　　　　3.3　　　　　　　Fragentyp A3

Welche Angabe ist für die Monarthritis gonorrhoica nicht zutreffend?

A. Schlagartiger Beginn
B. Positive Rheumaserologie
C. Gleichzeitiges Bestehen einer spezifischen Urethritis
D. BKS stark beschleunigt
E. Schmerzhafte Anschwellung eines großen Gelenkes

3.37　　　　　　　　3.3　　　　　　　Fragentyp A1

Welche Behandlung kommt bei der akuten Gonorrhoe in erster Linie in Betracht?

A. Penicillin G i.m.
B. Sulfonamide oral
C. Spectinomycin i.m.
D. Tetracycline oral
E. Gentamycin i.m.

3.38   3.3   Fragentyp A1

Wie behandeln Sie eine chronische unkomplizierte Gonorrhoe bei Frau und Mann?

A. I.m.-Injektion eines Kombinationspräparates (4 Mega Penicillin G mit Depotanteil) an drei aufeinanderfolgenden Tagen
B. Wie eine akute Gonorrhoe (einmalige i.m.-Injektion von Penicillin G in ausreichender Höhe)
C. Orale Einnahme von je 1,2 Mega Penicillin an drei aufeinander folgenden Tagen
D. 20 Mega Penicillin G als einmalige Kurzinfusion
E. 4-wöchige Therapie mit Penicillin entsprechend der Behandlung bei Früh-Lues

3.39   3.3   Fragentyp D

Auf welche Medikamente kann bei Penicillin-Allergie zur Behandlung einer Gonorrhoe ausgewichen werden?

1) Gentamycin
2) Tetracycline
3) Spectinomycin
4) Thiamphenicol
5) Ampicillin

Wählen Sie bitte die zutreffende Aussagenkombination.

A. Nur 2, 3 und 4 sind richtig
B. Nur 1, 2 und 3 sind richtig
C. Nur 1 und 2 sind richtig
D. Nur 1 und 5 sind richtig
E. Nur 2 und 5 sind richtig

3.4 Ulcus molle

3.40   3.4   Fragentyp A1

Wieviele Tage beträgt die Inkubationszeit bei Ulcus molle?

A. 1 - 3 Tage
B.   7 Tage
C. 14 Tage
D. 21 Tage
E. 28 Tage

3.41   3.4   Fragentyp A1

Bei welcher der folgenden Geschlechtskrankheiten ist
die Autoinokulation eine gute diagnostische Hilfe?

A. Lues (nur Stadium II)
B. Ulcus molle
C. Gonorrhoe
D. Lues connata tarda
E. Granuloma venereum

3.42   3.4   Fragentyp A3

Welche Untersuchung trägt nicht zur Diagnose eines
Ulcus molle bei?

A. Erregernachweis
B. Serologische Untersuchungen
C. Autoinokulation
D. Intrakutan-Reaktion
E. Klinischer Befund und Palpation

3.43   3.4   Fragentyp A1

Welche therapeutische Maßnahme stellt bei Ulcus molle die Behandlung der Wahl dar?

A. Penicillin
B. Sulfonamide
C. Antibiotika lokal
D. Aminoglykoside
E. Cephalosporine

3.5 Lymphogranuloma inguinale

3.44   3.5   Fragentyp D

Welche Feststellungen über die Lymphogranulomatosis inguinalis sind richtig?

1) Meldepflichtige Erkrankung
2) Inkubationszeit 1 - 3 Tage
3) Typisch sind meist einseitige, schmerzhafte Lymphknotenschwellungen (Bubonen) mit Neigung zur Einschmelzung, welche in typischen Fällen auch intraabdominell gelegen sind.
4) Therapie der Wahl sind Tetracycline.
5) Als Folge dieser Erkrankung kann eine Elephantiasis des Genitales auftreten.

Wählen Sie bitte die zutreffende Aussagenkombination.

A. Nur 1, 2 und 3 sind richtig
B. Nur 1, 3 und 4 sind richtig
C. Nur 1, 3 und 5 sind richtig
D. Nur 1, 3, 4 und 5 sind richtig
E. Alle Aussagen sind richtig

3.45   3.5   Fragentyp A1

Wodurch wird die Lymphogranulomatosis inguinalis verursacht?

A. Haemophilus ducreyi (Streptobacillus)
B. Gram-negative Mykobakterien
C. Erreger der Trachom-Virus-Gruppe (Chlamydia lymphogranulomatis)
D. Gram-positive Mykobakterien
E. Donovania granulomatis

3.46   3.5   Fragentyp A1

Bei welcher Erkrankung findet man eine positive Frei-Reaktion?

A. Ulcus molle
B. Lymphogranulomatosis inguinalis
C. Lues
D. Granuloma venereum
E. Lymphogranulomatosis maligna Hodgkin

3.47   3.5   Fragentyp D

Wodurch wird die Diagnose Lymphogranulomatosis inguinalis gestellt?

1) Virusnachweis aus Buboneneiter oder Lymphknotenpunktat
2) KBR
3) Autoinokulation
4) Histologie
5) Frei-Reaktion

Wählen Sie bitte die zutreffende Aussagenkombination.

A. Nur 1 und 3 sind richtig
B. Nur 3, 4 und 5 sind richtig
C. Nur 2, 3 und 5 sind richtig
D. Nur 1, 2 und 5 sind richtig
E. Nur 1, 2 und 3 sind richtig

3.6 Nichtvenerische Krankheiten des äußeren Genitale

3.48   3.6   Fragentyp D

Welche Ursachen kommen für eine Phimose in Betracht?

1) Rezidivierende Balanoposthitis
2) Kongenital
3) Lichen ruber
4) Induratio penis plastica
5) Lichen sclerosus et atrophicus
6) Unspezifische Urethritis

Wählen Sie bitte die zutreffende Aussagenkombination.

A. Nur 3 und 4 sind richtig
B. Nur 1, 2 und 5 sind richtig
C. Nur 1 ist richtig
D. Nur 2 ist richtig
E. Alle Aussagen sind richtig

2.49   3.6   Fragentyp A1

Was verstehen Sie unter einer Paraphimose?

A. Einschnürung durch eine zu enge Vorhaut hinter dem Sulcus coronarius
B. Massive Schwellung des Gliedes bei Verlegung der Lymphbahnen
C. Verengung der Vorhaut, bedingt durch einen paraurethralen Abszeß
D. Gering ausgeprägte Phimose
E. Nicht entzündliche Phimose

3.50   3.6   Fragentyp C

Das Peniskarzinom ist morphologisch vom luischen Primäraffekt oft nur schwer abzugrenzen, weil

beide Läsionen meist sehr hart sind und bevorzugt im Sulcus coronarius lokalisiert sind.

3.51 3.6 Fragentyp D

Welche Aussagen über das Peniskarzinom sind richtig?

1) Am häufigsten in der Altersgruppe von 50 - 70 Jahren
2) Phimose und Sekretstauung sind begünstigende Faktoren.
3) Eine Entwicklung aus Riesen-Condylomata acuminata (Buschke-Loewenstein-Tumoren) ist nicht möglich.
4) Schlechte Prognose wegen häufiger Metastasierung in die inguinalen Lymphknoten
5) Die Therapie der Wahl ist die Röntgenbestrahlung.

Wählen Sie bitte die zutreffende Aussagenkombination.

A. Nur 1, 2 und 5 sind richtig
B. Nur 1, 2 und 4 sind richtig
C. Nur 2, 4 und 5 sind richtig
D. Nur 3 und 4 sind richtig
E. Nur 1, 3 und 5 sind richtig

3.52 3.6 Fragentyp D

Welche Feststellungen für die Induratio penis plastica sind richtig?

1) Führt häufig zu Priapismus
2) Platten-, strang- oder spangenartige Infiltrate im Penisschaft
3) Die Haut des Penisschaftes ist mit der Induratio verbacken.
4) Abknicken des Gliedes bei Erektion
5) Keine Erektion mehr möglich

Wählen Sie bitte die zutreffende Aussagenkombination.

A. Nur 1, 2, 3 und 4 sind richtig
B. Nur 2, 3 und 5 sind richtig
C. Nur 2 und 5 sind richtig
D. Nur 1, 2 und 3 sind richtig
E. Nur 2 und 4 sind richtig

3.53   3.6   Fragentyp A1

Die Ätiologie einer Balanitis kann sehr verschieden sein. Welche der angegebenen Ursachen sollte man bei einem Diabetiker vor allem ausschließen?

A. Candidose
B. Herpes simplex genitalis
C. Morbus Reiter
D. Balanitis erosiva circunata
E. Balanitis plasmacellularis

3.54   3.6   Fragentyp D

Welche entzündlichen Zustände an der Glans penis können mit einer Hämorrhagie einhergehen?

1) Lichen sclerosus et atrophicus
2) Arzneimittelexanthem
3) Lichen ruber
4) Psoriasis vulgaris
5) Erythroplasie Queyrat
6) Balanitis erosiva circinata

Wählen Sie bitte die zutreffende Aussagenkombination.

A. Nur 1 und 2 sind richtig
B. Nur 1, 2 und 3 sind richtig
C. Nur 2 und 3 sind richtig
D. Nur 2, 3, 4 und 5 sind richtig
E. Alle Aussagen sind richtig

3.55 3.6 Fragentyp D

An welche Diagnosen müssen Sie bei Fluor vaginalis denken?

1) Gonorrhoe
2) Trichomonaden-Infektion
3) Candida-albicans-Infektion
4) Fremdkörper
5) Mykoplasmen

Wählen Sie bitte die zutreffende Aussagenkombination.

A. Nur 1, 2, 3 und 4 sind richtig
B. Nur 1, 2 und 3 sind richtig
C. Nur 1, 2, 4 und 5 sind richtig
D. Nur 1, 2 und 4 sind richtig
E. Alle Aussagen sind richtig

3.56 3.6 Fragentyp A1

Welches ist die bevorzugte Lokalisation beim Vulvakarzinom?

A. Große Labien
B. Kleine Labien
C. Übergang große zu kleinen Labien
D. Klitoris
E. Introitus vaginae

3.57   3.6   Fragentyp D

Welche Feststellungen zur Craurosis vulvae sind richtig?

1) Klinische Kriterien sind Schrumpfung des Gewebes und Weißfleckung.
2) Häufig Manifestation eines Lichen sclerosus et atrophicus.
3) Es besteht selten Juckreiz.
4) Hormonelle Dysregulation kann eine ursächliche Rolle spielen.
5) Es handelt sich um einen therapeutisch oft schwer beeinflußbaren chronischen Prozeß.

Wählen Sie bitte die zutreffende Aussagenkombination.

A. Nur 1, 2, 3 und 5 sind richtig
B. Nur 1, 2, 4 und 5 sind richtig
C. Nur 1, 3 und 5 sind richtig
D. Nur 2, 3 und 4 sind richtig
E. Nur 3, 4 und 5 sind richtig

3.58   3.6   Fragentyp A1

Sie schließen bei einem Patienten Trichomonaden, Gonokokken und Hefepilze als Ursache einer chronischen Urethritis aus. Welches Medikament ist das Mittel der Wahl zur Behandlung dieser "unspezifischen" Urethritis?

A. Penicillin
B. Tetracyclin
C. Cephalosporin
D. Gentamycin
E. Trimethoprim

3.59   3.6   Fragentyp D

Welche Ursachen kommen für eine nichtgonorrhoische Urethritis in Betracht?

1) Andere bakterielle Erreger
2) Trichomonaden
3) Mykoplasmen
4) Hefepilze
5) Viren

Wählen Sie bitte die zutreffende Aussagenkombination.

A. Nur 1, 2 und 3 sind richtig
B. Nur 1, 2 und 4 sind richtig
C. Nur 1, 2, 3 und 4 sind richtig
D. Nur 1, 2, 3 und 5 sind richtig
E. Alle Aussagen sind richtig

4. Andrologie

4.01   4.   Fragentyp A1

Wo erfolgt die Bildung der männlichen Samenzellen (Spermiogenese)?

A. Bläschendrüse
B. Nebenhodenschwanz
C. Hoden
D. Nebenhodenkopf
E. Samenleiter

4.02   4.   Fragentyp A1

Wo erfolgt die endgültige Reifung der Samenfäden?

A. Nebenhoden
B. Samenleiter
C. Hoden
D. Bläschendrüse
E. Prostata

4.03   4.   Fragentyp D

Wie setzt sich das Ejakulat (Sperma) zusammen?

1) Prostatasekret
2) Sekret der Cowperschen Drüsen
3) Sekret der Bläschendrüsen
4) Samenfäden
5) Nebenhodensekret

Wählen Sie bitte die zutreffende Aussagenkombination.

A. Nur 1 und 4 sind richtig
B. Nur 2, 3 und 4 sind richtig
C. Nur 1, 3 und 4 sind richtig
D. Nur 4 ist richtig
E. Alle Aussagen sind richtig

4.04 4. Fragentyp A1

Wo werden die männlichen Sexualhormone (Androgene) hauptsächlich gebildet?

A. Sertolische Zellen des Hodens
B. Leydigsche Zwischenzellen des Hodens
C. Ductuli efferentes testis
D. Nebennierenrinde
E. Nebenhoden

4.05 4. Fragentyp A1

Welches übergeordnete Hormon stimuliert die Sekretion der Androgene im Hoden?

A. FSH (follikelstimulierendes Hormon)
B. ACTH (adrenokortikotropes Hormon)
C. GnRH ("Gonadotropinreleasing Hormone" des Hypothalamus)
D. Prolactin
E. LH (luteinisierendes Hormon) bzw. ICSH (interstitielle Zellen stimulierendes Hormon)

4.06   4.   Fragentyp D

Welche der ärztlichen Untersuchungen gehören bei einer andrologischen Störung zur Basis-Diagnostik?

1) Genaue Anamnese des Mannes
2) Anamnestische Erhebung über die Ehefrau bzw. Partnerin
3) Körperliche Untersuchung des Mannes
4) Untersuchung des Ejakulats (Spermiozytogramm)
5) Hormonanalysen
6) Hodenbiopsie
7) Chromosomenanalysen

Wählen Sie bitte die zutreffende Aussagenkombination.

A. Nur 1 und 4 sind richtig
B. Nur 1, 3, 4 und 5 sind richtig
C. Nur 1, 2, 3 und 4 sind richtig
D. Nur 2, 4 und 6 sind richtig
E. Alle Aussagen sind richtig

4.07   4.   Fragentyp A1

Bei welchem der aufgeführten Gründe ist eine Hodenbiopsie medizinisch indiziert?

A. Bei Verdacht auf eine Verschlußazoospermie
B. Im Rahmen jeder Routinediagnostik bei Fertilitätsstörungen
C. Bei Verdacht auf retrograde Ejakulation
D. Zum sicheren Ausschluß eines Morbus Klinefelter
E. Zur Diagnostik eines sekundären Hypogonadismus

4.08 4.11
4.09 4.12
4.10   4.   Fragentyp B

Ordnen Sie den Begriffen der Liste 1 das entsprechende Symptom der Liste 2 zu.

Liste 1	Liste 2
4.08 Ejaculatio praecox	A. Azoospermie
4.09 Ejaculatio retardata	B. Verzögerter Eintritt der Ejakulation
4.10 Impotentia coeundi	
4.11 Impotentia generandi	C. Erektionsstörung
4.12 "Relative" Impotenz	D. Partnerabhängige Potenzstörung
	E. Vorzeitiger Samenerguß

4.13   4.   Fragentyp A1

Wieviele Spermatozoen pro ml Sperma erwarten Sie bei einer Normozoospermie?

A. 250 - 350 Mill.
B. 40 - 250 Mill.
C. 20 - 40 Mill.
D. 10 - 20 Mill.
E. 5 - 10 Mill.

4.14   4.17
4.15   4.18
4.16   4.   Fragentyp B

Ordnen Sie den Begriffen der Liste 1 die entsprechenden Aussagen der Liste 2 zu.

Liste 1	Liste 2
4.14 Asthenozoospermie	A. Keine beweglichen Samenfäden im Sperma
4.15 Teratozoospermie	
4.16 Nekrozoospermie	B. Vermehrung pathologischer Spermatozoen im Sperma
4.17 Azoospermie	
4.18 Aspermie	C. Verminderung beweglicher Samenfäden im Sperma
	D. Fehlen von Samenfäden im Sperma
	E. Kein Ejakulat vorhanden

4.19 4. Fragentyp A1

Was versteht man unter Oligozoospermie?

Eine Verminderung der Spermatozoen pro ml Sperma (Spermiendichte)

A. unter 250 Mill.
B. unter 100 Mill.
C. unter 40 Mill.
D. unter 20 Mill.

4.20 4. Fragentyp A1

Was versteht man unter einer Oligoteratoasthenozoospermie (OTA)?

A. Herabgesetzte Spermiendichte einschließlich Zunahme pathologischer Samenfäden im Sperma
B. Verminderung von Spermiendichte und Spermienmotilität im Sperma
C. Verminderte Spermienmotilität im Sperma
D. Verminderung von Spermiendichte und -motilität sowie Zunahme pathologischer Samenfäden im Sperma
E. Zunahme pathologischer und unbeweglicher Samenfäden im Sperma

4.21 4. Fragentyp A3

Welche Diagnose fällt nicht unter die Bezeichnung primärer Hypogonadismus?

A. Morbus Klinefelter
B. Anorchie
C. Hypophysektomie nach Hypophysentumor
D. Sogenanntes Klimacterium virile
E. Hodenatrophie nach Mumpsorchitis

4.22 4. Fragentyp A2

Wo ist bei einem sekundären Hypogonadismus in den meisten Fällen die Störung lokalisiert?

A. Hypothalamus
B. Hypophyse
C. Hoden
D. Nebenhoden
E. Nebennierenrinde

4.23 4. Fragentyp D

Welche der genannten Erkrankungen können eine Einschränkung der Fertilität zur Folge haben?

1) Orchitis (z. B. Mumps-Orchitis)
2) Epididymitis
3) Prostatitis
4) Hodentumoren
5) Varikozele

Wählen Sie bitte die zutreffende Aussagenkombination.

A. Nur 1 und 2 sind richtig
B. Nur 1, 2 und 5 sind richtig
C. Nur 1, 3 und 4 sind richtig
D. Nur 1, 3 und 5 sind richtig
E. Alle Aussagen sind richtig

4.24 4. Fragentyp A1

Wo liegt eine obligate Zeugungsunfähigkeit vor?

A. Asthenozoospermie
B. Oligozoospermie
C. Azoospermie
D. Teratozoospermie
E. Hypospermie

4.25   4.   Fragentyp A3

Welche der genannten Hodendystopien muß <u>nicht</u> behandelt werden?

A. Retentio abdominalis (Kryptorchismus)
B. Retentio inguinalis (Leistenhoden)
C. Gleithoden
D. Pendelhoden
E. Hodenektopie

4.26   4.   Fragentyp A1

Sie können bei einem Patienten beidseits keine Hoden tasten. Welche Untersuchung ist für die Differenzierung zwischen Anorchie bzw. Aplasie und einer abdominalen Retention entscheidend?

A. Probelaparotomie
B. Leydig-Zell-Stimulationstest (Choriongonadotropintest)
C. Testosteronbestimmung im Serum
D. Gonadotropinbestimmung im Serum
E. Chromosomenanalyse

4.27   4.   Fragentyp A1

Bis zu welchem Zeitpunkt soll eine Hodendystopie (z. B. Leistenhoden) behandelt werden?

A. Gleich nach der Geburt
B. Bis zum Ende des 2. Lebensjahres
C. Bis zum sechsten Lebensjahr
D. Bis zur Pubertät
E. Erst im Erwachsenenalter bei Kinderwunsch

4.28　　　　　　4.　　　　　　　Fragentyp A1

Welche Ursache trifft für das Klinefelter-Syndrom zu?

A. Ein zusätzliches Y-Chromosom
B. Ein fehlendes X-Chromosom
C. Ein zusätzliches X-Chromosom
D. Ein fehlendes Y-Chromosom
E. Keine der genannten Störungen, da hormonelle Ursache

4.29　　　　　　4.　　　　　　　Fragentyp A3

Welche Aussage über die Varikozele trifft nicht zu?

A. Es handelt sich um eine Erweiterung der Venen des Plexus pampinoformis und der Hodenhüllen.
B. Sie kommt nur bei bestehender Varikosis der unteren Extremitäten vor.
C. Die idiopathische Form (90%) kommt überwiegend linksseitig vor.
D. Sie kann Ursache einer Fertilitätsstörung sein.
E. Die Behandlung der Wahl ist operativ (sogenannte hohe Ligatur).

4.30   4.   Fragentyp D

Die Gynäkomastie ist ein polyätiologisches Symptom.
Wo kommt es vor?

1) Physiologisch in der Pubertät
2) Im Rahmen einer Adipositas
3) Bei Klinefelter-Syndrom
4) Bei Hodentumoren
5) Bei Hyperthyreose
6) Bei Leberzirrhose
7) Iatrogen-medikamentös (z. B. Spironolactone, Psychopharmaka)

Wählen Sie bitte die zutreffende Aussagenkombination.

A. Nur 1, 2 und 3 sind richtig
B. Nur 2, 5, 6 und 7 sind richtig
C. Nur 2, 4, 6 und 7 sind richtig
D. Nur 1, 2, 3, 4, 6 und 7 sind richtig
E. Alle Aussagen sind richtig

4.31   4.   Fragentyp A1

Welches ist die häufigste Ursache für eine Impotentia coeundi?

A. Durchblutungsstörungen
B. Endokrinopathien
C. Diabetes mellitus
D. Psychogene Ursachen
E. Neurogene Ursachen

4.32   4.35
4.33   4.36
4.34   4.   Fragentyp B

Ordnen Sie den bei der Behandlung männlicher Fertilitätsstörungen häufig verwendeten Medikamenten oder Maßnahmen (Liste 1) die entsprechende Indikation (Liste 2) zu.

Liste 1

4.32 Antibiotika
(z. B. Tetracycline)

4.33 Mesterolon
(bzw. Androgene)

4.34 Kallikrein

4.35 Gonadotropine (HMG,HCG)

4.36 Operatives Vorgehen

Liste 2

A. Oligoasthenozoospermie

B. Verschlußazoospermie

C. Samenwegsinfekt

D. Bläschendrüseninsuffizienz

E. Hypogonadotroper Hypogonadismus

4.37
4.38
4.39   4.   Fragentyp B

Ordnen Sie den bei der Behandlung männlicher Fertilitätsstörungen häufig verwendeten Medikamenten (Liste 1) die entsprechende Kontraindikation (Liste 2) zu.

Liste 1

4.37 Mesterolon
(bzw. Androgene)

4.38 Kallikrein

4.39 Gonadotropine
(HMG, HCG)

Liste 2

A. Chronische Infekte und Hypotonie

B. Oligoasthenozoospermie

C. Prostatatumoren

D. Polyzoospermie

E. Hypergonadotroper Hypogonadismus

4.40   4.   Fragentyp D

Welche Medikamente können die Ursache einer Impotentia coeundi sein?

1) Antihypertonika
2) Psychopharmaka
3) Antiandrogene
4) Zytostatika
5) Sonstige Medikamente (z. B. Clofibrat, Spironolacton)

Wählen Sie bitte die zutreffende Aussagenkombination.

A. Nur 1 und 2 sind richtig
B. Nur 2, 4 und 5 sind richtig
C. Nur 1, 2 und 3 sind richtig
D. Nur 3 ist richtig
E. Alle Aussagen sind richtig

4.41   4.   Fragentyp D

Welche der aufgeführten Medikamente bzw. Noxen können die Ursache einer Fertilitätsstörung (qualitative und quantitative Verschlechterung des Samenbefunds im Spermiozytogramm) sein?

1) Nitrofurantoin
2) Analgetika
3) Zytostatika
4) Guanethidin (Ganglienblocker)
5) Nikotin

Wählen Sie bitte die zutreffende Aussagenkombination.

A. Nur 3 und 4 sind richtig
B. Nur 1, 2 und 5 sind richtig
C. Nur 2 und 3 sind richtig
D. Nur 1 und 2 sind richtig
E. Alle Aussagen sind richtig

Antwortenschlüssel

1.

1.01	C	1.05	D	1.09	C
1.02	A	1.06	C	1.10	A
1.03	B	1.07	E	1.11	E
1.04	C	1.08	A	1.12	A
				1.13	D

1.1

1.14	A	1.21	E	1.28	C
1.15	C	1.22	D	1.29	B
1.16	A	1.23	A	1.30	A
1.17	B	1.24	E	1.31	D
1.18	E	1.25	C	1.32	C
1.19	B	1.26	B	1.33	B
1.20	E	1.27	A	1.34	C

1.2

1.35	B	1.42	B	1.49	C
1.36	B	1.43	B	1.50	B
1.37	D	1.44	B	1.51	D
1.38	C	1.45	A	1.52	A
1.39	A	1.46	D	1.53	D
1.40	D	1.47	C	1.54	B
1.41	D	1.48	E		

1.3

1.55	A	1.66	E	1.77	A
1.56	D	1.67	E	1.78	A
1.57	A	1.68	B	1.79	C
1.58	B	1.69	E	1.80	A
1.59	D	1.70	B	1.81	E
1.60	E	1.71	D	1.82	B
1.61	B	1.72	D	1.83	C
1.62	B	1.73	B	1.84	E
1.63	B	1.74	E	1.85	D
1.64	D	1.75	E	1.86	C
1.65	B	1.76	E	1.87	E

1.88	E	1.98	E	1.108	E
1.89	B	1.99	C	1.109	A
1.90	A	1.100	A	1.110	C
1.91	C	1.101	B	1.111	B
1.92	E	1.102	C	1.112	C
1.93	D	1.103	B	1.113	C
1.94	E	1.104	A	1.114	B
1.95	E	1.105	C	1.115	C
1.96	C	1.106	D	1.116	D
1.97	C	1.107	B		

1.4

1.117	B	1.118	B	1.119	E

2.

2.01	C	2.08	C	2.15	B
2.02	A	2.09	A	2.16	D
2.03	B	2.10	B	2.17	D
2.04	D	2.11	C	2.18	A
2.05	A	2.12	D	2.19	B
2.06	C	2.13	E	2.20	A
2.07	B	2.14	D		

2.1

2.21	B	2.34	C	2.47	C
2.22	A	2.35	B	2.48	E
2.23	D	2.36	C	2.49	C
2.24	C	2.37	C	2.50	D
2.25	A	2.38	B	2.51	C
2.26	D	2.39	B	2.52	B
2.27	C	2.40	D	2.53	C
2.28	E	2.41	D	2.54	D
2.29	B	2.42	C	2.55	C
2.30	E	2.43	B	2.56	C
2.31	D	2.44	D	2.57	B
2.32	D	2.45	B	2.58	D
2.33	E	2.46	B	2.59	D

2.2

2.60	C	2.67	D	2.74	C
2.61	A	2.68	B	2.75	D
2.62	B	2.69	C	2.76	A
2.63	C	2.70	B	2.77	D
2.64	B	2.71	D	2.78	E
2.65	C	2.72	A	2.79	D
2.66	B	2.73	A	2.80	E

2.81	E	2.98	C	2.115	D
2.82	A	2.99	B	2.116	E
2.83	A	2.100	B	2.117	D
2.84	D	2.101	A	2.118	A
2.85	C	2.102	C	2.119	C
2.86	E	2.103	E	2.120	B
2.87	C	2.104	D	2.121	C
2.88	C	2.105	A	2.122	B
2.89	E	2.106	E	2.123	D
2.90	D	2.107	C	2.124	A
2.91	A	2.108	A	2.125	A
2.92	B	2.109	D	2.126	B
2.93	B	2.110	E	2.127	C
2.94	B	2.111	B	2.128	B
2.95	D	2.112	A	2.129	A
2.96	C	2.113	D	2.130	A
2.97	D	2.114	C	2.131	D
				2.132	B

2.3

2.133	D	2.139	C	2.145	D
2.134	A	2.140	D	2.146	B
2.135	E	2.141	B	2.147	C
2.136	E	2.142	D	2.148	A
2.137	A	2.143	A	2.149	C
2.138	B	2.144	C	2.150	A

2.4

2.151	B	2.172	D	2.193	B
2.152	B	2.173	E	2.194	D
2.153	D	2.174	E	2.195	E
2.154	D	2.175	E	2.196	E
2.155	B	2.176	C	2.197	E
2.156	D	2.177	C	2.198	B
2.157	A	2.178	E	2.199	A
2.158	B	2.179	C	2.200	E
2.159	A	2.180	A	2.201	C
2.160	C	2.181	B	2.202	D
2.161	B	2.182	C	2.203	A
2.162	D	2.183	A	2.204	C
2.163	E	2.184	A	2.205	B
2.164	D	2.185	A	2.206	D
2.165	B	2.186	D	2.207	E
2.166	C	2.187	C	2.208	B
2.167	A	2.188	A	2.209	A
2.168	A	2.189	C	2.210	E
2.169	E	2.190	B	2.211	C
2.170	B	2.191	B	2.212	C
2.171	C	2.192	B	2.213	C

2.214	B	2.226	E	2.238	D
2.215	A	2.227	D	2.239	D
2.216	B	2.228	B	2.240	B
2.217	C	2.229	C	2.241	D
2.218	B	2.230	A	2.242	B
2.219	A	2.231	E	2.243	E
2.220	E	2.232	E	2.244	B
2.221	C	2.233	B	2.245	D
2.222	B	2.234	C	2.246	C
2.223	B	2.235	D	2.247	C
2.224	C	2.236	C	2.248	B
2.225	D	2.237	A		

2.5

2.249	E	2.252	B	2.255	C
2.250	C	2.253	A	2.256	E
2.251	E	2.254	C	2.257	A
				2.258	B

2.6

2.259	A	2.261	C	2.263	A
2.260	C	2.262	A		

2.7

2.264	D	2.269	D	2.274	C
2.265	E	2.270	C	2.275	C
2.266	C	2.271	C	2.276	D
2.267	A	2.272	D	2.277	E
2.268	B	2.273	D	2.278	B
				2.279	E

2.8

2.280	E	2.285	D	2.290	A
2.281	C	2.286	A	2.291	E
2.282	E	2.287	B	2.292	C
2.283	B	2.288	B	2.293	C
2.284	A	2.289	D	2.294	A

2.9

2.295	B	2.299	E	2.303	C
2.296	E	2.300	B	2.304	D
2.297	D	2.301	C	2.305	C
2.298	A	2.302	A	2.306	C
				2.307	C

2.10

2.308 B	2.310 B	2.312 B
2.309 A	2.311 B	2.313 C

2.11

2.314 D	2.322 A	2.330 C
2.315 D	2.323 E	2.331 E
2.316 C	2.324 B	2.332 E
2.317 B	2.325 A	2.333 E
2.318 B	2.326 D	2.334 A
2.319 D	2.327 C	2.335 D
2.320 E	2.328 C	2.336 C
2.321 C	2.329 C	

2.12

2.337 B	2.342 C	2.347 E
2.338 C	2.343 A	2.348 A
2.339 B	2.344 D	2.349 A
2.340 B	2.345 E	2.350 D
2.341 C	2.346 B	

2.13

2.351 D	2.352 C	2.353 D

2.14

2.354 C	2.357 A	2.360 D
2.355 C	2.358 B	2.361 D
2.356 C	2.359 E	2.362 A
		2.363 B

2.15

2.364 B	2.369 B	2.374 E
2.365 C	2.370 B	2.375 D
2.366 A	2.371 B	2.376 C
2.367 C	2.372 A	2.377 B
2.368 B	2.373 A	2.378 A
		2.379 C

2.16

2.380 A	2.382 A	2.384 C
2.381 D	2.383 C	2.385 D

2.17

2.386	A	2.390	D	2.394	C
2.387	D	2.391	C	2.395	B
2.388	C	2.392	E	2.396	A
2.389	B	2.393	D	2.397	D
				2.398	C

2.18

2.399	B	2.406	D	2.413	C
2.400	D	2.407	D	2.414	C
2.401	A	2.408	A	2.415	C
2.402	E	2.409	B	2.416	B
2.403	D	2.410	E	2.417	E
2.404	C	2.411	C	2.418	E
2.405	A	2.412	B	2.419	D

2.19

2.420	B	2.422	D	2.424	E
2.421	D	2.423	D	2.425	B

2.20

2.426	B	2.450	E	2.474	C
2.427	A	2.451	B	2.475	B
2.428	C	2.452	D	2.476	A
2.429	D	2.453	E	2.477	C
2.430	E	2.454	D	2.478	E
2.431	B	2.455	D	2.479	C
2.432	C	2.456	B	2.480	D
2.433	E	2.457	E	2.481	E
2.434	A	2.458	A	2.482	E
2.435	D	2.459	E	2.483	A
2.436	D	2.460	E	2.484	D
2.437	E	2.461	A	2.485	C
2.438	C	2.462	B	2.486	B
2.439	B	2.463	D	2.487	A
2.440	B	2.464	B	2.488	E
2.441	B	2.465	D	2.489	C
2.442	D	2.466	E	2.490	C
2.443	A	2.467	C	2.491	A
2.444	D	2.468	C	2.492	E
2.445	C	2.469	C	2.493	B
2.446	E	2.470	B	2.494	D
2.447	A	2.471	A	2.495	E
2.448	C	2.472	D	2.496	D
2.449	A	2.473	D	2.497	A

2.21

2.498	C	2.499	E	2.500	B
				2.501	A

3.
3.1

3.01	C	3.02	E

3.2

3.03	A	3.12	A	3.21	D
3.04	D	3.13	A	3.22	C
3.05	E	3.14	E	3.23	D
3.06	A	3.15	C	3.24	D
3.07	B	3.16	E	3.25	D
3.08	B	3.17	A	3.26	A
3.09	B	3.18	C	3.27	C
3.10	B	3.19	D	3.28	C
3.11	C	3.20	B	3.29	A
				3.30	C

3.3

3.31	D	3.34	B	3.37	A
3.32	C	3.35	E	3.38	A
3.33	B	3.36	B	3.39	A

3.4

3.40	A	3.41	B	3.42	B
				3.43	B

3.5

3.44	C	3.45	C	3.46	B
				3.47	D

3.6

3.48	B	3.52	E	3.56	A
3.49	A	3.53	A	3.57	B
3.50	A	3.54	A	3.58	B
3.51	B	3.55	E	3.59	E

4.

4.01	C	4.15	B	4.29	B
4.02	A	4.16	A	4.30	E
4.03	E	4.17	D	4.31	D
4.04	B	4.18	E	4.32	C
4.05	E	4.19	C	4.33	D
4.06	C	4.20	D	4.34	A
4.07	A	4.21	C	4.35	E
4.08	E	4.22	B	4.36	B
4.09	B	4.23	E	4.37	C
4.10	C	4.24	C	4.38	A
4.11	A	4.25	D	4.39	E
4.12	D	4.26	B	4.40	E
4.13	B	4.27	B	4.41	E
4.14	C	4.28	C		

Examens-Fragen
Zur Überprüfung und Erweiterung Ihrer Kenntnisse

**Examens-Fragen
Innere Medizin**
4. Auflage 1977. DM 28,−

**Examens-Fragen
Kinderheilkunde**
2. Auflage 1978. DM 18,−

**Examens-Fragen
Gynäkologie + Geburtshilfe**
1978. In Vorbereitung

**Examens-Fragen
Chirurgie**
1978. DM 28,−

**Examens-Fragen
Neurologie**
2. Auflage 1978.
In Vorbereitung

**Examens-Fragen
Psychiatrie**
1974. DM 14,−

**Examens-Fragen
Arbeitsmedizin**
1973. DM 14,−

**Examens-Fragen
Rechtsmedizin**
1976. DM 18,−

**Examens-Fragen
Pathologie**
2. Auflage 1976. DM 16,−

**Examens-Fragen
Pharmakologie und
Toxikologie**
2. Auflage 1976. DM 19,80

**Examens-Fragen
Anaesthesiologie−
Reanimation−
Intensivbehandlung**
1974. DM 14,−

Preisänderungen vorbehalten

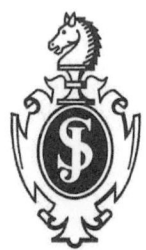

Springer-Verlag
Berlin
Heidelberg
New York

Für den zweiten Abschnitt der ärztlichen Prüfung

Allgemeine und spezielle Chirurgie. Herausgeber: Allgöwer. 3. Auflage 1976. DM 48,–

Boenninghaus: **Hals-Nasen-Ohrenheilkunde für Medizinstudenten.** 4. Auflage 1977. (HT 76) DM 18,80 Basistext

Chusid: **Funktionelle Neurologie.** 1978. DM 58,–

Dubin: **Schnell-Interpretation des EKG.** 2. Auflage 1977. DM 38,–

Greither: **Dermatologie und Venerologie.** 3. Auflage 1978. (HT 113) DM 16,80 Basistext

Heberer/Köle/Tscherne: **Chirurgie.** 1977. (HT 191*) DM 36,– Basistext

Idelberger: **Lehrbuch der Orthopädie.** 3. Auflage 1978. DM 48,–

Kinderheilkunde. Herausgeber: von Harnack. 4. Auflage 1977. DM 39,–

Knörr/Beller/Lauritzen: **Lehrbuch der Gynäkologie.** 1972. DM 44,–

Leydhecker: **Grundriß der Augenheilkunde.** 19. Auflage 1976. DM 48,–

Nasemann/Sauerbrey: **Lehrbuch der Hautkrankheiten und venerischen Infektionen.** 2. Auflage 1977. DM 48,–

Pichlmayr/Grotelüschen: **Chirurgische Therapie.** 1978. DM 78,–

Piper: **Innere Medzin.** 1974. (HT 122) DM 19,80 Basistext

Poeck: **Neurologie.** 5. Auflage 1978. DM 48,–

Schulte/Tölle: **Psychiatrie.** 4. Auflage 1977. DM 42,–

Unfallchirurgie: Von Burri et al. 2. Auflage 1976. (HT 145) DM 19,80 Basistext

Für den dritten Abschnitt der ärztlichen Prüfung

Bässler/Fekl/Lang: **Grundbegriffe der Ernährungslehre.** 2. Auflage 1975. (HT 119) DM 18,80 Basistext

Curran: **Farbatlas der Histopathologie.** 3. Auflage 1975. DM 64,–

Curran/Jones: **Farbatlas der makroskopischen Pathologie.** 1976. DM 78,–

Habermann/Löffler: **Spezielle Pharmakologie und Arzneitherapie.** 2. Auflage 1977. (HT 166) DM 21,80 Basistext

Interne Notfallmedizin. Von Junge-Hülsing et al. 2. Auflage. 1977. DM 38,–

Lehrbuch der Anaesthesiologie, Reanimation und Intensivtherapie. Herausgeber: Benzer/Frey/Hügin/Mayrhofer. 4. Auflage 1977. DM 168,–

Medizinisch und wirtschaftlich rationale Arzneitherapie. Herausgeber: Kewitz. 1978. DM 38,–

Scheurlen: **Systematische Differentialdiagnose innerer Krankheiten.** 1977. (HT 188*) DM 19,80

Therapie innerer Krankheiten Herausgeber: Buchborn et al. 3. Auflage 1977. DN 68,–

Preisänderungen vorbehalten

HT = Heidelberger Taschenbücher

* = Begleittext zum Gegenstandskatalog

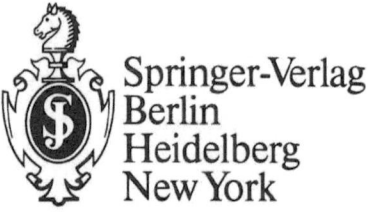

Springer-Verlag
Berlin
Heidelberg
New York

Zu jeder Aufgabe werden 5 mögliche Antworten A-E angeboten, von denen nur eine zutrifft. Jeder Kandidat soll in der Prüfung auch dann eine der 5 Antworten A-E ankreuzen, wenn er die richtige Lösung nicht kennt. In diesem Fall besteht immerhin die Chance 1:5, aus den vorgegebenen Antworten die richtige zu raten.

Fragentyp A = Einfachauswahl
Auf eine Frage oder unvollständige Aussage folgen 5 Antworten oder Ergänzungen, von denen eine einzige auszuwählen ist und zwar:
bei Typ A 1: die einzig richtige
bei Typ A 2: die beste von mehreren möglichen
bei Typ A 3: die einzig falsche
Typ A 1 ist der Grundtyp.
Wenn nach der „besten" oder einzig falschen Antwort gefragt wird, so geht dies aus dem Aufgabentext ausdrücklich hervor.

Fragentyp B = Aufgabengruppe mit gemeinsamem Antwortangebot (Zuordnung)
Jede Aufgabe besteht aus
a) einer beliebigen Anzahl von numerierten Begriffen, Fragen oder Aussagen (= Aufgabenliste = Liste 1).
b) einigen durch die Buchstaben A-D(-G) gekennzeichneten Antwortmöglichkeiten (= Liste 2).
Eine Fragengruppe enthält so viele - einzeln bewertete - Aufgaben, wie die Aufgabenliste Nummern hat.
Zu jeder numerierten Aufgabe ist die Antwort A-D(-G) auszuwählen, die für zutreffend gehalten wird. Jede Antwortmöglichkeit kann einmal, mehrmals oder überhaupt nicht als Lösung vorkommen.

Fragentyp C = kausale Verknüpfung
Dieser Aufgabentyp besteht aus zwei durch das Wort „weil" verknüpften Feststellungen.
Jede der beiden Feststellungen kann unabhängig von der anderen richtig oder falsch sein. Wenn sie beide richtig sind, kann die Verknüpfung durch „weil" richtig oder falsch sein.
Bitte kreuzen Sie die Antwort A-E an, die nach Ihrer Meinung die beiden Feststellungen und ihre Verknüpfung richtig beurteilt:

Antwort	Feststellung 1	Feststellung 2	Verknüpfung
A	richtig	richtig	richtig
B	richtig	richtig	falsch
C	richtig	falsch	–
D	falsch	richtig	–
E	falsch	falsch	–

Fragentyp D = Antworten mit Aussagenkombinationen
Auf eine Frage oder unvollständige Aussage folgen numerierte Begriffe oder Sätze, von denen einer oder mehrere zutreffen können. Für jede Aufgabe nach Typ D werden 5 Kombinationen der numerierten Aussagen vorgegeben.
Aus diesen mit den Buchstaben A-E gekennzeichneten Antworten wählen Sie bitte die Aussagenkombination aus, die Sie für richtig halten.

MIX
Papier aus verantwortungsvollen Quellen
Paper from responsible sources
FSC® C105338

If you have any concerns about our products,
you can contact us on
ProductSafety@springernature.com

In case Publisher is established outside the EU,
the EU authorized representative is:
**Springer Nature Customer Service Center GmbH
Europaplatz 3, 69115 Heidelberg, Germany**

Printed by Libri Plureos GmbH
in Hamburg, Germany

Heidelberger Taschenbücher Band 9

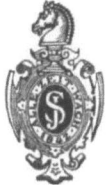

Die Welt der Elementarteilchen

Kenneth W. Ford

Mit 47 Abbildungen

Springer-Verlag Berlin Heidelberg New York 1966

Titel der englischen Originalausgabe: The World of Elementary Particles. Blaisdell Publishing Company, New York · Toronto · London.
Übersetzer: Dr. Friedhold Baumann, Physikalisches Institut der Technischen Hochschule Karlsruhe.

Alle Rechte vorbehalten. Ohne ausdrückliche Genehmigung des Verlages ist es auch nicht gestattet, dieses Buch oder Teile daraus auf photomechanischem Wege (Photokopie, Mikrokopie) oder auf andere Art zu vervielfältigen. © der deutschen Ausgabe Springer-Verlag Berlin · Heidelberg 1966.
ISBN 978-3-540-03558-9   ISBN 978-3-642-94960-9 (eBook)
DOI 10.1007/978-3-642-94960-9

Für Paul und Sarah

Vorwort

Dieses Buch handelt von Ideen, nicht von experimentellen oder theoretischen Methoden. Es ist ein Versuch zu zeigen, wie sich, nach den Entdeckungen dieses Jahrhunderts insbesondere im Bereich des sehr Kleinen, die Welt in den Augen des modernen Physikers darstellt. Natürlich werden einige wichtige Experimente beschrieben, aber im großen und ganzen wird darauf verzichtet, die komplizierten Methoden zu erörtern, die heute zur Untersuchung des Subatomaren angewandt werden, um dafür um so ausführlicher auf die Struktur der Theorien und auf die Vorstellungen eingehen zu können, die die Grundlage unseres Verständnisses der Vorgänge bilden, die gegenwärtig die Front der physikalischen Forschung darstellen. Es bedürfte eines eigenen Buches, um den komplizierten und großartigen Geräten gerecht zu werden, die die Natur zwingen, unsere Fragen über die Welt der Elementarteilchen zu beantworten — ein Buch, das geschrieben werden sollte.

Ich bitte den Leser dieses Buches zweierlei im Auge zu behalten. Erstens, die Physik ist eine experimentelle Wissenschaft. Jede Theorie, jeder Begriff und jede Vorstellung über die Natur beruht letzten Endes auf experimentellen Tatbeständen, darauf, was in der Natur geschieht. Alle Abstraktionen und gedanklichen Konstruktionen haben kein anderes Ziel, als experimentelle Fakten in einfacher und übersichtlicher Weise zu beschreiben.

Der zweite Punkt ist der, daß jede „Erklärung" von Fakten der Natur notwendigerweise vorläufigen Charakter trägt. Erfolgreiche Theorien erweisen sich jedoch selten als falsch; vielmehr wird nur ihr Gültigkeitsbereich begrenzt, und sie selber werden durch allgemeinere Theorien ersetzt. Aus diesem Grund werden wahrscheinlich verhältnismäßig wenige Aussagen über Tatsachen in diesem Buch sich später als falsch erweisen. Aber die *Vorstellung* von der Welt, das Bild vom Naturgeschehen auf seiner untersten Stufe, zu dem uns die heutige Theorie geführt hat, kann durch eine zukünftige Theorie radikal geändert werden. Es wäre nicht überraschend, wenn dies in den nächsten Jahrzehnten geschehen sollte. Dieses Buch ist ein Bericht über Fortschritte und keine Verkündung unumstößlicher Wahrheiten über die Natur.

Viele meiner Lehrer und Kollegen haben zu diesem Buch beigetragen. Besonders fühle ich mich zu Dank gegenüber JOHN A. WHEELER verpflichtet, unter dessen Anleitung ich begann, in die Welt der Elementarteilchen einzudringen, sowie gegenüber BRENTON STEARNS und BERNARD FELD, die das Manuskript sorgfältig gelesen haben und viele wertvolle Vorschläge machten. Ich danke ebenfalls SILVAN SCHWEBER und STEPHAN BERKO für hilfreiche Hinweise. Zahlreiche Kollegen, darunter SAUL BARSHAY, NORMAN GLENDENNING, CYRUS GORDON, FREDERICK REINES, ARTHUR ROSENFELD, CALDWELL TITCOMB und DAVID WILKINSON, stellten großzügigerweise Tatsachenmaterial zur Verfügung.

Die in diesem Buch veröffentlichten Abbildungen wurden freundlicherweise von den folgenden Damen und Herren oder Laboratorien zur Verfügung gestellt:

Figur 1.1 (links), Alan Thorndike, Brookhaven National Laboratory.
Figur 1.1 (rechts), Irwin Pless, Massachusetts Institute of Technology.
Figur 1.2 (links), Carl D. Anderson, California Institute of Technology.
Figur 1.2 (rechts), Herbert Bridge, Massachusetts Institute of Technology.
Figur 1.4, Joanne B. Ford, mit Erlaubnis des Brookhaven National Laboratory.
Figur 1.7, Lawrence Radiation Laboratory, University of California.
Figur 1.8, Lawrence Radiation Laboratory, University of California.
Figur 3.2, Irwin Pless, Massachusetts Institute of Technology.
Figur 3.4, M. Francon, Institute d'Optique, Paris.
Figur 4.3, Lawrence Radiation Laboratory, University of California.
Figur 5.3, Jack Steinberger, Columbia University.
Figur 6.2, Irwin Pless, Massachusetts Institute of Technology.
Figur 6.3, Irwin Pless, Massachusetts Institute of Technology.
Figur 6.4, Lawrence Radiation Laboratory, University of California.
Figur 1.2 (links) erschien zuerst in Physical Review, Band 43, 1933, Seite 492; Figur 5.3 (oben rechts) erschien zuerst in Physical Review Letters, Band 9, 1962, Seite 40.

Die Zahlenangaben über die Lebenserwartung in der Fußnote auf Seite 55 stellte die John Hancock Mutual Life Insurance Company zur Verfügung.

Ich danke den Bewohnern des Hauses 94D Cromwell Road in London, in dem der größte Teil des Buches geschrieben wurde, für die angenehme Arbeitsatmosphäre. Meiner Frau Joanne danke ich besonders für die Ermunterung zu diesem Buch und für die Durchsicht des Manuskripts.

KENNETH W. FORD

Inhaltsverzeichnis

1. Der Elementarteilchen-Zoo 1

2. Das Kleine und das Große 28

3. Die großen Ideen der Physik dieses Jahrhunderts 48

4. Erhaltungssätze 80

5. Photonen und Neutrinos 110

6. Von „Strange Particles" und anderen Teilchen 146

7. Felder und Teilchen, Kräfte und Wechselwirkungen 181

8. Neue Invarianzprinzipien 206

Literaturhinweise 231

Namen- und Sachverzeichnis 237

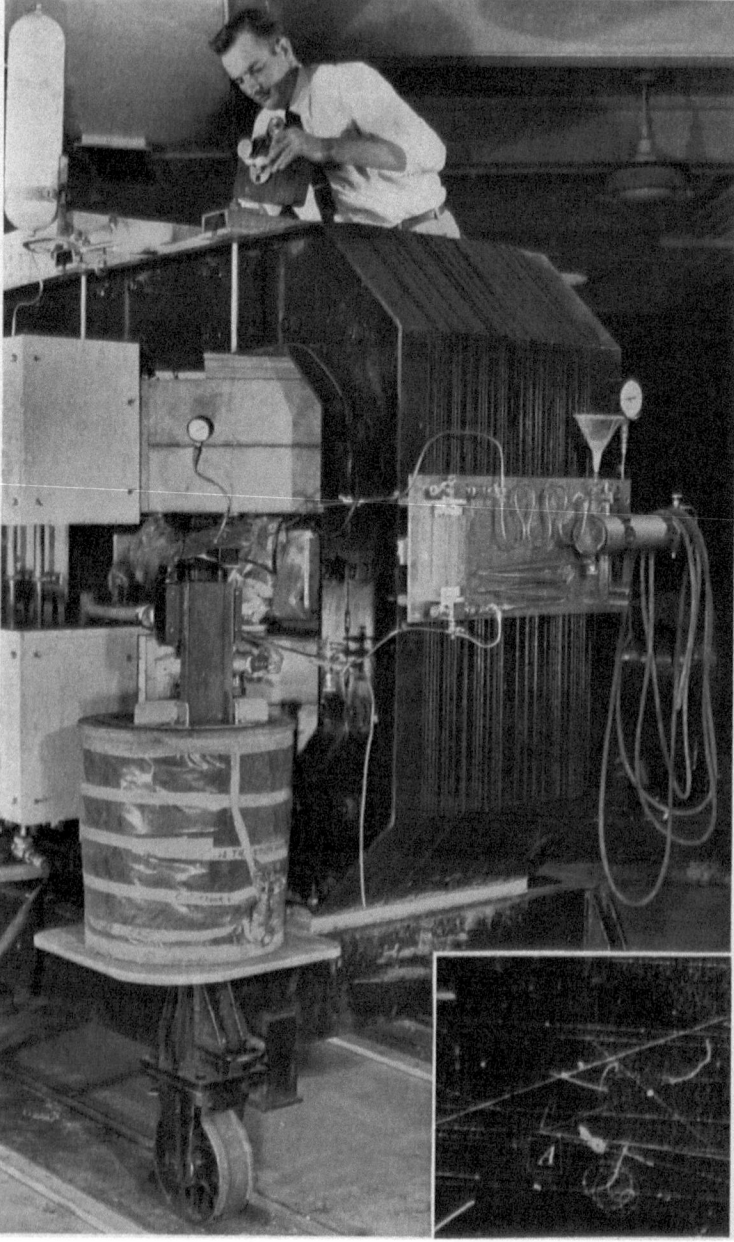

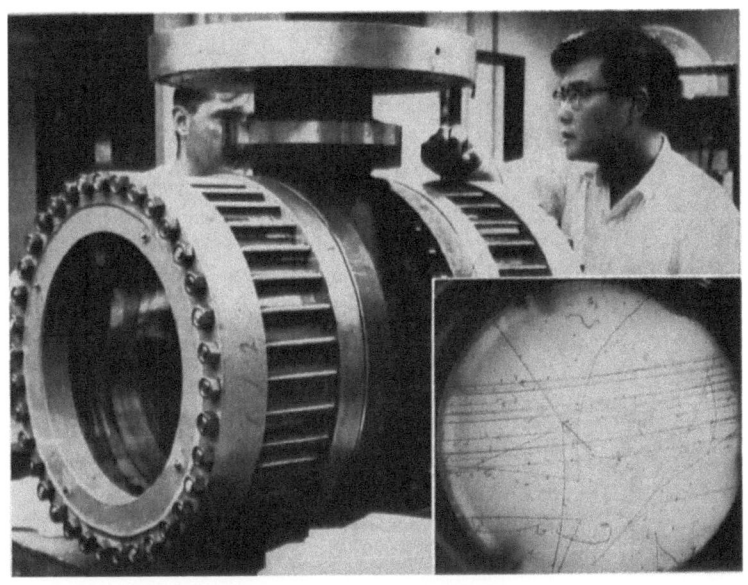

Fig. 1.1. Nachweisgeräte für Teilchen und Teilchenspuren. Die Aufnahme auf der linken Seite zeigt eine 40 cm-Nebelkammer, die sich in einem starken Elektromagneten im Brookhaven National Laboratory, New York, befindet. Auf der rechten Seite ist die 38 cm-Blasenkammer der Forschergruppe in Cambridge, Massachusetts, abgebildet. Die kleineren Photographien in diesen Abbildungen zeigen die Spuren, die hochbeschleunigte Elementarteilchen in den Nachweisgeräten hinterlassen. Auf der linken Seite stößt im Punkt A eines der vielen Protonen, die durch die Nebelkammer hindurchfliegen, auf einen Atomkern und erzeugt zwei neue Teilchen (Pionen). Die Spuren, die auf der oberen Photographie zu sehen sind, stammen von einem Pionenstrahl; diese Aufnahme ist in Fig. 6.3 vergrößert dargestellt und wird später besprochen.
Auf ihrem Weg durch die Materie stoßen elektrisch geladene Teilchen, zum Beispiel Protonen oder Pionen, mit hoher Geschwindigkeit auf Atome und hinterlassen längs ihres Weges elektrisch geladene Atome, die Ionen genannt werden. In der mit Gas gefüllten Nebelkammer wirken diese Ionen als Kondensationskerne für das dampfförmige Füllgas. Eine Linie von Flüssigkeitströpfchen markiert die Flugbahn des Teilchens durch das Gas. (Der sichtbare Dunst einer gewöhnlichen Wolke am Himmel besteht teilweise aus Tröpfchen, die sich um Ionen gebildet haben.) In der mit Flüssigkeit gefüllten Blasenkammer wird andererseits die Bahn eines Teilchens durch eine Reihe von Gasbläschen aufgezeichnet. Die Ionen, die das Teilchen auf seinem Weg hinterläßt, wirken als Verdampfungszentren für die überhitzte Flüssigkeit der Blasenkammer. Die Photographie wird unmittelbar nach Entstehen der Gasbläschen aufgenommen, also noch bevor die Bläschen sich in der Flüssigkeit ausbreiten können

Kapitel I

Der Elementarteilchen-Zoo

Von einem Düsenflugzeug, das hoch über uns hinfliegt, sehen wir nichts als eine weiße Spur, die es am Himmel hinterläßt; das Flugzeug selbst ist viel zu klein, um für unser Auge sichtbar zu sein. Ganz ähnlich verhält es sich mit den kleinsten Objekten, die der Mensch kennt, mit jenen Stückchen Materie und Energie, die man Elementarteilchen nennt. Ein einzelnes Elementarteilchen ist 10 Millionen mal kleiner als das kleinste Gebilde, das man in einem Mikroskop gerade noch sehen kann. Fliegt ein solches Teilchen aber durch eine Nebelkammer oder durch eine moderne Blasenkammer, so hinterläßt es eine auch für das unbewaffnete Auge gut sichtbare Spur. Diese Spur kann man photographieren und dann in Ruhe ausmessen (Fig. 1.1). Eine ähnliche Spur hinterläßt ein Elementarteilchen auch in photographischen Platten, wenn es diese auf seinem Weg durchdringt. Schließlich können Elementarteilchen auch mit Hilfe elektronischer Zähler nachgewiesen werden.

Der Physiker sieht sich der Aufgabe gegenüber, aus den Spuren oder aus den Zählraten elektronischer Geräte auf die Natur der Elementarteilchen zurückzuschließen. Dabei greift er zu den verschiedensten Hilfsmitteln: Er baut riesige Beschleuniger, ersinnt komplizierte und außerordentlich raffiniert angelegte Experimente und stützt sich nicht zuletzt auf theoretische und mathematische Überlegungen.

In den letzten Jahren haben wir eine Menge über Elementarteilchen gelernt, jedenfalls genug, um einen gewissen Einblick in das Ordnungsschema zu bekommen, das dieser submikroskopischen Welt zugrunde liegt. Wir kennen verschiedene Arten von Elementarteilchen und unterscheiden sie durch ihre inneren Eigenschaften wie auch durch die Wechselwirkung, die sie auf andere Teilchen ausüben. Allerdings bleiben gerade jene Fragen, die uns am meisten interessieren, weiterhin unbeantwortet. Keine Theorie gibt bisher eine Antwort auf die großen „Warums": Warum gibt es so viele verschiedene Elementarteilchen? (Wir haben allen Grund anzunehmen, daß noch gar nicht alle entdeckt sind.) Warum haben die Elementarteilchen gerade diese und nicht andere Massen? Warum werden sie unter bestimmten Bedingungen geboren? Warum leben sie gerade so lange? Warum wechselwirken sie gerade so und nicht anders und schließlich: Warum sterben sie? (Die meisten haben eine Lebensdauer von weniger als dem millionstel Teil einer Sekunde.)

Die Elementarteilchen sind nicht einfach wissenschaftliche Kuriositäten. Sie bilden die unterste Substruktur der Materie, bis zu der der Mensch vorgestoßen ist, und daher sind sie eine wissenschaftliche Herausforderung ersten Ranges an den forschenden Geist. Im Glauben an die Einfachheit der Natur — ein Glaube, der in der Geschichte der Physik bisher immer zum Erfolg geführt hat — sucht der Physiker nach einer Theorie, welche die Elementarteilchen in ihrem Verhalten erklärt. Die meisten Physiker sind davon überzeugt, daß sie eines Tages im Besitz eines einfachen und übersichtlichen theoretischen Schemas sein werden, das die Eigenschaften der verschiedenen Elementarteilchen beschreibt und damit den Weg für eine tiefere Einsicht in die Struktur der Welt freigibt.

Das vorliegende Buch berichtet über das, was wir heute über die Elementarteilchen wissen und was uns die Elementarteilchen ihrerseits über die Struktur der Welt offenbart haben. (Dabei werden wir oft nur von Teilchen oder Partikeln sprechen und den Zusatz „elementar" fortlassen, der nach heutiger Ansicht ohnehin nicht ganz begründet erscheint.) Das Buch läßt außerdem erkennen, daß die bisher gewonnenen Einsichten noch sehr in den Anfängen stecken, und daß noch viel zu tun bleibt. Zweifellos gehören die Elementarteilchen zu den aufregendsten und interessantesten Problemen der Physik unserer Zeit. In den beiden letzten Jahrzehnten haben sie die wissenschaftliche Welt immer wieder in Atem gehalten, und wenn es gelingt, dem Leser etwas von diesem lebendigen Interesse zu vermitteln, so hat das Buch seinen Zweck erfüllt.

Die geschichtliche Entwicklung der Naturwissenschaften kann man so charakterisieren: Der Mensch sucht über die unmittelbaren Erfahrungen seiner Sinne (der sogenannten makroskopischen Welt) hinaus vorzudringen — einmal zur Seite des Großen, zur Kosmologie, und zum anderen hinab zur submikroskopischen Welt. Die Elementarteilchen sind gegenwärtig die Grenze der Erkenntnis der Welt in ihren kleinsten Teilen. Stellt man sich die Welt als ein Gebilde vor, dessen einzelne Bestandteile aus kleineren und immer noch kleineren Teilchen aufgebaut sind (eine Vorstellung, die keineswegs zwingend ist, aber bisher recht erfolgreich war), so erscheinen die kleinsten Bausteine jeweils als die fundamentalen, und ihre Untersuchung bildet natürlicherweise die Front der wissenschaftlichen Forschung.

Der Mensch selbst und die vertrauten Objekte seiner Umgebung sind aus Atomen und Molekülen aufgebaut. Am Anfang dieses Jahrhunderts wußte man, daß es Atome gibt. Die Struktur des Atoms aber und die Beziehung der Atome untereinander waren ein Geheimnis, so wie uns heute die Elementarteilchen ein Geheimnis sind. Man wußte, daß das Atom der kleinste Teil dessen war, was man ein Element nannte, wie Wasserstoff, Sauerstoff, Kalium oder Uran. Man wußte, daß es mindestens achtzig Arten von Elementen und damit ebenso viele verschiedene Atome gab (heute sind es etwas über hundert), und man wußte, daß alle Atome die gleiche Größe haben: Einhundertmillionen von ihnen, hintereinandergelegt, machen etwa eine Strecke von einigen Zentimetern aus. Es war ebenfalls wohlbekannt, daß sich verschiedene Atome zu Gruppen zusammenlagern und kleine Strukturen, die Moleküle, bilden können, die wiederum die Bausteine all jener vielen und erstaunlich verschiedenen Gebilde sind, die wir in der Welt antreffen. Die einfachsten Moleküle enthalten nur ein paar Atome. Ein Molekül unseres Tafelsalzes (Natriumchlorid) besteht aus zwei Atomen, einem Natrium- und einem Chloratom; ein Wassermolekül, das, wie jeder weiß, durch die chemische Formel H_2O dargestellt wird, ist aus zwei Wasserstoffatomen und einem Sauerstoffatom aufgebaut. Es gibt auch sehr komplizierte Moleküle, wie zum Beispiel die Proteine (Eiweißstoffe) in lebenden Organismen, die viele Tausende von Atomen enthalten.

Die ersten zehn Jahre des 20. Jahrhunderts brachten eine Fülle von Entdeckungen, die in der Erkenntnis der subatomaren Welt der Elementarteilchen einen großen Schritt vorwärts bedeuteten. Das Elektron, das erste der Elementarteilchen, wurde 1897 entdeckt. Man vermutete, daß es sich um ein Teilchen handelte, das in den Atomen enthalten war. Als gemeinsamer Bestandteil aller Atome hatte man in ihm ein erstes Verbindungsglied zwischen verschiedenartigen Atomen in den Händen. Eine andere wichtige Beziehung zwischen verschiedenartigen Atomen wurde durch die Entdeckung (1902) offenbar, daß ein radioaktives Atom (das ist ein solches, das spontan energiereiche Strahlen aussenden kann) durch „Zerfall" in ein völlig andersgeartetes Atom umgewandelt wird. Diese Umwandlungsmöglichkeit zeigte, daß Atome nicht unabhängige, unteilbare Objekte sind, sondern Strukturen sein müssen, die selbst aus gemeinsamen, elementareren Bausteinen aufgebaut sind.

Kurze Zeit später wurden Alphateilchen (α-Teilchen), die mit hohen Geschwindigkeiten von radioaktiven Atomen ausgesendet werden, als die ersten Geschosse benutzt, mit denen man Atome bombardierte. (Diese von der Natur gelieferten atomaren Geschosse sind uns heute nicht mehr energiereich genug, man beschleunigt daher Teilchen in riesigen Anlagen und benutzt sie als Geschosse.) Das Bombardement der Atome mit α-Teilchen zeigte, daß das Innere eines Atoms zum größten Teil leerer Raum ist. 1911 entdeckte der Experimentalphysiker ERNEST RUTHERFORD, daß das Atom einen schweren, positiv geladenen Kern enthält, dessen Durchmesser mindestens 10 000mal kleiner ist als der des Atoms selbst, und daß sich in dem restlichen leeren Raum ein paar leichte, negativ geladene Elektronen bewegen. Zwei Jahre später gab der Theoretiker NIELS BOHR eine erfolgreiche mathematische Beschreibung der Bewegung der Elektronen im Atom. Obwohl diese Beschreibung später in ihren Einzelheiten modifiziert wurde, entspricht sie im Wesentlichen doch dem Bild, das wir uns bis heute vom Atom machen. Nach BOHR umkreisen die Elektronen mit großer Geschwindigkeit den Kern und bilden eine Art Wolke, so wie ein kreisender Propeller eine Scheibe zu bilden scheint. Wie nun bei den alten Jagdflugzeugen die Maschinengewehrkugeln ungehindert zwischen den Propellerflügeln hindurchfliegen konnten, so kann auch ein genügend schnell bewegtes Teilchen die Elektronenhülle des Atoms durchfliegen und tief in das Atom eindringen. Ein anderes Atom aber, das sich dem ersten mit relativ kleiner Geschwindigkeit nähert, wird an der Peripherie zurückgestoßen, etwa wie ein langsam geworfener Stein von dem drehenden Propeller zurückgeschlagen wird.

Der Kern des leichtesten Atoms, des Wasserstoffes, wurde Proton getauft. Zusammen mit dem Elektron bildete es vor 50 Jahren die Liste der Elementarteilchen. Man nahm an, daß schwere Atomkerne aus einer Anzahl von Protonen und Elektronen aufgebaut werden. Die Einzelheiten dieses Bildes des Kernaufbaus waren niemals ganz klar, und es wurde 1932 in der Tat auch ganz aufgegeben. Dennoch war der Gedanke, daß es gerade zwei fundamentale Partikel geben müsse, das negativ geladene Elektron und das positiv geladene Proton, aus denen die ganze Materie des Universums aufgebaut war, recht verlockend. Rätselhaft war nur (und ist es in gewissem Sinne noch heute) warum das Proton so viel schwerer ist als das Elektron. Diese idyllische Vorstellung eines Zwei-Elementarteilchen-Universums sollte indessen nicht von langer Dauer sein.

In den dreißiger Jahren begann die Anzahl der Elementarteilchen zu wachsen, und dieses Wachstum hält bis heute in bestürzender Weise an. Ein neues Teilchen, das Neutron, wurde entdeckt. Es ist ebenso schwer wie das Proton, aber es besitzt keine elektrische Ladung. Das Neutron kam wie gerufen, denn mit dem Proton zusammen konnte es die Atomkerne aufbauen. Das Bild des Atomkerns, das damals entworfen wurde und heute noch gültig ist, war das einer Ansammlung von Protonen und Neutronen, die durch eine bis dahin unbekannte starke Wechselwirkung, auch „Kernkraft" genannt, zusammengehalten werden. So besteht z. B. der Kern des berühmten oder berüchtigten Uranisotops U^{235} aus 92 Protonen und 143 Neutronen. Der wesentlich einfachere Kern des Heliums (das α-Teilchen) besteht aus zwei Protonen und zwei Neutronen.

Etwa zur gleichen Zeit wie das Neutron wurde in Pasadena, Kalifornien, ein viertes Teilchen entdeckt. Es verriet sich dadurch, daß es eine Spur in einer Nebelkammer hinterließ, die der kosmischen Strahlung ausgesetzt war. Dieses neue Teilchen, das Positron, war ebenso leicht wie das Elektron, aber es trug eine positive, statt einer negativen Ladung. Einige Positronspuren sind in Fig. 1.2 zu sehen.

Ebenso wie das Neutron, kam auch das Positron gerade zur rechten Zeit. Einige Jahre vorher, nämlich 1928, hatte PAUL DIRAC eine neue Theorie des Elektrons angegeben, die außerordentlich erfolgreich war und eine brillante Erklärung der Feinstruktur des Atoms lieferte. Aber DIRACs Theorie schien einen schwerwiegenden Schönheitsfehler zu enthalten: Sie forderte ein Schwesterteilchen des Elektrons, das diesem in allen Eigenschaften glich außer im Vorzeichen der elektrischen Ladung. Als nun CARL ANDERSON 1932 das Positron entdeckte, kam es den theoretischen Physikern daher wie gerufen, denn eine Theorie, die sich in anderer Hinsicht bereits aufs Glänzendste bewährt hatte, erfuhr damit eine Rechtfertigung, die die kühnsten Hoffnungen übertraf. (DIRACs Theorie sagte auch die Existenz des Antiprotons voraus, eines negativ geladenen Schwesterteilchens des Protons, lange bevor es 1955 in Berkeley nachgewiesen wurde. Erst der Bau eines 6-Milliarden-Elektronenvolt-Beschleunigers, des Bevatrons in Berkeley/Kalifornien, machte es möglich, das Antiproton in einer Elementarteilchen-Reaktion zu erzeugen.)

Schließlich führte der Fortschritt der theoretischen Physik in den frühen dreißiger Jahren zur „Wiederentdeckung" eines alten, wohlbekannten Teilchens, nämlich des Photons. ALBERT EINSTEIN hatte 1905, in demselben Jahr, in dem er seine grundlegende Arbeit über Relativitätstheorie veröffentlichte, gezeigt, daß der photoelektrische Effekt (den wir im Kapitel V behandeln werden) am einfachsten zu verstehen ist, wenn man annimmt, daß die Lichtwellen nur in Quanten eines ganz bestimmten Energiebetrages absorbiert werden. Diese Energiepakete, die wir Photonen nennen, verhalten sich einerseits wie Teilchen, andererseits aber auch wieder ganz anders als die gewöhnlichen Materieteilchen. Obwohl sie Energie transportieren, haben sie keine Masse. Sie können weder beschleunigt, noch verzögert werden, sondern bewegen sich stets mit derselben Geschwindigkeit von 300 000 km/sec. Sie werden geboren und sterben wieder, d. h., sie werden emittiert und absorbiert, während normale Partikeln für ewig leben — so wenigstens glaubte man damals. Und schließlich kann das Photon, anders als die materiellen Partikeln, niemals an einem wohlbestimmten Ort lokalisiert werden außer bei seiner Geburt oder bei seinem Tod. Solange es sich bewegt, scheint es mehr oder weniger über den ganzen Raum ausgebreitet zu sein. All diese Gründe schienen dafür zu sprechen, Photonen nicht in Zusammenhang zu bringen mit Elektronen und Protonen, den „wahren" Elementarteilchen.

Mit der Entdeckung der Quantenmechanik (1925) und dem Ausbau dieser Theorie im folgenden Jahrzehnt, änderte sich jedoch diese Ansicht über das Photon. Das mit dieser Theorie gewonnene Verständnis der atomaren Vorgänge ließ den Unterschied zwischen dem Photon und einem materiellen Teilchen keineswegs mehr als so groß erscheinen. Die Eigenschaft eines materiellen Teilchens, Masse zu haben, erschien viel mehr als eine nicht zu wichtige Besonderheit, und alle übrigen Unterschiede zwischen Photon und materiellen Teilchen resultierten im wesentlichen aus diesem einen Unterschied. Insbesondere ließ die Quantenmechanik zu, daß auch materielle Teilchen erzeugt und ver-

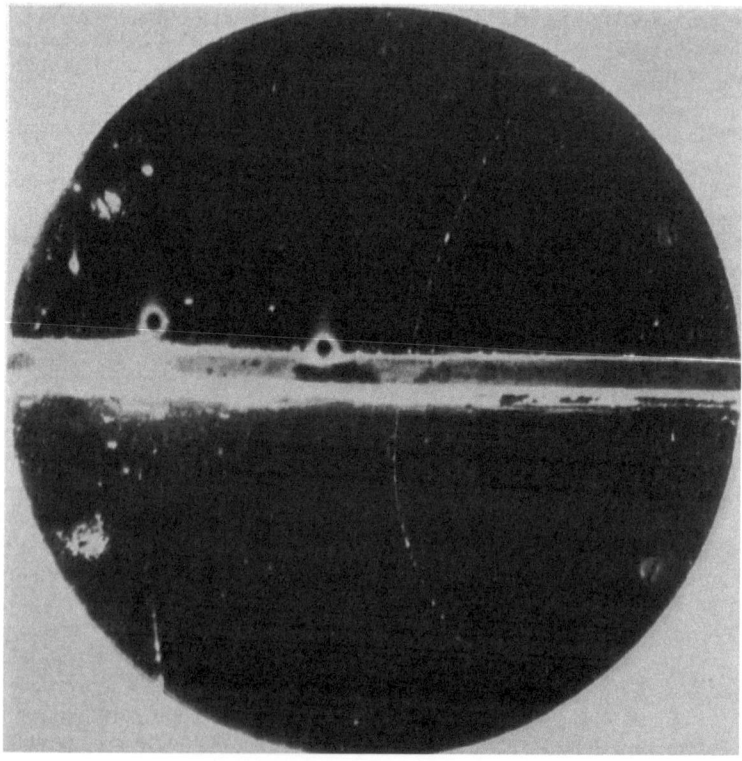

Fig. 1.2. Positronenspuren. Auf der linken Seite ist die Aufnahme wiedergegeben, mit der 1932 CARL ANDERSON die Entdeckung des Positrons gelang. Das Positron fällt von oben in die Kammer ein und wird durch ein Magnetfeld abgelenkt. Nachdem das Positron in einer in der Mitte angebrachten Metallplatte gebremst wurde, fliegt es auf einer stärker gekrümmten Bahn weiter. Die Spur eines Elektrons wäre in die entgegengesetzte Richtung gekrümmt. Die rechte Seite zeigt eine neue Nebelkammeraufnahme eines „Schauers", der aus vielen Positronen und Elektronen sowie aus zahlreichen unsichtbaren Photonen besteht. Ein hochenergetisches Photon erzeugt gleichzeitig ein Elektron und ein Positron. Diese Teilchen senden ihrerseits wieder Photonen aus, die weitere Elektron-Positron-Paare erzeugen. Dies setzt sich fort, ähnlich wie bei den Kaskaden eines Feuerwerks, bis schließlich die Energie des Schauers weit verteilt ist. Die Aufnahme auf der rechten Seite wurde ohne Magnetfeld hergestellt; die Teilchen fliegen auf geraden Bahnen

Der Elementarteilchen-Zoo

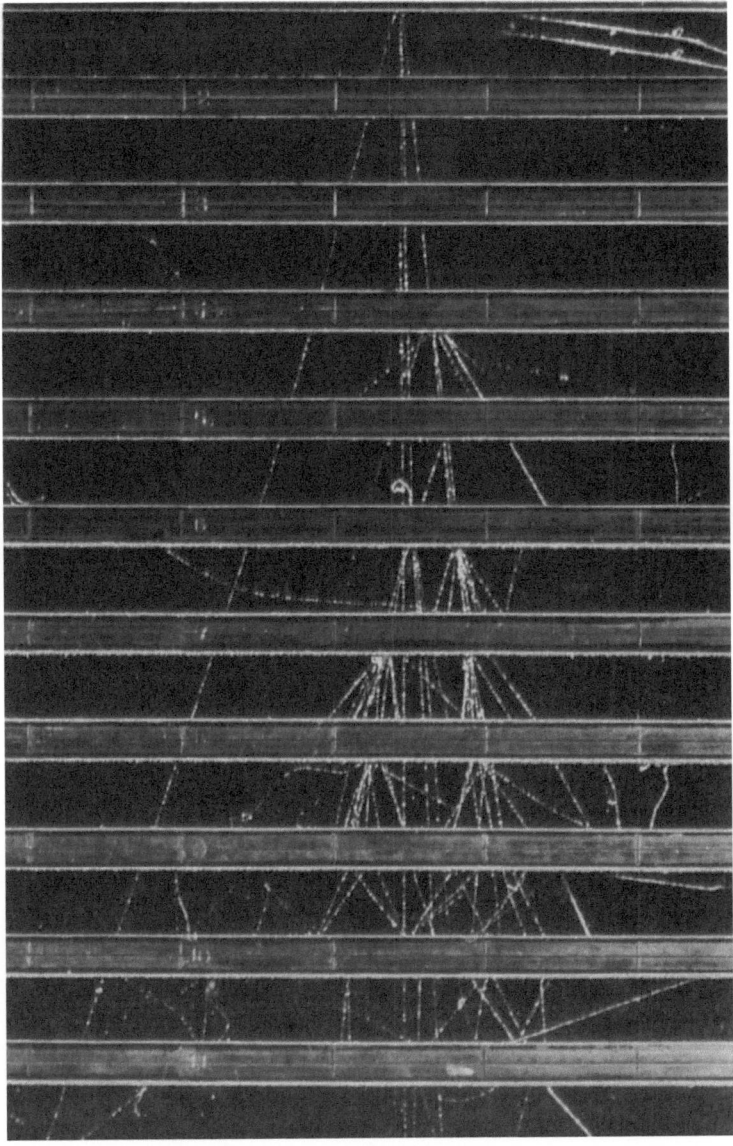

nichtet werden. Kurzum, das Photon war nicht länger mehr ein Außenseiter und wurde in die Liste der Elementarteilchen aufgenommen.

In einer theoretischen Untersuchung zeigte ENRICO FERMI, daß man die Erzeugung materieller Teilchen im Grunde schon seit langem beobachtete. Seit der Entdeckung der Radioaktivität am Anfang dieses Jahrhunderts wußten die Physiker, daß manche radioaktive Atome Elektronen mit hoher Geschwindigkeit aussenden, die in diesem besonderen Fall Betateilchen (β-Teilchen) genannt werden. Die radioaktive Umwandlung, in deren Gefolge diese Elektronen auftraten, war als Betazerfall bekannt. Daß dieses Phänomen jedoch den Keim einer revolutionären Begriffswandlung in sich trug, wurde erst viele Jahre später offenbar. Da man wußte, daß Atome Elektronen enthalten, schien es nicht sonderlich überraschend, daß unter gewissen Umständen Elektronen von Atomen emittiert werden. Sogar nach der Entdeckung des Atomkerns 1911, als es klar wurde, daß die β-Elektronen aus dem Kern kommen mußten, wurde die Bedeutung des Betazerfalls noch nicht erkannt. Man stellte sich eben vor, daß Elektronen ebensogut im Kern vorhanden sein könnten wie in dem Raum um den Kern herum. Als jedoch 1932 das Neutron entdeckt wurde, und außerdem die Quantenmechanik die Existenz von Elektronen im Atomkern ausschloß, erschien der Betazerfall plötzlich wieder unverständlich. In dieser Situation schlug FERMI (1934) vor, den Betazerfall als einen Prozeß anzusehen, bei dem im Augenblick der radioaktiven Umformung des Kerns ein Elektron erzeugt und emittiert wird. Dieses Elektron tritt dann als β-Teilchen in Erscheinung. Der längst bekannte Betazerfall war damit nichts anderes als die Erzeugung materieller Teilchen, nämlich der Elektronen. FERMIS Hypothese war in der Tat mehr als ein qualitatives Argument; in der mathematischen Sprache der Quantenmechanik formuliert, gab sie eine befriedigende Erklärung einer ganzen Reihe von Einzelheiten des Betazerfalls. Unter anderem sagte FERMIS Theorie voraus, daß die Betaumwandlung mancher Atome mit der Emission von Positronen anstelle von Elektronen verbunden sein müsse. Später wurde dies an künstlich hergestellten radioaktiven Elementen in der Tat nachgewiesen. Mit leichten Modifikationen ist FERMIS Theorie heute noch die Grundlage der Erklärung aller Phänomene des Betazerfalls.

Wie so häufig, erhielt auch hier der Erfolgreiche einen Extrabonus: Die Theorie tat nicht nur, was man von ihr erwartete, sondern noch etwas mehr. Wie DIRACS Theorie die Feinheiten der Atomstruktur erklärte und darüber hinaus die Existenz des Positrons voraussagte, behandelte FERMIS Theorie den Betazerfall und sagte als Bonus ebenfalls die Existenz eines neuen Teilchens voraus, des Neutrinos. (Genauer war die Sachlage wie folgt: Das Neutrino war bereits einige Jahre vorher von WOLFGANG PAULI aufgrund theoretischer Überlegungen gefordert worden. FERMI baute es jedoch erst in eine mathematische

Theorie ein, die durch das Experiment geprüft werden konnte.) Die Theorie verlangte, daß beim Betazerfall mit dem Elektron noch ein weiteres Teilchen erzeugt wird und den Kern zusammen mit dem Elektron verläßt, ein Teilchen ohne elektrische Ladung und mit wenig oder gar keiner Masse (heute nimmt man an, daß das Neutrino, ebenso wie das Photon, keine Masse besitzt). Dieses am schwersten zu fassende und nachzuweisende aller Elementarteilchen hinterläßt keine Spur in einer Nebelkammer und durchläuft kilometerdicke Materieschichten als wären sie nicht vorhanden. Dennoch, die Theorie forderte dieses Teilchen als ein neues Mitglied in der Elementarteilchen-Familie, und die Physiker wären in große Verlegenheit geraten, wenn das Neutrino schließlich nicht entdeckt worden wäre. Die Geschichte seiner Entdeckung im Jahre 1956 und die Entdeckung einer zweiten Art von Neutrino im Jahre 1962 wird im Kapitel V behandelt.

In der Mitte der dreißiger Jahre hatten sich zum Proton und Elektron das Photon, das Neutron und das Positron oder Antielektron gesellt. Das Neutrino, obwohl noch nicht beobachtet, war eine theoretische Notwendigkeit, und es wurde mit Zuversicht auf die Liste der Elementarteilchen gesetzt. Schließlich gab es noch guten Grund zu der Annahme, daß auch Antiproton und Antineutron existierten.

Kurz bevor die wissenschaftliche Welt ihre Fähigkeiten in den Dienst des Krieges stellte, wurden zwei weitere Teilchen theoretisch vorhergesagt und ein drittes entdeckt (das mit keinem der beiden vorausgesagten identisch war). In einer theoretischen Arbeit hatte der japanische Physiker HIDEKI YUKAWA 1935 das Teilchen vorausgesagt, das wir heute Pi-Meson oder kurz Pion nennen. Für diese Tat erhielt er den Nobelpreis, nachdem seine Voraussage experimentell bestätigt wurde. YUKAWA begründete eine neue Vorstellung über die Natur der Kräfte zwischen Teilchen, eine Vorstellung, die sich wesentlich von der herkömmlichen unterschied und die die Grundlage wurde für unser heutiges Bild der submikroskopischen Welt. Kraft ist ein vertrauter Begriff unseres täglichen Lebens. Man bezeichnet damit einen Stoß oder einen Zug, der normalerweise mit physischem Kontakt verbunden ist. Der Sitz eines Stuhles übt auf den Sitzenden eine Kraft aus (die an der Deformation der Sitzfläche sichtbar wird). Stößt man beim Gehen mit einem Entgegenkommenden zusammen, so fühlt man eine Kraft, die einen zur Seite drückt. Die Reifen eines Autos üben eine Kraft auf die Straße aus und bewirken so die Fortbewegung des Autos, und wenn der Kontakt zwischen Reifen und Straße nicht genügend gut ist, wie bei Glatteis, so reicht die Kraft nicht hin, um eine sichere Fortbewegung zu garantieren. Wir wissen jedoch, daß es auch Kräfte gibt, die ohne direkten Kontakt wirken. Ein Kamm, mit dem wir bei trockener Luft durch das Haar fahren, kann ein Stück Papier anziehen, ohne es zu berühren. Zwei Magnete können sich abstoßen oder anziehen, ohne daß sie miteinander in Kontakt gebracht werden. Denken wir in atomaren

Größenordnungen, so wird die Vorstellung des Kontaktes, d. h. der unmittelbaren Berührung, überhaupt fragwürdig. Beim Zusammenstoß zweier Fußgänger stoßen die Atome im Ärmel des einen, gegen die Atome im Ärmel des anderen. Aber ein Atom hat keine definierte Berandung; geometrisch gesehen ist es ein verschwommenes Gebilde, und daher ist es unmöglich zu sagen, ob zwei Atome sich berühren oder nicht. Das Einzige, was man sagen kann, ist, daß zwei Atome Kräfte aufeinander ausüben, wenn sie sich nahe kommen und keine oder keine nennenswerten Kräfte mehr spüren, wenn sie weit voneinander entfernt sind.

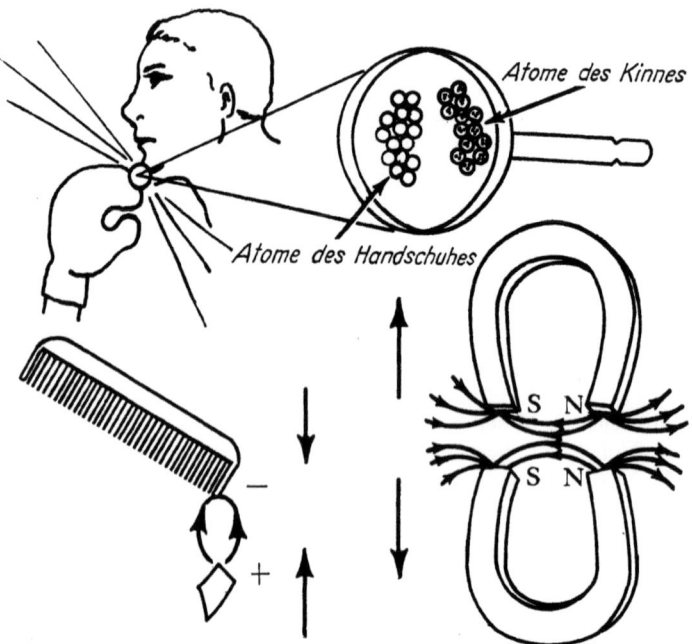

Fig. 1.3. Die Natur der Kräfte. Die scheinbare Kontaktkraft zwischen dem Handschuh eines Boxers und dem Kinn seines Gegners beruht in Wirklichkeit auf einer „Fernwirkung". Ebenso wie ein elektrisch aufgeladener Kamm ein Stück Papier anzieht oder zwei Magnete sich gegenseitig abstoßen, ohne daß sie sich berühren, so erfahren über einen Zwischenraum verschiedene Gruppen von Atomen Kräfte. Alle drei hier dargestellten Kräfte sind im Grund elektrischer Natur und beruhen auf einem kurzzeitigen Austausch von Photonen

In der Mitte des 19. Jahrhunderts, hatte man die naive Vorstellung der Kraftübertragung durch Kontakt bereits aufgegeben und durch den Begriff der „Fernkraft" ersetzt (Fig. 1.3). So wird die Gravitationskraft über weite Strecken leeren Raums übertragen, ebenso brauchen die elektrische Kraft zwischen Kamm und Papier und die magnetische Kraft zwischen zwei Magneten keine physischen Kontakte. Sogar die normalen Kontaktkräfte, wie z. B. die zwischen dem Handschuh eines Boxers und dem Kinn seines Gegners, kann man als Kräfte ansehen, die auf Distanz (zugegebenerweise auf unerfreuliche kurze Distanz) zwischen verschiedenen Ansammlungen von Atomen wirken. Ein neuer Begriff, der des „Feldes", wurde entwickelt, um Kraftwirkungen auf Distanz zu erklären. In Kapitel VII werden wir darauf zurückkommen.

Ein paar Jahre nach der Entdeckung der Quantenmechanik, jedoch noch vor YUKAWAs Arbeit, war die Quantentheorie des elektromagnetischen Feldes entstanden. Diese Theorie, die auch verantwortlich war für den Aufstieg des Photons in die Reihe der Elementarteilchen, wies dem Photon nunmehr die Rolle des Trägers der elektromagnetischen Kraft zu. Ein Proton und ein Elektron (die sich gegenseitig elektrisch anziehen) tauschen danach ständig Photonen aus. Jedes elektrisch geladene Partikel emittiert und absorbiert ständig Photonen, und es ist gerade dieser ständige Austausch von Photonen, der Anlaß gibt zu einer Kraft. Wie der Austausch die Kraft bewirkt, ist unserer Vorstellung kaum zugänglich, aber eine grobe Analogie mag etwas helfen. Ein einzelnes geladenes Teilchen sendet ständig Photonen aus und fängt sie wieder ein, vergleichbar einem Jungen, der mit einem Ball spielt, der, an einer Gummischnur befestigt, nach jedem Wurf wieder zurückkehrt. Nähern sich zwei Jungen, die dieses Spiel betreiben, so mag es vorkommen, daß einer den Ball des anderen „absorbiert", d. h. den Ball des anderen fängt. Die Gummischnur würde dann die beiden Jungen aufeinander zuziehen, in anderen Worten, der Ballaustausch würde eine anziehende Kraft bewirken.

Dieses Bild ist, wie gesagt, nicht sehr gut. In Wahrheit sind die Photonen an nichts befestigt, was sie zurückzieht, und der Austausch kann sowohl zu einer abstoßenden wie zu einer anziehenden Kraft führen. Immerhin brachte die Quantentheorie des Photons eine revolutionäre, neue Art des Verstehens der Natur der elektrischen und der eng damit zusammengehörenden magnetischen Kräfte mit sich.

YUKAWA betrachtete in ähnlicher Weise die neue, außerordentlich starke Kernkraft, die Protonen und Neutronen in den Atomkernen zusammenhält. Er fragte sich, ob diese Kraft vielleicht nicht ebenfalls verursacht sein kann durch den Austausch eines bestimmten Teilchens zwischen den Bausteinen des Kerns. Das ausgetauschte Teilchen konnte, wie er zeigte, weder ein Photon sein noch irgendeines der anderen bekannten Teilchen. (YUKAWAs Überlegungen werden wir in Kapitel VI auseinandersetzen.)

Das neue Teilchen sollte 200 bis 300mal schwerer sein als ein Elektron oder 6 bis 9mal leichter als ein Proton. Mehr als eine Dekade verstrich, bevor YUKAWAs Teilchen endlich entdeckt wurde, zunächst 1947 in der kosmischen Strahlung und im folgenden Jahr in den Trümmern nuklearer Stoßprozesse im Beschleuniger von Berkeley/Kalifornien. Dieses Teilchen, Pion genannt, ist heute ein wohlbekanntes Mitglied des Elementarteilchen-Zoos. Es ist 274mal schwerer als das Elektron, und es gibt kaum mehr einen Zweifel, daß sein Austausch die Hauptursache der Kernkräfte ist.

Die Yukawasche Vorstellung, daß alle Kräfte verursacht werden durch den Austausch gewisser Teilchen, führte zur Voraussage eines anderen neuen Teilchens, des Gravitons. Die Gravitation ist, da sie unser Sonnensystem zusammenhält, offenbar eine Kraft von großer Reichweite. Ähnlich wie die elektrische Kraft besitzt sie eine unendliche Reichweite. Deshalb müssen die Teilchen, deren Austausch die Gravitationswechselwirkung bewirkt, wie die Photonen masselos sein. Diese, bis heute unbeobachteten Teilchen, wurden Gravitonen getauft. Wir kennen ihre Eigenschaften obwohl sie selbst noch niemals ertappt wurden. Da die Gravitationskraft sehr schwach ist — bei weitem die schwächste Kraft, die wir kennen — ist die Chance, das Graviton in absehbarer Zukunft direkt nachzuweisen, außerordentlich klein. Die Feststellung, daß die Gravitationskraft außerordentlich schwach ist, mag überraschen, denn jeder, der einmal einen 4000 Meter hohen Gipfel erklommen oder beim Skifahren ein Bein gebrochen hat, wird mit Recht behaupten, daß die Gravitationskraft die stärkste Kraft sei, mit der er es je zu tun gehabt habe. Die Lösung dieses Paradoxons, daß die Kraft, die wir im täglichen Leben am meisten spüren, die schwächste Kraft in der Natur ist, stellen wir bis zum Kapitel V zurück.

Nicht lange nachdem das Pion und das Graviton vorausgesagt waren, wurde das Myon entdeckt. Mit dieser Entdeckung begann die chaotische Periode in der Elementarteilchenphysik, die im wesentlichen bis heute andauert; es ist eine Periode in der ständig neue Teilchen auf der Bühne erscheinen. Die Spur des Myons war zuerst 1936 zweifelsfrei in einer Nebelkammeraufnahme der kosmischen Strahlung nachgewiesen worden. Seine Eigenschaften wurden jedoch erst in den nächsten 10 Jahren langsam offenbar. Mit seiner Masse von etwa dem 200fachen der Elektronenmasse sah es zunächst so aus wie das vorausgesagte Yukawa-Teilchen. Langsam aber wurde klar, daß das Myon nicht jene Rolle spielen konnte, die Yukawa ihm eigentlich zugedacht hatte. Yukawas hypothetisches Teilchen, das ja für die Kernkräfte verantwortlich war, sollte mit den Kernen stark wechselwirken. Das Myon aber war indifferent gegenüber Kernen, es zeigte nur elektrische Wechselwirkung mit ihrer Ladung, sonst aber konnte es Kerne durchdringen als wären sie nicht vorhanden. Heute kennen wir die Eigenschaften des Myons mit großer Präzision, aber sein genauer Platz im Bauplan der Natur ist auch jetzt noch ein Geheimnis.

Zwischen 1947 und 1954 nahm die Anzahl der bekannten Teilchen rapide zu. Vier weitere Gruppen wurden entdeckt, deren Mitglieder heute unter dem Namen der „strange particles", der seltsamen Teilchen, bekannt sind. Die Kaonen oder Kappa-Teilchen ($\varkappa$-Teilchen), die leichtesten dieser neuen Partikeln, sind etwa halb so schwer wie ein Proton. Die übrigen „strange particles" bilden die Gruppe der Lambda-, Sigma- und Xi-Teilchen; sie sind etwas schwerer als das Proton. Alle diese Teilchen wurden zuerst in der kosmischen Strahlung beobachtet. Ihre Eigenschaften werden jetzt genauer mit Hilfe der Hochenergie-Beschleuniger studiert: In Genf/Schweiz, Brookhaven/New York, Berkeley/Kalifornien und in Dubna/USSR. Fig. 1.4 zeigt die Maschine in Brookhaven.

Bevor es diese Beschleuniger gab, bildete die kosmische Strahlung die einzige Quelle dieser Teilchen. Glücklicherweise wird die Erde ununterbrochen von gerade so vielen Teilchen aus dem Weltraum bombardiert, daß sie hinreichen, um den Physiker mit Teilchen zu versorgen. Die Strahlung ist aber nicht so wirksam, daß sie für uns Menschen, die wir unter der Schutzdecke der Lufthülle leben, eine Gefahr bildet. Die meisten dieser Teilchen sind Protonen, von denen manche außergewöhnlich große Energien haben. Wenn diese Protonen in die Lufthülle eindringen, verursachen sie nukleare Stoßprozesse, bei denen ganze Schauer der verschiedensten Teilchen entstehen: Kurzlebige Myonen, Pionen und strange particles sowohl als auch Photonen, Elektronen und Positronen. Die meisten der heute bekannten Teilchen wurden in Nebelkammern entdeckt, die der kosmischen Strahlung ausgesetzt waren. Aber der Physiker, der seine Hochenergie-Experimente mit der zufällig auftreffenden kosmischen Strahlung ausführen muß, gleicht dem Flugzeugingenieur, der, um die Flügel seiner Flugzeuge zu testen, warten muß bis ein Sturm aufkommt. Ebenso wie dieser Ingenieur sich die wohlbestimmten Bedingungen eines Windkanals zu verschaffen trachtet, hat sich der Physiker die wohlbestimmten Bedingungen eines Partikelstrahles verschafft, der in einer Hochenergie-Maschine beschleunigt wird. Nur wenn er Prozesse bei so großen Energien studieren will, die bis heute mit Maschinen nicht erreicht werden können, greift er wieder auf die kosmische Strahlung zurück.

Es scheint paradox, daß die Maschinen, mit denen man die kleinsten Objekte der Natur untersucht, heute bereits die Größe eines Sportplatzes haben. Daß dies so sein muß, kann man als Folge zweier grundlegender Entdeckungen dieses Jahrhunderts verstehen, nämlich des Zusammenhanges zwischen Masse und Energie einerseits und zwischen Wellen und Partikeln andererseits. Diese Zusammenhänge, die unsere Ansichten über die Welt in ihrem kleinsten Bereich wesentlich geformt haben, werden wir in den Kapiteln II und III auseinandersetzen.

Wenn der Physiker ein neues Teilchen sucht, verhält er sich ähnlich wie ein Fallensteller in einem ihm unbekannten Forst. Er stellt seine Nebelkammer und andere Nachweisgeräte auf und wartet gespannt auf die Objekte, die sich in ihnen fangen werden. Im Gegensatz zu diesem

14 Der Elementarteilchen-Zoo

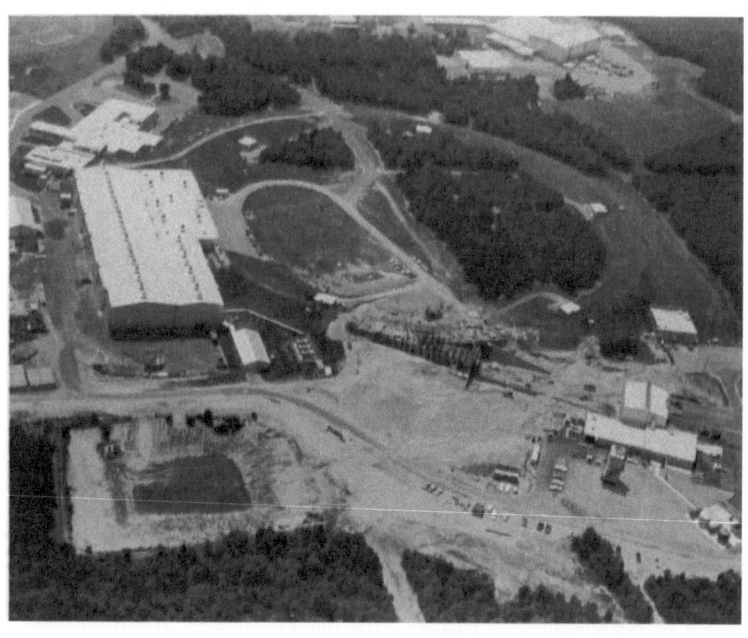

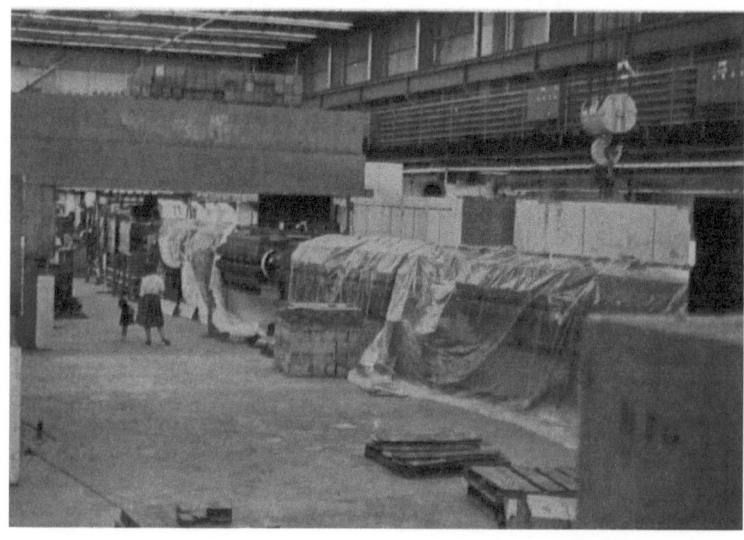

Vorgehen wurde vor einigen Jahren eine zweite Art Neutrino ganz planmäßig gesucht und auch gefunden — ein Beweis für den Wert der neuen großen Beschleuniger. Neutrinos können niemals allein erzeugt werden, sie werden nur zusammen mit anderen Teilchen geboren. Das Neutrino PAULIs und FERMIs ist ein Partner des Elektrons. Aber auch das Myon hat seinen Neutrinopartner. Nachdem der Beschleuniger in Brookhaven (Fig. 1.4) in Betrieb genommen war, ließ sich die Frage beantworten, ob diese zwei Neutrinos dieselben sind. Die Antwort war nein — und damit hatte man ein weiteres Teilchen gefangen, das als Mitglied in den Elementarteilchen-Zoo eingereiht und registriert werden konnte.

Obwohl die definierten Bedingungen eines modernen Beschleunigers es möglich machen, spezifische Partikel, wie z. B. das Myon-Neutrino, zu suchen, ist man vor Überraschungen doch nicht sicher. So haben Experimente mit den großen Maschinen eine ganz neue Klasse außerordentlich kurzlebiger Teilchen ans Tageslicht gebracht. Diese Teilchen entstehen und verschwinden wieder so schnell, daß sie sich praktisch nicht von der Stelle bewegen können und somit auch keinen direkten Nachweis ihrer Gegenwart hinterlassen. Die meisten der „altmodischen" Teilchen leben lang genug, um wenigstens einige Zentimeter weit zu fliegen — übrigens eine sehr große Distanz im Maßstab der submikroskopischen Welt — und so eine sichtbare Spur in der Nebel- oder in der Blasenkammer zu hinterlassen. Die neuen Teilchen lassen sich nur in einer viel indirekteren Weise nachweisen, und daher geben sie häufig Anlaß zu der halbphilosophischen Frage: Wann ist ein Teilchen eigentlich noch ein Teilchen?

Vielfach nennt man diese vergänglichen Existenzen lieber „Resonanzen", aber welchen Namen man ihnen auch gibt, es scheint klar, daß sie elementare Strukturen sind, die nahe verwandt sind mit denen, die wir Elementarteilchen nennen und die sich zufälligerweise durch eine längere Lebensdauer auszeichnen. Um Komplikationen zu vermeiden, werden wir jedoch diese neu entdeckten Objekte praktisch beiseite lassen, zumal ihr Verständnis noch in den Kinderschuhen steckt. Im Kapitel VI werden wir auf sie zurückkommen.

Fig. 1.4. Das Alternating Gradient Synchroton in Brookhaven, New York.
Bei der Beschleunigung auf immer höhere Energien werden Protonen durch Magnetfelder auf einer Kreisbahn geführt; der Durchmesser dieser teilweise unterirdischen Bahn beträgt etwa 280 m. In weniger als einer Sekunde umläuft ein Proton mehr als dreihunderttausend Mal diese Bahn, bevor es seine Maximalenergie von 33 Milliarden Elektronenvolt erreicht. Die Anlage liefert je Minute über 7000 Milliarden hochenergetischche Protonen, die als Geschosse für die Elementarteilchenforschung dienen. Das obere Bild ist eine Luftaufnahme des AGS, auf der man den kreisförmigen Erdwall erkennt. Die untere Aufnahme zeigt die um das Protonenstrahlrohr angeordneten Magnete in der Experimentierhalle. (Die durchsichtigen Planen werden bei Überholungsarbeiten als Staubschutz benützt.)

Obwohl die Zahl der bekannten Elementarteilchen beunruhigend groß erscheint, ist sie für den Theoretiker, der eine einfache Erklärung ihrer Struktur und Zusammenhänge sucht, verhältnismäßig klein. Sie ist jedenfalls kleiner als die Anzahl der um die Jahrhundertwende bekannten Atome. In der Tabelle 1 sind die Namen und chrakteristischen Eigenschaften aller bisher bekannten Spezies des Zoos der Elementarteilchen mit Ausschluß der Resonanzen zusammengestellt. Sie befindet sich auf der letzten Seite des Buches. Im folgenden werden wir die in der Tabelle aufgeführten Eigenschaften, die uns als Unterscheidungsmerkmal der Teilchen dienen, diskutieren.

In der Tabelle 1 sind 13 mit Sicherheit bekannte Teilchenarten aufgeführt. Hinzu kommt als Nummer 14 noch das Graviton, mit dessen Existenz stark gerechnet wird. Besonders eng verwandte Teilchen, wie etwa das Elektron und sein Antiteilchen, das Positron, stehen in derselben Zeile. Neutron und Proton werden zusammen mit ihren Antiteilchen, Antineutron und Antiproton, unter dem Begriff Nukleon zusammengefaßt, da sie die Bausteine der Atomkerne darstellen. Die Anzahl der verschiedenen Elementarteilchen beträgt ohne das Graviton 35.

Das vielleicht wichtigste Unterscheidungsmerkmal eines Teilchens ist seine Masse. Photon, Graviton und die beiden Neutrinos besitzen keine Masse und somit also auch kein Beharrungsvermögen. Die masselosen Teilchen würden demnach einer Beschleunigung ohne Widerstand folgen, sie bewegen sich daher stets mit der größten Geschwindigkeit die möglich ist, d. h. mit Lichtgeschwindigkeit (die man also ebensogut als Ausbreitungsgeschwindigkeit der Schwerkraft oder der Neutrinos bezeichnen könnte). Die beiden leichtesten unter den mit Masse behafteten Teilchen sind das Elektron und das gleichschwere Positron. Die Elektronenmasse stellt deshalb eine geeignete Maßeinheit für die Masse der anderen Teilchen dar. Dann folgt das Myon, das etwa 200mal schwerer ist als das Elektron. Das Pion ist wiederum etwas schwerer als das Myon, das wegen des geringen Massenunterschieds zuerst irrtümlicherweise für das Pion gehalten wurde. Die Aufzählung geht dann bis zum schwersten der bekannten „elementaren" Teilchen, dem Omega, dessen Masse 3280mal größer ist als die des Elektrons.

Natürlich gibt es noch schwerere Teilchen, wie etwa Atomkerne, Atome, Moleküle oder das Staubkörnchen in unserem Auge. Aber all diese denken wir uns aus zwei oder mehr Elementarteilchen der Tabelle 1 aufgebaut. Das Omega-Teilchen ist das schwerste Elementarteilchen, da bisher nicht gezeigt werden konnte, daß es aus leichteren Teilchen zusammengesetzt ist. Es ist natürlich durchaus möglich, daß eines Tages alle heute bekannten Elementarteilchen selbst als Gebilde erklärt werden können, die aus noch „elementareren" Bausteinen zusammengesetzt sind.

Die Diracsche Theorie des Elektrons sagte zum ersten Mal voraus, daß zu jedem Teilchen ein Zwillingsteilchen gehört, das exakt die gleiche Masse hat, sich aber durch entgegengesetzte Ladung und einige andere Eigenschaften unterscheidet. Dieses Zwillingsteilchen wird gewöhnlich Antiteilchen genannt (trotz der Vorsilbe „Anti" handelt es sich dabei um vollkommen richtige Teilchen), und es zeigte sich, daß tatsächlich jedes Teilchen sein Antiteilchen besitzt. Das Antiteilchen des Antiteilchens ist natürlich wieder das ursprüngliche Teilchen. Die Antiteilchen des Photons, des Gravitons, des elektrisch neutralen Pions und des Etas sind diese Teilchen selbst, bei allen anderen Bewohnern des Zoos jedoch unterscheiden sich Teilchen und Antiteilchen. So sind beispielsweise Neutron und Antineutron unterscheidbar, obwohl beide elektrisch neutral sind. Proton und Antiproton können sogar noch leichter auseinander gehalten werden, weil das erstere eine positive, das andere eine negative Ladung besitzt. Es ist üblich, das Antiteilchen durch einen horizontalen Strich über dem betreffenden Teilchensymbol zu bezeichnen.

Eine der ersten und unerwarteten Konsequenzen der relativistischen Quantentheorie war die Erklärung für das paarweise Auftreten von Teilchen und Antiteilchen. Es ist nahezu unmöglich, diese Theorie in Worte zu kleiden. Die Relativitätstheorie spielt in der Physik gewissermaßen die Rolle einer „Verfassung" gegen die keine der „gesetzgebenden" Theorien verstoßen darf. In „untergeordneten" Theorien, wie etwa der Quantenmechanik, muß so beispielsweise das „Grundrecht" respektiert werden, das darin besteht, daß ein und dasselbe Experiment in verschiedenen Bezugssystemen zu dem gleichen Ergebnis führen muß. Es erwies sich aber als unmöglich, eine Theorie der einzelnen Teilchen aufzubauen, ohne gegen das genannte Relativitätsprinzip zu verstoßen. Nur wenn Antiteilchen mit ins Spiel gelassen wurden, konnte dieses Prinzip unverletzt bleiben. Diese Situation soll in einem Beispiel erläutert werden. Angenommen, man erhalte in einem Spiel identische Karten, die auf der einen Seite rot, auf der anderen grün sind. Ihre Form ist in Fig. 1.5 abgebildet. Die Aufgabe für den Spieler besteht darin, Anordnungen der Karten zu entwerfen, die gleich aussehen müssen für zwei Männer, von denen einer nur die Farbe rot, der andere aber nur die Farbe grün sehen kann. Man findet schnell heraus, daß diese Aufgabe nicht lösbar ist, es sei denn, man hat zusätzlich die in Fig. 1.6 abgebildeten „Antikarten" zur Verfügung. Ganz ähnlich erweisen sich die Elementarteilchen allein als nicht ausreichend, um eine relativistische Theorie aufzubauen. Man benötigt die Antiteilchen dazu. Die Existenz der Antiteilchen, die heute nicht mehr bestritten werden kann, gibt somit auch der Relativitätstheorie und der Quantenmechanik ein noch größeres Gewicht. In Fig. 1.7 ist eine wunderschöne Aufnahme des Auftretens eines Antilambda und zweier Antiprotonen wiedergegeben.

Eine bemerkenswerte Eigenschaft der meisten Elementarteilchen ist ihr Spin. Teilchen mit Spin drehen sich um eine Achse wie ein Kreisel.

Im Gegensatz zu dem bekannten Kinderkreisel kreiselt ein Elementarteilchen jedoch immer und unverändert in gleicher Weise, die für das Teilchen charakteristisch ist. Es läßt sich jedoch nicht sagen, wie schnell sich ein solches Teilchen dreht. Die Größe des Spins kann nicht in Umdrehungen je Minute gemessen werden, sondern nur in Einheiten des Drehimpulses, einer etwas komplizierteren Größe. Sie soll hier nicht definiert werden. Es sei nur so viel gesagt, daß in den Drehimpuls neben der Umlaufgeschwindigkeit auch die Masse und die Ausdehnung des rotierenden Teilchens eingehen. Man merke sich lediglich: Je größer die drei genannten Größen oder wohlbestimmte Verknüpfungen

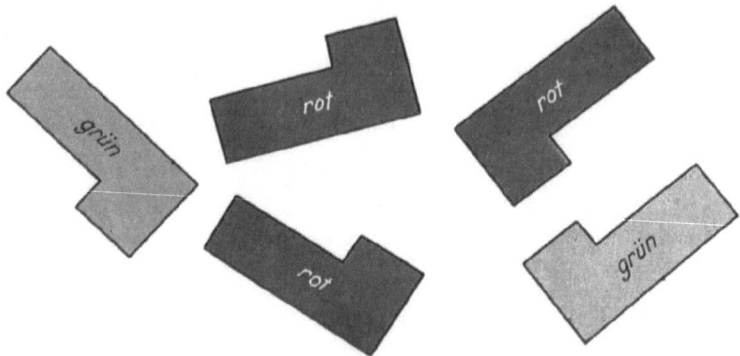

Fig. 1.5. Karten; aus diesen lassen sich keine „invarianten" Anordnungen herstellen, deren rote und grüne Teile identisch aussehen

zwischen diesen Größen sind, desto größer ist auch der entsprechende Drehimpuls. Ein Elektron hat wegen seines Spins einen bestimmten Drehimpuls, ein sich drehender Kreisel hat einen viel größeren, weil er viel schwerer und größer ist als ein Elektron. Ein sich drehendes Kinderkarussell hat einen noch viel größeren Drehimpuls, auch wenn es viel langsamer umläuft. Der Drehimpuls kann als ein Maß für die Stärke der Rotation angesehen werden und hat etwas zu tun mit dem Maß der Anstrengung, die nötig ist, um eine Drehbewegung zu stoppen oder anzuwerfen.

Es ist üblich, als Einheit des Spins den Spin des Photons zu wählen und ihn gleich 1 zu setzen, wie es auch in der Tabelle am Ende des Buches geschieht. Das Elektron hat dann den Spin 1/2, sein Drehimpuls ist also nur halb so groß wie der des Photons. Einige Teilchen, wie z. B. das Pion, haben überhaupt keinen Spin. Wenn man vom Graviton, für dessen Spin der Wert 2 vorausgesagt wird, absieht, besitzen alle Teilchen den Spin 0, 1/2 oder 1.

Nach der Quantentheorie können einige physikalische Größen nur ganz bestimmte, wohlgetrennte Werte annehmen oder, wie der Mathematiker sagt, „diskrete" Werte haben. Der Drehimpuls gehört zu diesen Größen. Wäre ein solches Gesetz z. B. im Alltagsleben für die Geschwindigkeit gültig, so würde ein Auto sich nur mit 10, 20 oder 30 km/h bewegen können, aber nicht mit einer zwischen diesen Größen liegenden Geschwindigkeit. Dies würde dem Straßenverkehr ein ziemlich verändertes, ruckartiges Aussehen verleihen. Tatsächlich gibt es nach der Quantentheorie in der submikroskopischen Welt dieses ruckartige Element. Physikalische Systeme bleiben für eine Zeit in einem Bewegungszustand, um plötzlich sprunghaft in einen anderen Zustand überzugehen. Die Spins der Elementarteilchen haben zwar auch nur

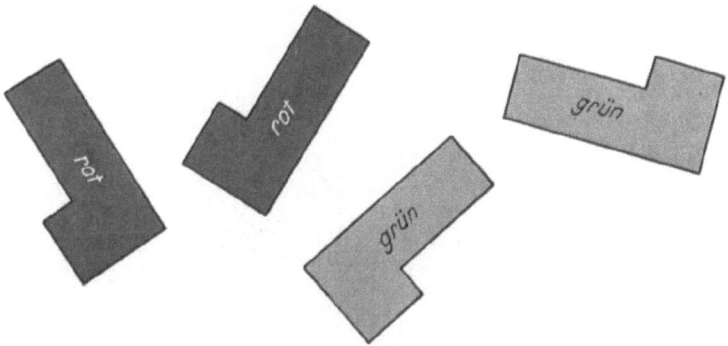

Fig. 1.6. „Antikarten". Diese werden zusätzlich zu den in Fig. 1.5 dargestellten Karten gebraucht, um farbinvariante Anordnungen zu konstruieren. In ähnlicher Weise werden Teilchen und Antiteilchen benötigt, damit eine invariante Theorie der Natur aufgebaut werden kann

diskrete Werte, aber diese „springen" nicht, sondern bleiben ungeändert (solange das Teilchen existiert).

Einige Elementarteilchen besitzen eine elektrische Ladung, andere sind elektrisch neutral. Die elektrische Ladung ist eine der Größen, die — wie wir es beim Spin bereits gesehen haben — nur in Paketen ganz bestimmter Quantität von der Natur geliefert werden. Es gibt keine Ladung, die halb- oder dreieinviertelmal so groß wäre wie die des Elektrons. Die Ladung des Elektrons ist die Einheit, mit der uns die Natur beliefert. Jedes Elementarteilchen ist entweder neutral oder es hat dieselbe Menge an negativer oder positiver Ladung wie das Elektron. Der Grund hierfür ist noch nicht bekannt. Es würde keinem der uns bekannten Naturgesetze widersprechen, wenn ein Elementarteilchen genau zweimal oder genau dreimal soviel Ladung besitzen würde wie das Elektron. Tatsächlich hat jedoch kein Elementarteilchen mehr Ladung als das Elektron.

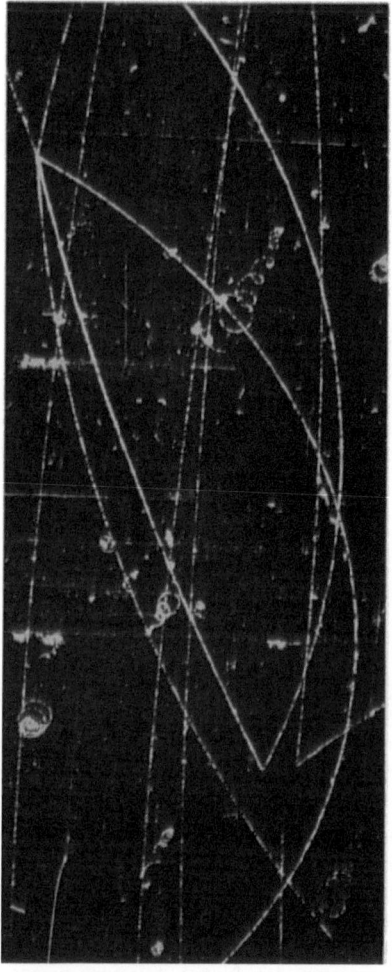

Fig. 1.7. Teilchen und Antiteilchen. Ein Antiproton, das von unten in eine Blasenkammer eintritt, verschwindet bei einer Kollision mit einem Proton; in seltenen Fällen führt dieser Stoßprozeß zu einem Lambda-Antilambda-Paar. Diese ungeladenen Teilchen hinterlassen keine Spuren, zerfallen aber in geladene Teilchen, deren Bahnen sichtbar sind. Ein Zerfallsprodukt des Antilambda ist ein Antiproton, dessen Vernichtung im linken oberen Teil der Kammer zu mehreren Pionen führt. Dies ist das häufiger auftretende Ergebnis einer Kollision zwischen Proton und Antiproton. Da in der Kammer ein magnetisches Feld vorhanden ist, werden positive Teilchen in die eine Richtung und negative Teilchen in die entgegengesetzte Richtung abgelenkt

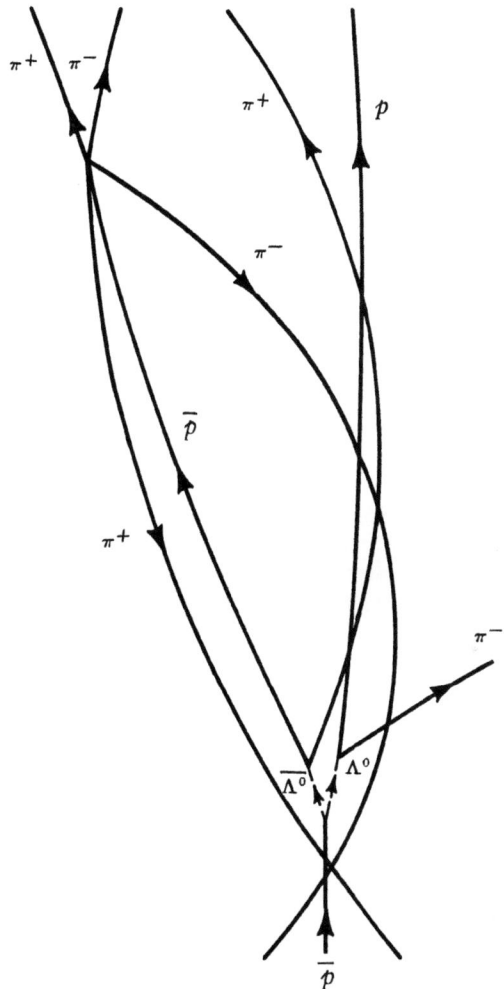

Eine bestimmte Teilchenart kann in verschiedenen „Ladungszuständen" auftreten. Ein Elektron hat nur einen Ladungszustand: Es ist negativ. Das neutrale Lambdateilchen kennt ebenfalls nur einen Ladungszustand. Jedes dieser Teilchen hat ein Antiteilchen, nämlich das positiv geladene Positron bzw. das neutrale Antilambda. Das Sigma-Teilchen, die ausgefallenste Teilchenart, tritt gleich in allen drei Ladungszuständen auf, nämlich als positives, negatives und neutrales

Teilchen. Zu jedem dieser Teilchen gehört ein Antiteilchen, so daß es insgesamt sechs verschiedene Sigma-Teilchen gibt.

Bei den Pionen liegt ein Spezialfall vor, denn das Antiteilchen des positiven Pions ist eigentlich mehr ein negatives Pion als ein wirkliches Antiteilchen.

Wenn Teilchen sich in fast allen Eigenschaften gleich verhalten und sich nur in der Ladung (und anderen elektrischen Eigenschaften) unterscheiden, so empfiehlt es sich, sie als verschiedene Manifestation ein und desselben Teilchens aufzufassen; man spricht dann von einem Teilchen in verschiedenen Ladungszuständen. So unterscheiden sich Proton und Neutron, die Bausteine der Atomkerne zwar in ihren elektrischen und magnetischen Eigenschaften, aber sie haben nahezu die gleiche Masse, und anscheinend spüren sie auch die gleichen Kernkräfte. Sie werden daher als verschiedene Ladungszustände ein und desselben Teilchens, des Nukleons, angesehen. Etwas vereinfacht, könnte man dies mit der Situation auf dem Automobilmarkt vergleichen, wo manche Fahrzeuge sich nicht in Motor und Fahrgestell, sondern lediglich in der Karosserie unterscheiden.

Masse, Ladung und Spin gehören sicherlich zu den wichtigsten Ausweispapieren der Elementarteilchen, aber es sind nicht ihre einzigen Merkmale. Um ein Teilchen wirklich zu kennen, muß man noch unbedingt wissen, wie es sich anderen Teilchen gegenüber benimmt. Diese Wechselwirkungen kennt man bisher noch nicht völlig, aber sie sind das Ziel intensivster Bemühungen.

Die dramatischste Folge der Wechselwirkung der Teilchen untereinander ist wohl die Umwandlung eines Teilchens in zwei oder mehrere leichtere Teilchen. Ein geladenes Pion z. B. lebt, sich selbst überlassen, nur etwa einen zweihundertsten Teil einer millionstel Sekunde, um dann plötzlich zu verschwinden. In den meisten Fällen erscheinen an demselben Ort und in demselben Moment gleichzeitig ein Myon und ein Neutrino. Etwas seltener kommt es aber auch vor, daß an ihrer Stelle ein von einem Neutrino begleitetes Elektron auftaucht (Fig. 1.8). Man sagt, das Pion „zerfällt" in die beiden leichteren Teilchen. Die meisten der bekannten Elementarteilchen sind instabil und zerfallen nach kurzer Zeit in der verschiedensten Weise. In der Tabelle 1 sind die charakteristischen Lebenszeiten der bekannten Teilchen und typische Zerfallsweisen angegeben. Lediglich das Proton und das Elektron sowie die Teilchen mit der Masse Null sind stabil, d. h. sie haben, soweit wir heute wissen, eine unendlich lange Lebenszeit.

Ohne diese Stabilität der Elektronen und Protonen wären wir nicht in der Lage, die Elementarteilchen zu studieren. Denn mit den stabilen masselosen Teilchen läßt sich die Materie nicht aufbauen. Photon, Graviton und Neutrino lassen sich nicht einfangen und als Ziegelsteine in den Bau des Universums einfügen. Sie fliegen stets mit Lichtgeschwindigkeit weiter. Somit bleiben nur Elektronen und Protonen als Bausteine der Welt übrig. Hinzu kommt noch der weitere Glücksfall, daß auch das Neutron in engster Gesellschaft mit dem Proton stabil bleibt. Ein einzelnes Neutron zerfällt zwar mit einer mittleren Lebenszeit von 17 Minuten in ein Proton, ein Elektron und ein Antineutrino, wenn aber ein Neutron sich mit einem Proton vereint, wird durch die anziehenden Kräfte, welche die beiden Teilchen zusammenhalten, die Energie des Neutrons verringert und sein Zerfall verhindert. Wir werden auf diesen Effekt, der durch die Äquivalenz von Masse und Energie verständlich wird, in Kapitel VI näher eingehen. Ohne diese Möglichkeit, das Neutron zu stabilisieren, könnte es in der Welt nur Wasserstoff geben, denn die Wasserstoffatome sind die einzigen Atome, die ausschließlich aus Elektronen und Protonen aufgebaut sind. (Das Wasserstoffatom besteht aus einem Elektron und einem Proton.) Die Existenz jeder weiteren Substanz in der Welt hängt also entscheidend von der Tatsache ab, daß die Kernkräfte stark genug sind, das normalerweise instabile Neutron zu stabilisieren. Nur dadurch kann es seine Rolle als wesentlicher, weiterer Baustein der Materie übernehmen.

Bedenkt man die unglaublich kurzen Lebenszeiten der meisten Elementarteilchen, so kommt einem leicht die Frage, warum diese Teilchen so wichtig sein sollen. Betrachten wir beispielsweise ein Lambda-Teilchen, das in einem großen Beschleuniger durch Kollision der beschleunigten Protonen mit anderen Nukleonen erzeugt wird. In weniger als dem milliardsten Teil einer Sekunde fliegt es einige Zentimeter weit und zerfällt dann spontan in ein Nukleon und ein Pion. Das Pion seinerseits zerfällt nach einer etwas längeren Zeit in ein Myon und ein Neutrino. Kurz darauf ist auch das Myon verschwunden und an seiner Stelle sind ein Elektron, ein Neutrino und ein Antineutrino erzeugt. Dies alles geschieht innerhalb einer millionstel Sekunde und spielt sich auf engstem Raume ab, nicht weiter als ein paar Meter vom Geburtsort des Lambda-Teilchens entfernt. Eine Reihe vergänglicher Teilchen wurde erzeugt und vernichtet, und als Resultat sind lediglich einige Neutrinos mehr in der Welt aufgetaucht.

Die Physiker geben zwei Gründe an, warum sie diese kurzlebigen, instabilen Teilchen für genauso wichtig und interessant halten wie die wenigen stabilen Teilchen, aus denen unsere Welt besteht. Einmal haben die instabilen Teilchen einen ganz entscheidenden Einfluß auf die Eigenschaften der stabilen Teilchen. So rührt die Kraft, die die Atomkerne zusammenhält (und die deshalb erst die Existenz aller Atome, die schwerer als Wasserstoff sind, ermöglicht) gerade von dem Wechselspiel instabiler Pionen zwischen den Kernpartikeln her. Die Kernkräfte werden heutzutage zurückgeführt auf einen andauernden Pionenaustausch, der zwischen den Nukleonen stattfindet. Den zweiten und vielleicht noch tieferen Grund sehen die Physiker darin, daß es völlig zufällig erscheint, welches Teilchen stabil und welches instabil auftritt. So scheinen beispielsweise Myon und Elektron in nahezu all ihren Eigenschaften identisch zu sein, außer daß das Myon eine größere Masse hat als das Elektron. Es kann daher seinen Masseüberschuß als Energie abgeben und spontan in ein Elektron (und zwei Neutrinos) zerfallen. Das

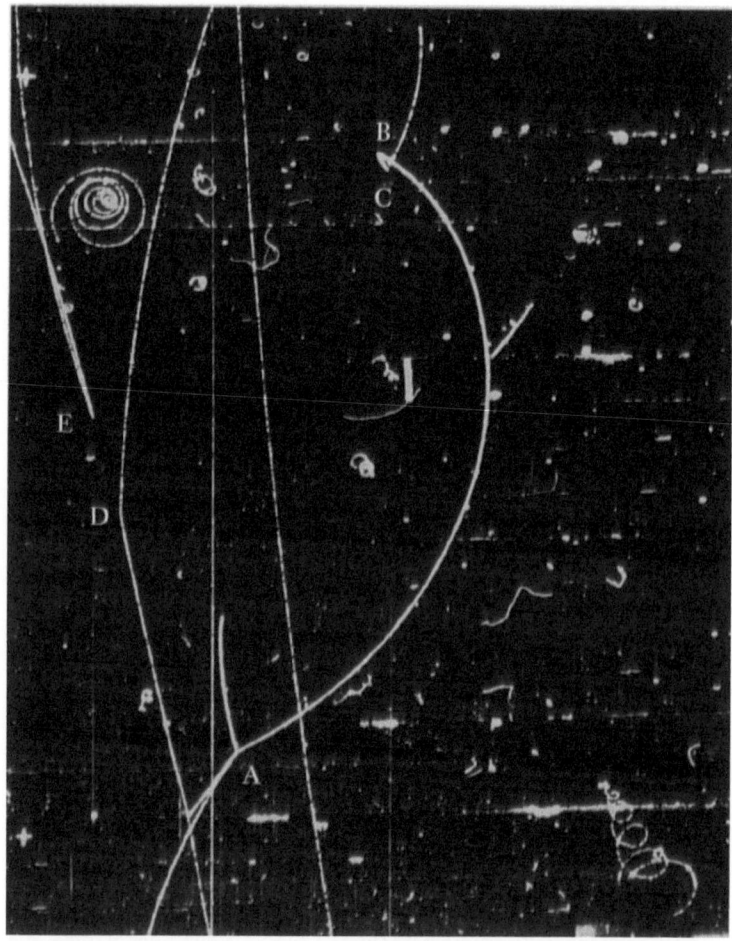

Fig. 1.8. Zerfall instabiler Teilchen. Diese ungewöhnliche Blasenkammeraufnahme zeigt den Zerfall von fünf verschiedenen Elementarteilchen. Im Punkt A zerfällt ein positives Kaon in drei Pionen. Bei Punkt B tritt der Zerfall eines dieser Pionen in ein Myon und ein unsichtbares Neutrino ein. In C verschwindet das Myon und an seiner Stelle entsteht ein Positron (und zwei Neutrinos). Im Punkt D wandelt sich ein Xi-Teilchen in ein Lambdateilchen und ein Pion um. Das unsichtbare neutrale Lambda zerfällt im Punkt E in ein Proton und ein Pion

Der Elementarteilchen-Zoo 25

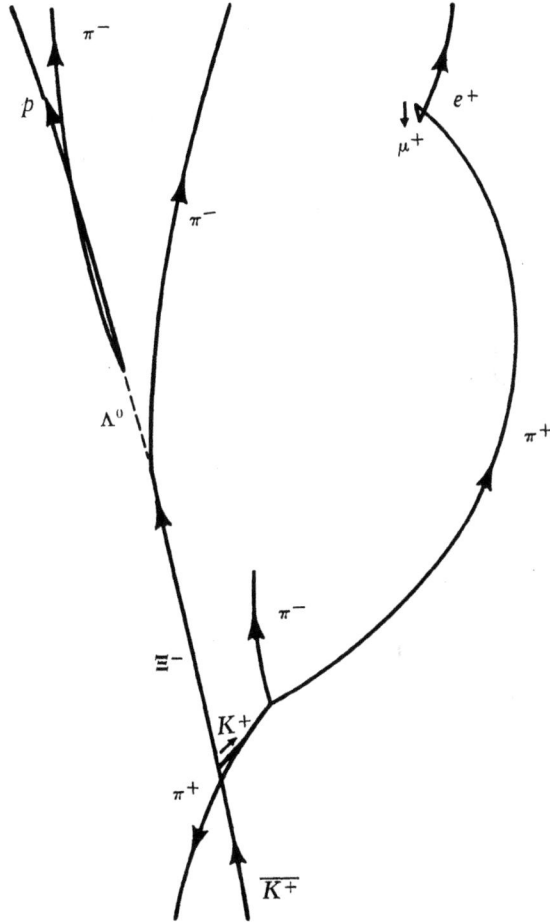

Myon lebt nur eine zweimillionstel Sekunde, während das Elektron unsterblich erscheint. Aber dieser große Unterschied ist für den Physiker weniger aufregend als die vielen Eigenschaften, in denen Myon und Elektron übereinstimmen. Es scheint so zu sein, daß man die „wahre Natur" des Elektrons nur dann verstehen kann, wenn man auch gleichzeitig das mit ihm so eng verwandte Myon versteht.

Alle Elementarteilchen bilden anscheinend eine große Familie. Keines ist von den anderen unabhängig. Normalerweise zerfallen Elementarteilchen und wandeln sich dabei in leichtere Teilchen um. Aus noch nicht ganz bekannten Gründen gibt es zwei „abnorme" Fälle, das Elektron und das Proton. Ihnen ist es verboten zu zerfallen. Unter diesem Gesichtspunkt betrachtet, werden wir in Kapitel IV einige Naturgesetze kennenlernen, die den Zerfall der beiden Teilchen verbieten. Dieses Nichtzerfallen macht die Existenz einer materiellen Welt überhaupt erst möglich.

Da es nur ein einziges Universum und einen einzigen Satz von Naturgesetzen gibt, hat es eigentlich keinen Sinn, davon zu sprechen, daß ein Teilbereich dieses Gebäudes rein zufällig so sei. Aber in ähnlichen Situationen wie hier beim Nachdenken über die stabilen und instabilen Elementarteilchen, fand der Mensch sich immer in der Geschichte der Naturwissenschaften, angefangen bei Kopernikus, und er fühlt wohl, wenn er ehrlich ist, mehr und mehr Bescheidenheit angesichts des Aufbaus dieser Welt. Wir alle und die ganze Welt existieren nur dank gewisser Erhaltungssätze, die einige wenige Elementarteilchen stabilisieren und die es so erlauben, daß sich auf dem Chaos der submikroskopischen Welt ein geordnetes Ganzes aufbaut.

Tabelle 1 enthält noch eine weitere Information, nämlich die Einteilung der Teilchen in die Familien der Baryonen (schwere Teilchen), der Mesonen (mittelschwere Teilchen), der Myonen und der Elektronen. Die Angehörigen der beiden letztgenannten Familien, also das Myon und das Elektron sowie ihre Neutrinos, werden oft auch Leptonen (leichte Teilchen) genannt. Die Pionen und Kaonen sind Mesonen, während das Proton und alle noch schwereren Teilchen, wie Neutron, Lambda-, Sigma- und Xi-Teilchen Baryonen sind. Diese griechischen Familiennamen fassen aber nicht nur die Teilchen entsprechend ihrer Masse zusammen. Man beachte z. B. (Tabelle 1), daß alle Leptonen und Baryonen den Spin 1/2 besitzen, während die Mesonen alle den Spin 0 haben. Noch wichtiger ist jedoch, daß für drei der vier Familien bestimmte Erhaltungsgesetze gelten, wodurch die Einteilung und Namensgebung noch mehr berechtigt erscheint. Immer wenn ein Baryon verschwindet, muß ein anderes Baryon an seiner Stelle auftauchen. Es ist genau dieser Erhaltungssatz der Baryonenzahl, der dem Proton verbietet, selbst zu zerfallen. Das Proton kann nicht in irgendein leichteres Teilchen zerfallen, da es selbst das leichteste Baryon ist und somit bei seinem Zerfall kein anderes Baryon an seine Stelle treten kann. Ganz ähnliche Gesetze gelten für die Familien der Myonen und Elektronen. Ganz anders die Mesonen, sie können, ebenso wie Photonen, in jeder Anzahl erzeugt oder vernichtet werden. Der Erhaltungssatz für Baryonen konnte experimentell mit großer Genauigkeit nachgeprüft werden. Aufgrund dieser Messungen läßt sich mit Sicherheit sagen, daß das Universum in der nächsten Milliarde Jahre nicht wegen der Instabilität des Protons zerfallen wird. Die beiden Erhaltungssätze für Leptonen sind ebenfalls so gut wie gesichert. Allerdings haben wir bis heute keine theoretische Erklärung für die Ursache dieser Erhaltungssätze.

Ist der Physiker nun am Ende der Entdeckung neuer Elementarteilchen? Es scheint zumindest voreilig, dies behaupten zu wollen. Zwar wurde seit 1954 kein geladenes Elementarteilchen neu entdeckt, das lange genug lebt, um in einer Blasenkammer eine Spur zu hinterlassen, aber zwischen 1960 und 1962 wurden das Neutrino des Myons identifiziert und einige äußerst kurzlebige Resonanzen gefunden. Wahrscheinlich wird die Anzahl der Elementarteilchen noch weiter anwachsen, bevor man möglicherweise in die Lage kommt, ein Ordnungsschema anzugeben, in dem die Anzahl der „elementaren" Objekte wieder reduziert wird. Im Spektrum dieser Objekte werden möglicherweise Teilchen auftreten, deren Lebensdauer von unglaublich kurz bis unendlich lang variieren.

In den folgenden Kapiteln dieses Buches werden wir Vorstellungen über die Natur und ihre Strukturen kennenlernen, die zum größten Teil bei der Erforschung der Welt der Elementarteilchen gebildet oder entdeckt worden sind. Zunächst ist es jedoch wichtig, die Bedeutung der für das Verhalten der Elementarteilchen entscheidenden Größen wie Ladung, Masse und Energie zu verstehen und außerdem eine Vorstellung zu bekommen über die Größenverhältnisse, die in diesem Bereich der Welt vorliegen. Dies soll in Kapitel II geschehen.

Kapitel II

Das Kleine und das Große

Man spricht leichthin von der „unglaublich kurzen" Lebenszeit eines Elementarteilchens oder von dem „phantastisch kleinen" Atomkern, aber es ist nicht so einfach, damit eine Vorstellung zu verbinden. Das Kleine in der Kernphysik ist so phantastisch klein im Vergleich mit dem, was man im Alltag als klein ansieht, daß es wirklich einiger Mühe bedarf, diesen Bereich mit unseren gewohnten Vorstellungen zu verknüpfen. Entsprechendes gilt für das Große im Kosmos. Aber die Möglichkeit, einen Überblick vom Allerkleinsten bis zum Größten zu gewinnen, lohnt ein solches Bemühen.

Um die Natur zu erforschen, bedient sich der Physiker einer Anzahl von Begriffen. Sie sind nicht als beschreibende Formen, sondern als meßbare Größen definiert. Einfache Beispiele sind die Ausdehnung im Raum oder in der Zeit, also Längenmessung beziehungsweise Zeitmessung. Jede Eigenschaft eines Elementarteilchens, wie seine Masse, elektrische Ladung, Energie, sein Spin und Drehimpuls, ist eine solche Größe. Vereinfachend läßt sich sagen, daß eine physikalische Größe aus einer Maßzahl und einer Einheit besteht, wobei die Maßzahl eine Menge, eine Quantität angibt. Beispiele sind: 6 Zentimeter, 90 Kilometer je Stunde, 30 Minuten, 220 Volt.

Zu jeder physikalischen Größe gibt es eine Einheit. Der Gebrauch einer Einheit erlaubt, Messungen zu vergleichen, die zu verschiedenen Zeitpunkten und an verschiedenen Orten gemacht wurden. Dies ist eine umständliche Umschreibung einer wohlbekannten, alltäglichen Sache. So geben wir unsere körperliche Größe in Meter und Zentimeter, unser Gewicht in Kilogramm und unser Alter in Jahren an. Jede Größe muß in Teilen einer Einheit ausgedrückt werden. Leider gibt es nun keine internationale Übereinkunft über den Gebrauch von Einheiten, und so kommt es im Alltagsleben wie auch in den Naturwissenschaften manchmal zur Verwirrung. Ein Amerikaner, nach seinem Gewicht befragt, antwortet: „Ich wiege 154", während ein gleichschwerer Engländer die Zahl 11 und ein Franzose desselben Gewichts die Zahl 70 nennen würde. Natürlich sollen all diese Angaben das gleiche Gewicht bedeuten, aber während der Amerikaner von pounds sprach, redete der Engländer von stones und der Franzose von Kilogramm. Die Angabe einer Zahl ohne Einheit ist in diesem Zusammenhang sinnlos. Sie ist nur gelegentlich in der Umgangssprache so zweifelsfrei, daß sie gebraucht werden kann, weil jedermann stillschweigend ein und dieselbe Einheit benützt.

Es gibt in der Physik einige „reine Zahlen", dimensionslose Größen. Sie üben auf den Physiker eine besondere Anziehung aus, gerade weil sie von der Wahl irgendwelcher Einheiten unbetroffen bleiben. In dem Satz: „In Tabelle 1 sind vierzehn Arten von Elementarteilchen aufgeführt" ist vierzehn eine reine Zahl. Sie wurde durch Abzählen gewonnen und ist nicht auf eine Einheit bezogen. Die Eigenschaften dieser Teilchen kann man dagegen im allgemeinen nicht ohne Angabe von Einheiten beschreiben.

Viele in den Naturwissenschaften gebräuchliche Einheiten, wie etwa das Zentimeter als Einheit der Länge oder die Sekunde als Einheit der Zeit, sind dem Menschen und seiner Umwelt „angemessen". Unser Finger ist etwa ein Zentimeter dick und es dauert etwa eine Sekunde, um „einundzwanzig" zu sagen oder einen Meter zu gehen. Diese Einheiten sind handlich und leicht vorstellbar. Der Welt des Großen oder des Kleinen sind sie aber völlig unangemessen. Die Entfernung Erde—Sonne, in Zentimetern angegeben ist eine riesige Zahl; die Größe eines Wasserstoffatoms ist ein winziger Bruchteil eines Zentimeters. Das Alter der Erde ist eine ungeheuerlich große Zahl von Sekunden. Andererseits ist die Lebenszeit eines Pions ein winziger Bruchteil einer Sekunde. Journalisten lieben es, Zahlen aus dem kosmologischen oder submikroskopischen Bereich in aller Schönheit auszuschreiben, eine Schlange von Nullen vor oder nach dem Komma. Das Pion lebt 0,000 000 026 Sekunden; die Anzahl der Wasserstoffatome in einem Liter Wasser beträgt 60 000 000 000 000 000 000 000 000. Diese Schreibweise ist zwar eindrucksvoll, aber doch etwas verwirrend und wenig instruktiv.

Die Naturwissenschaftler haben die Schreibweise in zweifacher Weise rationalisiert. Einmal ersetzen sie bei großen wie auch kleinen Zahlen die ausgedehnte Bezeichnungsweise durch die Darstellung in Potenzen. In dieser wird einhundert als 10^2, eintausend als 10^3, eine Million als 10^6, drei Millionen als $3 \cdot 10^6$ und 40 Milliarden Dollar (der Verteidigungsetat der USA) als $4 \cdot 10^{10}$ Dollar geschrieben. Die „lange" Zahl im letzten Absatz wird in dieser Darstellung $6 \cdot 10^{25}$ geschrieben. Der Exponent der Zahl 10, die kleine hochgesetzte Zahl, kann als Anweisung dafür angesehen werden um wieviel Stellen das Komma nach rechts geschoben werden muß, um zur anderen Schreibweise zu kommen. $2 \cdot 10^6$ ist also gleich einer 2, gefolgt von sechs Nullen, d.h. zwei Millionen. Diese Bezeichnungsweise ist so einfach und bequem, daß sie eigentlich jeder kennen sollte.

Multiplikationen werden durch Addition der Exponenten ausgeführt. Eine Milliarde sind tausend Millionen, oder 10^3 multipliziert mit 10^6, das ist 10^9. Angenommen, jeder Amerikaner hat im Durchschnitt 200 $ ($2 \cdot 10^2$) Bankrücklagen, und es gibt 180 Millionen Amerikaner ($180 \cdot 10^6$ oder $1{,}8 \cdot 10^8$), dann betragen die gesamten Rücklagen: $2 \cdot 10^2$ Dollar multipliziert mit $1{,}8 \cdot 10^8$, das ist gleich $3{,}6 \cdot 10^{10}$ $ oder 36 Milliarden Dollar. Ein anderes Beispiel: Da das Licht sich mit $3 \cdot 10^{10}$ cm je Sekunde ausbreitet, und ein Jahr $3 \cdot 10^7$ Sekunden hat, so ist das Lichtjahr (die Entfernung, die das Licht in

Tabelle 2

Physikalische Größe	Gebräuchliche Einheit in der	
	makroskopischen Welt	submikroskopischen Welt
Länge	Zentimeter	Durchmesser eines Atoms ungefähr 10^{-8} cm = 1 Ångström, Durchmesser eines Teilchens ungefähr 10^{-13} cm = 1 Fermi
Geschwindigkeit	Zentimeter je Sekunde (Geschwindigkeit einer Schnecke)	Lichtgeschwindigkeit = $3 \cdot 10^{10}$ cm/sec
Zeit	Sekunde	Natürliche Zeiteinheit eines Teilchens ungefähr 10^{-23} sec Typische Lebensdauer eines „langlebigen Teilchens" ungefähr 10^{-10} sec
Masse	Gramm (Masse von 1 cm^3 Wasser)	Masse des Elektrons = $9 \cdot 10^{-28}$ g
Energie	erg (Energie eines kriechenden Käfers) Kalorie (40 Milliarden erg)	1 eV (Elektronenvolt) = $1{,}6 \cdot 10^{-12}$ erg Ein Luftmolekül hat etwa ein Vierzigstel eV. Ein Proton im größten Beschleuniger hat ungefähr 30 Milliarden eV.
Ladung	Coulomb (Ladung, die in einer Sekunde durch eine Glühbirne fließt)	Elektronenladung = $1{,}6 \cdot 10^{-19}$ Coulomb
Spin	g · cm · cm/sec (Heuschrecke, die sich herumdreht)	Spin des Photons = $\hbar$ = 10^{-27} g · cm · cm/sec

einem Jahr zurücklegt) gleich $3 \cdot 10^{10}$ multipliziert mit $3 \cdot 10^7$ oder $9 \cdot 10^{17}$ cm. Das ist eine sehr lange Strecke; sie ist etwa 300 Millionen mal länger als der Umfang unserer Erde. Würde man, um auf Geld zurückzukommen, $9 \cdot 10^{17}$ Dollar gleichmäßig unter allen Menschen der Erde aufteilen, so hätte jeder Mann, jede Frau und jedes Kind ein Vermögen von annähernd einer halben Milliarde Dollar.

Die Schreibweise in Potenzen wird ebenfalls auf kleine Zahlen angewandt. Ein Zehntel ist 10^{-1}, ein Millionstel 10^{-6}, drei Milliardstel $3 \cdot 10^{-9}$. Auch hier gilt das Gesetz der Addition der Exponenten beim Multiplizieren. Zum Beispiel ist $10^{-3} \cdot 10^9$ gleich 10^6 (Man berücksichtige, daß das Addieren einer negativen Zahl gleichbedeutend mit dem Subtrahieren der positiven Zahl ist). In Worten heißt das obige Beispiel: Ein Tausendstel einer Milliarde ist eine Million. Die Lebenszeit eines Myons ist $2 \cdot 10^{-6}$ Sekunden oder zwei Millionstel einer Sekunde. Die Größe eines Atoms ist etwa 10^{-8} oder ein Hundertmillionstel eines Zentimeters.

Die zweite Verbesserung bei der Handhabung sehr großer und kleiner Größen besteht in der Einführung neuer Einheiten, die dem betrachteten Bereich angemessener sind. So ist in der Astronomie und Astrophysik das Lichtjahr, das wir vorher zu $9 \cdot 10^{17}$ cm berechneten, eine bequeme Längeneinheit. In der Atomphysik wird häufig das Ångstrom, das gleich 10^{-8} cm ist, gebraucht. Dagegen bedient man sich in der Kernphysik und ebenso in der Physik der Elementarteilchen einer Einheit, die noch hunderttausendmal kleiner ist. Sie heißt ein Fermi und beträgt 10^{-13} cm. Auch in Tabelle 1 wird von dieser vorteilhaften Einführung neuer Einheiten Gebrauch gemacht. Als Einheiten für Spin, Ladung und Masse sind der Spin des Photons, die Ladung des Protons und die Masse des Elektrons gewählt. Selbstverständlich ist es notwendig zu wissen, wie man diese Einheiten in die im Alltag gebrauchten umrechnet, genauso wie beim Umgang mit Zentimeter, Kilometer und Lichtjahr. In Tabelle 2 werden einige Größen, die in der Elementarteilchenphysik gebräuchlich sind, den entsprechenden Größen gegenübergestellt, wie sie im Alltag verwandt werden.

Länge

Einer der besten Wege, sich wenigstens eine gewisse Vorstellung von dem Größten oder Kleinsten zu verschaffen, ist der Vergleich. Um z. B. die Größenverhältnisse in einem Atom zu illustrieren, dessen Kern nur etwa 10^{-4} bis 10^{-5}mal so groß ist wie das ganze Atom, kann man in Gedanken das Atom auf einen Durchmesser von sagen wir 3000 Meter ($3 \cdot 10^3$ Meter) expandieren. Dies ist etwa die Länge einer der Startbahnen des Kennedy International Airports in New York. Der 10^{-4} Teil ist 30 cm, also etwa der Durchmesser eines Fußballs, während der 10^{-5} Teil — also nochmals ein Zehntel kleiner — etwa dem Durchmesser eines Golfballes entsprechen würde. Genauso winzig wie ein Golfball im Vergleich mit dem New Yorker Flughafen, ist ein Proton als Kern inmitten eines Wasserstoffatoms. Der Fußball in unserem Bild würde etwa dem schweren Urankern entsprechen. Die gleiche Expansion, die einen Atomkern zur Größe eines Balles aufbläht, würde einen Zentimeter zu einer Strecke von $4 \cdot 10^8$ km auseinanderziehen. Dies ist angenähert die doppelte Entfernung von der Erde zur Sonne. Wollte man die Atome eines Kubikzentimeter Wassers in dem gleichen Vergrößerungsmaßstab aufschichten, so müßte die ganze Erdoberfläche in flugplatzgroße Gebiete abgesteckt werden. Drei Kilometer über der Erde käme dann die nächste Lage von „Flugplätzen" und so fort. Dies müßte hundertmillionenmal wiederholt werden. Die äußerste Schicht wäre weiter als die Sonne entfernt und in ihr wären einige 10^{16} „Flugplätze" eng aneinanderliegend angeordnet. Die Zahl der Atome in einigen Tropfen Wasser wäre gleich der Anzahl der Flugplätze in diesem Teil des Sonnensystems. Könnten jede Sekunde eine Million Flugplätze errichtet werden, so käme die Gesamtbauzeit dieser vielgeschossigen Flugplatzanlage dem Alter des Universums gleich, das etwas über 10 Milliarden Jahre beträgt.

Die Länge 10^{-13} cm ist etwa gleich dem Durchmesser des Protons und wird deshalb von den Elementarteilchen-Physikern häufig als Einheit benutzt. Sie hat den Namen Fermi zu Ehren von ENRICO FERMI, der in den dreißiger Jahren auf dem Gebiet der Kernphysik bahnbrechend wirkte. Die kleinste bisher in einem Experiment gemessene Länge ist ungefähr ein Zehntel Fermi oder 10^{-14} cm. Die meisten Elementarteilchen haben etwa die Größe eines Fermis. Einige jedoch — wie das Elektron — sind möglicherweise viel kleiner.

Obgleich kosmologische Überlegungen außerhalb des Rahmens dieses Buches liegen, ist es doch interessant, die astronomische Längenskala mit derjenigen der submikroskopischen Welt zu vergleichen. Die Ausdehnung des bekannten Teils des Universums ist etwa 10^{10} Lichtjahre, das sind 10^{28} cm. Der Mensch ist ungefähr 10^2 cm groß und somit um den Faktor 10^{26} kleiner als das Universum, aber „nur" 10^{15}mal größer als ein Proton. Vergleicht man einerseits die Größe des Universums mit der unseres Sonnensystems und andererseits die Länge eines Menschen mit dem Durchmesser eines Protons, so ist das Universum im Verhältnis immer noch viel größer als ein Mensch. Zwischen der kleinsten bekannten Länge (10^{-14} cm) und der größten (10^{28} cm) liegen zweiundvierzig Zehnerpotenzen (10^{42}). Die Zahl 10^{42} ist so phantastisch groß, daß uns hier ein Vergleich kaum zu irgendeiner Vorstellung verhelfen kann. Dennoch wollen wir ein Beispiel wagen. Angenommen die Menschheit wünschte durch eine Bevölkerungsexplosion auf die Zahl 10^{42} anzuwachsen. Auf unserer Erde können 10^{15} Menschen Schulter an Schulter stehend untergebracht werden, und auf einer Million Erden könnten dann 10^{21} Personen in dieser Weise Platz finden. Selbst bei diesem ungeheuren Gedränge wäre die Menschheit also immer noch weit von dem angenommenen Ziel entfernt. Auch wenn es gelänge, jedes einzelne

Ehepaar persönlich zu verpflichten, jeweils eine weitere Million Erden neu aufzufinden und diese in derselben Weise zu bevölkern, die Bevölkerungszahl betrüge „nur" 10^{27}. Nun gibt es 10^{23} Sterne im Universum. Nimmt man an, daß jeder Stern 10 Planeten hat und jeder Planet mit 10^{15} Personen vollgepfercht sei, so wären selbst dann immer noch weniger als 10^{42} Menschen im Universum.

Versuche dieser Art, ein Bild von großen und kleinen Zahlen zu bekommen, können sehr reizvoll sein. Besuchern der Elementarteilchenwelt werden ähnliche Spiele empfohlen.

Geschwindigkeit

Eine Schnecke kann, wenn sie es sehr eilig hat, ungefähr 1 Zentimeter je Sekunde (oder in der kürzeren Schreibweise des Naturwissenschaftlers: 1 cm/sec) zurücklegen. Ein Mensch erreicht zu Fuß etwa 10^2 cm/sec, im Auto $3 \cdot 10^3$ cm/sec und im Düsenflugzeug annähernd Schallgeschwindigkeit, die $3 \cdot 10^4$ cm/sec beträgt.

In Entfernungen, seien sie nun groß oder klein, konnte man bisher keine Grenze in der Natur entdecken. Dies ist jedoch völlig anders bei Geschwindigkeiten. Die Geschwindigkeit des Lichtes ist eine Grenzgeschwindigkeit, die nicht überschritten werden kann. Sie beträgt $3 \cdot 10^{10}$ cm/sec, ein Wert, der genau eine Million mal größer ist als die Schallgeschwindigkeit in Luft, was sich leicht merken läßt. Ein Astronaut fliegt heutzutage mit einem vierzig-tausendstel der Lichtgeschwindigkeit, und er benötigt zu einer Erdumrundung anderthalb Stunden. Dagegen würde ein Photon, wenn es auf diese Bahn gezwungen werden könnte, nach einer zehntel Sekunde die Erde umkreist haben. Der Mensch ist nicht mehr soweit von dieser Geschwindigkeitsgrenze entfernt, dagegen ist er viel weiter davon entfernt, die uns heute bekannten Grenzen in Raum und Zeit zu erreichen.

Die Atome und Moleküle in festen Körpern und Flüssigkeiten, sowie in Gasen unter normalen Bedingungen bewegen sich andauernd und völlig ungeordnet. Ihre Geschwindigkeit liegt im Bereich der einfachen bis zehnfachen Schallgeschwindigkeit in Luft, sie ist also 10^6 bis 10^5 mal kleiner als die Lichtgeschwindigkeit. Für Elementarteilchen jedoch ist die Lichtgeschwindigkeit ein durchaus üblicher Bereich. Photonen und Neutrinos können gar nicht anders als sich mit Lichtgeschwindigkeit bewegen. In den großen modernen Beschleunigern werden Teilchen mit Masse, meistens Elektronen oder Protonen, bis nahezu auf Lichtgeschwindigkeit gebracht, und in demselben Bereich liegen häufig auch die Geschwindigkeiten der instabilen Teilchen, die bei Zusammenstößen von Kernen entstehen.

In science-fiction-Romanen stellen Astronauten häufig einen Hebel auf „superdrive" und rasen mit Überlichtgeschwindigkeit um das Milchstraßensystem herum. Wird dies eines Tages möglich sein? Es ist äußerst unwahrscheinlich, und zwar aus einem einfachen Grund. Je leichter ein Gegenstand ist, desto einfacher ist es, ihn zu beschleunigen. Ein Güterzug kommt nur langsam auf seine Fahrgeschwindigkeit, dagegen kann ein Auto schon wesentlich schneller anfahren, während Protonen in einem Zyclotron in noch viel kürzerer Zeit auf ihre Endgeschwindigkeit gebracht werden. Ein masseloses Teilchen sollte also am leichtesten beschleunigt werden können. Tatsächlich fliegt ein Photon im Augenblick, in dem es entsteht, gleich mit Lichtgeschwindigkeit und nicht langsamer. Wenn überhaupt irgend etwas schneller als Licht fliegen könnte, dann nur das Licht selbst, das aus masselosen Photonen besteht.

Zeit

Will man etwas über die Zeitskala der Elementarteilchen sagen, so muß man zuerst klären, was man unter einer „kurzen" und einer „langen" Zeitspanne versteht. Eine millionstel Sekunde erscheint uns sicherlich als sehr kurz, aber für ein Elementarteilchen ist es eine lange Zeit. Andererseits ist bei kosmologischen Vorgängen eine Million Jahre nicht viel länger als ein Augenzwinkern.

Wenn ein neues Auto, nachdem die letzte Schraube angezogen ist, vom Fließband rollt und nach 30 m vollkommen in seine Teile auseinanderfällt, würde jedermann von einer kurzen Lebenszeit des Fahrzeugs sprechen. Wenn dagegen ein Wagen dreißig Milliarden Kilometer fährt, bevor er zusammenbricht, würden wir von der erstaunlich langen Lebenszeit dieses Wagens reden, und es wäre ganz zweifellos das langlebigste Auto, das jemals gebaut worden wäre. Wir wollen dieses Beispiel in die Welt der Elementarteilchen übertragen. Die Größe eines Teilchens ist etwa 10^{-13} cm und es fliegt mit einer Geschwindigkeit von 10^{10} cm/sec. Um eine Entfernung, die zehnmal so groß ist wie sein Durchmesser (dies entspricht dem Auto, das nur 30 m weit fährt) zurückzulegen, benötigt es 10^{-22} sec. Für Elementarteilchen ist 10^{-23} sec eine Art natürlicher Zeiteinheit. In 10^{-10} sec legt das Teilchen einen Zentimeter zurück, das ist eine Strecke, die mehr als 10^{12} (eine Million mal einer Million) mal größer ist als das Teilchen selbst. Ein Teilchen, das einen Zentimeter zurücklegt, ist dem Auto vergleichbar, das 30 Milliarden km gefahren hat. Jedes Teilchen, das sich einen Zentimeter von seinem Geburtsort entfernen kann, bevor es stirbt, verdient die Bezeichnung langlebig. Pionen und Myonen, deren Lebenszeiten 10^{-8} sec bzw. 10^{-6} sec betragen, können viel weiter als 1 cm fliegen. Das Neutron bildet einen eigenartigen Sonderfall. Seine Lebensdauer, die 17 min beträgt, ist in der Elementarteilchenwelt schon praktisch unendlich groß.

Die in letzter Zeit entdeckten neuen Teilchen, die auch „Resonanzen" genannt werden, haben Lebenszeiten von 10^{-20} sec oder weniger.

Sie sind wirklich kurzlebig und verdienen vielleicht schon nicht mehr den Namen „Teilchen". Sie gleichen dem Vehikel, das noch vor Verlassen der Fabrik zusammenbricht. Der Konstrukteur sagt, wenn überhaupt etwas, vielleicht: „Das war gar kein Auto, sondern nur ein unstabiles Gebilde vergänglichster Sorte" (wofür der Physiker das Wort „Resonanzen" gebraucht).

Da die kleinste experimentell bestimmte Entfernung etwa 10^{-14} cm beträgt, ist es zulässig zu sagen, daß die kürzeste bekannte Zeitspanne 10^{-24} sec ist (obgleich direkte Zeitmessungen noch weit von diesem Bereich entfernt sind). Die längste bekannte Zeit ist das Alter des Universums, die Zeit, über die das Universum expandiert. Sie ist einige Male größer als das Alter unserer Erde und beträgt etwa 10^{18} sec (30 Milliarden Jahre). Das Verhältnis dieser beiden Zahlen ist 10^{42}, also wiederum die gleiche, ungeheuerlich große Zahl, die wir auch für das Verhältnis der größten zu der kleinsten bekannten Länge fanden. Dies ist kein Zufall. Die äußerste Randzone des Universums bewegt sich mit annähernd Lichtgeschwindigkeit von uns weg, und die Teilchen, die zur Erforschung der submikroskopischen Welt verwandt werden, fliegen ebenfalls ungefähr mit Lichtgeschwindigkeit. Sowohl im Makrokosmos wie auch im Mikrokosmos erscheint die Lichtgeschwindigkeit als das natürliche Glied zwischen Zeit- und Längenmessungen.

Masse

Die Definition der Masse ist ziemlich schwierig, aber es ist für uns gar nicht wichtig, zu sehr in die Einzelheiten zu gehen. Für unsere Zwecke ist es völlig ausreichend, uns unter der Masse eines Gegenstandes seine Substanzmenge vorzustellen. Dies ist zwar eine sehr unwissenschaftliche Definition, aber sie erlaubt uns doch mit dem Wort Masse etwas zu verbinden. Der Begriff Masse bereitet deshalb Schwierigkeiten, weil die Schwerkraft, die an einem Körper angreift, gerade genau der Masse dieses Körpers proportional ist. Auf einer Waage der Bundespost wird ein Paket mit großer Masse stärker nach unten gezogen als ein solches mit kleinerer Masse, und deshalb zeigt der Zeiger der Waage im ersten Fall ein größeres Gewicht an. Wir sagen, das Paket mit größerer Masse wiegt mehr und meinen damit, daß es stärker von der Erde angezogen wird. Diese Anziehung ist der Masse streng proportional.

Um den Begriff der Masse etwas besser zu erfassen, stellen wir uns einige Astronauten an Bord ihres Weltraumschiffes im schwerelosen Zustand vor. Fassen sich zwei der Weltraumfahrer an den Händen an und stoßen sich voneinander ab, so fliegen sie in einer bestimmten Weise auseinander. Der Größere wird sich im Raumschiff etwas langsamer als der Kleinere bewegen; wir schreiben diesen Effekt der größeren Masse zu. Wirklich wichtig ist, daß Masse ein Maß für den Widerstand darstellt, den ein Körper jeder Änderung seines Bewegungszustandes entgegenstellt. Wir nennen diese Eigenschaft gewöhnlich Trägheit. Wenn ein einzelner Astronaut, in der Mitte seiner Kapsel schwebend, einen Ball wirft, so wird er zurückgestoßen und sich langsam rückwärts bewegen, während der Ball viel schneller in entgegengesetzter Richtung fliegt. Fliegt der Ball, bezogen auf den Mittelpunkt der Kabine, fünfhundertmal schneller als der Astronaut, so hat das den Grund, daß die Masse des Balles fünfhundertmal kleiner ist als die des Weltraumfahrers, und somit ist auch der Widerstand gegen die Bewegungsänderung im selben Maße geringer. Jeder Jäger kennt diesen Rückstoß. Hätten Jäger und Geschoß die gleiche Masse, so würden beide beim Abschuß auf dieselbe Geschwindigkeit beschleunigt werden. Da der Jäger jedoch eine viel größere Masse und somit auch eine viel größere Trägheit besitzt als die kleine Kugel, leistet sein Körper größeren Widerstand gegen die Beschleunigung und bewegt sich viel langsamer als das Geschoß.

Gemessen an unseren alltäglichen Vorstellungen besitzen die Elementarteilchen eine äußerst kleine Masse. Es ist deshalb verhältnismäßig leicht, sie auf hohe Geschwindigkeiten zu bringen; normalerweise fliegen sie annähernd mit Lichtgeschwindigkeit. Masselose Partikeln zeigen überhaupt keinen Widerstand gegen Beschleunigung. Sie fliegen, wenn sie einmal erzeugt sind, unbeirrbar mit der Geschwindigkeit des Lichtes.

Das Elektron ist das leichteste unter den Partikeln mit nicht verschwindender Masse. Die Masse des Elektrons wird deshalb meistens als Einheit in der submikroskopischen Welt benutzt. In Tabelle 1 haben wir diese Einheit ebenfalls verwandt. Das schwerste Teilchen, das Omega, ist über dreitausendmal schwerer als ein Elektron. Selbst eine Billion (eine Million mal eine Million) Omegas wären, zusammen genommen, nicht schwer genug, um einen Ausschlag auf der allerempfindlichsten Waage hervorzurufen.

In physikalischen Maßsystemen wird das Gramm (oder das Kilogramm) als Masseneinheit benutzt. Ein Gramm entspricht etwa der Masse einer Kopfschmerztablette. Ein Liter Wasser hat die Masse von 1000 g (1 kg). Ein Fluggast der Touristenklasse kann bis zu 20 kg Gepäck im transatlantischen Verkehr frei mitnehmen. Die Elektronenmasse ist $9 \cdot 10^{-28}$ g, die Masse des „schweren" Omega-Teilchens ist ungefähr $3 \cdot 10^{-24}$ g.

Wir wollen diesen Abschnitt mit der Frage schließen, wie groß die gesamte Masse des Universums ist. Darauf läßt sich zwar keine genaue Antwort geben, aber wir können eine ganz grobe Abschätzung vornehmen. Es gibt ungefähr 10^{23} Sterne im Universum (so groß ist etwa auch die Anzahl der Moleküle in einem Gramm Wasser). Im Durchschnitt beträgt die Masse eines Sterns annähernd 10^{35} g. Somit ist die Masse des Universums rund 10^{58} g. Da jedes Gramm Materie etwa 10^{24} Protonen enthält, können wir die Gesamtzahl der Protonen im Universum ganz grob mit 10^{82} annehmen[1].

Energie

Das bemerkenswerteste Charakteristikum der Energie ist ihre Fähigkeit sich umzuwandeln. Wie ein hervorragender Schauspieler in verschiedenen Rollen erscheinen kann, so kann Energie in einer Vielzahl von Formen auftreten und sich von einer Form in eine andere verwandeln. Energie kommt in verschiedenster Form und nahezu in allen Gebieten der Naturwissenschaften vor. Sie wird deshalb wohl zu recht als die wichtigste Begriffsbildung in den Naturwissenschaften angesehen.

Energie tritt häufig als Bewegungsenergie, auch kinetische Energie genannt, auf. Sie ist ein Maß dafür, wie groß eine Kraft sein muß, die längs eines Weges auf einen Körper wirken muß, um den Körper in eine bestimmte Bewegung zu setzen oder ihn umgekehrt abzubremsen. Je schneller ein Teilchen sich bewegt, um so mehr kinetische Energie besitzt es. Wir verwenden diese Ausdrucksweise auch im täglichen Leben. So sprechen wir von einem „energiegeladenen" Menschen und meinen damit einen Menschen, der andauernd tätig ist und ein großes Arbeitspensum erledigen kann. In der Physik ist „Arbeit" ein wohldefinierter Begriff; er steht für das Produkt aus Kraft mal Weg, längs dessen die Kraft wirkt. Energie ist ein Maß dafür, Arbeit leisten zu können. Jede Energieform kann in Arbeit umgewandelt werden, wenn dieser Vorgang nur geeignet ausgeführt wird. Wärme z. B. ist die kinetische Energie, die in der ungeordneten Bewegung der Moleküle gespeichert ist; bei jeder Dampfturbine wird die abgeführte mechanische Energie aus der Wärmeenergie genommen.

Die große Bedeutung der Energie kommt einmal daher, daß sie in den verschiedensten Formen auftritt und zum anderen von der Tatsache, daß sie erhalten, d. h. die Gesamtenergie zeitlich konstant, bleibt. Nimmt eine Art von Energie ab, so wird diese Abnahme gerade wieder durch die Zunahme einer anderen Form der Energie ausgeglichen. Folgen wir in Gedanken einmal dem Energiestrom von der Sonne zur Erde bis hin zum Menschen; dies Beispiel zeigt sowohl die Umwandlung als auch die Erhaltung der Energie. Wenn sich im Inneren der Sonne Protonen vereinigen, um Heliumkerne zu bilden, wird Kernenergie frei. Diese Energie wird zuerst in kinetische Energie der Kerne übergehen

---

[1] Der uns bekannte Teil des Universums enthält voraussichtlich dieselbe Anzahl Elektronen, also 10^{82}. Die Zahl aller Neutrinos ist kleiner, vielleicht 10^{79}. Demgegenüber ist die Anzahl der Photonen und Gravitonen unzählbar. Andererseits sind die instabilen Teilchen viel weniger zahlreich als die Protonen.

und somit zum Wärmeinhalt der Sonne beitragen. Ein Teil der Energie wird dann von der Sonne durch Photonen abgestrahlt, also durch die Teilchen der elektromagnetischen Energie. Ihre Energie wiederum wird durch den komplizierten und nicht völlig aufgeklärten Prozeß der Photosynthese in Form von chemischer Energie in den Pflanzen gespeichert. Von hier gelangt die ursprüngliche Sonnenenergie als pflanzliche Nahrung direkt oder über den Umweg der tierischen Nahrung in den Menschen. Sie erlaubt ihm, geistige oder körperliche Arbeit zu verrichten und seine Körpertemperatur aufrecht zu erhalten.

Daß Masse ebenfalls eine Form von Energie ist, wurde zuerst zu Beginn dieses Jahrhunderts erkannt. In der Welt der Elementarteilchen kommt Energie hauptsächlich in zweierlei Gestalt vor, nämlich in Form von Masse und in Form von Bewegung. Materie besitzt schon allein dadurch Energie, daß sie existiert. Der Betrag, den ein ruhendes Teilchen an Energie besitzt, seine Ruhenergie, ist seiner Masse proportional. Wenn das Teilchen sich auch noch bewegt, so hat es noch zusätzliche Energie, nämlich Bewegungsenergie. Ein masseloses Teilchen, wie z. B. ein Photon, besitzt überhaupt nur Bewegungsenergie (kinetische Energie) und keine Ruhenergie (Masse).

Die berühmte Gleichung EINSTEINs,

$$E = mc^2,$$

verknüpft die Masse m eines Teilchens mit seiner Ruhenergie E. Die Größe c ist die Lichtgeschwindigkeit. In der Gleichung steht c^2 für $c \cdot c$, dem Quadrat der Lichtgeschwindigkeit. Die wichtigste Aussage in dieser Gleichung EINSTEINs ist, daß Energie der Masse proportional ist. Zweimal soviel Masse bedeutet zweimal soviel Ruhenergie; keine Masse haben heißt auch keine Ruhenergie besitzen. Der Faktor c^2 wird Proportionalitätskonstante genannt. Er erlaubt von Einheiten der Masse auf Einheiten umzurechnen, in denen die Energie gemessen wird. Betrachten wir als ein Beispiel in diesem Zusammenhang die Gleichung, welche die Kosten zum Auftanken eines Autos beschreibt:

$$K = L \cdot P.$$

Die Kosten K sind gleich der Zahl der Liter L multipliziert mit dem Preis je Liter P. Die Kosten sind der Zahl der Liter proportional. P ist die Proportionalitätskonstante, die erlaubt, aus der Zahl der Liter den Gesamtkostenbetrag auszurechnen. In ganz ähnlichem Sinn ist c^2 ein Preis. Es ist die Energie je Masseneinheit oder der Preis, der in Energie zu bezahlen ist, um eine Masseneinheit zu produzieren.

Bei einem „isoliert" ablaufenden Prozeß (das ist ein Vorgang, der ohne Umwelt in gleicher Weise abliefe), etwa einem Zusammenstoß zweier Atomkerne oder einer Teilchenreaktion, bleibt die Gesamtenergie ungeändert. In der submikroskopischen Welt läuft praktisch jeder Vorgang isoliert ab, denn die Entfernungen, über die die Teilchen miteinander wechselwirken, sind außerordentlich klein im Vergleich mit dem gegenseitigen Abstand der Atome (etwa 10^{-8} cm). Das einzelne Ereignis findet zwischen Teilchen statt, die nicht spüren, daß außer ihnen noch etwas im Universum vorhanden ist. Bei einem Stoß, einer Reaktion oder einem Zerfallsprozeß kann die Energie eines Teilchens auf zwei Weisen abnehmen. Entweder kann das Teilchen gebremst werden, also kinetische Energie abgeben oder ein Teilchen mit Masse kann verschwinden, also seine Ruhenergie verlieren. In gleicher Weise kann in umgekehrter Richtung die Energie auch zunehmen. Die Geschwindigkeit eines Teilchens kann größer werden, oder ein neues Teilchen kann entstehen. Der Satz von der Energieerhaltung kann in folgender Weise formuliert werden: Die gesamte abgegebene Energie muß gleich der gesamten aufgenommenen sein, oder der ganze „Verlust" an Energie ist gleich dem „Gewinn" an Energie.

Betrachten wir als Beispiel den Zerfall eines ruhenden Pions. Da es sich nicht bewegt, besitzt es nur eine Energieform, nämlich die Ruhenergie aufgrund seiner Masse. Es zerfällt spontan in ein Myon und ein Neutrino. Beim Verschwinden des Pions wird seine Ruhenergie verfügbar. Ein Teil davon dient zur Erzeugung der Masse des leichteren Myons. Der übrige Restbetrag tritt als Bewegungsenergie auf. Myon und Neutrino fliegen geradeso schnell, daß ihre kinetische Energie den Differenzbetrag deckt. Dieses Beispiel macht klar, warum bei einem spontanen Zerfall eines Elementarteilchens die neuentstandenen Teilchen eine kleinere Masse haben müssen. Anders ist es bei Zusammenstößen hoch beschleunigter Teilchen, wie sie in den großen Beschleunigern stattfinden. Hierbei wird ein Teilchen aus dem Strahl abgebremst und ein Teil seiner kinetischen Energie zur Erzeugung der Masse eines neuen Teilchens verwandt. Auf diese Weise werden in modernen Hochenergieanlagen Antiprotonen und andere instabile Teilchen erzeugt.

Die meisten Leute, die Rechnungen an das Elektrizitätswerk bezahlen oder die ihr Körpergewicht ängstlich kontrollieren, kennen wahrscheinlich mindestens zwei der gebräuchlichsten Energieeinheiten, nämlich die Kilowattstunde (KWh) und die Kalorie (cal). Zehn 100 Watt Glühlampen (oder eine 1000 Watt Lampe) verbrauchen, eine Stunde lang angeschaltet, eine Kilowattstunde. Es ist einleuchtend, daß es dieser Verbrauch an Energie ist, der auf der Rechnung erscheint, und einem Menschen mit Übergewicht ist es wohl selbstverständlich, daß es die Kalorien sind, für die er bezahlen muß. Ein großes Stück Würfelzucker enthält etwa eine Kalorie Energie (chemische Energie in Form von Nahrung). Ein Mensch braucht täglich mindestens tausend Kalorien, um seinen Körper in Gang zu halten.

In den Naturwissenschaften wird als Energieeinheit häufig das erg verwandt. Diese Einheit ist sehr klein und entspricht etwa der Bewegungsenergie eines Käfers, der eine Masse von 2 g hat und mit einer Geschwindigkeit von 1 cm/sec herumkriecht. Eine Kalorie sind etwa

40 Milliarden (4 · 10¹⁰) erg und eine Kilowattstunde ist nochmals tausendmal größer, nämlich gleich 3,6 · 10¹³ erg. Andererseits ist ein erg gewöhnlich beträchtlich größer als die Energien, die in den Einzelprozessen der submikroskopischen Welt auftreten. In diesem Bereich hat man deshalb eine andere Energieeinheit, das Elektronenvolt[1], eingeführt. Dies ist die letzte Energieeinheit, die in diesem Buch erwähnt wird. Ein Elektronenvolt ist der millionste Teil eines millionstel erg (genauer 1,6 · 10⁻¹² erg).

Bei Energievergleichen in der Welt des sehr Kleinen kann man die mittlere kinetische Energie der Moleküle und Atome, die sich ja stets in ungeordneter Bewegung befinden, als eine Art Bezugspunkt wählen. Bei normalen Temperaturen hat ein einzelnes Molekül eine mittlere kinetische Energie von etwa einem vierzigstel Elektronenvolt, während auf der heißeren Sonnenoberfläche dieser Wert etwa ein halbes Elektronenvolt beträgt. In den Beschleunigern jedoch kann man die Teilchen auf viel höhere Energien bringen. Mit den ersten Zyklotrons gelang es, Protonen auf über eine Million Elektronenvolt (1 MeV) zu beschleunigen. Die nach dem zweiten Weltkrieg fertiggestellten Beschleuniger erlaubten Protonen auf die Energie von annähernd einer Milliarde Elektronenvolt zu bringen (1 GeV). Das Bevatron[2] in Berkely beschleunigt Protonen auf 6 GeV. Die größten 1964 betriebenen Beschleunigungsanlagen stehen in Brookhaven im Staat New York und in Genf in der Schweiz. In beiden Maschinen werden Protonen auf Energien von über 30 GeV beschleunigt. Einige Teilchen der kosmischen Strahlung, die aus dem äußeren Weltraum kommen, haben noch viel größere Energien. Es ist noch ein Rätsel, wie diese Teilchen auf so riesige Energien beschleunigt werden.

Da Masse und Energie äquivalent sind, kann man danach fragen, wieviel Energie man aufwenden muß, um die Masse eines Elementarteilchens zu erzeugen. Zur Erzeugung des leichtesten Teilchens, des Elektrons, benötigt man 500 000 Elektronenvolt. Die älteren Beschleuniger hatten genügend Energie, Positronen und Elektronen zu erzeugen. Die Protonenmasse jedoch ist nahezu 1 Milliarde Elektronenvolt äquivalent. Das 6 GeV Bevatron wurde gebaut, um Antiprotonen erzeugen zu können. Mit Hilfe der neuen 30 GeV Anlagen lassen sich alle bekannten Teilchen herstellen, und es bleibt sogar noch eine Energiereserve. Es ist durchaus möglich, daß diese Maschinen zum Geburtsort neuer und noch schwererer Teilchen werden.

Masse ist eine hochkonzentrierte Form von Energie. Hierfür ist die Atombombe, bei deren Explosion weniger als ein zehntel Prozent ihrer

---

[1] Das Elektronenvolt ist nicht an das Elektron gebunden. Es ist die Energie, die jedes geladene Elementarteilchen (alle haben ja dieselbe Größe der Ladung) nach Durchlaufen einer Spannung von 1 Volt aufgenommen hat.

[2] Im Amerikanischen wird die Einheit 1 GeV auch 1 BeV (billion electron volt) genannt.

Masse in andere Energie umgewandelt wird, ein sehr beweiskräftiger Zeuge. Zum besseren Verständnis denke man an die vorher gegebenen Energie-Massen-Äquivalente und erinnere sich an einen typischen Energiewert der thermischen Bewegung. Selbst auf der weißglühenden Sonnenoberfläche beträgt die kinetische Energie eines Protons weniger als ein Elektronenvolt. Dies ist so gut wie nichts im Vergleich mit der einen Milliarde Elektronenvolt, die in der Protonenmasse steckt. Die Masse eines einzigen Protons reicht aus, um eine Milliarde Protonen von Zimmertemperatur auf eine Temperatur zu erhitzen, die höher liegt als diejenige der Sonnenoberfläche.

Ladung

Elektrische Ladung ist wie Parfüm. Es ist das gewisse Etwas, das einem Teilchen anhaften kann und es dadurch anziehend macht für die entgegengesetzte Art von Teilchen. Teilchen ohne diese Eigenschaft werden neutral genannt; sie üben keine Wirkung (zumindest keine elektrisierende) auf andere Teilchen aus. Die Ladung kann zur Paarung von Teilchen führen. So wird z. B. im Wasserstoffatom ein Proton und ein Elektron durch elektrische Anziehung zusammengehalten. Energiereichere Teilchen können durch elektrische Kräfte nicht aneinandergebunden werden. Sie lenken sich bei ihrer Begegnung lediglich ab und geraten auf eine schiefe Bahn.

Die Ladung eines Teilchens kann positiv oder negativ sein. Zwei Ladungen des gleichen Vorzeichens stoßen sich gegenseitig ab, während sich solche entgegengesetzten Vorzeichens anziehen. Protonen in einem Atomkern stoßen sich ab, aber die viel stärkeren Kernkräfte halten ihn trotzdem zusammen. Bei sehr schweren Atomkernen jedoch kann die elektrische Abstoßung der Protonen die Bindung durch die Kernkräfte überwiegen, der Kern fliegt auseinander. Aus diesem Grund gibt es in der Natur keine schwereren Atome als Uran.

Es ist rein willkürlich, welche Ladung man positiv und welche man negativ nennt. Die Festlegung, daß Elektronen negativ und Protonen positiv geladen seien, ist historisch bedingt und geht wahrscheinlich auf BENJAMIN FRANKLIN um die Mitte des 18. Jahrhunderts zurück. Er wählte diese Bezeichnungsweise, weil er irrtümlicherweise annahm, daß es die positive Elektrizität sei, die am leichtesten von einem Körper auf einen anderen überfließe. Wir wissen heute, daß die negativen Elektronen in Metallen beweglich sind und den elektrischen Strom tragen.

Für den Physiker ist die Ladung auch heute noch sehr rätselhaft, er versteht sie im Grunde nicht viel besser als beispielsweise das Parfüm. Wenn wir uns ein Elementarteilchen als ein Gebilde vorstellen, das sich über einen kleinen Raum ausdehnt, so ist es nur folgerichtig, der Ladung eine ähnliche Ausdehnung zuzuschreiben. Aber warum stoßen sich dann die verschiedenen Volumenbereiche nicht gegenseitig ab und lassen das ganze Teilchen auseinanderfliegen? Niemand weiß eine Antwort auf diese Frage. Erstaunlicherweise haben auch alle Elementarteilchen genau denselben Betrag an elektrischer Ladung. Nennt man die Ladung eines Elektrons —e (es ist negativ gemäß unserer Verabredung), so haben alle anderen Elementarteilchen entweder die Ladung —e, +e oder Null. Es kommt keine andere Möglichkeit in der Natur vor. Wir haben für diese Tatsache keine Erklärung, und wir haben auch keine Ahnung, warum die Ladung des Elektrons gerade diesen Betrag hat und nicht irgendeinen anderen. Zweifellos gehören die Fragen nach der Natur der Ladung und nach dem Grund, warum dieselbe nur in einer ganz bestimmten Größe auftritt, mit zu den wichtigsten Problemen der Elementarteilchenphysik.

Die Tatsache, daß wir kein grundlegendes Verständnis der Ladung besitzen, bildete keinen Hinderungsgrund, in der Praxis Ladungen in unzähligen Anordnungen zu verwenden. Elektronen können zumindest bei gewissen Metallen, die elektrische Leiter genannt werden, leicht von Atomen abgelöst und durch Anlegen einer elektrischen Spannung entweder durch Drähte geleitet oder als Elektronenstrahl durch das Vakuum geführt werden, wie es z. B. in den Radio- und Fernsehröhren geschieht. Nahezu die gesamte Regel- und Nachrichtentechnik beruht auf der Verwendung elektronischer Bauelemente. Aber auch ein großer Teil der Schwerarbeit der Welt wird in Elektromotoren durch Elektronen verrichtet.

Jede Steckdose, zwischen deren Polen eine elektrische Spannung liegt, ist eine Energiequelle. Elektrische Kräfte stehen bereit, irgendeine Arbeit zu verrichten. Schaltet man eine Glühlampe ein, so fließen Elektronen von einem Pol des Steckers über die Lampe, wo sie einen Teil ihrer Energie als Licht und Wärme abgeben, zurück zu dem anderen Pol.

Die Zahl der Elektronen, die hierbei transportiert werden, ist sehr groß. Durch eine gewöhnliche Glühlampe fließen in einer Sekunde etwa 10^{19} Elektronen. Die Anzahl der Ladungen, die in einer Zeiteinheit fließen, kurzum der Strom, ist in den großen Elektromotoren oder in den Überlandleitungen noch wesentlich höher. Selbst durch die kleinsten und raffiniertesten Bauelemente der Elektronik fließen jede Sekunde immer noch viele Milliarden von Elektronen.

Zieht man einen Kamm durch trockenes Haar, so gehen vielleicht Tausend Milliarden von Elektronen vom Haar auf den Kamm über. Trotzdem bleibt der Kamm nahezu elektrisch neutral, denn auf jedes übertragene Elektron kommen in dem Kamm etwa tausend Milliarden neutraler Atome. Es ist unser Glück, daß die makroskopischen Gegenstände immer nahezu elektrisch neutral bleiben. Käme nämlich im genannten Beispiel ein so großer Ladungsaustausch zustande, daß auf jedes Atom des Kamms ein zusätzliches Elektron entfiele, so wären die Folgen furchtbar. Entweder würden sich die Ladungen in einem tötlichen Blitz vom Kamm zum Kopfhaar ausgleichen oder die riesigen

Anziehungskräfte würden den Kamm in ein mörderisches Geschoß verwandeln.

Im Grunde sind die in der Natur vorkommenden elektrischen Kräfte viel größer als die Schwerkraft. Deshalb kann in der submikroskopischen Welt gewöhnlich die Massenanziehung völlig vernachlässigt werden. In unserer makroskopischen Welt jedoch befindet sich die Materie in einem elektrisch so ausbalancierten Zustand, daß die Schwerkraft bemerkbar wird. Jeder Gegenstand, dem wir im Alltag begegnen, hat nahezu genau die gleiche Anzahl positiver wie negativer Ladungen. Was wir gemeinhin an elektrischen Effekten beobachten, rührt her von der kleinen noch verbleibenden Abweichung vom vollkommenen Ladungsausgleich. Könnten die Ladungen nahezu ganz voneinander getrennt werden (was tatsächlich nicht möglich ist), so wäre als Folge die Schwerkraft so gut wie unwirksam.

Eine der gebräuchlichsten Einheiten der elektrischen Ladung ist das Coulomb, das nach dem französischen Physiker CHARLES A. COULOMB benannt wurde. Er entdeckte 1785 das genaue Gesetz der elektrischen Kraft. Ein Coulomb ist annähernd diejenige Ladungsmenge, die in einer Sekunde durch eine 200 Watt Glühlampe oder in einer fünftel Sekunde durch ein Bügeleisen fließt. Im Haushalt kommt das Coulomb kaum vor, dagegen eine andere, damit verwandte Einheit, das Ampère. Die im Haushalt gebräuchlichen Sicherungen tragen meistens die Aufschrift „15 Amp.". Das Ampère, abgekürzt als A oder Amp, ist ein Coulomb je Sekunde. Falls mehr als 15 Coulomb in der Sekunde durch diese Sicherungen fließen, brennt ein dünner Draht im Inneren der Sicherung durch und unterbricht so den Strom. Die Grundeinheit der Ladung in der Elementarteilchenwelt ist die Ladung eines Elektrons. Sie entspricht $1{,}6 \cdot 10^{-19}$ Coulomb und ist somit kleiner als ein milliardstel eines milliardstel Coulomb.

Spin

Drehbewegungen scheinen für die meisten Strukturen des Universums charakteristisch zu sein, angefangen bei den Neutrinos bis hin zu ganzen Milchstraßensystemen. Unsere Erde dreht sich in einem Tag einmal um ihre Achse und innerhalb eines Jahres einmal um die Sonne. Letztere rotiert in 26 Tagen einmal um ihre Achse. Unser ganzes Milchstraßensystem dreht sich innerhalb von 230 Millionen Jahren einmal um sich selbst. Es ist bisher nicht bekannt, ob noch größere Strukturen, wie ganze Haufen von Milchstraßen, ebenfalls rotieren, aber es wäre überraschend, wenn sie es nicht täten.

Auf der anderen Seite unserer Skala können Atome innerhalb eines Moleküls gegeneinander rotieren. Unter dem Einfluß der Nachbarmoleküle ändern sie von Zeit zu Zeit ihre Drehgeschwindigkeit. Ferner rotieren innerhalb eines Atoms die Elektronen um den Kern, und zwar mit Geschwindigkeiten von einem Prozent bis über zehn Prozent der

Lichtgeschwindigkeit. Sie erzeugen dadurch in dem leeren Kugelvolumen, durch das sie sich bewegen, eine Art Ladungswolke. Die bemerkenswerte Tatsache, daß Elektronen auch um eine eigene Achse rotieren, etwa wie ein Kreisel oder die Spindel eines Spinnrades, wurde 1925 entdeckt. Heute wissen wir, daß die meisten Elementarteilchen diese Eigenschaften haben, einen eigenen Spin zu besitzen.

Im Gegensatz zur Rotation eines Moleküls ist der Spin eines Elementarteilchens eine unveränderliche Größe, die stets den gleichen, festen Wert hat. Die Eigenrotation eines Elektrons kann weder gebremst noch beschleunigt werden. Der Spin ist ein so wesentliches Merkmal des Elektrons, daß er nur unter Zerstörung des ganzen Elektrons geändert werden kann. Dies ist ein wirklich schwieriger Punkt, und es ist wahrscheinlich exakter, das Gemeinte in der nachfolgenden Weise auszudrücken. Wenn ein Elektron veranlaßt werden könnte, seine Eigenrotation zu vergrößern, so müßten sich seine Eigenschaften dadurch so ändern, daß man besser von einem vollkommen neuen, andersartigem Teilchen spräche. In welchem Ausmaß die verschiedenen Teilchen wirklich unabhängig voneinander oder in welchem Grad sie lediglich verschiedene Zustände ein und derselben Grundstruktur sind, ist ein großes und ungelöstes Problem der ganzen Elementarteilchenphysik. Es hat wenig Wert, hier auf diesen Punkt näher einzugehen. Die Physiker glauben heutzutage, und das sei nochmals betont, daß sich hinter den Elementarteilchen noch einfachere, elementarere Strukturen verbergen.

Der Spin wird in Einheiten des Drehimpulses gemessen, eine Größe, in die, wie wir bereits im Kapitel I diskutiert haben, die Masse, die Ausdehnung und die Geschwindigkeit des rotierenden Systems eingehen. Die Rotationsgeschwindigkeit eines Elektrons kann in Wirklichkeit nicht direkt gemessen werden, aber sie muß so groß sein, daß die Ladung des Elektrons sich annähernd mit Lichtgeschwindigkeit bewegt. Trotz dieser sehr hohen Rotationsgeschwindigkeit besitzt das Elektron keinen sehr großen Drehimpuls, da seine Ausdehnung und seine Masse klein sind. Ein Zuschauer eines Tennisspiels, der sich langsam auf seinem Sitz hin und her dreht, hat mindestens einen 10^{33}mal größeren Drehimpuls als ein einzelnes Elektron.

Das Elektron ist nicht nur der Träger der kleinsten in der Natur vorkommenden elektrischen Ladung, es besitzt auch die nicht weiter teilbare Einheit des Spins, die aus historischen Gründen mit $1/2\,\hbar$ bezeichnet wird. Um die Wende dieses Jahrhunderts entdeckte MAX PLANCK die Existenz einer Naturkonstanten, die Frequenz und Energie der Photonen verknüpft. (Wir werden im Kapitel V darauf näher eingehen.) Sie wird heutzutage Plancksche Konstante genannt und mit h bezeichnet. NIELS BOHR entdeckte etwa zehn Jahre später, daß dieselbe Konstante auch etwas mit der Rotation der Elektronen um den Kern eines Atoms zu tun hat. Die Elektronen haben auf ihren Bahnen um den Atomkern einen Drehimpuls, der immer gleich h dividiert durch

2π (h/2π), zweimal h/2π oder dreimal h/2π usw. ist. Zwischenwerte kommen jedoch nicht vor. Da es etwas umständlich ist, jedesmal das 2π mitzuschreiben, hat sich für h/2π das Symbol $\hbar$ („h quer") eingebürgert. Als schließlich 1925 SAMUEL GOUDSMIT und GEORGE UHLENBECK den Spin des Elektrons entdeckten, fanden sie, daß sein Spindrehimpuls nicht gleich $\hbar$ ist, welches man bis dahin als die unteilbare Einheit angesehen hatte, sondern daß dieser Wert nur $1/2\,\hbar$ beträgt. Als Einheit für Spin und Drehimpuls wird im submikroskopischen Bereich die Größe $\hbar$ verwandt, obgleich die kleinste und nicht weiter teilbare Größe, in der Spin und Drehimpuls in der Natur vorkommen, nur halb so groß ist. Die Leptonen und Baryonen haben alle den Spin 1/2, die Photonen den Spin 1 und die Gravitonen den Spin 2, wobei diese Werte immer in der Einheit $\hbar$ angegeben sind.

Der Zahlenwert von $\hbar$ beträgt $1{,}0544 \cdot 10^{-27}$ g·cm·cm/sec (die Einheit ist das Produkt *Masse · Länge · Geschwindigkeit*). Bekanntlich hat die Zahl π den Wert 3,14159 ...; sie tritt in der Geometrie als das Verhältnis von Umfang zu Durchmesser eines Kreises auf.

Das Gesetz der Spinquantelung ist in der makroskopischen Welt genauso gültig wie in der mikroskopischen, aber es ist nahezu hoffnungslos, dies an einem großen Objekt zu messen. Dreht sich etwa bei einem Tennisturnier der Zuschauer, um den Ball zu verfolgen, so kann sein Drehimpuls in Einheiten von $\hbar$ vielleicht den Wert von 10^{33}, $10^{33}+1$ oder $10^{33}+2$ haben, aber niemals den Wert $10^{33}+1/3$. Der Unterschied $\hbar$ zwischen den erlaubten Werten ist so winzig, daß so gut wie keine Hoffnung besteht, diese Aufspaltung in diskrete Werte jemals im makroskopischen Bereich zu messen. Eine Zunahme des gesamten Volkseinkommens der USA um einen Cent entspräche einer Änderung, die eine Milliarde multipliziert mit einer Milliarde mal größer wäre als diejenige Änderung, die durch die Zunahme des Drehimpulses unseres Zuschauers um ein $\hbar$ bewirkt wird. Es ist somit kein Wunder, daß die Quantentheorie des Drehimpulses nicht eher entdeckt wurde, als bis man in der Lage war, Einzelheiten der Struktur atomarer Gebilde zu untersuchen.

Die Einheiten, die man normalerweise bei Messungen benutzt, sind auch in den Naturwissenschaften willkürlich und nur aus Bequemlichkeit so definiert worden. Sie haben nichts mit „natürlichen Einheiten" zu tun und stehen in keiner besonderen Relation zur Struktur unserer Welt. Erst in diesem Jahrhundert haben wir die Existenz zweier natürlicher Einheiten kennengelernt. Beide werden beim Studium der Elementarteilchen benutzt. Es sieht beinahe so aus, als ob ein tieferes Verständnis der Teilchen von der Entdeckung einer dritten natürlichen Einheit begleitet sein könnte.

Das Meter war ursprünglich als der zehnmillionste Teil des Abstandes zwischen Äquator und den Polen unserer Erde definiert. (Diese

Angabe ist nicht ganz richtig, da das Meter im 19. Jahrhundert neu geeicht und unsere Kenntnis über die Größe der Erde inzwischen verbessert wurde.) Das Zentimeter wiederum ist der hundertste Teil eines Meters. Das Gramm ist definiert als die Masse, die ein Würfel Wasser mit einem Zentimeter Seitenlänge besitzt. Beide Einheiten, Zentimeter wie Gramm, hängen somit von der Größe der Erde ab. Es besteht kein Grund anzunehmen, daß die Größe der Erde in irgendeiner Weise ausgezeichnet wäre. Die dritte Grundeinheit, die Sekunde, ist ebenfalls mit einer Eigenschaft unserer Erde verknüpft, nämlich mit ihrer Umdrehungsgeschwindigkeit, die sicherlich wiederum nichts Besonderes darstellt. Die Stunde ist ein Vierundzwanzigstel eines Tages, die Minute ein Sechzigstel einer Stunde und die Sekunde wiederum ein Sechzigstel einer Minute. Für diese Einteilung haben wir bestimmt keine bessere Begründung als die alten Ägypter, die Tag und Nacht in zwölf Teile teilten, oder die Sumerer, die eine Aufteilung in Sechzigstel vornahmen. Innerhalb der ersten fünf Jahre dieses Jahrhunderts wurden zwei natürliche Einheiten entdeckt, die ganz offensichtlich als Basis für Messungen in der submikroskopischen Welt geeignet sind: Die Lichtgeschwindigkeit c und die Plancksche Konstante h. Keine dieser beiden ist eine Masse, eine Länge oder eine Zeit, aber sie sind einfache Kombinationen dieser drei Größen. Käme noch eine weitere dritte natürliche Einheit hinzu, so gäben die drei gemeinsam eine Basis für alle Messungen ab, genauso vollständig wie Gramm, Zentimeter und Sekunde. Diese natürliche Basis wäre weitaus befriedigender. (Der aufmerksame Leser könnte die Ladung des Elektrons als Kandidaten für eine dritte natürliche Einheit vorschlagen. Unglücklicherweise hilft dies jedoch nicht, da sie nicht unabhängig ist von c und h, ähnlich wie die Geschwindigkeit keine von der Zeit und dem Abstand unabhängige Größe ist.)

Die Tatsache, daß sich Licht mit einer konstanten Geschwindigkeit ausbreitet war seit einigen Jahrhunderten bekannt. Die zentrale Bedeutung, die dieser Geschwindigkeit in der Natur zukommt, wurde aber erst durch die Relativitätstheorie erkannt. Die erste grundlegende Umwälzung, die diese Theorie mit sich brachte, war die Aussage, daß die Größe c eine natürliche Grenzgeschwindigkeit ist, mit der sich nicht nur das Licht, sondern alle massenlosen Elementarteilchen bewegen. Ferner zeigt die Theorie, daß diese Konstante überraschenderweise auch in Zusammenhängen auftritt, die gar nichts mit der Geschwindigkeit einer Bewegung zu tun haben, so z. B. in der Beziehung zwischen Masse und Energie $E = mc^2$. Die Plancksche Konstante war im Jahr 1900 ein völliger Neuling, aber ihre Bedeutung stieg in den folgenden Jahrzehnten in dem Maße an, in dem sie als die fundamentale Konstante der Quantentheorie erkannt wurde. Sie bestimmt nicht nur die erlaubten Werte des Spins, sondern letztlich die Werte jeder gequantelten Größe.

Man muß sich daran erinnern, daß jede Messung in Wirklichkeit eine Aussage über ein Verhältnis darstellt. Wenn jemand sagt, er wiege

75 kg, so ist tatsächlich gemeint, daß sein Gewicht fünfundsiebzigmal größer ist als ein Gewichtsstandard (1 l Wasser), das willkürlich 1 kg genannt wird. Eine Vorlesung von 45 Minuten Dauer ist fünfundvierzigmal länger als die willkürlich festgelegte Zeiteinheit der Minute. Benutzt man dagegen natürliche Einheiten, so ist das Verhältnis auf eine physikalisch bedeutsame Einheit bezogen und nicht auf eine willkürlich festgelegte. In einem natürlichen Maßstab ist die Geschwindigkeit eines Düsenflugzeugs mit 10^{-6} c sehr klein, die Geschwindigkeit eines Teilchens mit $0,99$ c sehr groß. Ein Drehimpuls von $10\,000$ $\hbar$ ist groß, ein solcher von $1/2$ $\hbar$ ist klein.

Wenn man einmal die Lichtgeschwindigkeit als Einheit der Geschwindigkeit akzeptiert hat, so liegt eine gewisse Schwierigkeit darin zu erkennen, daß es keinen Sinn mehr hat, nach der Geschwindigkeit des Lichtes zu fragen. Die einzige Antwort auf diese Frage lautet: Licht breitet sich so schnell aus wie Licht sich ausbreitet. Da jede Messung in Wirklichkeit ein Vergleich ist, muß es mindestens einen Standard geben, der mit nichts anderem als mit sich selbst verglichen werden kann. Dies führt zu dem Gedanken der „dimensionslosen Physik". Besteht Übereinkommen bei der Wahl des Geschwindigkeitsstandards, so können wir sagen, daß ein Düsenflugzeug mit einer Geschwindigkeit von 10^{-6} fliegt und meinen, seine Geschwindigkeit ist ein Millionstel der des Lichtes. 10^{-6} ist dann eine reine Zahl, zu der keine Einheit mehr hinzugefügt werden muß. Sie ist das Verhältnis der Geschwindigkeit des Flugzeugs zu der des Lichtes. Um eine dimensionslose Physik zu ermöglichen, benötigt man noch eine weitere unabhängige, natürliche Einheit. Sie konnte bisher noch nicht aufgefunden werden. Es könnte sein, daß es sich bei dieser Einheit um eine Länge handelt; jedenfalls gibt es viele Vermutungen, die eine solche Einheit mit einem ganz neuen Bild über die Struktur des Raumes (und der Zeit) in der Welt des sehr Kleinen in Verbindung bringen.

Es sei noch hinzugefügt, daß eine dimensionslose Physik nicht so tiefgründig ist, wie der Name es vielleicht vermuten läßt. Auch wäre sie nicht notwendigerweise ein Zeichen eines grundlegenden Verständnisses. Dies kommt daher, daß auch der Aufbau einer dimensionslosen Physik auf einer willkürlichen Absprache über die Grundeinheiten beruhen müßte. Es besteht jedoch die Hoffnung, daß uns die Natur ein System natürlicher Einheiten aufzwingt, dem alle zustimmen müssen, ganz anders wie in der gegenwärtigen Situation, wo man lediglich in dem Punkt übereinstimmt, daß die Grundeinheiten Zentimeter, Gramm und Sekunde durch keine besonderen Eigenschaften ausgezeichnet sind. Selbst wenn eine dimensionslose Physik verwirklicht wäre, gäbe es dimensionslose oder reine Zahlen, die erklärt werden müßten; die Erklärung selbst würde dann vermutlich in noch tiefere Schichten der Struktur der Natur führen.

Kapitel III

Die großen Ideen der Physik dieses Jahrhunderts

Die größten Fortschritte im Verstehen der Natur wurden in diesem Jahrhundert durch zwei Theorien erreicht, durch die Relativitätstheorie und die Quantenmechanik. Mit diesen Theorien traten eine Reihe völlig neuer Ideen auf den Plan, die sowohl zu den Vorstellungen der „klassischen" Periode der Naturwissenschaften (die mit dem 19. Jahrhundert zu Ende ging), als auch zur alltäglichen Erfahrung in krassem Gegensatz stehen. Man war gezwungen, die Natur in einer völlig neuen Weise zu betrachten und zugleich einzusehen, daß der „gesunde Menschenverstand", der auf den unmittelbaren Erfahrungen unserer Sinne beruht, oftmals ungeeignet ist, um tiefere Zusammenhänge in der Struktur der Natur zu erkennen.

Bevor wir uns einigen der neuen Vorstellungen zuwenden, die diese Theorien mit sich brachten, ist es wichtig zu wissen, was man in der Physik unter einer Theorie versteht. Man versteht darunter nicht einen ungeprüften Versuch für etwas eine Erklärung zu geben, so etwa wie man dieses Wort in dem Ausruf „Das ist ja reine Theorie" gebraucht. Eine allgemeine Theorie, wie beispielsweise die Quantenmechanik, ist tatsächlich ziemlich genau das Gegenteil davon. Sie ist eine exakte mathematische Beschreibung — oder „Erklärung" — eines bestimmten Bereiches von Phänomenen, und innerhalb dieses Bereiches ist sie absolut zuständig. Die elektromagnetische Theorie, um ein Beispiel aus der klassischen Physik zu geben, *beschreibt* und *sagt* alle elektrischen und magnetischen Phänomene im makroskopischen Bereich *voraus*. Sie ist in zahllosen Experimenten bestätigt worden, und sie ist „richtig" in dem Sinn, daß alle ihre Voraussagen mit der Erfahrung übereinstimmen. Trotzdem kann es vorkommen, daß diese oder irgendeine andere allgemeine Theorie aufgegeben werden muß, und zwar aus verschiedenen Gründen. So kann der Fall eintreten, daß der Gültigkeitsbereich einer Theorie nicht so groß ist wie man zunächst glaubte. Eine bessere Theorie kann entwickelt werden, die mit der älteren in deren Bereich übereinstimmt, zugleich jedoch weiterreicht. Oder es könnte sein, daß eine zweite Theorie vorgeschlagen wird, die einfacher und eleganter ist (ein unwahrscheinlicher Fall). Etwas übertrieben läßt sich vielleicht sagen, daß selbst die gesichertsten nichtphysikalischen Theorien Deutungsversuche sind, während die allgemeinen physikalischen Theorien derart stark durch Experimente gestützt werden, daß an ihrer Gültigkeit nicht gezweifelt werden kann.

Die Quantenmechanik, die jüngste unter den allgemeinen Theorien der Physik, erklärt Vorgänge in der Welt des sehr Kleinen: Die Bewegung der Elementarteilchen, die Kräfte zwischen ihnen und die Erzeugung und Vernichtung dieser Teilchen. Der Inhalt der Relativitätstheorie läßt sich nicht so einfach mit ein paar Worten angeben. Einerseits ist sie eine Theorie der Theorien, die vorschreibt, daß alle Ergebnisse von der Wahl des Bezugssystems unabhängig sein müssen. Auf der anderen Seite — und dies ist ein wichtiger Punkt für unsere Auseinandersetzung mit den Elementarteilchen — ist sie eine Theorie der Bewegungen mit höchsten Geschwindigkeiten, gleichgültig ob es sich dabei um Bewegungen materieller Teilchen, wie Elektronen, oder masseloser Teilchen, wie Photonen handelt. Da die Elementarteilchen sowohl sehr klein als auch sehr schnell sind, unterliegen sie gleichermaßen der Quantenmechanik wie auch der Relativitätstheorie. Sie eignen sich daher besonders gut, die revolutionären Ideen aufzuzeigen, die von diesen Theorien in die Naturwissenschaft unseres Jahrhunderts eingeführt wurden.

Eine allgemeine Theorie, wie z. B. die Quantenmechanik, wird in der Sprache der Mathematik formuliert. Um jedoch ihre Aussagen mit der Physik in Verbindung zu bringen, muß die mathematische Form interpretiert werden. Man hat festzulegen, was die einzelnen mathematischen Symbole bedeuten und wie sie zu den Beobachtungen in Beziehung gebracht werden. Ferner sind mit jeder Theorie eine bestimmte Art zu denken und eine Reihe anschaulicher Vorstellungen verbunden. Die sichere Handhabung dieser Vorstellungen ist das, was wir ein anschauliches Verständnis der vor unseren Augen ablaufenden Phänomene nennen. Von einem formalen Standpunkt aus betrachtet, könnte man solche Vorstellungen als eine Art Dekoration bezeichnen, die streng genommen nicht zur Theorie gehört. Andererseits sind sie aber ein besonders interessantes Erzeugnis der Theorie, gewonnen aus der Verbindung von Mathematik und Experiment.

Dem Nicht-Naturwissenschaftler sollte der nicht-formale Standpunkt eigentlich sympathischer sein. Wie könnte er sonst seinen Einblick in die Entwicklung der Naturwissenschaften vergrößern? Aber auch für den Naturwissenschaftler, gleichgültig ob er diesen Standpunkt teilt oder nicht, ist die Art zu denken, wie sie von den neuen Theorien entwickelt wird, von entscheidender Bedeutung. Sie bildet die Plattform für den nächsten Schritt ins Unbekannte. Physiker, die täglich mit Relativitätstheorie und Quantenmechanik umgehen, entwickeln eine neue Betrachtungsweise, die sehr wahrscheinlich zur wesentlichen Ausrüstung beim Vordringen zu tieferen Schichten der Natur gehört. Die Schwierigkeit ist dabei nur, daß auch der theoretische Physiker ein Mensch ist, der in der makroskopischen Welt lebt. Obwohl er sich an bestimmte neue Vorstellungen über die Natur gewöhnt und mit ihnen auch zu leben lernt, hat er dennoch dieselben Schwierigkeiten wie jeder andere seine Vorstellungen in ein anschauliches Bild zu übertragen. Es ist sehr zweifelhaft, ob der Mensch wirklich in der Lage ist, sich ein anschauliches Bild von einer vierdimensionalen Welt, von einer Welle, die gleichzeitig auch Teilchen ist, oder von den merkwürdigen Dingen zu machen, die sich in Raum und Zeit ereignen, wenn sich ein Gegenstand annähernd mit Lichtgeschwindigkeit bewegt. Es bleibt eine der interessantesten und unbeantworteten Fragen, ob die Größe des Menschen und seine begrenzte Vorstellungskraft ihm vielleicht Fesseln anlegen werden bei der Erklärung der Natur oder ob es ihm gelingt, sich an jede ihm noch so fremde Vorstellung zu gewöhnen, die ihm von neuen Experimenten und Theorien aufgezwungen wird.

In diesem Kapitel werden wir drei der „großen Ideen" der modernen Physik kennenlernen und in diesem Zusammenhang einige Beispiele aus der Welt der Elementarteilchen diskutieren.

Wahrscheinlichkeit

Eine der wichtigsten Einsichten, die uns die Quantenmechanik vermittelt, ist die folgende: Die Grundgesetze in der Natur sind Wahrscheinlichkeitsaussagen und keine Aussagen, die mit absoluter Sicherheit zutreffen. Bringt man ein Wasserstoffatom in einen „angeregten Zustand", d. h. führt man ihm eine bestimmte Menge Energie zu und bringt dadurch sein Elektron auf eine größere Umlaufbahn um den Kern, so wird das Elektron nach einiger Zeit diese Zusatzenergie als Photon spontan wieder ausstrahlen. Bei diesem Prozeß der spontanen Emission springt das Elektron in seine Ausgangsbahn zurück. Die Aufenthaltsdauer des Atoms in seinem angeregten Zustand bis zur Emission des Photons ist völlig unbestimmt und kann nicht berechnet werden. Die *Wahrscheinlichkeit* aber, daß das Photon innerhalb eines bestimmten Zeitintervalls ausgesandt wird, kann exakt angegeben werden. Die Quantenmechanik ist eine Theorie, die eindeutige und quantitative Aussagen macht, in dem Sinn, daß sie Wahrscheinlichkeiten zu berechnen gestattet. Ihre Aussagen sind jedoch unbestimmt und unsicher insofern, als man nur die Chance dafür angeben kann, daß ein bestimmtes Ereignis eintritt, aber niemals vorher sagen kann, was einem einzelnen Atom oder einem System zu einem definierten Zeitpunkt geschehen wird. Die errechnete Wahrscheinlichkeit für die Emission eines Photons läßt sich nicht in einem Experiment an einem einzelnen Atom nachprüfen. Hierzu ist eine Untersuchung an einer großen Anzahl von Atomen notwendig, und man erhält die Wahrscheinlichkeit für das einzelne Atom dadurch, daß man das durchschnittliche Verhalten der ganzen Gesamtheit beobachtet. In ganz ähnlicher Weise kann man nicht mit einem einzelnen Wurf einer Münze zeigen, daß die Wahrscheinlichkeit für „Zahl" (oder „Kopf") gleich 1/2 ist. Dies läßt sich nur beweisen, indem man den Wurf oft wiederholt.

Der Zerfall eines instabilen Teilchens bietet ein einfaches und direktes Beispiel dafür, wie Wahrscheinlichkeitsprozesse im elementaren Bereich ablaufen. Nehmen wir an, eine große Zahl von Pionen entsteht unter denselben Bedingungen im Target[1] eines Teilchenbeschleunigers. Von diesen wählt man alle diejenigen Pionen aus, die mit einer bestimmten Geschwindigkeit in eine bestimmte Richtung fliegen und photographiert sie in einer Nebelkammer. Man findet, daß einige von ihnen bereits nach einer kurzen Flugstrecke in Myonen und Neutrinos zerfallen, andere legen bis zu ihrem Zerfall einen längeren Weg zurück und einige wenige fliegen noch viel weiter. Daran läßt sich eine mittlere Reichweite und entsprechend eine mittlere Zeit bestimmen, nach der der Zerfall eintritt. Wiederholt man dieses Experiment wieder und wieder, jedesmal mit einer großen Zahl von Pionen, so findet man, daß die *mittlere* Lebensdauer der Pionen in jedem dieser Experimente genau gleich groß ist. Dieser Mittelwert ist eine genau bestimmte Größe und bildet ein Maß für die Zerfallswahrscheinlichkeit eines Pions. Diese Zerfallswahrscheinlichkeit kann man mit beliebig großer Genauigkeit messen, wenn nur eine genügend große Anzahl von Pionen zur Verfügung steht. Dennoch ist die Lebenszeit jedes einzelnen Pions unbestimmt. Es kann lange vor den meisten Pionen zerfallen, es kann aber auch alle anderen lange überleben.

Man sollte annehmen, die Vorstellung, daß alle fundamentalen Prozesse in der Natur Wahrscheinlichkeitsgesetzen gehorchen, hätte wie eine Bombe in die naturwissenschaftliche Welt eingeschlagen. Tatsächlich war das nicht der Fall. Nur allmählich setzte sich diese Vorstellung im ersten Viertel dieses Jahrhunderts in der Naturwissenschaft durch. Erst nachdem um 1926 die Quantenmechanik entwickelt war, horchten Physiker und Philosophen auf und nahmen Notiz von der Tatsache, daß eine Revolution in der Interpretation der Naturgesetze stattgefunden hatte [2].

Schon 1899 hatten ERNEST RUTHERFORD und andere bei der Untersuchung der damals entdeckten natürlichen Radioaktivität fest-

---

[1] Anmerkung: Das englische Wort target (Zielscheibe) ist ins Deutsche übernommen worden. Man bezeichnet damit das Objekt, das man in einen Strahl beschleunigter Teilchen stellt, um diese oder bei Stoßprozessen im Target neu erzeugten Teilchen zur weiteren Untersuchung aus dem primären Strahl abzulenken.

[2] Die grundlegende Bedeutung, die der Wahrscheinlichkeit in der Natur zukommt, haben wohl zuerst NIELS BOHR, HENDRIK KRAMERS und JOHN SLATER 1924 hervorgehoben. Ihr Versuch, eine neue Quantentheorie aufzubauen, schlug fehl, während die Bemühungen WERNER HEISENBERGS in darauffolgenden Jahr erfolgreich waren. 1926 gab dann MAX BORN der neuen Theorie seine Wahrscheinlichkeitsinterpretation, die bis zum heutigen Tag eine Schlüsselstellung im Verständnis der Quantenmechanik einnimmt.

gestellt, daß der Zerfall radioaktiver Atome nach Wahrscheinlichkeitsgesetzen stattfindet. Radioaktive Atome zeigen unter gleichen Bedingungen keinesfalls immer dasselbe Verhalten. Genauso wie wir es an dem modernen Beispiel der Pionen schon kennenlernten, leben einige nur kurze Zeit, andere wieder viel länger als die Majorität. Lediglich die mittlere Lebensdauer ist für jede Sorte radioaktiver Atome eine charakteristische Konstante. Darüber hinaus kann ein einzelnes radioaktives Atom sogar verschiedene Umwandlungsprozesse erleiden; so kann es z. B. sowohl ein α-Teilchen als auch ein β-Teilchen aussenden. Aber RUTHERFORD und seine Kollegen haben damals nicht verkündet, daß die fundamentalen Naturgesetze Wahrscheinlichkeitsgesetze seien. Warum nicht?

Die Antwort ist sehr einfach. Sie ahnten nicht, daß es sich bei ihren Beobachtungen um fundamentale Gesetze handelt. Das Auftreten der Wahrscheinlichkeit war tatsächlich nichts Neues. Was neu war, zu diesem Zeitpunkt aber nicht erkannt wurde, war, daß man zum erstenmal die Wahrscheinlichkeit bei einem einfachen, fundamentalen Elementarprozeß beobachtete.

Die klassische Physik war fest verankert in der Vorstellung, daß die Natur vollkommen bestimmten, kausalen Gesetzen folgt. Wenn man nur zu einem Zeitpunkt hinreichend viel wußte über ein Teilchen, eine Lichtwelle oder irgendein anderes System, so konnte man im Prinzip sein zukünftiges Verhalten exakt berechnen. Es war überhaupt keine Frage, wo sich die Erde oder der Mond zu einem zukünftigen Zeitpunkt befinden würden. Eine Brücke konnte gebaut oder ein Elektromagnet konstruiert werden in der festen Überzeugung, daß sie niemals wegen einiger unvorhersehbarer Schwankungen in den Gesetzen der Mechanik oder Elektrizitätslehre zusammenbrechen oder versagen würden. Natürlich hatte die Vorstellung, daß die Naturgesetze streng determiniert seien, einen starken Einfluß auf die Philosophie des 19. Jahrhunderts. Es war eine weitverbreitete Ansicht, das ganze Universum als eine riesige Maschinerie zu betrachten, als eine „Weltmaschine", die unabänderlich nach wohlbestimmtem Plan abläuft.

Uns allen ist der Begriff der Wahrscheinlichkeit aus dem täglichen Leben wohl vertraut, und wir brauchen nicht erst einen Ausflug in die Welt der Elementarteilchen zu unternehmen, um ihn kennenzulernen. Wie die Statistiker der Lebensversicherungen, aber auch alle Spieler wissen, unterliegen Leben und Tod wie auch das Rad eines Roulett's den Gesetzen der Wahrscheinlichkeit. Dies bringt uns zu einem schwierigen aber wesentlichen Punkt der Diskussion. Die Wahrscheinlichkeit der makroskopischen Welt (und der klassischen Physik) ist eine Wahrscheinlichkeit des Unwissens. Die Wahrscheinlichkeit der mikroskopischen Welt hingegen ist von einem anderen Charakter, den wir als „fundamental" bezeichnen. Der einzige Grund, warum man nicht im voraus das Feld berechnen kann, in dem die Roulettekugel anhält, liegt in der Unkenntnis dessen, was der Physiker die „Anfangsbedingungen" des Spieles nennt. Wenn ein Spieler jede mechanische Einzelheit des Rades, die Form, Größe und Masse der Kugel, das exakte Gesetz der Reibung in den Kugellagern wüßte, und noch genaue Kenntnis darüber hätte, wie das Rad in Bewegung gesetzt wird, so wäre er im Prinzip in der Lage, das Ergebnis vorherzusagen. Es ist überflüssig zu sagen, daß dies praktisch unmöglich ist, aber die Worte „im Prinzip" sind entscheidend. Im Unterschied hierzu läßt sich mit dem quantenmechanischen Gesetz der Wahrscheinlichkeit weder praktisch *noch im Prinzip* der exakte Ablauf eines einzelnen atomaren Vorganges berechnen, gleichgültig wie genau die Anfangsbedingungen bekannt sind. Man kann alles nur Mögliche über ein Pion wissen, trotzdem läßt sich nach der Quantenmechanik nicht voraussagen, wann es zerfallen wird. Genau das meinen wir, wenn wir von einem „fundamentalen Prozeß" sprechen.

Wir können nun auch verstehen, warum RUTHERFORD bei der Entdeckung, daß der radioaktive Zerfall einem Wahrscheinlichkeitsgesetz folgt, nicht sonderlich überrascht war. Er nahm an, daß es sich um eine Wahrscheinlichkeit des Nichtwissens handelte. Soweit er wußte, besaß das Atom eine komplizierte innere Struktur, und der offensichtliche statistische Ablauf des Zerfallprozesses konnte sehr wohl etwas zu tun haben mit nicht bekannten Unterschieden im inneren Zustand der verschiedenen Atome. Schon bevor die Quantentheorie zu einer geschlossenen Theorie ausgebaut war (1925), gab es jedoch Hinweise darauf, daß der Wahrscheinlichkeit in der atomaren Welt eine in unserem Sinn fundamentale Rolle zukommen könnte. So hat RUTHERFORD (gemeinsam mit SODDY im Jahre 1902) entdeckt, daß die Radioaktivität mit einer plötzlichen, katastrophenartig auftretenden Änderung eines Atoms verknüpft und nicht das Ergebnis einer allmählichen Veränderung ist. Diese Tatsache läßt bereits vermuten, daß die radioaktive Umwandlung ein fundamentales Ereignis ist. Die Entdeckung EINSTEINS im Jahre 1905, daß Licht nur in diskreten Quanten, den Photonen, absorbiert werden kann, wie auch die Bohrsche Theorie des Wasserstoffatoms aus dem Jahre 1911, enthielten weitere Fingerzeige dafür, daß die Wahrscheinlichkeit eine neue, im erklärten Sinn fundamentale Rolle spielen könnte. Wir wollen hier jedoch nicht auf die Einzelheiten dieser Entdeckungen eingehen.

Die Wahrscheinlichkeit offenbart sich in der Elementarteilchenwelt in zweierlei Erscheinungsweisen. Einmal zeigt sie sich eindringlich bei dem statistischen Ablauf mikroskopischer Vorgänge. Jeder Besitzer einer Armbanduhr mit Leuchtziffern und eines Geigerzählers (eine nicht so seltene Kombination heutzutage) kann dies durch ein einfaches Experiment vorführen. Das Zählgerät, mit einem Lautsprecher gekoppelt, gibt jedesmal einen hörbaren Knacks, wenn ein schnelles Teilchen das Gerät auslöst. Man halte die Uhr in einem solchen Abstand, daß noch einzelne Signale gehört werden. Für den Zuhörer ist sogleich ganz auffällig, daß das Knacken nicht in regelmäßigen Zeitabständen zu hören ist, wie z. B. das Ticken einer Uhr, sondern vollkommen statistisch, oder rein zufällig, erfolgt. Tatsächlich würde eine mathematische Analyse eine vollkommen statistische Verteilung ergeben. Der Zeitpunkt, zu dem ein Lautsprechersignal auftritt, steht in keiner Korrelation mit den Zeitpunkten, an dem das vorhergegangene Signal oder irgendein anderes registriert wurde.

Ein solches Experiment vermittelt einen ungewöhnlich engen Kontakt mit der submikroskopischen Welt. Ein einzelnes Knacken zeigt an, daß von irgendeinem Kern der unzähligen Milliarden von Atomen des Zifferblatts plötzlich ein Teilchen mit hoher Geschwindigkeit ausgesandt und der Kern selbst in einen anderen umgewandelt wurde. Es hat eine Kernexplosion stattgefunden und der Zeitpunkt, an dem dieses Ereignis stattfand, war ausschließlich durch das Gesetz der Wahrscheinlichkeit bestimmt. Ein völlig gleicher Nachbarkern war vielleicht schon lange vorher explodiert, oder er lebt vielleicht noch lange Zeit weiter.

Die Wahrscheinlichkeit tritt — für Auge oder Ohr allerdings nicht so unmittelbar zugänglich — noch in einer anderen Weise auf, die jedoch für den mathematisch etwas geschulten Leser in gleichem Maße überzeugend ist. Es handelt sich um das exponentielle Zerfallsgesetz radioaktiver Atome. RUTHERFORD entdeckte die Rolle, welche die Wahrscheinlichkeit bei der Radioaktivität spielt, tatsächlich in dieser Weise, denn um 1899 gab es noch keine Nachweisgeräte für einzelne Umwandlungsereignisse. (Erst einige Jahre später entwickelte sein Schüler HANS GEIGER den Geigerzähler.) RUTHERFORD bemerkte, daß die Gesamtintensität der radioaktiven Strahlung als Funktion der Zeit aufgetragen, jedesmal eine Kurve ergab, wie sie in Fig. 3.1 abgebildet ist. Man nennt sie eine Exponentialkurve. Die charakteristische Eigenschaft dieser Kurve ist, daß sie, von irgendeinem Wert an gerechnet, nach einem konstanten, horizontalen Achsenabschnitt auf die Hälfte des jeweiligen Ausgangswertes abgefallen ist. In dem Rutherfordschen Experiment bedeutet dies, daß nach einer bestimmten konstanten Zeit die Intensität der radioaktiven Strahlung auf die Hälfte abgenommen hat und daß dieser Abfall unabhängig ist von der anfänglichen Intensität. Diese Zeitkonstante nennt man die Halbwertszeit der betreffenden Substanz.

Wie RUTHERFORD ferner wußte — wir müssen dies ohne Beweis hier wiedergeben — ergibt sich diese Exponentialkurve, weil die einzelnen Zerfallsereignisse einem Wahrscheinlichkeitsgesetz unterliegen. Für jeden einzelnen Kern ist die Halbwertszeit ein Maß für die Zerfallswahrscheinlichkeit. Die Chance, daß ein Kern vor Ablauf der Halbwertszeit zerfällt, ist einhalb; die Chance, daß er nach einer längeren Zeit zerfällt, ist ebenso einhalb. Wirkt ein solches statistisches Gesetz auf jeden einzelnen Kern innerhalb einer großen Gesamtheit von gleichen Kernen, so nimmt die radioaktive Zerfallsrate exponentiell ab. Dasselbe gilt auch in der Elementarteilchenwelt. Die in der Tabelle 1 angegebenen Lebensdauern[1] wurden an den exponentiellen Zerfalls-

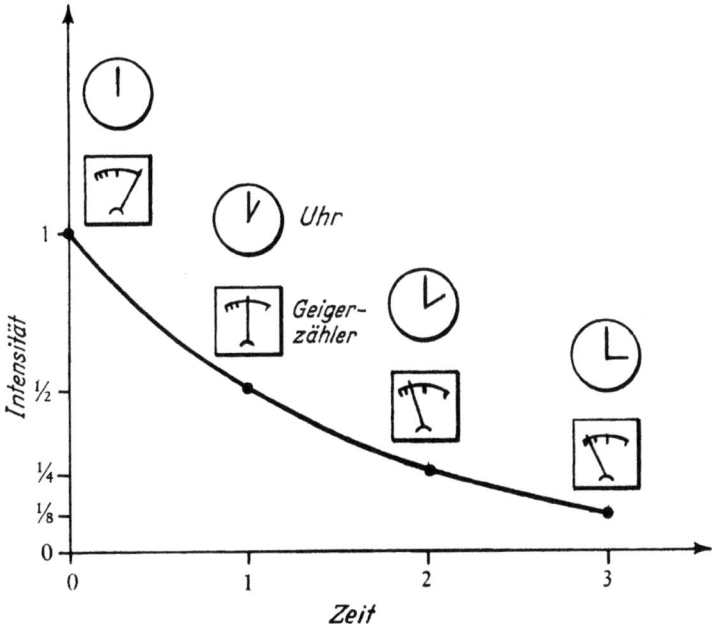

Fig. 3.1. Der zeitliche Verlauf, mit dem die Gesamtintensität einer radioaktiven Probe abnimmt

kurven der betreffenden Teilchen gemessen. (Diese Zeiten werden gewöhnlich nicht direkt gemessen, sondern aus Geschwindigkeiten und Weglängen ermittelt.)

Die Zeitspanne, die zwischen den kürzesten und den längsten der bekannten Halbwertszeiten liegt, ist unvorstellbar groß. Auf der einen Seite stehen die ultrakurzlebigen Teilchen oder Resonanzen mit Halb-

---

[1] Im allgemeinen ist die Lebensdauer, oder die mittlere Lebenszeit eines Teilchens nicht gleich seiner Halbwertszeit. Zum Beispiel war 1950 die mittlere Lebenserwartung (Lebensdauer) eines amerikanischen Mannes 66,3 Jahre, die Halbwertszeit seines Lebens betrug jedoch etwa vier Jahre mehr. Er hätte ein Alter von 70,7 Jahren erreichen müssen, um die Hälfte seiner amerikanischen Zeitgenossen zu überleben. Umgekehrt ist in der Welt der Elementarteilchen die Halbwertszeit beträchtlich kürzer als die mittlere Lebensdauer (der genaue Umrechnungsfaktor beträgt 0,694). Ein Neutron, dessen Lebensdauer 17 Minuten beträgt, hat nach 12 Minuten die Hälfte seiner zeitgenössischen Neutronen überlebt.

wertszeiten von 10^{-20} sec oder weniger. Die mit größerer Berechtigung als Teilchen bezeichneten Gebilde (Tabelle 1) haben Halbwertszeiten zwischen 10^{-10} sec und einigen Minuten, wenn man einmal von den stabilen Teilchen absieht, die, soweit wir wissen, unbegrenzt leben. Halbwertszeiten von radioaktiven Kernen liegen zwischen 10^{-3} sec und $3 \cdot 10^{10}$ Jahren. Ohne Rücksicht auf die sehr verschiedenen Halbwertszeiten folgt der Zerfall jedes instabilen Teilchens jedoch derselben unabänderlichen Exponentialkurve.

Die nach einer Kernexplosion auftretende Radioaktivität kommt von vielen verschiedenen radioaktiven Produkten, so daß die radioaktive Verseuchung nach einem Atombombenversuch nicht mit einer einzigen, einfachen Exponentialkurve abklingt. Einige der radioaktiven Kerne zerfallen nach der Explosion so schnell — innerhalb von Sekunden oder Minuten —, daß sie ausschließlich die unmittelbare Nachbarschaft vergiften und somit keine Bedrohung der Öffentlichkeit darstellen. Andere Kerne haben große Halbwertszeiten — Millionen von Jahren — und ihre Zerfallsrate bleibt deshalb sehr klein. Dazwischen gibt es Kerne mit Halbwertszeiten von einigen Jahren bis zu einigen tausend Jahren; diese bilden die eigentliche Gefahr. Das oft genannte Co^{60} (Kobalt sechzig) hat eine Halbwertszeit von 5,3 Jahren, das Sr^{90} (Strontium neunzig) eine solche von 28 Jahren. Das Kohlenstoffisotop C^{14}, das bei archäologischen Funden so gut zur Altersbestimmung verwandt werden kann, da seine Halbwertszeit 5770 Jahre beträgt, kommt ebenfalls durch Atombombenversuche in die Atmosphäre. Dadurch wird die Anwendung der C^{14}-Methode für archäologische Altersbestimmungen in den nächsten Jahrtausenden zumindest stark erschwert, wenn nicht völlig verhindert werden.

Wir haben bisher die Wahrscheinlichkeit nur bei zeitlichen Abläufen betrachtet. Sie bestimmte das charakteristische Verhalten beim Zerfall instabiler Teilchen und Kerne. Die Wahrscheinlichkeit tritt in der submikroskopischen Welt jedoch noch in anderer Weise auf. Da ist z. B. die Wahrscheinlichkeit für das „Verzweigungsverhältnis". Ein Kaon kann in verschiedener Weise zerfallen. Unter anderem in zwei Pionen, oder in ein Myon und ein Neutrino. Welchen Zweig ein bestimmtes Kaon für seinen Zerfall auswählt, ist vollkommen unbestimmt, aber die Wahrscheinlichkeit für jeden Zweig ist gut meßbar (wenn man genügend viele Kaonen zur Verfügung hat). Ferner gibt es eine Wahrscheinlichkeit für Streuung. Wenn ein Teilchen nahe an einem anderen vorüberfliegt, so kann es abgelenkt werden. Die Quantenmechanik erlaubt wieder nur die Wahrscheinlichkeit für eine bestimmte Ablenkung zu berechnen; niemals läßt sich eine Aussage über den Verlauf eines einzelnen Streuvorganges mit absoluter Gewißheit machen.

Einen besonders interessanten Gesichtspunkt für das Auftreten der Wahrscheinlichkeit im elementaren Bereich liefert der „Tunneleffekt". Für ein Teilchen, das sich auf der einen Seite einer Wand befindet, die nach den Vorstellungen der klassischen Physik vollkommen undurchdringbar ist, besteht eine gewisse Chance, auf die andere Seite zu gelangen. Man sagt, das Teilchen kann durch die Wand hindurchtunneln. So wird ein α-Teilchen in einem Kern durch eine „undurchdringbare" Wand, die durch das Zusammenwirken von elektrischen und Kernkräften zustande kommt, eingesperrt. Mit einer sehr kleinen Wahrscheinlichkeit kann es jedoch durch diese Wand entwischen und einen Geigerzähler auslösen. Die Chance, daß ein Mensch, der sich untätig gegen die Wand seines Hotelzimmers lehnt, plötzlich im Nachbarzimmer auftaucht, ist glücklicherweise sehr viel kleiner als die Tunnelwahrscheinlichkeit eines α-Teilchens. Selbst wenn ein Mensch sich über eine Milliarde Jahre geduldig gegen eine Wand lehnt, so bleibt die Wahrscheinlichkeit für sein Durchtunneln doch verschwindend klein. Dieser Effekt erlaubt zwar Teilchen aus der Gefangenschaft zu entkommen, bleibt aber auf den Menschen völlig ohne Einfluß.

Wir schließen diesen Abschnitt mit einigen allgemeinen Bemerkungen über die Wahrscheinlichkeit. Zuerst sei gesagt, daß nicht *alles* in der Natur unbestimmt und dem Zufall unterworfen ist. Viele Eigenschaften stabiler Systeme, etwa der Spin und die Masse eines Elektrons, sind scharf bestimmt und selbst da, wo ein Wahrscheinlichkeitsgesetz vorliegt, kann die Wahrscheinlichkeit für das Auftreten eines Ereignisses so nahe an eins oder null liegen, daß man das Eintreten oder Nichteintreten des Ereignisses praktisch als sicher ansehen kann. Die Chance für das Tunneln eines Menschen durch eine Wand hindurch kann man beruhigt als Null betrachten. Ebenso ist die Wahrscheinlichkeit dafür, daß ein Proton innerhalb einer Milliarde Jahre zerfällt, Null. (Dies ist eine aus Messungen deduzierte Aussage.) Auch die Chance für ein Pion, zwei Stunden zu überleben, ist so gut wie Null. Da die quantenmechanischen Wahrscheinlichkeiten in der makroskopischen Welt stets so ungeheuer nahe an eins oder null liegen, sind bei den Vorgängen in dem Bereich der Makrophysik die streng determinierten Gesetze der klassischen Physik zutreffend.

Ist die Wahrscheinlichkeit, die in der submikroskopischen Welt eine so entscheidende Rolle spielt, wirklich eine *fundamentale* Wahrscheinlichkeit der Natur, oder ist sie nicht doch vielleicht eine Wahrscheinlichkeit des Nichtwissens, die von unserer Unkenntnis einer komplizierten und noch nicht entdeckten Substruktur der Materie herrührt? Über diese Frage gab es leidenschaftliche Diskussionen. Die ehrlichste Antwort besteht in dem berühmten: „Wir wissen es nicht". Die meisten Naturwissenschaftler halten die Frage für nicht interessant und im Augenblick für unfruchtbar, einfach deshalb, weil von einer solchen Substruktur nichts bekannt ist. Soweit wir bisher wissen, ist die Wahrscheinlichkeit tatsächlich fundamental, aber man braucht diese Ansicht nicht für begründeter zu halten als manche andere Ansicht in den Naturwissenschaften.

Nichtsdestoweniger hielten einige der bedeutensten Physiker dieses Jahrhunderts diese Frage sehr wohl für interessant und haben sie eingehend erörtert. Jene unter ihnen, die für die fundamentale Rolle der Wahrscheinlichkeit in den Naturgesetzen eintreten, hatten von vornherein einen etwas leichteren Stand, da sie sich auf die Erfolge der Quantenmechanik stützen konnten. Demgegenüber konnte für den Standpunkt, die Wahrscheinlichkeit der Quantenmechanik sei in Wirklichkeit eine Wahrscheinlichkeit des Nichtwissens, im besten Fall philosophische, jedoch keine physikalischen Gründe angeführt werden. So sagte z. B. EINSTEIN, er könne sich nicht vorstellen, daß Gott Würfel spiele, und er schrieb 1953[1]: „Nach meiner Meinung ist es im Prinzip nicht befriedigend, eine derartige theoretische Einstellung der Physik zugrunde zu legen, zumal auf die objektive Beschreibbarkeit ... nicht verzichtet werden kann, ohne daß das physikalische Weltbild gewissermaßen sich in einen Nebel auflöst."

Die Argumente, die von der Gegenseite zugunsten einer fundamentalen Rolle der Wahrscheinlichkeit in der Natur vorgebracht werden, sind etwas spitzfindig und beruhen alle auf der Quantenmechanik. Wir wollen nur eines davon hier anführen. Die Hersteller von Bällen für das Baseballspiel versuchen ihre Bälle völlig identisch zu machen, aber dies ist natürlich unmöglich. Nicht zwei von ihnen können bis in die letzte mikroskopische Einzelheit vollkommen gleich sein, denn jeder Ball ist eine komplizierte Struktur aus vielen Bausteinen, mehr als 10^{25} an der Zahl, wenn wir die Atome als Bausteine zählen. Andererseits wissen wir sehr wohl, daß zwei Elektronen tatsächlich völlig identisch sind, und daß ein Elektron durch einige wenige Angaben vollständig beschrieben wird. Man kann deshalb das Elektron als eine entschieden elementarere Struktur ansehen als einen Baseball. Dieser Schluß ist keineswegs selbstverständlich. Denn müßte man, um das Wesen der Natur zu erfassen, unendlich viele Schichten abtragen, so könnte ein Elektron genauso komplex sein wie ein Baseball. Da das Elektron Wahrscheinlichkeitsgesetze befolgt, ist man geneigt, diese als fundamental anzusehen und nicht nur als Ausdruck dafür, daß dem Elektron komplizierte, bisher unbekannte Strukturen innewohnen.

Obgleich Argumente dieser Art wissenschaftlich klingen, sind sie doch keineswegs stichhaltiger als die Feststellung EINSTEINs. Man kann im Grunde nicht mehr tun als abwarten.

Erzeugung und Vernichtung

Die Chemie des 19. Jahrhunderts war auf zwei Erhaltungssätzen aufgebaut: Der Erhaltung der Masse und der Erhaltung der Energie.

---

[1] A. EINSTEIN: In Scientific Papers presented to MAX BORN. New York: HAFNER Publishing Company, Inc., 1953; S. 40.

Erzeugung und Vernichtung

Anfang dieses Jahrhunderts behauptete die Relativitätstheorie, daß im Prinzip Masse und Energie ineinander umwandelbar seien. Die Theorie sagte jedoch nicht, daß die Erzeugung oder Vernichtung von Masse auch vorkommen müsse, sondern lediglich daß dies möglich sei.

Nun hat es die Natur an sich, alles zu tun, was nicht absolut verboten ist; in dieser Hinsicht gleicht sie einem angebundenen Hund. Die Entdeckung des Positrons im Jahre 1932 zeigte zum erstenmal und ganz eindeutig die Erzeugung von Masse. Kurz darauf forderte die Fermische Theorie des Betazerfalls, daß die bei diesem Zerfall ausgesandten Elektronen an Ort und Stelle erzeugt werden müssen. In der Zwischenzeit hatte die Quantenmechanik Anweisungen geliefert, wie die Erzeugung von Masse mathematisch zu behandeln ist, und dabei zeigte sich, daß die Erzeugung eines Photons nicht wesentlich verschieden ist von der Erzeugung eines materiellen Teilchens. Um die Mitte der dreißiger Jahre war die Erzeugung und Vernichtung materieller Teilchen eine gut bewiesene Tatsache. Wie wir heute wissen, kann jedes Teilchen erzeugt oder vernichtet werden. Alle instabilen Teilchen unterliegen spontanen Vernichtungsprozessen, während die stabilen Partikeln nur durch Kontakt mit ihren Antiteilchen verschwinden. Verfügt man über genügend Energie, so läßt sich jedes Teilchen, sei es stabil oder instabil, erzeugen.

Der Zerfall eines instabilen Teilchens ist das einfachste Beispiel für die Vernichtung und Erzeugung von Masse. Einige typische Zerfallsreaktionen sind in Tabelle 1 angeführt. Beim Betazerfall des Neutrons, der in folgender Weise geschrieben wird:

$$n \rightarrow p + e^- + \bar{\nu}_e,$$

wird ein Neutron vernichtet und ein Proton, ein Elektron und ein Antineutrino erzeugt. Dies ist der einzige Weg, in dem ein Neutron zerfallen kann, wenn man von dem sehr seltenen Fall absieht, in dem es auch noch ein Photon aussendet. Demgegenüber hat ein Kaon viele Zerfallsmöglichkeiten, die wir lediglich für das positiv geladene Kaon angeben wollen:

$$K^+ \rightarrow \pi^+ + \pi^0 \quad (21\%)$$
$$K^+ \rightarrow \mu^+ + \nu_\mu \quad (63\%)$$
$$K^+ \rightarrow \pi^+ + \pi^+ + \pi^- \quad (5,5\%)$$
$$K^+ \rightarrow \pi^+ + \pi^0 + \pi^0 \quad (1,7\%)$$
$$K^+ \rightarrow e^+ + \nu_e \quad \text{(selten)}$$
$$K^+ \rightarrow \mu^+ + \nu_\mu + \pi^0 \quad (3,4\%)$$
$$K^+ \rightarrow e^+ + \nu_e + \pi^0 \quad (4,8\%)$$
$$K^+ \rightarrow e^+ + \nu_e + \pi^+ + \pi^- \quad \text{(selten)}$$
$$K^+ \rightarrow \text{einer der obigen Zerfälle} + \gamma \quad \text{(selten).}$$

(Wegen der experimentellen Fehler ist die Summe aller Prozentangaben nicht exakt gleich 100%.) Die Symbole π, μ und ν stehen für das Pion, Myon und Neutrino. Falls die Ladung eines Teilchens angegeben werden soll, schreibt man sie rechts über das Teilchensymbol. So wird das Elektron mit e^- und das Positron, das Antielektron, mit e^+ bezeichnet. Für das Photon schreibt man γ, da die hochenergetischen Photonen häufig γ-Strahlen[1] genannt werden.

Ein interessanter Zerfall ist der des neutralen Pions, bei dem die Masse vollkommen in Energie (zwei masselose Photonen) umgewandelt wird:

$$\pi^0 \to \gamma + \gamma \,.$$

Ein solcher Zerfall ist in Fig. 3.2 gezeigt. Eine völlige Zerstrahlung der Masse tritt auch auf, wenn Teilchen und Antiteilchen zusammentreffen, wenn z. B. ein Elektron auf ein Positron trifft:

$$e^+ + e^- \to \gamma + \gamma \,.$$

Spontane Zerfälle und Teilchen-Antiteilchen-Vernichtung sind „Abbauprozesse". Die Masse der Produkte ist stets kleiner als die des ursprünglichen Teilchens oder der ursprünglichen Paare. Dabei geht die Massendifferenz in Bewegungsenergie der neuentstandenen Teilchen über. Bei „Aufbauprozessen" wird Masse erzeugt. Sie lassen sich mit Hilfe sehr schneller Teilchen realisieren, wobei die Geschosse entweder aus der kosmischen Strahlung oder aus den großen Beschleunigern stammen. Schießt man zwei Protonen aufeinander, so können neue und schwerere Teilchen entstehen: Es entstehen Pionen nach der Reaktion

$$p + p \to p + n + \pi^+$$

oder Lambdateilchen und Kaonen nach der Reaktionsgleichung

$$p + p \to p + \Lambda^0 + K^+ \,.$$

Beides sind oft benutzte Reaktionen, die dann auftreten, wenn ein Proton hoher Geschwindigkeit (als Geschoß) auf ein anderes Proton (des Targets) trifft. Als Target verwendet man häufig einen Behälter mit Wasserstoff, dessen Kerne ja Protonen sind. Die Masse der erzeugten Teilchen übertrifft die Massen der stoßenden Teilchen. Die kinetische Energie des Geschosses liefert dabei die Energie, um den Massenüberschuß zu decken. Ein Pion, das auf diese Weise hergestellt wird, kann nun selbst wieder als Geschoß verwandt werden, etwa in der Reaktion

$$\pi^+ + p \to \Sigma^+ + K^+ \,.$$

---

[1] Die aus radioaktiven Kernen stammenden, hochenergetischen Teilchen wurden ursprünglich Alpha-, Beta- und Gammastrahlen (α, β und γ) genannt, nachdem man gelernt hatte, daß es sich um drei verschiedene Arten handelte (1898—1900). Später (1900—1910) wurde das α-Teilchen als Kern des Heliumatoms erkannt, in dem zwei Protonen und zwei Neutronen gebunden sind, das β-Teilchen konnte als Elektron und die γ-Strahlen als Photonen identifiziert werden. Die ursprünglichen Bezeichnungen haben sich bis heute gehalten.

Zu dem Zeitpunkt, in dem die Relativitätstheorie das Gesetz der Erhaltung der Masse außer Kraft setzte, wurde auch die Vorstellung einer soliden materiellen Grundlage des Universums fragwürdig. Die

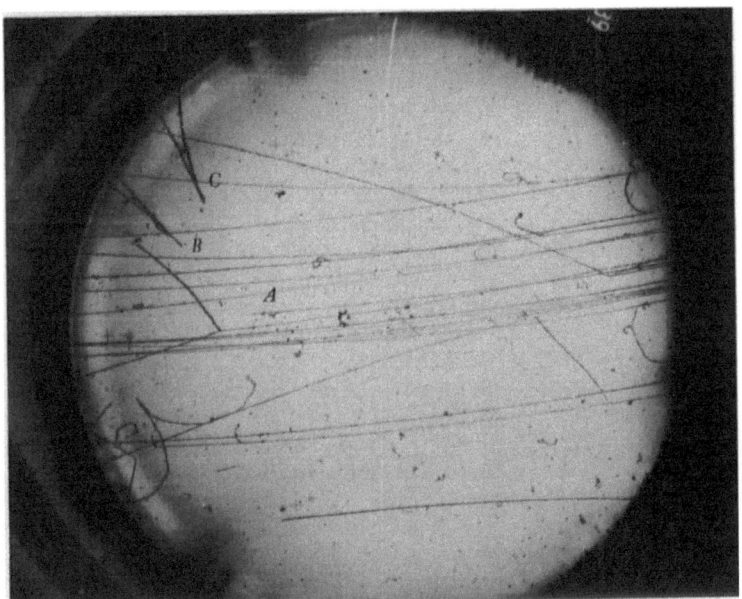

Fig. 3.2. Erzeugung und Vernichtung materieller Teilchen. Ein von rechts einfallendes, negatives Pion stößt in Punkt A auf ein Proton; dabei entstehen ein neutrales Pion und ein Neutron: $\pi^- + p \to \pi^0 + n$. Keines dieser ungeladenen Teilchen hinterläßt eine sichtbare Spur. Ebensowenig sind die Photonen zu sehen, die bei dem unmittelbar darauffolgenden Zerfall des Pions entstehen: $\pi^0 \to \gamma + \gamma$. Aber die beiden Photonen beweisen ihre Anwesenheit in Punkt B und C durch die Erzeugung von Elektron-Positron-Paaren: $\gamma \to e^- + e^+$. Die Elektronen und Positronen fliegen oben links aus der Kammer; die rückwärtige Verlängerung der Spuren zeigt auf den Punkt, in dem die ursprüngliche Kollision stattfand und gibt so den Weg der Photonen wieder

an ihre Stelle getretene moderne Auffassung ist sehr viel flexibler. Die meisten materiellen Teilchen leben gar nicht lange genug, um für den Bau der Welt in Betracht zu kommen, und die Teilchen mit großen Lebensdauern können vernichtet werden, sei es durch den Zusammenstoß mit anderen hochenergetischen Teilchen, sei es durch Kontakt mit ihren Antiteilchen. Die heutigen Vorstellungen kann man etwa so zusammenfassen: Aufgrund gewisser Erhaltungssätze sind einige wenige der in der Natur vorkommenden Teilchen zufälligerweise stabil. Aber selbst diese sind nicht unzerstörbar. Da wir jedoch in einem Gebiet leben, in dem der Geschoßhagel hochenergetischer Teilchen sehr schwach ist und außerdem in unserer Ecke des Universums gerade sehr viel Materie, aber nur sehr wenig Antimaterie vorhanden ist, können die stabilen Teilchen eine materielle Welt aufbauen, die einigermaßen Bestand hat.

Teilchen und Wellen

In der Welt des sehr Kleinen erscheinen Teilchen und Wellen nicht nur als eng verwandt, sondern wirklich als ein und dasselbe Ding, oder, etwas genauer gesagt, sie sind verschiedene Erscheinungsformen ein und desselben Gegenstandes. Diese beachtliche Tatsache tauchte zuerst 1905 in EINSTEINs Theorie des Photons auf. Sie wurde 20 Jahre später durch die Arbeiten von DE BROGLIE, SCHRÖDINGER und anderen über die Quantenmechanik in ihrem ganzen Umfang erkannt. Heutzutage ermöglicht uns die Wellennatur der Materie von der Größe der Atome zu sprechen, die Unschärfebeziehung (worauf wir später genauer eingehen werden) zu „verstehen" und die Rolle der Wahrscheinlichkeit in der Natur besser zu begreifen. Sie macht schließlich auch verständlich, warum es so schwierig ist, das Innere der Elementarteilchen zu untersuchen.

Der Begriff des Teilchens, wie klein dieses auch sei, läßt sich leicht fassen. Wir können in Gedanken einen Golfball schrumpfen lassen bis er die Größe eines Elementarteilchens hat, also eine Materiekugel von 10^{-13} cm Durchmesser aus ihm machen. Diese Kugel hat Masse, befindet sich an einem ganz bestimmten Punkt und kann sich mit einer meßbaren Geschwindigkeit bewegen. Man muß Energie aufwenden, um das Kügelchen zu bewegen, und es gibt Energie ab, wenn es gebremst oder gestoppt wird. Sich ein masseloses Teilchen vorzustellen, das sich mit Lichtgeschwindigkeit bewegt, ist schwieriger. Diese Teilchen haben in der Tat einen ganz besonderen und eigentümlichen Reiz, und wir werden deshalb das Kapitel V den Photonen und Neutrinos widmen. Hier wollen wir uns zunächst ganz auf die wohlvertrauten materiellen Teilchen beschränken und an ihnen den Dualismus Welle—Teilchen studieren.

Der Begriff der Welle ist nicht so scharf umrissen wie der des Teilchens, aber er ist uns durchaus vertraut. Jedermann kennt Wasserwellen und hat zumindest schon von Schallwellen gehört. Die meisten Kinder haben irgendwann mit Wellen gespielt, indem sie das eine Ende eines angespannten Seiles oder Gartenschlauches schnell nach oben auslenkten und der davonlaufenden Welle nachschauten. Auf den ersten Blick scheinen sich Wellen in jeder Weise von Teilchen zu unterscheiden. Ein Teilchen ist genau lokalisiert, während eine Welle über einen ganzen Raumbereich ausgedehnt und nicht scharf abgrenzbar ist. Man kann genausogut sagen, daß sie an diesem Ort oder auch ein bißchen davon entfernt sei. Es ist schwierig, sich eine von einer Welle begleitete Masse vorzustellen; eine Welle ist kein „Gegenstand", sie ist mehr eine ausgebreitete Störung. Man kann kurz sagen, daß ein Teilchen Masse hat, an einem Ort lokalisiert ist und eine bestimmte Größe besitzt. Demgegenüber ist eine Welle masselos, ist über einen Raumbereich ausgedehnt und nicht scharf abgegrenzt. Ferner scheinen die Größen, mit denen man eine Welle beschreibt — ihre Amplitude, Wellenlänge und Frequenz — nicht auf Teilchen anwendbar. Man stelle sich eine Wasserwelle am Strand vor. Die Amplitude ist die Höhe eines Wellenberges über dem mittleren Wasserspiegel, die Wellenlänge ist der Abstand zweier aufeinanderfolgender Kuppen und die Frequenz ist die Anzahl der Wellen, die in einer Sekunde an einem festen Punkt vorbeilaufen. (Für Wasserwellen kann dieser Wert weniger als eine Welle je Sekunde sein, während die Frequenz des Kammertons A 440 Wellen je Sekunde und die eines Fernseh-Übertragungs-Kanals etwa $200 \cdot 10^6$ Wellen je Sekunde beträgt.)

Trotz dieser ganz offensichtlichen Unterschiede gelang es der Quantenmechanik die Vorstellungen von Wellen und Teilchen zu verbinden. Um dies einzusehen, wollen wir zunächst diejenigen Eigenschaften betrachten, die Wellen und Teilchen selbst in unserer makroskopischen Welt gemeinsam haben. Zuerst einmal können beide mit einer bestimmten Geschwindigkeit von einem Ort zu einem anderen gelangen. Doch gibt es einen Unterschied. Die Geschwindigkeit, mit der sich eine Welle ausbreitet, hängt nur sehr wenig von ihrer Amplitude und ihrer Frequenz ab. Bei einem Symphoniekonzert kommt es den Zuhörern auf den hinteren Rängen sehr zustatten, daß der Schall sich mit fester Geschwindigkeit durch den Saal ausbreitet und weder von der Lautstärke (Amplitude) noch von der Tonhöhe (Frequenz) abhängt. Teilchen andererseits bewegen sich je nach ihrer Energie mit verschiedener Geschwindigkeit. Ähnlich sind sich Teilchen und Welle wieder darin, daß sie beide Energie von einem Punkt zu einem anderen übertragen können. Sie können beide Energie aufnehmen, diese transportieren und wieder abgeben. Wenn zwei Jungen ein langes Seil spannen (Fig. 3.3), so können sie Energie z. B. dadurch übertragen, daß der eine sein Seilende plötzlich bewegt; eine Welle läuft dann dem Seil entlang und überträgt einen Impuls und damit Energie auf die Hand des anderen. Derselbe Energiebetrag könnte auch durch ein „Teilchen", etwa einen Handball, von dem einen Jungen zum anderen übermittelt werden.

Die Physiker sagen nicht, daß eine Welle ein Teilchen *ist*. Sie drükken es vielmehr folgendermaßen aus: Wellen besitzen Teilcheneigenschaften und Teilchen Welleneigenschaften, und beide Begriffsbildungen sind untrennbar miteinander verknüpft. Wie ein Blinder beim Abtasten eines Elefanten, hat der Physiker Strukturen festgestellt, die wir heute Elementarteilchen nennen; sie zeigen verschiedene Eigenschaften, je nachdem welches Experiment mit ihnen vorgenommen wird.

Die Verknüpfung der Vorstellungen von Welle und Teilchen war nur dadurch möglich, daß wir unsere Ansichten über Wellen und Teilchen etwas geändert haben. Beide Bilder mußten einander ein bißchen näher gebracht werden, damit sie sich ähnlicher wurden. Unsere normale Vorstellung von einer Welle besteht in einer Schwingung von

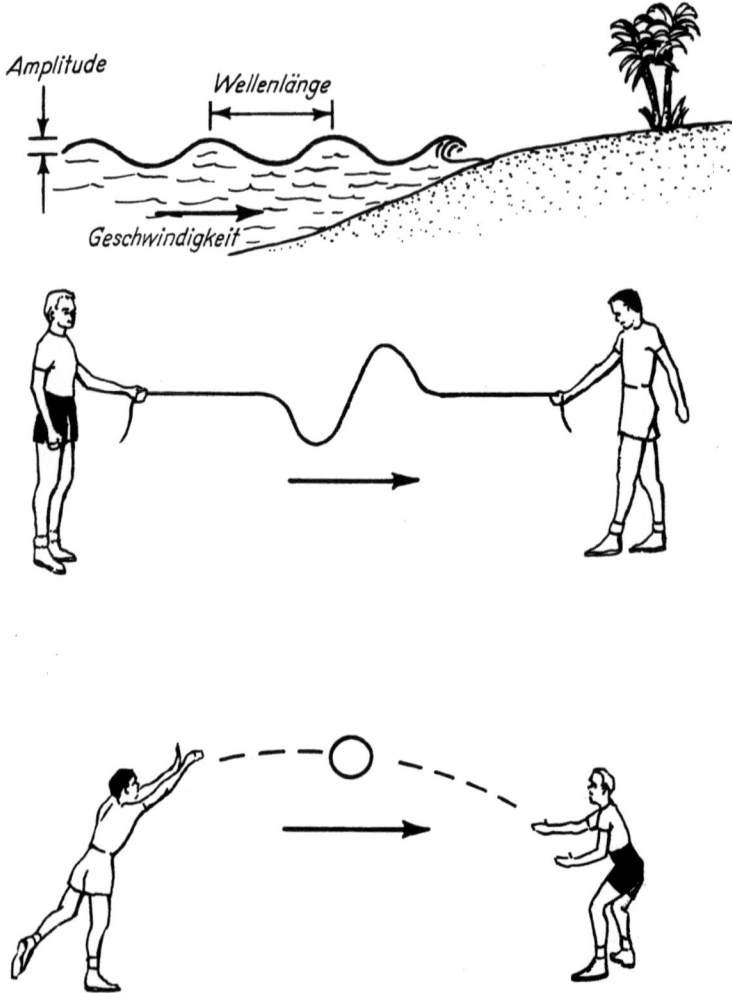

Fig. 3.3. Wellen und „Teilchen" in der makroskopischen Welt. Die gegen einen Strand anlaufenden Wasserwellen sind durch Wellenlänge, Amplitude, Geschwindigkeit und Frequenz (nicht dargestellt) gekennzeichnet. Eine Seilwelle besitzt dieselben Charakteristika, ist aber mehr lokalisiert. Sie überträgt ebenso wie ein Ball (oder „Teilchen") Energie von dem einen Jungen auf den anderen

irgend etwas. Wasserwellen sind an Wasser gebunden, Schallwellen an Luft und die Seilwelle an das Seil. Lichtwellen scheinen viel weniger eine materielle Substanz zu benötigen, denn sie breiten sich durch den leeren Raum aus. Daher war es naheliegend anzunehmen, daß auch in einer Lichtwelle *irgend etwas* schwingen müsse, und dieses irgend etwas wurde Äther genannt. Alle Bemühungen, den Äther nachzuweisen, sind gescheitert. Die meisten Versuche dieser Art wurden am Ende des letzten Jahrhunderts unternommen und bilden ein sehr interessantes Kapitel in der Geschichte der Physik. Die Preisgabe der Idee eines Lichtäthers verdanken wir hauptsächlich EINSTEIN. Lichtwellen, so sagte EINSTEIN, müssen nicht als Schwingungen eines Äthers angesehen werden, sondern als wellenförmige Ausbreitung eines Etwas, das wir „Feld" nennen und das auch den leeren Raum durchdringt. Dies mag auf den ersten Blick als ein sehr zweifelhafter Fortschritt der Physik erscheinen. Eine hypothetische Substanz, der „Äther", wird durch eine andere hypothetische Substanz, das „Feld", ersetzt. Tatsächlich war dies jedoch ein außerordentlich großer Schritt vorwärts. Einmal ist der Feldbegriff in der Physik viel besser definiert als der des Äthers. Ein Feld ist ein quantitativer Begriff, genauso streng definiert und meßbar, wie etwa die Masse, Länge oder Zeit, und es gehorcht Gleichungen einer exakten Theorie. Hinzukommt, daß die Aufgabe der Äthervorstellung einen dramatischen Wandel in unserem Bild vom Universum nach sich zog. Die Welle wird dadurch ein Ding mehr materiellen Charakters und erhält ein eigenständigeres Dasein. Sie ist zwar auch weiterhin ausgebreitet und wird durch ihre Wellenlänge, Frequenz und Amplitude charakterisiert, aber sie ist ein selbständiger Begriff und nicht nur ein Name für die Schwingungen eines anderen Mediums. Es ist etwa so, wie wenn die beiden Jungen in unserem Beispiel eine Welle ohne das Seil übertragen könnten. Dies ist zweifellos ein Schritt in der Richtung, die Welle dem Teilchen anzugleichen und sie zu einem nicht angebundenen Energiebündel zu machen.

Die Quantenmechanik brachte auch zwangsläufig Änderungen unserer Teilchenvorstellung mit sich, die ein Teilchen weniger scharf und dadurch wellenähnlicher machen. Der wesentliche Gesichtspunkt ist dabei die Nichtlokalisierbarkeit eines Teilchens. Nach der Unschärfebeziehung, einem Grundprinzip der Quantenmechanik, ist der Ort eines Teilchens niemals exakt bestimmbar. Das Teilchen verliert damit seine scharfe Begrenzung, ist etwas verbreitert und über den Raum verschmiert wie eine Welle. Je größer ein Teilchen ist, desto weniger tritt diese Verschmierung in Erscheinung. Daher kommt es, daß in unserer makroskopischen Welt alle „Teilchen" vollkommen lokalisiert erscheinen und wohldefinierte, scharfe Begrenzungen haben. In der Welt des sehr Kleinen jedoch wird diese Unbestimmtheit überaus wichtig. Die Tatsache, daß ein Wasserstoffatom 100 000mal größer ist als sein Proton im Mittelpunkt, rührt her von der Nichtlokalisierbarkeit des sehr leichten Elektrons, das nicht einfach ruhig neben dem Proton sitzen kann, sondern wegen seiner Unruhe (Nichtlokalisierbarkeit) das ganze Atomvolumen braucht.

Wir können sagen, Teilchen sind nicht lokalisierbar, weil sie sich wellenähnlich verhalten (dies ist die übliche Betrachtungsweise) oder umgekehrt, Teilchen verhalten sich wie Wellen, weil sie sich nicht lokalisieren lassen. Beide Formulierungen sind gleichberechtigt, aber es ist etwas einfacher, die Wellennatur des Teilchens als Grundlage zu nehmen und von da aus die Vorstellungen der Quantenmechanik zu entwickeln. Die Gleichung, die die Wellennatur der Teilchen beschreibt, wurde zuerst von LOUIS DE BROGLIE 1924 postuliert. Kurze Zeit später wurde sie in die Quantenmechanik eingebaut. Bereits seit 1905 war bekannt, daß das Photon in gewissem Sinn sowohl als Teilchen wie auch als Welle auftritt. DE BROGLIE war der Erste, der die Wellennatur für *jedes* Teilchen forderte.

Die de Brogliesche Beziehung kann in folgender Weise geschrieben werden:

$$\lambda = \frac{h}{p}.$$

Diese Gleichung sieht sehr einfach aus, hat aber genauso weittragende Konsequenzen wie EINSTEINS berühmte Beziehung $E = mc^2$. Vorweg einige Definitionen: λ ist eine Wellenlänge, h ist die Plancksche Konstante und p ist der Impuls, den man üblicherweise als $p = mv$ definiert, also als Produkt von Masse und Geschwindigkeit. Der Impuls eines Teilchens ist um so größer, je größer seine Masse und seine Geschwindigkeit sind. Ein Lastkraftwagen hat einen größeren Impuls als ein Personenwagen, wenn beide mit 10 km/h fahren, das bedeutet, daß der Lastkraftwagen schwerer zu stoppen ist. Ein Auto hat einen größeren Impuls, wenn es mit einer Geschwindigkeit von 60 km/h fährt, als wenn es sich mit 10 km/h bewegt; im ersten Fall ist es daher schwieriger das Fahrzeug anzuhalten. Ganz grob gesagt ist der Impuls eines Körpers ein Maß dafür, wieviel Zeit und Anstrengung man benötigt, um ihn auf seine Geschwindigkeit zu bringen oder abzubremsen. Elementarteilchen, selbst wenn sie annähernd mit Lichtgeschwindigkeit fliegen, haben nur einen sehr kleinen Impuls. Er ist viel kleiner als z. B. der Impuls einer Schnecke, die auf dem Boden kriecht. Der Grund hierfür ist die außerordentlich kleine Masse der Teilchen. Die Gleichung, die die Relativitätstheorie für den Impuls angibt, ist nicht so einfach wie die obige Beziehung $p = mv$[1], aber die allgemeine Bedeutung

---

[1] Der relativistische Impuls für ein Teilchen der Masse m und Geschwindigkeit v ist $p = mv / \sqrt{1 - \frac{v^2}{c^2}}$, wobei c die Lichtgeschwindigkeit ist. Für Teilchen ohne Ruhemasse ist der Impuls $p = \frac{1}{c} E$, wobei E die Energie des Teilchens ist.

bleibt die gleiche. Man merke sich insbesondere, daß auch Teilchen ohne Masse, wie Photonen oder Neutrinos, einen Impuls besitzen.

Der Impuls p ist eine Eigenschaft der Teilchennatur, genauso wie die Wellenlänge λ eine Eigenschaft der Wellennatur ist. Die de Brogliesche Beziehung verbindet diese beiden Eigenschaften miteinander, und das Verbindungsglied zwischen beiden ist die Plancksche Konstante h. Es liegt an der Kleinheit der Konstanten h, daß die Wellennatur der Teilchen nicht in der makroskopischen, sondern nur in der mikroskopischen Welt in Erscheinung tritt. Wie in EINSTEINS Gleichung $E = mc^2$ die Proportionalität zwischen der Energie E und der Masse m über die Proportionalitätskonstante c^2 hergestellt wird, so wird in DE BROGLIES Gleichung die Proportionalität zwischen Wellenlänge λ und dem reziproken Impuls $1/p$ durch die Plancksche Konstante h vermittelt. Die Gleichung sagt, daß jedes Teilchen nach der Beziehung $\lambda = \dfrac{h}{p}$ mit einer Welle der Wellenlänge λ verknüpft ist. Da p unter dem Bruchstrich (im Nenner) steht, ist ein großes p mit einem kleinen λ verknüpft. Für die riesigen Impulse der makroskopischen Gegenstände ist deshalb die dazugehörige Wellenlänge so klein, daß die Welleneigenschaft weit außerhalb jeder Nachweismöglichkeit liegt. Ein Spaziergänger, der mit 5 km/h geht, hat eine Wellenlänge von weniger als 10^{-33} cm. Selbst wenn er, um seine Wellenlänge zu vergrößern, viel langsamer ginge, würde es nicht viel helfen. Selbst bei einer Geschwindigkeit von einem Zentimeter je Jahrhundert wäre seine Wellenlänge kleiner als 10^{-21} cm und somit immer noch einhundertmillionenmal kleiner als die Ausdehnung eines Elementarteilchens. Andererseits hat ein Elektron, das sich mit etwa $3 \cdot 10^8$ cm/sec in einem Wasserstoffatom herumbewegt, eine Wellenlänge von $2 \cdot 10^{-8}$ cm, was gerade etwa dem Durchmesser des Atoms entspricht. Wir werden auf die Frage Wellenlänge und Lokalisierbarkeit später zurückkommen.

Eine Gleichung auswendig zu lernen oder sie zu verstehen und ihre Bedeutung zu erkennen, sind zwei verschiedene Dinge. Jedermann kann sich in wenigen Augenblicken die beiden Gleichungen $E = mc^2$ und $\lambda = \dfrac{h}{p}$ einprägen. Aber was sagen diese Gleichungen wirklich aus und warum sind sie so bedeutsam? Um ein Gefühl für ihre Bedeutung zu bekommen, wollen wir sie miteinander vergleichen. Die erste Gleichung enthält eine universelle Konstante c, die Lichtgeschwindigkeit; sie spielt eine fundamentale Rolle in der Relativitätstheorie. (Man erinnere sich, daß c die Grenzgeschwindigkeit in der Natur ist, und daß bei Geschwindigkeiten in der Nähe von c die Besonderheiten der Relativitätstheorie deutlich werden.) In der zweiten Gleichung tritt ebenfalls eine universelle Konstante auf, die Plancksche Konstante h, die ihrerseits zu den Grundlagen der Quantenmechanik gehört. (Wie wir gesehen haben, treten z. B. die Spins der Elementarteilchen in ganzzahligen Vielfachen von $\hbar/2$ auf.) In der Gleichung EINSTEINs werden E und m als Veränderliche oder Variablen bezeichnet, da sie im Gegensatz zu c für verschiedene Teilchen verschiedene Werte annehmen können. Genauso sind λ und p in der de Broglieschen Beziehung Veränderliche. Beide Gleichungen stellen eine Synthese her. Masse und Energie, die früher als verschiedene und völlig unabhängige Größen angesehen wurden, werden durch die Gleichung EINSTEINs in die einfache Beziehung einer Proportionalität gebracht. Die de Brogliesche Gleichung stellt eine ähnliche Verbindung her zwischen den beiden ursprünglich zusammenhanglosen Begriffen der Wellenlänge und dem Impuls eines Teilchens. Die Art wie die Variablen in diese Gleichungen eingebaut sind, ist natürlich von größter Bedeutung. Da in EINSTEINs Gleichung die Masse m „oben" (im Zähler) steht, hat eine größere Masse mehr Energie; umgekehrt muß man mehr Energie aufwenden, um eine größere Masse zu erzeugen. Die Tatsache, daß p in DE BROGLIEs Beziehung „unten" steht, bedeutet, daß zu einem Teilchen mit einem größeren Impuls eine kleinere Wellenlänge gehört. Je leichter und je langsamer ein Teilchen ist, desto größer ist seine Wellenlänge, um so ausgeprägter ist somit sein Wellencharakter.

Ferner ist die Größe der beiden Konstanten bedeutsam. Im Vergleich mit den normalen Größen, denen wir im Alltag unserer makroskopischen Welt begegnen, ist c „groß" und h „klein". Denken wir in den uns angemessenen Maßstäben, so entspricht einer kleinen Masse eine große Energie, da in der Einsteinschen Gleichung m mit der „großen" Zahl c^2 multipliziert wird. Der enorme Energiebetrag, der bei einer Atombombenexplosion freigesetzt wird, kommt von der Umwandlung einer sehr kleinen Masse her. Bei den ersten Atombomben betrug sie etwa 1 g. Im gleichen Maßstab betrachtet ist h sehr klein. Ein Impuls „normaler" Größe entspricht einer ungeheuer kleinen Wellenlänge. Die Größenordnungen dieser Konstanten sind verantwortlich für das späte Aufkommen der Relativitätstheorie und der Quantenmechanik. Gerade *weil* die fundamentalen Konstanten dieser Theorien größenmäßig so weit entfernt sind von allen unseren alltäglichen Erfahrungen, konnten diese Theorien nicht eher entdeckt werden, als bis man experimentell in der Lage war, weit außerhalb des normalen Bereiches menschlicher Erfahrungen vorzustoßen.

Der Befund, daß Lichtwellen nur in diskreten Energiequanten, den Photonen, absorbiert werden, gab die erste Bestätigung für ein teilchenhaftes Verhalten von Wellen (EINSTEIN 1905). Seitdem wurden zahlreiche, weitere Bestätigungen hierfür erbracht, einige ganz direkt, die meisten jedoch auf indirekte Weise. Der explosionsartige Zerfall eines neutralen Pions (Fig. 3.2) zeigt die Verbindung zwischen Teilchen und Wellen. Ein materielles Teilchen, das π°, wird völlig in Lichtwellen (zwei Photonen) umgewandelt, und diese erzeugen bei ihrem Verschwinden wieder Teilchen.

Der überzeugende Nachweis für den Wellencharakter eines Vorganges wird durch Beugungs- und Interferenzerscheinungen erbracht. Unter Beugung versteht man das leichte Abbiegen und Verzerren einer Welle, wenn diese an einem Hindernis vorbeiläuft. Ein Teilchen, das an einem Hindernis vorbeifliegt, sollte demgegenüber unbeeinflußt bleiben. Wenn zwei Lichtwellen zusammenkommen, kann Interferenz eintreten, d. h. sie schwächen sich gegenseitig, falls ein Wellenberg der einen Welle gerade auf ein Tal der anderen trifft. Interferenz ist ein reines Wellenphänomen; bei Teilchenstrahlen kann man sie sich nicht vorstellen. Das Auftreten von Beugungs- und Interferenzerscheinungen wird als zwingender Beweis für Wellen angesehen. Es ist die unmittelbarste Methode, die Wellen der submikroskopischen Welt zu „sehen". Tatsächlich wurde zu Beginn des letzten Jahrhunderts die Wellentheorie des Lichtes durch

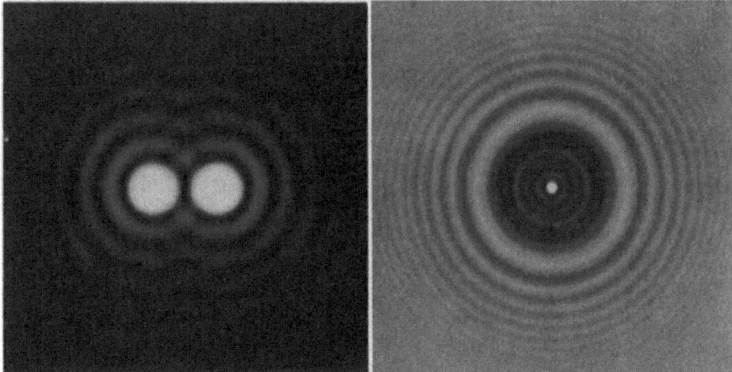

Fig. 3.4. Interferenz und Beugung des Lichtes. Das linke Bild wird durch zwei Lichtquellen erzeugt, die ein und dasselbe kreisförmige Loch beleuchten. Dort, wo zwei Wellen, Berg auf Berg und Tal auf Tal, zusammentreffen, verstärken sie sich gegenseitig und erzeugen einen hellen Lichtsaum. An der Stelle, wo ein Wellenberg der einen Welle auf ein Tal der anderen fällt, „interferieren" die Wellen und löschen sich gegenseitig aus; auf diese Weise entstehen die dunklen Bereiche. Die rechte Abbildung zeigt den Schatten einer Kreisscheibe. Wellen, die am Rand der Scheibe vorbeilaufen, werden gebeugt und führen zu einer unscharfen Schattenbegrenzung. Die Wellen, die von allen Seiten der Scheibe nach innen zum Zentrum gebeugt werden, verstärken sich gegenseitig und erzeugen einen hellen Lichtfleck

das Studium dieser beiden Erscheinungen gesichert. Fig. 3.4 gibt Beugungs- und Interferenzbilder des Lichtes wieder.

CLINTON DAVISSON und LESTER GERMER entdeckten, als sie der Anregung DE BROGLIES folgten, daß alle Teilchen das Verhalten von Wellen zeigen sollten, an Elektronenstrahlen die für Wellen typischen

Erscheinungen der Beugung und Interferenz (1927). In der jüngsten Vergangenheit hat sich gezeigt, daß von allen Teilchen das Neutron sich am besten dazu eignet, Beugung und Interferenz zu demonstrieren. Ein Buch von DONALD HUGHES hat den einfachen Titel „*Neutronenoptik*"[1]. Dieser Titel legt ein beredtes Zeugnis ab für die Verschmelzung des Wellen- und Teilchenbegriffes. Es ist ein besonderer Vorzug des Neutrons, daß es keine elektrische Ladung besitzt. Wellenerscheinungen treten bei großen Wellenlängen besonders deutlich hervor. Nach DE BROGLIEs Beziehung sind große Wellenlängen an kleine Impulse gebunden. Elektronen mit kleinem Impuls werden jedoch schon von geringen elektrischen Kräften gestört und dringen deshalb nicht in einen festen Körper ein. Demgegenüber zeigen Neutronen, selbst wenn sie auf Geschwindigkeiten von 10^5 cm/sec (3600 km/h) oder weniger abgebremst werden, keine allzu großen Störeinflüsse. Diese langsamen Neutronen besitzen eine verhältnismäßig große Wellenlänge und durchdringen leicht dünne Schichten eines Festkörpers. Als Richtwert für die Wellenlänge-Impuls-Beziehung kann man sich merken, daß ein Neutron mit einer Geschwindigkeit von $4 \cdot 10^5$ cm/sec — das entspricht etwa der Hälfte der Geschwindigkeit, mit der Astronauten unsere Erde umkreisen — eine Wellenlänge von einem Ångström (10^{-8} cm) besitzt.

Eine erstaunliche Anzahl von Tatsachen aus der Elementarteilchenwelt läßt sich mit Hilfe der Wellennatur der Teilchen verstehen. Der vielleicht wesentlichste Sachverhalt einer Welle ist, soweit es die Welt der Teilchen betrifft, ihre Nichtlokalisierbarkeit. Man kann nicht sagen, eine Welle sei genau an diesem oder genau an jenem Punkt, alles was man angeben kann ist, daß sie sich in diesem oder jenem Bereich befindet. Man kann sie *angenähert* lokalisieren, aber es hat keinen Sinn, sie in einem kleineren Bereich als dem ihrer Wellenlänge lokalisieren zu wollen. Vereinfacht läßt sich sagen, daß eine Welle zumindest eine Schwingung ausführen muß, damit sie überhaupt eine Welle ist, und somit nimmt sie mindestens den Bereich einer Wellenlänge ein. Man stelle sich als Beispiel ein langes Seil vor, dessen eines Ende ruckartig auf und ab bewegt wird. Eine Welle in Form eines einzelnen Berges läuft dem Seil entlang, die Position des Berges ist die Position der Welle; sie ist über einen Bereich ausgedehnt und befindet sich nicht an einem Punkt. Die Größe dieses Bereiches ist die Ausdehnung des Berges, die etwa der Wellenlänge dieser Störung entspricht.

Die Bedeutung dieser Nichtlokalisierbarkeit liegt für die submikroskopische Welt einfach darin, daß der Ort eines Teilchens niemals, auch nicht prinzipiell, mit einer größeren Genauigkeit angegeben werden kann als der Wellenlänge des Teilchens entspricht. Die Wellennatur der Materie bringt so eine prinzipielle Unschärfe in die Natur. Die Wellen-

---

[1] D. J. HUGHES: Neutron Optics. New York: Interscience Publishers, Inc., 1953.

länge eines Teilchens gibt den Bereich der Unschärfe an, innerhalb dessen der Ort des Teilchens unbekannt und unbestimmbar bleibt. Man könnte daran denken, sich von dem Teilchenbegriff überhaupt zu trennen und nur noch von Wellen zu sprechen. Dies geht aber deshalb nicht, weil bei Umwandlungsprozessen der Erzeugung und Vernichtung die Teilcheneigenschaft ganz offensichtlich spürbar ist. Die Geburt und der Tod eines Teilchens sind typische Teilcheneigenschaften: Es entsteht plötzlich an einem Ort im Raum und zu einer bestimmten Zeit. Zwischen Erzeugung und Vernichtung jedoch lebt es wie eine Welle, wird durch eine Wellenlänge charakterisiert und ist über einen Raumbereich verschmiert.

Wir wollen diese Vorstellungen auf das Wasserstoffatom anwenden. Es besteht aus einem Proton, einem schweren Teilchen, das wir uns für einen Augenblick an einem Punkt festgehalten denken und aus einem Elektron, das verhältnismäßig leicht ist und sich um das Proton bewegt. Zwischen beiden Teilchen wirkt eine anziehende elektrische Kraft. Nach den klassischen Vorstellungen sollte das Elektron Lichtwellen aussenden, allmählich Energie abgeben und auf einer Schraubenlinie in das Proton stürzen, so daß die Größe des Atoms schließlich der des Protons gleich wäre, nämlich etwa 10^{-13} cm[1]. Es ist die Wellennatur des Elektrons, die diesen Zusammensturz verhindert. Würde das Elektron auf einer immer enger werdenden Spiralbahn um das Proton umlaufen, so würde es auf einem immer kleiner werdenden Raum begrenzt und seine Wellenlänge würde sich in demselben Maße verringern. Nach der de Broglieschen Gleichung bedeutet kleinere Wellenlänge größerer Impuls und somit müßte die Bewegungsenergie (kinetische Energie) des Elektrons ständig anwachsen. Das ist der springende Punkt in der ganzen Sache. Die Wellennatur des Elektrons schreibt vor, daß es nur dann auf kleinem Raum begrenzt werden kann, wenn es eine große kinetische Energie besitzt. Von einem bestimmten Punkt an reicht die elektrische Anziehungskraft aber nicht mehr aus, um dem Elektron die benötigte Energie zuzuführen. Dann hört es auf, sich dem Proton weiter zu nähern. Man kann dies auch mit anderen Worten sagen. Wegen der elektrischen Anziehung möchte das Elektron möglichst nahe an das Proton herankommen. Damit es aber die kleinstmögliche Energie besitzt, möchte es eine große Wellenlänge haben und über einen weiten Raumbereich ausgebreitet sein. Diese beiden gegenläufigen Effekte — die Anziehung durch das Proton und die Abstoßung

---

[1] Der Leser könnte diese Situation auf das Sonnensystem übertragen und sich dann fragen, warum die mit klassischen Gesetzen beschreibbare Erde nicht auf einer Spiralbahn in die Sonne stürzt. Die Antwort heißt: Sie tut es tatsächlich. Der Unterschied, ein ganz besonders wichtiger sogar, liegt in dem zeitlichen Ablauf. Das Elektron sollte nach 10^{-8} sec auf das Proton auftreffen, während die Erde erst in 10^{24} Jahren die Sonne erreicht. (Man erinnere sich, daß das heute bekannte Alter des Universums nur etwa 10^{10} Jahre beträgt.)

durch seine Wellennatur — führen bei einem bestimmten mittleren Abstand zwischen Elektron und Proton zu einem Gleichgewicht. Dieser Abstand ergibt sich zu etwa 10^{-8} cm und bestimmt die Ausdehnung des Atoms. Die Größe der schwereren Atome ist in ähnlicher Weise bestimmt und beträgt ebenfalls ungefähr 10^{-8} cm im Durchmesser. Das gleiche Argument wurde auch dazu benutzt, um das Elektron aus dem Atomkern zu verbannen. Ein Elektron, das auf das Volumen eines Kerns begrenzt wäre, müßte zu viel Energie haben, um gebunden zu sein. Daher muß beim Betazerfall das aus dem Kern austretende Elektron erst im Augenblick des Zerfalls gebildet werden.

Die Wellennatur der Elementarteilchen ist auf das Engste mit der fundamentalen Rolle der Wahrscheinlichkeit in der Natur verknüpft. Der Zusammenhang zwischen beiden läßt sich nicht leicht in allen Einzelheiten verstehen, aber anhand des Wasserstoffatoms lassen sich die Grundzüge dieser Verknüpfung aufzeigen. Das Elektron darf man sich nicht an irgendeinem Punkt im Atom denken, sondern muß es sich als Welle vorstellen. Es ist über einen Bereich von der ungefähren Größe einer Wellenlänge ausgedehnt. Nun machen wir ein Experiment, das die Teilcheneigenschaft des Elektrons anspricht. Schießen wir ein hochenergetisches Positron in ein Atom, so kann es ein Elektron treffen. In diesem Fall verschwinden beide Teilchen und ein Photonenpaar wird erzeugt. Im Prinzip können diese Photonen dazu herangezogen werden, den Ort zu enthüllen, an dem das Elektron sich im Augenblick seiner Vernichtung aufhielt. (Praktisch läßt sich dieses Experiment nicht ausführen, aber es ist prinzipiell möglich.) Die Lösung dieses Paradoxons, das Elektron als Welle und als Teilchen darzustellen, wird durch Wahrscheinlichkeitsbetrachtungen gegeben. Das Elektron muß vor seiner Vernichtung als eine Wahrscheinlichkeitswelle interpretiert werden. Dort, wo die Amplitude der Welle groß (stark) ist, läßt sich das Elektron leicht finden und dort wo sie klein (schwach) ist, besteht nur eine geringe Chance es anzutreffen. Wiederholt man dieses Experiment mit Positronen an vielen Wasserstoffatomen, von denen jedes in allen uns bekannten Eigenschaften *genau* gleich den anderen ist, so sind dennoch die Ergebnisse nicht die gleichen. Manchmal wird man das Elektron in dem einen Teil und manchmal in einem anderen Teil des Atoms finden, einmal ist es sehr nahe am Kern und ein anderes Mal sehr weit vom Kern entfernt. Aber man findet es fast immer innerhalb eines Bereiches von etwa 10^{-8} cm um den Kern herum, nämlich innerhalb des Bereiches, in dem die Welle des Elektrons eine große Amplitude hat. Man kann allgemein sagen, daß für jedes Teilchen die Verschmierung, die von seiner Wellennatur herrührt, mit der Wahrscheinlichkeitsverteilung dieses Teilchens Hand in Hand geht.

Zu den wichtigsten Einsichten, die die Quantenmechanik vermittelt, gehört die Heisenbergsche Unschärfebeziehung. Sie stellt ein allgemeines Prinzip dar, das in vielen Formen auftritt. Es soll uns jedoch genügen folgende Formulierung zu betrachten:

$$(\Delta x)(\Delta p) = \hbar.$$

Auf der rechten Seite steht die immer wiederkehrende Plancksche Konstante (hier dividiert durch 2π), die in jeder quantenmechanischen Gleichung zu finden ist. Der Impuls ist wiederum mit p, der Ort (Entfernung) mit x bezeichnet. Das Symbol Δ bedeutet „Unschärfe von". Δx steht somit für die Ortsunschärfe und Δp für die Unschärfe des Impulses. Das Produkt dieser beiden Unschärfen ist gleich der Konstanten $\hbar$. Nun ist $\hbar$, in den gewohnten Maßstäben unseres täglichen Lebens gemessen, eine sehr kleine Größe. Innerhalb der makroskopischen Welt liegen Δx und Δp also nahe an Null und dadurch werden praktisch keine Unschärfen in Ort und Impuls spürbar. Wollte man den Ort eines Menschen mit der Genauigkeit eines Atomdurchmessers angeben, so könnte man im Prinzip seine Geschwindigkeit gleichzeitig immer noch mit einer Genauigkeit von etwa 10^{-24} cm/sec festlegen. Es ist überflüssig zu bemerken, daß die experimentellen Unsicherheiten bei dem letzten Beispiel viel größer sind als die fundamentale Begrenzung der Meßgenauigkeit wie sie vom Unschärfeprinzip gefordert wird. Für die Welt der Elementarteilchen trifft dies jedoch nicht zu. Die Massen und Entfernungen sind hier so klein, daß dem Unschärfeprinzip eine entscheidende Bedeutung zukommt. Um z. B. ein Elektron innerhalb eines Atoms zu lokalisieren, d. h. seinen Ort nur auf 10^{-8} cm festzulegen, muß man in seiner Geschwindigkeit eine Unschärfe von etwa 10^8 cm/sec hinnehmen.

Häufig wird das Unschärfeprinzip außerhalb der Quantenmechanik für sich allein diskutiert und ihm dabei eine fundamentale Bedeutung zugewiesen, die ihm wahrscheinlich nicht zukommt. Dahinter stehen oft philosophische Beweggründe, die besonders gern angeführt werden, um die Naturwissenschaften anzugreifen und damit zu zeigen, daß selbst der „exakte" Naturwissenschaftler nicht so exakt messen kann wie er gern möchte. Man argumentiert auch, daß die Natur ihre inneren Geheimnisse für sich behält, indem sie den Menschen nur bis zu dieser Grenze und nicht weiter vordringen läßt. In Wirklichkeit ist das Unschärfeprinzip ein grundlegendes Naturgesetz und stellt einen wichtigen Teil des physikalischen Gehaltes der Quantenmechanik dar. Man kann es jedoch auch als einen weiteren Ausdruck der Wellennatur der Materie ansehen. In diesem Fall erscheint es viel weniger geheimnisvoll.

Kehren wir für einen Augenblick zu den Schallwellen zurück, die uns vertrauter sind als Teilchenwellen, und betrachten wir die Pfeifen einer großen Orgel. In einer offenen Pfeife ist der Wellenberg am unteren Ende und das Wellental am oberen, so daß eine Hälfte des Wellenzuges innerhalb der Orgelpfeife liegt. Lange Pfeifen erzeugen tiefe Töne (lange Wellenlänge) und kurze Pfeifen hohe Töne (kurze Wellenlänge).

Wir können nun fragen: Wo befindet sich die Schallwelle innerhalb der Orgelpfeife, wenn man die Luftsäule zu Schwingungen anregt? Sie ist natürlich über das ganze Rohr ausgebreitet und läßt sich nicht enger lokalisieren. Wir können sagen, daß die Länge der Orgelpfeife die „Ortsunschärfe" der Schallwelle angibt. Ein hoher Ton in einer kurzen Pfeife läßt sich also auf kleinerem Raum lokalisieren als ein tiefer Ton in einem langen Pfeifenrohr. Da die Länge der Pfeife einer halben Wellenlänge entspricht, können wir unsere Folgerungen in der einfachen Gleichung angeben:

$$\Delta x = \frac{1}{2}\lambda.$$

Die Ortsunschärfe der Schallwelle ist gleich einer halben Wellenlänge. Der Faktor 1/2 ist durch das spezielle Beispiel einer offenen Orgelpfeife bedingt. In anderen Beispielen kann ein anderer Zahlenfaktor auftreten, aber er wird nie von 1 sehr verschieden sein. Als allgemeinere Näherungsgleichung können wir daher

$$\Delta x = \lambda$$

schreiben. Dies ist jedoch gerade eine mathematische Beschreibung der Nichtlokalisierbarkeit, die wir schon bei der Ausdehnung des Wasserstoffatoms diskutiert haben: Jede Welle muß mindestens einen Raumbereich von der Größe der Wellenlänge einnehmen.

Nun gehen wir zu den Teilchenwellen zurück und rechnen ein wenig. Wenn die Ortsunschärfe einer Welle Δx gleich der Wellenlänge λ ist und nach DE BROGLIE für Materiewellen λ gleich h/p gilt, so ergibt sich

$$\Delta x = \frac{h}{p}.$$

Man kann diese Gleichung in

$$(\Delta x)\, p = h$$

umschreiben. Sie besagt, daß die Ortsunschärfe einer Teilchenwelle multipliziert mit dem Impuls des Teilchens gleich der Planckschen Konstanten h ist. Diese Gleichung ist nicht ganz korrekt und man müßte p durch $2\pi\, \Delta p$ ersetzen, um sie in die Form

$$2\pi\,(\Delta x)\,(\Delta p) = h \quad \text{oder} \quad (\Delta x)\,(\Delta p) = \hbar$$

zu bringen, in der wir ursprünglich das Unschärfeprinzip angegeben haben. Die soeben vorgenommene Ersetzung von p durch $2\pi\, \Delta p$ ist mehr technischer Art[1] und keine Sache von wesentlicher Bedeutung.

---

[1] In der Quantenmechanik setzt ein vollkommen scharf definierter Impuls voraus, daß eine Welle viele Oszillationen durchläuft. Damit eine Welle möglichst gut lokalisiert werden kann und somit nur eine oder wenige Oszillationen ausführen kann, ist es notwendig verschiedene Impulse zu „mischen" oder — mit anderen Worten — eine Unschärfe des Impulses zuzulassen.

Der entscheidende Punkt ist, daß HEISENBERGs Unschärfebeziehung eine Folge der Wellennatur der Teilchen ist. Sie ist nicht gewichtiger und sagt auch nicht mehr oder weniger aus als DE BROGLIEs Beziehung über die Wellenlänge materieller Teilchen. Die prinzipielle Unschärfe der Messungen rührt letzten Endes von der Nichtlokalisierbarkeit der Wellen her.

Das Unschärfeprinzip macht den Hochenergiephysikern das Leben schwer und kostet den Regierungen viel Geld. Unsere Kenntnis von der Welt des sehr Kleinen stammt hauptsächlich aus Ergebnissen von Streuexperimenten. Bei diesen werden Teilchen auf die Kerne eines Targets geschossen, an denen sie abgelenkt, gestreut und schließlich in Geigerzählern, Blasenkammern oder anderen Detektoren nachgewiesen werden. Neben der Ablenkung treten bei diesen Zusammenstößen komplizierte Prozesse auf. Zum Beispiel können neue Teilchen erzeugt werden und ebenfalls zum Nachweis kommen. Mit Streuung bezeichnet man allgemein einen Vorgang, bei dem zwei oder mehr Teilchen zusammentreffen und nach einer kurzzeitigen Wechselwirkung in verschiedene Teilchen auseinanderfliegen. Aus Untersuchungen an Teilchen, die von solchen Kollisionen herkommen, folgert man, was in dem kurzen Augenblick und in dem winzigen Raumbereich geschieht, in dem die Wechselwirkung stattfindet. Man muß entscheiden, welche Teilchen auftreten, wie schnell sie fliegen und welches ihre Bahnen sind. Eine wichtige Begrenzung der Meßgenauigkeit, mit der diese Angaben gemacht werden können, rührt wiederum von der Wellennatur der Teilchen her. Wir wollen dies an einem Beispiel verdeutlichen. Nehmen wir an, wir wollten Schiffe in einem Hafen untersuchen, indem wir Wellen an ihnen streuen. Wellen, die auf ein großes, vor Anker liegendes Schiff treffen, werden stark beeinflußt. Das Schiff wirft auf der abgewandten Seite einen „Schatten" unbewegten Wassers, und die Wellen, die die Enden des Schiffes berühren, werden in einer charakteristischen Weise gebeugt. Wir können die Form und die Größe des Schiffes ziemlich genau herausfinden, indem wir nacheinander Wellen aus allen verschiedenen Richtungen einfallen lassen. Dieselben Wellen werden jedoch durch einen aus dem Wasser ragenden Pfosten kaum beeinflußt. Im besten Fall bemerkt man, daß irgendein kleines Hindernis den Wellen im Wege war, ohne jedoch über die Größe oder Form desselben etwas zu erfahren. Aber wir haben keine Schwierigkeit, falls wir den Pfosten mit Lichtwellen untersuchen, d. h. ihn einfach anschauen. Der entscheidende Punkt ist folgender. Wellen erlauben Gegenstände zu untersuchen, die größer sind als ihre Wellenlänge. Eine Welle kann keine Struktur wiedergeben, die kleiner ist als ihre Wellenlänge. Man muß also, wenn man Objekte mit Wellen untersuchen will, die Wellenlänge klein gegen das zu untersuchende Objekt wählen.

Die „Objekte" oder besser die kleinen Raumbereiche, die der Physiker heute untersuchen will, sind etwa 10^{-13} cm groß oder kleiner, und er wäre sehr froh, wenn er noch wesentlich kleinere Bereiche erfassen könnte. Als Geschosse für seine Streuexperimente benötigt er deshalb Teilchen, deren Wellenlängen so klein als möglich sind. Nach der de Broglieschen Beziehung sind nun unglücklicherweise kleine Wellenlängen mit großen Impulsen verknüpft. Um in kleine und noch kleinere Bereiche vorzudringen, benötigt der Physiker also immer energiereichere Teilchen mit größerem und noch größerem Impuls. Dies aber setzt große Teilchenbeschleuniger voraus. Die in den letzten Jahren in Betrieb genommenen Anlagen sind bereits sehr groß und kostspielig.

Die Struktur des Protons wurde hauptsächlich durch ROBERT HOFSTADTER an der Stanford University erforscht. Die Experimente wurden am Stanforder Linearbeschleuniger gemacht, der Elektronen auf 600 MeV (600 Millionen Elektronenvolt) brachte. Bei dieser Energie besitzen Elektronen eine Wellenlänge von ungefähr $2 \cdot 10^{-13}$ cm. Man erinnere sich, daß ein Elektron in einem Wasserstoffatom eine Wellenlänge von $2 \cdot 10^{-8}$ cm hat, also rund einhunderttausendmal größer. Die größten Beschleuniger, die es zur Zeit gibt, stehen in Brookhaven (New York State) und in Genf (Schweiz). Jede dieser Anlagen beschleunigt Protonen auf etwa 30 Milliarden Elektronenvolt, das entspricht einer Wellenlänge von $4 \cdot 10^{-15}$ cm. Noch größere Beschleuniger und damit noch kleinere Wellenlängen sind für die Zukunft geplant.

Heute sieht sich der Physiker in der schwierigen Lage bei der Behandlung der Probleme der Elementarteilchenphysik, falls diese überhaupt zu lösen sind, nur Wellenlängen von einigen 10^{-15} cm zur Verfügung zu haben. Um zu Wellenlängen von $4 \cdot 10^{-15}$ cm zu kommen, mußte man 32 Millionen Dollar für die Maschine in Brookhaven (Fig. 1.4) ausgeben. Die Anlage hat einen Umfang von etwa 800 m und benötigt zu ihrer Unterhaltung jährlich einige Millionen Dollar. In diesem Sinn erschwert das Unschärfeprinzip die menschlichen Anstrengungen, die tiefere Struktur der Welt zu erforschen.

Einige andere große Ideen

Die Physik des 20. Jahrhunderts brachte eine Anzahl aufsehenerregender Vorstellungen. Sie erregten Aufsehen, weil sie in krassem Gegensatz zum gesunden Menschenverstand und zu alltäglichen Erfahrungen standen. Die drei Ideen, die wir in diesem Kapitel behandelten, sind nicht die einzigen, obwohl sie sicherlich zu den wichtigsten gehören. Einige andere Einsichten in das Naturgeschehen, die ebenfalls die Bezeichnung „große Ideen" verdienen, wurden bereits — allerdings ohne ihnen diesen Titel zu geben — besprochen. Die Äquivalenz von Masse und Energie sowie die Rolle der Lichtgeschwindigkeit als einer fundamentalen Konstanten, die eine unüberschreitbare Grenze für alle in der Natur vorkommenden Geschwindigkeiten bildet, gehören dazu.

Einige andere große Ideen 77

Bei der Diskussion des Spins begegneten wir einer der wichtigsten Ideen der Quantenmechanik, der Quantisierung und Diskontinuität in der Natur. In der makroskopischen Welt, der wir mit unseren Sinnen gegenüberstehen, *scheinen* alle physikalischen Größen kontinuierlich zu sein. Ein Stück Eisenrohr kann scheinbar in jeder Länge abgesägt werden, nicht nur in ein, zwei oder drei Meter lange Stücke. Ein Kinderkreisel dreht sich allmählich immer langsamer und kommt schließlich zur Ruhe. Wir wissen jedoch, daß das Rohr, wenn man es nur genau genug betrachtet, aus einzelnen Atomen aufgebaut ist, und daß der Spin eines Kreisels sich sprunghaft um ein ganzzahliges Vielfaches der fundamentalen Konstanten $\hbar$ ändert. Ein unsichtbares Stück Eisen hat vielleicht die Länge von sechs oder acht Atomen, aber niemals von sechseinhalb. Der Spin eines langsamer werdenden Kreisels macht vielleicht „Quantensprünge" von $\hbar$, $2\hbar$ oder $3\hbar$, aber niemals in der Größe eines Zwischenwertes. Die kontinuierlichen Veränderungen scheinen nur deshalb in unserer makroskopischen Welt die Regel zu sein, weil die Änderungen zwischen benachbarten Quantenwerten im Vergleich mit unseren alltäglichen Maßstäben so außerordentlich klein sind.

Nicht jede in der Natur vorkommende Quantisierung ist erklärt. Die Gründe für das diskontinuierliche Auftreten von Energie und Spin kommen aus der Quantenmechanik. Warum jedoch auch Masse und elektrische Ladung nur in Quanten bestimmter Größe auftreten, bleibt ein Geheimnis und ein Problem ersten Ranges.

Als letzte „große Idee" nennen wir noch die Relativität der Zeit. Sie ist in mancher Hinsicht die aufregendste von allen, denn sie führt zu zahlreichen und offensichtlichen Paradoxien, die im stärksten Widerspruch zum gesunden Menschenverstand stehen. Unsere Vorstellungen und unser ganzer Alltag beruhen auf der Annahme, daß es eine für alle Menschen gleiche Zeit gibt. Nach der Relativitätstheorie ist dies gerade nicht der Fall. Die Zeitskala ist nach dieser Theorie nicht fest, sondern ändert sich mit dem Bewegungszustand. Die Zeit zweier Beobachter ist nicht gleich, wenn sie sich gegeneinander bewegen. Aber dieser Unterschied ist nur dann bemerkbar, wenn ihre relative Geschwindigkeit mit der Lichtgeschwindigkeit vergleichbar ist.

Eine eingehende Diskussion über die Relativität der Zeit würde den Rahmen dieses Buches überschreiten, aber wir wollen wenigstens ihren Einfluß auf die Lebenszeiten der Elementarteilchen erwähnen. Es wurde beobachtet, daß die Lebensdauer eines Pions (und jedes anderen Teilchens) ansteigt, wenn seine Geschwindigkeit zunimmt. Da ein Wahrscheinlichkeitsgesetz für den Zerfall gilt, ist es notwendig, viele Pionen einer definierten Geschwindigkeit zu beobachten und ihre mittlere Lebensdauer für jede Geschwindigkeit zu bestimmen. Die Ergebnisse sind in Fig. 3.5 dargestellt. Für Geschwindigkeiten, die nicht sehr groß sind, bleibt die mittlere Lebensdauer ungeändert und scheint eine wohldefinierte Konstante des Pions zu sein. Dies entspricht dem horizontalen Teil der Kurve für Geschwindigkeiten, die weit unter der Lichtgeschwindigkeit liegen. Mit Annäherung an die Lichtgeschwindigkeit nimmt die mittlere Lebensdauer beträchtlich zu. Pionen, die mit 80% der Lichtgeschwindigkeit fliegen, leben (im Mittel) 1,67mal länger

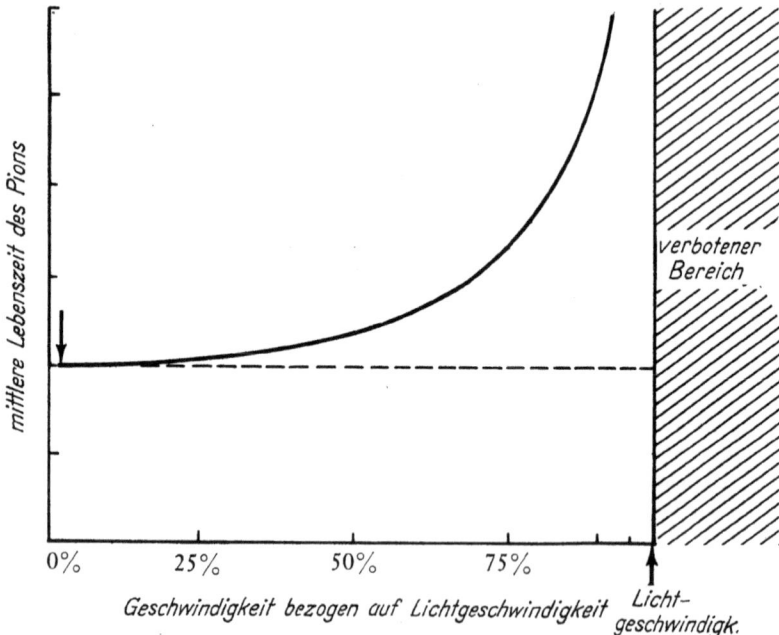

Fig. 3.5. Zeitdehnung. Mit zunehmender Geschwindigkeit nimmt die Lebenszeit eines Pions zu. Zum Vergleich ist ein Pfeil eingezeichnet. Er bezeichnet die Geschwindigkeit, mit der die Erde in fünf Sekunden einmal umkreist würde; sie ist eintausendmal größer als die Geschwindigkeit, mit der Astronauten die Erde umkreist haben

als langsame Pionen. Bei 99% der Lichtgeschwindigkeit ist die Zeit um den Faktor 7 „gedehnt"; Pionen dieser Geschwindigkeit leben daher 7mal länger als ihre langsamen Brüder. Die Aussage der Relativitätstheorie ist nicht, daß die wahre Lebensdauer zunimmt, sondern daß sich für Teilchen mit hoher Geschwindigkeit der Zeitablauf verlangsamt. Von seinem eigenen Standpunkt aus gesehen, hat auch das schnelle Pion die allen Pionen gemeinsame mittlere Lebensdauer. Vom Standpunkt des Beobachters im Laboratorium aus betrachtet, aber lebt das schnelle Pion im Mittel länger als das langsame. Die innere Uhr eines sehr schnellen Pions geht, vom Laboratorium aus betrachtet, langsamer, und wenn sie 10^{-8} sec angibt, zeigen die Uhren im Laboratorium bereits

Einige andere große Ideen

$7 \cdot 10^{-8}$ sec. Jahrzehnte bevor es möglich war, diesen Effekt direkt zu messen, wurde diese Zeitdehnung 1905 in kühner Weise vorausgesagt. Es sei hinzugefügt, daß das Reisen mit hoher Geschwindigkeit keinen Jungbrunnen darstellt. Da sich die ganze innere Zeitskala und der Lebensrhythmus eines Reisenden, der sich mit großer Geschwindigkeit bewegt, verzögert, wäre er nicht in der Lage, sich seiner Langlebigkeit zu erfreuen. Dem Reisenden selbst würde seine Lebensdauer nicht länger, sondern völlig durchschnittlich erscheinen.

Die ungewöhnlichen Vorstellungen der modernen Physik sind sehr wahrscheinlich nur ein kleiner Vorgeschmack auf noch Ungewohnteres, das uns bevorsteht. Die Vorstellungskraft des Menschen ist begrenzt. Es ist deshalb nicht verwunderlich, daß in dem Maß, in dem Experimente und Theorien unanschaulich werden, auch die Vorstellungen über die Welt in immer stärkeren Gegensatz zur unmittelbaren Anschauung geraten. Wie ein Flugzeugführer, der den Blindflug erlernen will, zuerst lernen muß den Instrumenten zu vertrauen und sein Gefühl zu vergessen, so muß der Naturwissenschaftler (und vielleicht auch der Nichtnaturwissenschaftler) lernen, in neuen Bahnen zu denken und altgewohnte Vorstellungen über Bord zu werfen. Die Geschichte lehrt, daß der Mensch fähig ist, ungewohnte neue Ideen aufzunehmen und — was noch wichtiger ist — solche Ideen selbst zu erzeugen. Wir haben allen Grund anzunehmen, daß diese Fähigkeit auch in Zukunft dem Menschen ermöglichen wird zu einem immer grundlegenderen Verständnis der Natur vorzudringen.

Kapitel IV

Erhaltungssätze

In den letzten Jahrhunderten nahm die Bedeutung von Erhaltungssätzen in der Physik immer mehr zu. Während sie früher interessante Randerscheinungen waren, spielen sie heutzutage eine ganz zentrale Rolle. Unsere Kenntnis über die Wechselwirkungen und Umwandlungen der Teilchen beruht zu einem großen Teil auf der Existenz bestimmter Erhaltungssätze, die das Verhalten der Elementarteilchen bestimmen.

Ein Erhaltungssatz ist die Aussage, daß eine Größe bei allen Vorgängen in der Natur ungeändert bleibt. Wenn bei einer Cocktailparty niemand den Raum verläßt oder neu hinzukommt, so können wir sagen, es gilt ein Erhaltungssatz für die Anzahl der Gäste, denn ihre Zahl bleibt konstant. Natürlich ist diese Feststellung nicht sehr interessant. Würde diese Aussage jedoch auch dann gelten, wenn die Gäste kommen und gehen, so hätte sie schon mehr Gewicht, denn sie bedeutete, daß die Zahl der ankommenden Gäste immer genau gleich der der weggehenden wäre. Obwohl ein ständiger Wechsel stattfindet, bleibt die Anzahl der Gäste zeitlich dieselbe. Die grundlegenden Erhaltungssätze der Natur sind genau von diesem Typ; sie sind Gesetze über die Unveränderlichkeit einer Größe während eines dauernden Wechselspiels. Es ist nicht überraschend, daß Physiker, die einfache Gesetzmäßigkeiten suchen, von Erhaltungssätzen besonders stark angezogen werden, denn was könnte einfacher sein als eine Größe, die ungeändert bleibt, obgleich die Prozesse selbst dauernde und komplizierte Veränderungen bedingen. Ein Beispiel aus der Welt der Elementarteilchen ist die Konstanz der gesamten elektrischen Ladung bei allen Stoßprozessen, unabhängig von der Anzahl der erzeugten oder vernichteten Teilchen.

Die Gesetze der klassischen Physik sind zu einem großen Teil Feststellungen über irgendwelche Veränderungen. Sie sagen nur in geringerem Maß etwas über die Konstanz einer Größe aus. So beschreibt das Newtonsche Bewegungsgesetz, wie ein Gegenstand sich unter dem Einfluß einer Kraft bewegt. Die elektromagnetischen Gleichungen MAXWELLs verknüpfen die räumlichen und zeitlichen Änderungen elektrischer und magnetischer Felder. Zunächst lag in der Physik die Betonung auf der Entdeckung solcher Gesetze, welche die in der Natur ablaufenden Veränderungen wiedergeben. Das Auffinden jener Gesetze war, kurz gesagt, das Hauptanliegen der klassischen Physik. Man kann sich vorstellen, daß es zahllose, ja unendlich viele Gesetze gibt, die eine bestimmte Einzelerscheinung beschreiben. Aus diesen wählt die Natur jeweils ein einziges aus, und es ist die Aufgabe des Physikers dieses aufzufinden. Hat man die Gesetze der zeitlichen Veränderungen gefunden, so lassen sich aus diesen oft bestimmte Erhaltungssätze ableiten, wie zum Beispiel der Satz von der Erhaltung der Energie in der Mechanik. Sie erscheinen als interessante und nützliche Konsequenzen, aber sie stellen eigentlich nicht die grundlegenden Aussagen der Theorie dar.

Allmählich sind die Erhaltungssätze an die Spitze der physikalischen Gesetze vorgerückt. Der Grund hierfür liegt nicht nur in ihrer bestechenden Einfachheit, obwohl dies sicherlich mit den Ausschlag gab. Es kommen noch zwei weitere Gründe hinzu. Einmal besteht in der Natur zwischen den Erhaltungssätzen und den Invarianz- und Symmetrieprinzipien eine enge Verknüpfung, die mit Sicherheit zu den schönsten Aspekten der modernen Physik gehört. Die Bedeutung dieser Verknüpfung wird am Ende dieses Kapitels besprochen. Der zweite Grund soll an dieser Stelle eingehender diskutiert werden. Man kann ihn vielleicht am besten als eine neue Betrachtungsweise der Welt bezeichnen, bei der die Erhaltungssätze zwanglos als die grundlegenden Naturgesetze auftreten. Diese neue Art der Betrachtung besteht darin, Ordnung in einem Chaos zu schaffen: Die Ordnung der Erhaltungssätze ist dem Chaos der unaufhörlichen Vernichtung und Erzeugung von Teilchen überlagert. Die einzigen Verbote, die dem chaotischen Ablauf der Ereignisse in der Welt des sehr Kleinen auferlegt sind, bestehen in den Erhaltungssätzen. Diese Betrachtungsweise wird durch neuere Untersuchungen an Elementarteilchen gestützt. Alles was ohne Verletzung der Erhaltungssätze *geschehen kann*, geschieht auch *tatsächlich*.

Die neue Betrachtungsweise stellt eine revolutionäre Änderung in der Betrachtung der Naturgesetze dar. Sie sieht in der Natur gewissermaßen die Herrschaft einer Demokratie, die Freiheit unter dem Gesetz verleiht. Die frühere Ansicht über die Grundgesetze der Natur bestand darin, daß man sie als *Gebote* auffaßte. Sie bestimmten, was in der Natur sich ereignen *kann* und *muß*. In der neuen Vorstellung sind die Grundgesetze *Verbote*. Sie schreiben vor, was *nicht* geschehen kann. Ein Erhaltungssatz ist ein solches Verbot. Er verbietet jeden Vorgang, bei dem die Erhaltungsgröße verändert wird, aber er erlaubt jeden anderen Prozeß. Betrachtet man zum Beispiel die Erzeugung von Pionen bei einem Proton-Proton-Stoß

$$p+p \rightarrow p+p+\pi+\pi+\pi+\cdots.$$

Falls ein Gebotsgesetz für diesen Vorgang gelten würde, so würde man erwarten, daß für einen ganz bestimmten Stoßprozeß der Protonen das Gesetz die Anzahl und die Art der erzeugten Pionen vorschreibt. Ein

Erhaltungssatz ist jedoch weniger einschränkend. Der Erhaltungssatz der Energie begrenzt die Zahl der erzeugten Pionen, da die Masse jedes einzelnen Pions aus der verfügbaren Energie entnommen werden muß. Nehmen wir an, daß in einem Beispiel nicht mehr als sechs Pionen entstehen können. Dann tritt vielleicht bei einem Stoß kein Pion auf oder nur ein einzelnes; es kann aber genausogut jede andere Anzahl bis zu sechs auftreten. Der Erhaltungssatz der elektrischen Ladung verlangt, daß die gesamte Ladung der Pionen gleich Null sein muß, aber er sieht keine Einschränkung für die Ladung eines bestimmten Pions vor. Es kann positiv, negativ oder neutral sein.

Wir kehren nun zu dem Beispiel der Cocktailparty zurück, um uns den Unterschied zwischen Gebots- und Verbotsgesetzen klar zu machen. Ein Gesetz der zeitlichen Änderung, daß ein Gesetz vom Typ des Gebotes ist, beschreibt etwa die Ankunfts- und Abschiedsrate der Gäste als eine Funktion der Zeit. In der einfachsten Form könnte es vielleicht sagen, daß drei Gäste je Minute gegen 18 Uhr, zwei Gäste je Minute gegen 18.15 Uhr usw. eintreffen. Ohne seinen Charakter als Gebot zu ändern, könnte das Gesetz für die Ankunftsrate der Gäste auch durch folgende Gleichung angegeben werden:

$$R = \frac{A}{\pi D} \cdot \frac{1}{1 + \left(T - 5 - 2\frac{A}{D}\right)^2},$$

wobei R die Zahl der je Minute eintreffenden Gäste, A das jährliche Einkommen des Gastgebers angegeben in 1000 DM, D die Entfernung in Kilometer von der nächsten Großstadt und T die Tageszeit bedeuten. Dieses Gesetz ähnelt in seinem Aufbau dem, was man in der klassischen Physik unter einem Gesetz versteht. Es läßt sich auf viele Situationen anwenden und sagt in jedem einzelnen Fall exakt voraus, was sich ereignen wird.

Ein Erhaltungssatz ist einfacher aufgebaut und schränkt den Ablauf der Vorgänge weniger stark ein. Angenommen es wäre beobachtet, daß zwischen 7 und 10 Uhr abends die Anzahl der Gäste auf allen Parties konstant sei. Diese Aussage wäre sehr weitreichend, wenn man bedenkt wie groß ihr Anwendungsbereich und wie einfach ihre Formulierung ist. Falls sie zuträfe, würde sie eine tiefe Wahrheit und ein grundlegendes Gesetz des menschlichen Verhaltens darstellen. Aber sie gäbe andererseits weniger Informationen als die obige Gleichung für R. Der Erhaltungssatz erlaubt den Gästen in jeder Anzahl zu erscheinen, solange nur gleichzeitig genauso viele Gäste weggehen. Wir können diesen Vergleich noch etwas weiter treiben. Da die Teilnahme an Cocktailparties einen grundlegenden Aspekt im menschlichen Verhalten darstellt, können wir, der klassischen Betrachtungsweise folgend, nach einfachen, expliziten Gesetzen suchen, die das Kommen und Gehen der Gäste regelt. Nach der neuen Betrachtungsweise erwarten wir jedoch, daß das

Eintreffen und Weggehen der Gäste nur durch gewisse Erhaltungssätze bestimmt wird. Jede Verhaltensweise der Gäste, die nicht ausdrücklich durch Erhaltungssätze verboten ist, wird früher oder später auch tatsächlich auf irgendeiner Cocktailparty auftreten.

Es liegt auf der Hand, daß zwischen dieser Art Vorgänge zu betrachten und der fundamentalen Rolle, die die Wahrscheinlichkeit in der Natur spielt, ein enger Zusammenhang besteht. Wenn ein Erhaltungssatz verschiedene experimentelle Ergebnisse zuläßt, wie wir es bereits an dem oben genannten Beispiel bei Proton-Proton-Stoßprozessen gesehen haben, dann werden diese verschiedenen Resultate mit einer bestimmten Wahrscheinlichkeit eintreten. Die Tatsache, daß wir das Wort „Chaos" auf die Erzeugungs- und Vernichtungsprozesse, die andauernd zwischen den Teilchen ablaufen, anwenden können, beruht auf der Existenz von Wahrscheinlichkeitsgesetzen. Im besten Fall lassen sich für diese unaufhörlichen Veränderungen in der Welt der Teilchen Wahrscheinlichkeiten angeben, jedoch können hierfür niemals Aussagen mit absoluter Sicherheit gemacht werden.

Ist es nun möglich, diese Wahrscheinlichkeitsgesetze aus den Erhaltungssätzen herzuleiten? Die Antwort auf diese Frage ist noch unbekannt, aber der Autor und viele andere Physiker vermuten aufgrund der jüngsten Entwicklung in der Physik, daß diese Möglichkeit besteht. Es scheint zumindest möglich, daß die Erhaltungssätze nicht nur grundlegend sind, sondern daß sie *alle* Gesetze darstellen. Es kann sein, daß sie hinreichen, um die Welt der Elementarteilchen vollständig zu charakterisieren, indem sie nicht nur feststellen, welche Prozesse tatsächlich eintreten und welche verboten sind, sondern darüber hinaus auch erlauben, die relativen Wahrscheinlichkeiten für das Auftreten jener Prozesse anzugeben.

Wir haben bisher betont, daß mit einem Erhaltungssatz nicht so viele Einschränkungen verknüpft sind wie mit dem Gesetz einer zeitlichen Änderung, einem Gebot. Es gibt jedoch eine ganze Anzahl von Erhaltungssätzen und wenn man sie alle zusammennimmt, so haben sie viel größere Einschränkungen zur Folge als nur ein einzelner Erhaltungssatz. Im Grenzfall lassen sie vielleicht nur eine einzige Möglichkeit offen. Alle Verbotssätze zusammengenommen ergeben dann ein einzelnes Gebot. Das schönste Beispiel in dieser Hinsicht gibt das Photon. Allein aus Erhaltungssätzen läßt sich folgern, daß das Photon ein masseloses, elektrisch neutrales Teilchen mit dem Spin 1 ist, das von geladenen Teilchen in einer chrakteristischen Weise emittiert und absorbiert wird. Dieses überraschende Resultat veranlaßte J. J. SAKURAI neulich zu der Bemerkung: „Gott war wahrhaft schöpferisch, als er sprach: Es werde Licht[1]." Während der Mensch es bedrückend empfindet, wenn er selbst durch Gesetze so eingeengt wird, daß ihm nur

---
[1] Ann. Phys. 11, 5 (1960).

eine einzige Möglichkeit des Handelns bleibt, empfindet er es in der Physik als bemerkenswert und sehr befriedigend, daß die Natur des Lichtes und seine Wechselwirkung mit der Materie durch einige einfache Aussagen über unveränderliche Eigenschaften bestimmt werden.

Es gibt solche und solche Erhaltungssätze, d. h. in der Natur sind einige Größen konstant, andere aber „konstanter". Um diesem Satz einen Sinn zu geben, muß man hinzufügen, daß einige Größen bei allen in der Natur vorkommenden Prozessen absolut unverändert bleiben. Einige andere Größen scheinen jedoch nur bei gewissen Vorgängen konstant zu sein. Die Gesetze, die den Ablauf der letztgenannten Vorgänge bestimmen, werden zwar ebenfalls Erhaltungssätze genannt, aber es ist erlaubt, daß sie unter bestimmten Umständen verletzt werden. Wir werden die Diskussion dieser nicht vollkommenen Erhaltungssätze bis zum Kapitel VIII zurückstellen und hier nur die sieben Erhaltungssätze betrachten, von denen man annimmt, daß sie uneingeschränkte Gültigkeit haben. (Es gibt noch zwei weitere absolute Erhaltungssätze einer ganz bestimmten Art. Diese werden ebenfalls erst im Kapitel VIII besprochen.)

Zunächst geben wir die Größen an, die ungeändert oder erhalten bleiben. Es sind dies:

1. Energie, einschließlich Masse
2. Impuls
3. Drehimpuls, einschließlich Spin
4. Ladung
5. Elektronen-Familienzahl
6. Myonen-Familienzahl
7. Baryonen-Familienzahl.

Unter den genannten Eigenschaften lassen sich zwei Arten unterscheiden, deren eine als Eigenschaft der Bewegung und deren andere als innere Eigenschaft der Teilchen bezeichnet werden. Beide Arten von Eigenschaften lassen sich jedoch nicht völlig voneinander trennen. Zu den inneren Teilcheneigenschaften gehören Masse, Spin, Ladung und die verschiedenen „Familienzahlen". Die Bewegungseigenschaften sind kinetische Energie, Impuls und Drehimpuls. Letzterer wird auch häufig Bahndrehimpuls genannt, um Verwechslungen mit dem Spin, der ebenfalls eine Form des Drehimpulses ist, zu vermeiden. In den Erhaltungssätzen für Energie und Drehimpuls kommen sowohl innere Eigenschaften als auch Bewegungseigenschaften nebeneinander vor.

Die Wechselwirkungen und Umwandlungen der Elementarteilchen eignen sich vorzüglich um die Erhaltungssätze kennenzulernen. Wir wenden uns aus diesem Grund einigen Teilchenreaktionen zu. Alle genannten Erhaltungssätze wurden durch das Studium der Elementarteilchen verifiziert, obwohl die vier ersten Sätze schon lange im makroskopischen Bereich bekannt waren. Die Elementarteilchen bieten die beste Möglichkeit zur Prüfung der Erhaltungssätze, denn jedes Gesetz, das für eine kleine Anzahl von Teilchen gilt, trifft notwendigerweise auch auf alle größeren Gesamtheiten von Teilchen zu, einschließlich der makroskopischen Gebilde unserer Umwelt. Ob die Erhaltungssätze der submikroskopischen Welt auch auf den kosmologischen Bereich übertragen werden dürfen, ist unsicher, da die Schwerkraft zwar in der Teilchenwelt völlig vernachlässigt werden kann, im astronomischen Bereich jedoch eine wesentliche Rolle spielt.

Verschiedene innere Eigenschaften der Teilchen wurden im Kapitel I diskutiert, und wir werden zunächst diejenigen Erhaltungssätze prüfen, die mit diesen Eigenschaften verknüpft sind.

Wir sahen in Kapitel I, daß jedes geladene Elementarteilchen entweder die gleiche Ladung wie ein Elektron (negativ definiert) hat oder die gleiche Ladung wie ein Proton (positiv). Die Ladung ist ein Maß für die elektrische Kraft, die ein Teilchen in Wechselwirkung mit anderen geladenen Teilchen ausübt, bzw. erfährt. Ein elektrisch neutrales Teilchen übt natürlich weder eine elektrische Kraft aus, noch spricht es auf eine solche an. Ein geladenes Teilchen tut beides.

Wählt man die Ladung des Protons als Einheit, so läßt sich die Ladung jedes Teilchens entweder mit $+1$, -1 oder 0 angeben. Das Gesetz von der Erhaltung der Ladung schreibt vor, daß während jeder Wechselwirkung oder Umwandlung die Gesamtladung ungeändert bleibt. Bei jedem Prozeß, an dem Teilchen teilnehmen, muß daher die Gesamtladung vor dem Prozeß gleich der Gesamtladung nach dem Prozeß sein. Beim Zerfall eines Lambdas in ein Neutron und ein Pion

$$\Lambda^0 \to n + \pi^0$$

ist die Ladung vor und nach dem Zerfall gleich Null. Beim Zerfall des positiven Pions

$$\pi^+ \to \mu^+ + \nu_\mu$$

tritt ein positives Myon und ein neutrales Neutrino auf. Eine mögliche, hochenergetische Stoßreaktion ist beispielsweise

$$p + p \to n + \Lambda^0 + K^+ + \pi^+ .$$

Entweder überleben die positiv geladenen Protonen den Stoß oder sie geben ihre Ladung $+2$ an die neuerzeugten Teilchen weiter.

Der Erhaltungssatz der Ladung erklärt zum Teil die Tatsache, daß die Elementarteilchen nur Ladungen einer bestimmten Größe besitzen. Hätte angenommen das Pion eine 0,73fache Ladung eines Elektrons, so wäre bei Umwandlungsprozessen der Erhaltungssatz der Ladung nur sehr schwer zu erfüllen. Nach den Vorstellungen, die man heute von dem Ablauf der Elementarprozesse hat, ist die Ladung nicht nur „vorher" und „nachher" konstant, sondern auch in jedem Zwischenstadium des Prozesses. Man kann sich eine einzelne Ladung als ein unteilbares

Ganzes vorstellen, die wie ein Stab bei einem Stafettenlauf vom einen Teilchen dem anderen übergeben wird, jedoch niemals verschwindet oder geteilt wird.

Den für uns vielleicht wichtigsten Einfluß zeigt der Erhaltungssatz der Ladung bei der Stabilisierung des Elektrons. Das Elektron ist das leichteste unter den geladenen Teilchen, schon aus diesem Grunde kann es nicht zerfallen. Die einzigen leichteren Teilchen, das Photon und die Neutrinos (sowie das Graviton) sind ungeladen, so daß ein Zerfall des Elektrons notwendigerweise den Erhaltungssatz der Ladung verletzen müßte. Die Stabilität des Elektrons ist eine der einfachsten und heutzutage zwingendsten Tests für diesen Erhaltungssatz. Aus keinem anderen Grund ist dieser Zerfall verboten. Wäre dieses Gesetz nur beinahe und nicht absolut erfüllt, so hätte das Elektron eine endliche Lebensdauer. Nach neuesten Messungen ist die Lebensdauer des Elektrons größer als 10^{19} Jahre. Dies bedeutet, daß der Erhaltungssatz der Ladung zumindest in sehr guter Näherung ein absolut gültiges Gesetz ist.

Während die vier zuerst genannten Gesetze schon längere Zeit in der makroskopischen Welt bekannt waren, wurden die Erhaltungssätze der Familienzahlen beim Studium der Umwandlungsprozesse der Elementarteilchen entdeckt. Wir können ihre Bedeutung am besten anhand von Beispielen kennenlernen. Man erinnere sich, daß das Proton und alle noch schwereren Teilchen als Baryonen bezeichnet werden, da sie zu der Familie der Baryonen gehören. Beim Zerfall des instabilen Lambda-Teilchens

$$\Lambda^0 \to p + \pi^-$$

verschwindet ein Baryon, nämlich das Lambda, aber es erscheint ein anderes Baryon, das Proton. Genauso bleibt beim Zerfall des

$$\Sigma^0 \to \Lambda^0 + \gamma$$

die Baryonenzahl unverändert. Man beachte, daß in dem einen Beispiel ein Pion und im anderen ein Photon erzeugt wurde. Pionen und Photonen gehören zu keiner der besonders ausgezeichneten Familien, sie können in jeder beliebigen Anzahl auftauchen oder verschwinden. In einem typischen Proton-Proton-Stoß bleibt die Baryonenzahl (2) ungeändert, wie zum Beispiel bei der folgenden Reaktion:

$$p + p \to p + \Sigma^+ + K^0 .$$

Diese und viele andere Beispiele zeigen, daß die Baryonenzahl in jedem Einzelprozeß und daher auch für alle größeren Systeme konstant bleibt.

Jedes der Omega-, Xi-, Sigma- und Lambdateilchen sowie das Neutron zerfallen spontan in ein leichteres Baryon. Für das leichteste Baryon, das Proton, gibt es eine solche Möglichkeit nicht. Der Erhaltungssatz der Baryonenzahl stabilisiert das Proton und ermöglicht auf diese Weise die Existenz von Atomkernen und Atomen und damit auch die Existenz unserer Welt. Vom Standpunkt des Elementarteilchenphysikers aus ist dies ein wirklich erstaunliches Phänomen, denn das Proton ist mit der 2000fachen Masse des Elektrons und einer Ruhenergie von ungefähr einer Milliarde Elektronenvolt unerschütterlich, während die leichteren Teilchen Kaon, Pion und Myon instabil sind. Allein der Erhaltungssatz der Baryonenzahl hält die riesige Energie im Proton zusammen und macht es zu einem zuverlässigen Baustein des Universums. Das Proton scheint absolut stabil zu sein. Falls es instabil wäre, müßte seine Halbwertszeit nach neuesten Messungen größer sein als $7 \cdot 10^{27}$ Jahre, d. h. eine Milliarde multipliziert mit einer Milliarde mal größer als das Alter unserer Erde.

Unsere Formulierung des Erhaltungssatzes der Baryonenzahl bedarf noch einer Erweiterung, da wir bisher die Antibaryonen nicht berücksichtigt haben. Eine typische Erzeugung eines Antiprotons im Bevatron in Berkeley ist folgende Reaktion

$$p + p \rightarrow p + p + p + \bar{p}.$$

(Ein Strich über einem Teilchensymbol bezeichnet das Antiteilchen. Da das Antiproton eine negative Ladung besitzt, ist die Gesamtladung 2 ungeändert.) Es scheint aber, als hätten wir zwei Baryonen in vier umgewandelt. In der Vernichtungsreaktion

$$p + \bar{p} \rightarrow \pi^+ + \pi^- + \pi^0$$

sind zwei Baryonen scheinbar verschwunden. Die einfachste Möglichkeit, das Gesetz von der Erhaltung der Baryonenzahl zu retten, ist den Antiteilchen die Baryonenzahl —1 und den Teilchen die Baryonenzahl +1 zuzuschreiben. Dann lautet das Gesetz: Bei jedem Ereignis ist die Anzahl der Baryonen *minus* der Anzahl der Antibaryonen konstant. Gleichbedeutend damit ist die Formulierung, daß die Gesamtzahl der Baryonen ungeändert bleibt.

Ein Kritiker könnte einwenden, daß man bei so vielen willkürlichen Definitionen, welches Teilchen ein Baryon sei und welches Teilchen nicht und zu welchem Teilchen eine negative Baryonenzahl gehört, sich nicht wundern darf, daß man schließlich einen Erhaltungssatz konstruieren kann. Dagegen lassen sich zwei Gründe anführen. Einmal ist es nicht so einfach, einen absolut gültigen Erhaltungssatz zu finden. Eine Größe zu finden, die in der Natur ungeändert bleibt, ist so wichtig, daß man dabei ruhig einige willkürliche Definitionen hinnehmen kann. Diese Willkür sagt im derzeitigen Stadium nur, daß wir die Gründe für die Erhaltung der Baryonenzahl noch nicht kennen, aber sie beeinträchtigt nicht die ganz offensichtliche Bedeutung des Naturgesetzes der Baryonenerhaltung. Die andere Entgegnung beruht auf dem mathematischen Apparat der Quantenmechanik und besagt, daß der Gebrauch von negativen Baryonenzahlen für Antiteilchen vollkommen natürlich ist, und von der Theorie sogar gefordert wird. Dies kommt daher, weil die Beschreibung für das Auftauchen eines Antiteilchens „äquivalent" ist derjenigen für das Verschwinden eines Teilchens. (Wir können dies hier nicht in mathematischer Form beweisen[1].) Umgekehrt ist die Vernichtung von Antiteilchen „äquivalent" der Erzeugung von Teilchen.

Die „Elektronenfamilie" umfaßt nur das Elektron und sein Neutrino; zur „Myonenfamilie" gehören nur das Myon und sein Neutrino. Für jede dieser kleinen Gruppen existiert ein Erhaltungssatz für die Anzahl der Familienmitglieder, genauso wie für die Baryonen. Die Antiteilchen müssen als negative, die Teilchen selbst als positive Familienangehörige betrachtet werden. Die Erhaltungssätze für diese leichten Teilchen sind nicht annähernd so gut geprüft wie die anderen absoluten Erhaltungssätze, da es sehr schwierig ist, mit Neutrinos zu experimentieren. Bis heute ist jedoch keine Verletzung der Erhaltungssätze für die leichten Teilchen bekannt.

Der Betazerfall des Neutrons

$$n \rightarrow p + e^- + \bar{\nu}_e$$

ist ein gutes Beispiel für die von uns besprochenen Erhaltungssätze. Das Neutron hat die Ladung Null, die Baryonenzahl 1 und die Elektronen-Familienzahl Null. Unter den Zerfallsprodukten kompensieren sich gerade die Ladungen der beiden geladenen Teilchen, Proton und Elektron, da sie entgegengesetzte Vorzeichen haben. Das Proton sorgt für die Erhaltung der Baryonenzahl, und das Elektron zusammen mit seinem Antineutrino ergibt die Elektronen-Familienzahl Null. In den Zerfallsprozessen des Pions

$$\pi^+ \rightarrow \mu^+ + \nu_\mu \quad \text{und} \quad \pi^- \rightarrow \mu^- + \bar{\nu}_\mu$$

bleibt die Myonen-Familienzahl dadurch erhalten, daß ein Neutrino zusammen mit einem μ^+-Antimyon und ein Antineutrino mit einem μ^--Myon auftaucht. Das Myon wiederum zerfällt in drei Teilchen, beispielsweise in

$$\mu^- \rightarrow e^- + \nu_\mu + \bar{\nu}_e \, .$$

Dabei wird weder die Mitgliederzahl der Myonenfamilie noch die der Elektronenfamilie geändert.

Zu Beginn dieses Kapitels wurde die allgemeine Regel aufgestellt, daß das, was ohne Verletzung der Erhaltungssätze *geschehen kann* auch *tatsächlich geschieht*. Bis 1962 gab es eine bemerkenswerte Ausnahme von dieser Regel. Der Wegfall dieser Ausnahme stützt in schöner Weise die Vorstellung, daß den Erhaltungssätzen eine zentrale Rolle in der Welt der Elementarteilchen zukommt. Der Zerfall eines Myons in ein Elektron und ein Photon

$$\mu^- \rightarrow e^- + \gamma$$

---

[1] Siehe S. 194. Dort werden Antiteilchen beschrieben als „Teilchen, die in der Zeit zurücklaufen".

wurde nie beobachtet. Diese Tatsache war als das „μ-e-γ-Puzzle" bekannt. Vor der Entdeckung des Neutrinos des Myons glaubte man, daß Elektron, Myon und ein Neutrino zusammen eine Familie (die Leptonen) bilden, für die ein Erhaltungssatz gilt. Wäre dies der Fall, so würde kein Erhaltungssatz den Zerfall eines Myons in ein Elektron und ein Photon verbieten, da das zerfallene Myon durch ein Elektron ersetzt würde und alle anderen Größen ebenso erhalten blieben. Nach der klassischen Betrachtungsweise physikalischer Gesetze würde das Nichtauftreten dieses Prozesses nichts bedeuten. Nach allem, was man wußte, gab es kein Gebotsgesetz, das besagt hätte, daß der genannte Prozeß stattfinden muß. Es gab nur die doppelte Verneinung: Kein Erhaltungssatz war bekannt, der diesen Zerfall verbot.

Die Ansicht über die fundamentale Bedeutung der Erhaltungssätze als die einzigen Verbote für physikalische Prozesse war im Denken der Physiker so stark verwurzelt, daß das Fehlen dieses speziellen Myonzerfalls als ein schwerwiegendes Geheimnis betrachtet wurde. Hauptsächlich dieses Problem regte die Suche nach einem zweiten Neutrino an, das ausschließlich zum Myon gehören sollte. Die Entdeckung des Neutrinos des Myons macht es nahezu sicher, daß Elektron und Myon zu zwei verschiedenen Familien gehören, für die getrennte Erhaltungssätze gelten. Mit der Vorstellung, daß für Elektron und Myon zwei verschiedene Erhaltungssätze gelten, versteht sich das Verbot des μ-e-γ-Zerfalls von allein. Die Ansicht, daß das was in der Natur geschehen kann auch tatsächlich geschieht, war erneut bestätigt.

Wir kehren nun zu den Erhaltungssätzen zurück, die sich auf Eigenschaften der Bewegung beziehen (es sind dies die drei erst genannten auf Seite 84).

In der Welt der Teilchen gibt es nur zwei Arten der Energie: Die Energie der Bewegung, auch kinetische Energie genannt, und die Ruhenergie, die der Masse äquivalent ist. Immer wenn Teilchen erzeugt oder vernichtet werden (außer bei masselosen Teilchen), wird Energie von einer Form in eine andere umgewandelt. Dabei bleibt jedoch bei jedem Prozeß die Gesamtenergie konstant. Die einfachste Folgerung aus der Erhaltung der Energie für den spontanen Zerfall instabiler Teilchen ist, daß die Gesamtmasse aller Folgeprodukte stets kleiner sein muß, als die Masse der zerfallenden Teilchen. Für jeden der nachfolgenden Zerfallsprozesse gilt, daß die Massen auf der rechten Seite zusammengenommen einen kleineren Wert haben als die Masse auf der linken Seite.

$$K^+ \to \pi^+ + \pi^+ + \pi^-$$
$$\Xi^- \to \Lambda^0 + \pi^-$$
$$\mu^+ \to e^+ + \nu_e + \bar{\nu}_\mu \,.$$

Daraus folgt insbesondere, daß ein masseloses Teilchen nicht zerfallen kann, und der Energieerhaltungssatz jeden „bergauf gerichteten" Prozeß verbietet, bei dem die Folgeprodukte schwerer sind als ihre Eltern. Ein instabiles Teilchen, das ruht, hat nur Ruheenergie und keine Bewegungsenergie. Der Unterschied zwischen der Masse des Elternteilchens und der Masse der Zerfallsprodukte wird in kinetische Energie verwandelt, die von den Folgeteilchen mitgenommen wird, wenn sie ihren Geburtsort fluchtartig verlassen.

Man könnte daran denken, daß beim Zerfall eines sich bewegenden Elementarteilchens auch die Bewegungsenergie in Masse umgewandelt wird. Dies ist jedoch nach dem Impulserhaltungssatz verboten. Die zusätzliche Energie der Bewegung ist nicht in Masse umwandelbar. Wenn ein Teilchen Energie verliert, so verliert es auch Impuls. Der Impulserhaltungssatz verbietet daher die Umwandlung aller Energie in Masse. Es ergibt sich, daß Impuls- und Energieerhaltungssatz zusammengenommen Bergauf-Zerfälle in schwerere Teilchen verbieten; es spielt dabei keine Rolle, wie schnell das ursprüngliche Teilchen fliegt.

Stoßen andererseits zwei Teilchen zusammen, so wird ein Teil der Bewegungsenergie — aber nicht die gesamte — zur Erzeugung von Masse verfügbar. Auf diese Weise werden die verschiedenen instabilen Teilchen im Laboratorium erzeugt. Bei einem typischen Stoß, wie er in der Randzone eines Beschleunigers stattfindet, bewegt sich eines der beiden Teilchen, das Geschoß, sehr schnell, während das andere im Target ruht. Unter diesen Bedingungen wird der Energiebetrag, der in Masse umgewandelt werden kann, stark durch die Forderung beschränkt, daß die Folgeteilchen denselben Impuls wie das ursprüngliche Geschoß haben müssen. Das ist sehr schade, denn das Geschoß gibt auf diese Weise viel Energie unwirtschaftlich ab. Um zum Beispiel ein Proton-Antiproton-Paar zu erzeugen, muß das Geschoß bei dieser Methode des feststehenden Targets eine kinetische Energie von 6 GeV (Milliarden Elektronenvolt) besitzen. Von diesem Betrag werden nur 2 GeV in Masse umgewandelt. Das 6 GeV-Bevatron in Berkeley wurde unter diesen Gesichtspunkten konstruiert, um Antiprotonen und Antineutronen erzeugen zu können. Typische Reaktionen für Protonen, die auf Protonen geschossen werden, sind:

$$p + p \rightarrow p + p + p + \bar{p}$$
$$p + p \rightarrow p + p + n + \bar{n}.$$

Die Verschwendung von 4 GeV bei diesen Prozessen kann vermieden werden, wenn die Protonen, die das Target bilden, nicht ruhen, sondern mit der umgekehrt gleichen Geschwindigkeit wie die „Geschosse" fliegen. Es ist schon schwierig genug einen hochenergetischen Protonenstrahl zu erzeugen und noch viel schwieriger, gleich noch einen zweiten herzustellen. Trotzdem ist der Gewinn an verfügbarer Energie es wert, diese Schwierigkeiten auf sich zu nehmen. Eine Technik zur Erzeugung solcher „clashing beams" wird heute an der Stanford University angewandt, wobei gegenläufig gerichtete Strahlen von Elektronen zusammenstoßen. Die Anlage wird manchmal von Physikern „syncro-clash" genannt.

Impuls ist eine reine Größe der Bewegung, d. h., daß ein Körper, der sich nicht bewegt, auch keinen Impuls hat. Der Impulsbegriff ist etwas tückischer als der der Energie, denn der Impuls ist eine sogenannte Vektorgröße. Er hat eine Richtung und einen Betrag. Vektoren sind in Wirklichkeit eine alltägliche Sache, ob wir sie unter diesem Namen kennen oder nicht. Die Geschwindigkeit eines Autos ist ein Vektor, er hat einen Betrag (beispielsweise 50 km/h) und eine Richtung (etwa nach Norden). Die Kraft ist ebenfalls ein Vektor, sie stellt einen Zug oder Schub in eine bestimmte Richtung dar. Die Masse ist jedoch kein Vektor. Man kann ihr keine Richtung zuordnen, ebensowenig wie der Energie. Der Impuls eines Lastwagens zeigt in Fahrtrichtung und der Impuls eines Elementarteilchens weist in Richtung seiner Bahn.

Um das Gesetz von der Erhaltung des Impulses zu verstehen, muß man wissen, wie Vektoren addiert werden. Zwei Männer, die ein stekkengebliebenes Auto schieben, sollen uns als Beispiel für die Vektoraddition dienen. Schieben sie mit gleicher Kraft *und* in dieselbe Richtung, so ist die gesamte wirksame Kraft doppelt so groß wie jede der einzelnen Kräfte, und natürlich weist sie in die gleiche Richtung, in der die Männer schieben (Fig. 4.1a). Schieben sie mit gleicher Stärke, aber einer am Kofferraum und der andere an der Motorhaube, so ist der Effekt gleich Null, denn die Summe der beiden Vektoren, die zwar von gleichem Betrag, aber entgegengesetzter Richtung sind, verschwindet (Fig. 4.1b). Fassen die beiden Männer an den Seitentüren an und schieben sie teilweise vorwärts und teilweise nach innen, so wird die Gesamtkraft vorwärts gerichtet sein, jedoch beträgt sie weniger als das Zweifache jeder Einzelkraft (Fig. 4.1c). Je nach dem Maß ihrer Zusammenarbeit wird die Gesamtkraft zwischen Null bis zum zweifachen Wert der Einzelkraft variieren. Dies ist eine allgemeine Eigenschaft der Summe zweier Vektoren; sie kann je nach der Richtung der beiden Vektoren einen ganzen Bereich überstreichen.

Wir wenden den Impulserhaltungssatz an auf den Zerfall eines Kaons in ein Myon und ein Neutrino

$$K^+ \to \mu^+ + \nu_\mu .$$

Nehmen wir an, daß das Kaon vor dem Zerfall ruht (Fig. 4.2a). Der Erhaltungssatz des Impulses schreibt vor, daß das Myon und das Neutrino mit gleich großen Impulsen auseinander fliegen *und*, daß diese Impulse entgegengesetzt gerichtet sind (Fig. 4.2b). Nur auf diese Weise kann die Vektorsumme der beiden Impulse gleich dem Anfangsimpuls sein, nämlich gleich Null. Dieser Zerfallstyp, der als Zweiteilchenzerfall bezeichnet wird, ist sehr häufig und ist immer durch Teilchen, die exakt in entgegengesetzte Richtung fliegen, ausgezeichnet.

In einem Dreiteilchenzerfall haben die auseinander fliegenden Teilchen mehr Freiheit. Fig. 1.8 zeigt beispielsweise den Zerfall eines Kaons in drei Pionen, deren Spuren in drei verschiedene Richtungen weisen.

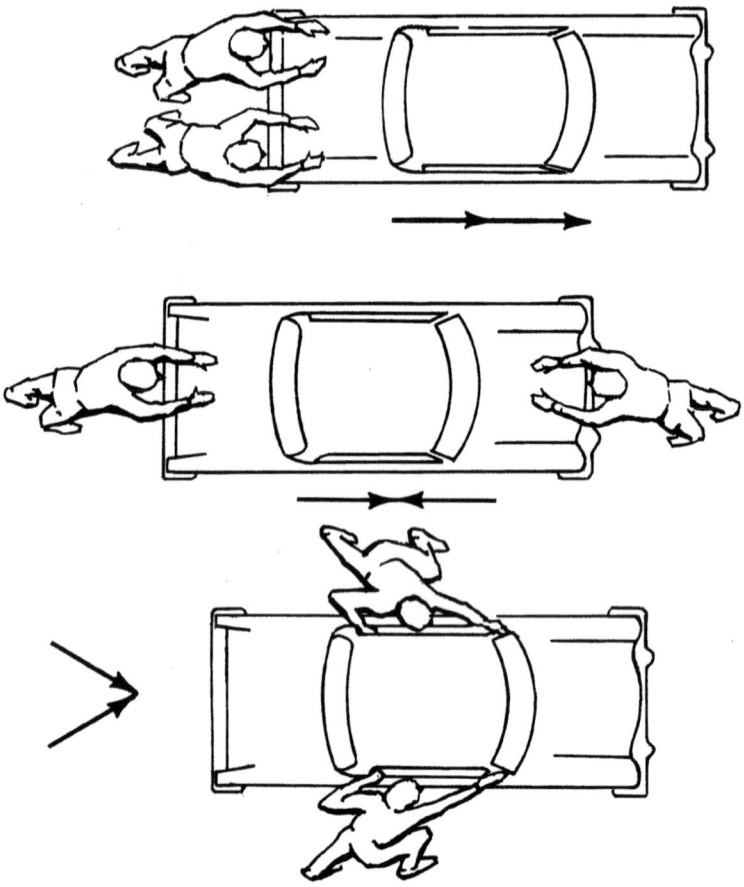

Fig. 4.1. Addition von Vektoren. Die Kräfte, die zwei gleich stark schiebende Männer ausüben, können addiert werden; die Gesamtkraft kann im Bereich von Null bis zum doppelten Wert der Einzelkraft liegen

Erinnern wir uns an die Analogie zwischen Impuls und Kraft, so können wir uns leicht eine Situation vorstellen, in der die Kräfte wirken und keinen Effekt erzielen — z. B. zwei Boxer und ein Schiedsrichter, die alle in verschiedene Richtungen drücken. In ähnlicher Weise müssen sich die Impulsvektoren verhalten, damit sie, zusammenaddiert,

Null ergeben. In Fig. 4.3 ist die Impulserhaltung an einem Beispiel gezeigt, in dem acht Teilchen bei einem einzelnen Ereignis auftreten.

Ein wichtiges Verbot des Impulssatzes richtet sich gegen Einteilchenzerfälle. Man betrachte beispielsweise als Möglichkeit die Umwandlung eines Kaons in ein Pion:

$$K^+ \to \pi^+.$$

Sie genügt dem Erhaltungssatz für die Ladung und die Familienmitgliederzahl sowie dem Spinerhaltungssatz. Aber die Massendifferenz

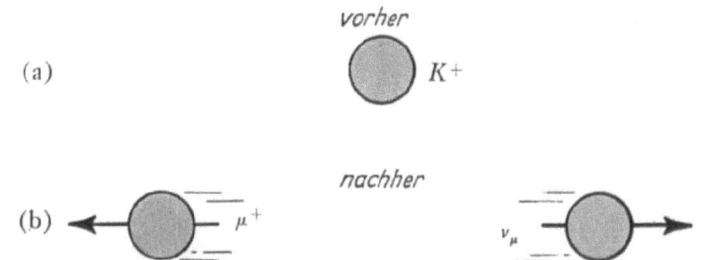

Fig. 4.2. Impulserhaltung beim Kaonzerfall. Der Gesamtimpuls ist vor und nach dem Zerfall gleich null

zwischen Kaon und Pion muß in Bewegungsenergie umgewandelt werden, so daß, falls das Kaon in Ruhe war, das Pion wegfliegen muß. In welche Richtung es immer fliegen würde, es hätte stets einen Impuls und der Erhaltungssatz für den Impuls wäre verletzt, da ja das Kaon vorher keinen Impuls besaß. Würden wir andererseits den Impulssatz befriedigen, indem wir das Pion als ruhend annehmen, so würden wir den Energiesatz verletzen, denn in diesem Fall könnten wir die überschüssige Energie, die aus der Massendifferenz stammt, nicht unterbringen.

Der Drehimpuls, der ein Maß für die Stärke einer Drehbewegung darstellt, ist seit KEPLER ein Grundbegriff in der Physik. Tatsächlich hat KEPLER ihn nicht als solchen angesehen, aber das zweite seiner drei Gesetze, der sogenannte Flächensatz, ist dem Erhaltungssatz des Drehimpulses äquivalent. Nach diesem Gesetz überstreicht ein gedachter Fahrstrahl, den man sich als eine Gerade beispielsweise von der Erde zur Sonne vorzustellen hat, in gleichen Zeiten gleiche Flächen. Während eines einzigen Tages überstreicht diese Linie eine dreieckige Fläche, in deren Spitze die Sonne steht und deren Basis von der Erdbahn gebildet wird. Die Fläche dieses Dreiecks ist für alle Tage des Jahres gleich groß. Wenn die Erde der Sonne etwas näher ist, so muß sie etwas schneller umlaufen, damit ein Dreieck desselben Flächeninhalts überstrichen

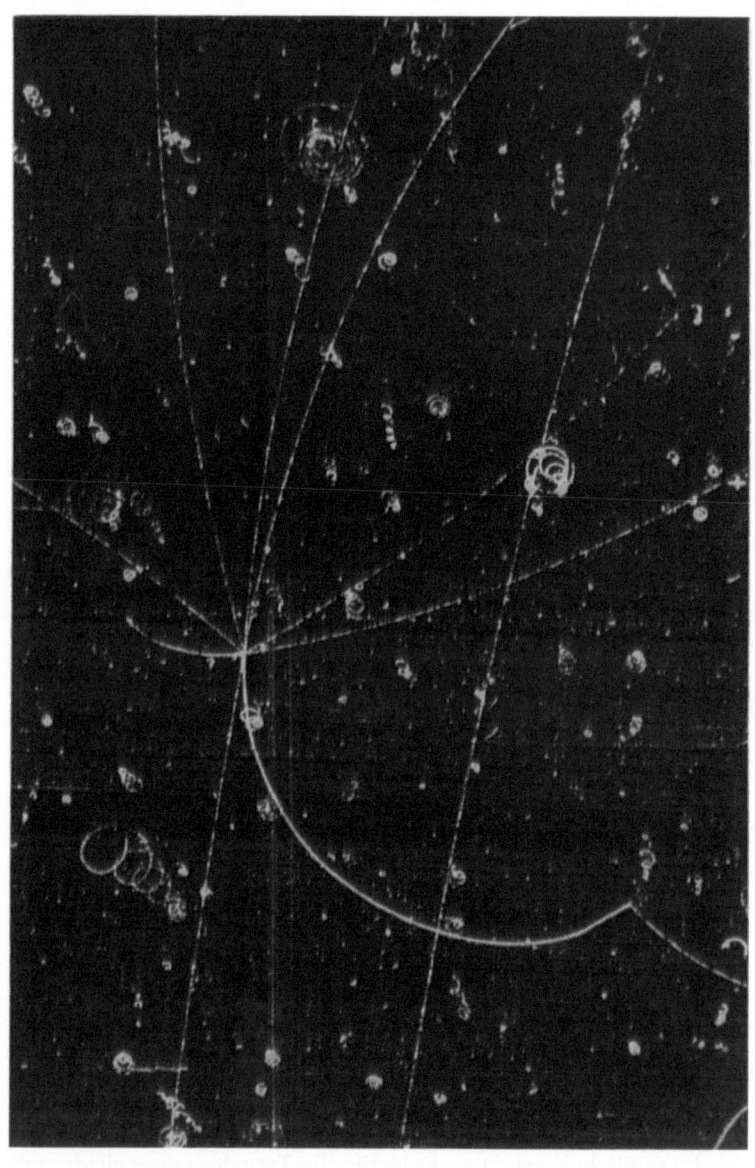

wird. Die Bahngeschwindigkeit der Erde wird gerade soviel größer, daß ihr Drehimpuls seinen konstanten Wert beibehält. Der Flächensatz kann als einfache Folge des Erhaltungssatzes des Drehimpulses abgeleitet werden. (Dies wurde zuerst von NEWTON gezeigt.)

Am Beispiel der Erde kann man außerdem die beiden Arten des Drehimpulses aufzeigen, die in den Erhaltungssatz eingehen, nämlich den Bahndrehimpuls und den Spin. Der Drehimpuls der Erde kommt einmal von der Bahnbewegung um die Sonne und zum anderen von der täglichen Rotation um ihre eigene Achse (Spin). Für ein Elementarteilchen ist der Spin etwa dasselbe wie für die Erde, nämlich eine Drehbewegung um eine eigene Achse.

Würde ein Photograph von einem Punkt im Weltraum aus eine Zeitaufnahme der Sonne und der Erde machen, so zeigte die Aufnahme zwei Striche, die Teilstücke der Erd- und Sonnenbahn wiedergeben, und zwar für die Erde einen längeren Strich als für die Sonne. Er würde ferner feststellen, daß diese Striche nicht dieselbe Richtung haben. Allein hieraus kann er schließen, daß Sonne und Erde relativ zueinander einen Drehimpuls besitzen. Er braucht gar nicht zu wissen, ob die Erde um die Sonne umläuft oder ob sie in den interstellaren Raum entflieht. Bei der Definition des Bahndrehimpulses ist die gegenseitige Bewegung zweier Objekte entscheidend. Irgend zwei sich bewegende Objekte, die nicht genau aufeinander zulaufen, besitzen einen relativen Drehimpuls. Zwei sich begegnende Eisenbahnzüge haben einen relativen Drehimpuls, auch dann, wenn sie auf einer schnurgeraden Strecke aneinander vorbeifahren. Würden sie jedoch durch ein Versagen eines Weichenwärters auf demselben Gleis einander entgegenrasen, so hätten sie keinen Drehimpuls. Bei Zusammenstößen und Zerfällen von Elementarteilchen tritt der Bahndrehimpuls gewöhnlich in der Form auf wie bei den sich begegnenden Eisenbahnzügen, und er rührt nicht von einem Umlauf eines Teilchens um ein anderes her. Fig. 4.4 gibt verschiedene Beispiele für Bewegungen mit Drehimpuls.

Der Drehimpuls ist eine Vektorgröße. Seine Richtung liegt in der Rotationsachse. Diese Achse ist für den Spin fest vorgegeben, aber wie definiert man die Richtung bei einer Umlaufbewegung? Man stelle sich eine bewegungsunscharfe Photographie der beiden sich begegnenden Züge vor. Dann fragt man: Wo läge die Rotationsachse, falls die beiden Züge umeinander herumführen? Die Antwort ist: Es ist eine senk-

Fig. 4.3. Impulserhaltung bei dem Vernichtungsprozeß eines Antiprotons. Ein von unten eintretendes Antiproton stößt in der Blasenkammer auf ein Proton. Acht Pionen, von denen vier positiv und vier negativ geladen sind, fliegen bei diesem Vernichtungsprozeß in alle Richtungen. Der Impuls jedes Pions kann aus der Krümmung seiner Bahn bestimmt werden; die Vektorsumme der acht Impulse ist gleich dem Impuls des einfliegenden Antiprotons. (Der Knick in der Spur unten rechts rührt von einem Pionzerfall, $\pi^+ \to \mu^+ + \nu_\mu$, her. In welche Richtung flog das unsichtbare Neutrino ungefähr weg?)

rechte Achse, und der Drehimpuls ist in diesem Fall vertikal gerichtet. Man muß noch einen weiteren Tatbestand über den Bahndrehimpuls wissen. Er tritt nämlich in Vielfachen von $\hbar$ auf und nicht wie der Spin in Vielfachen von $1/2\,\hbar$.

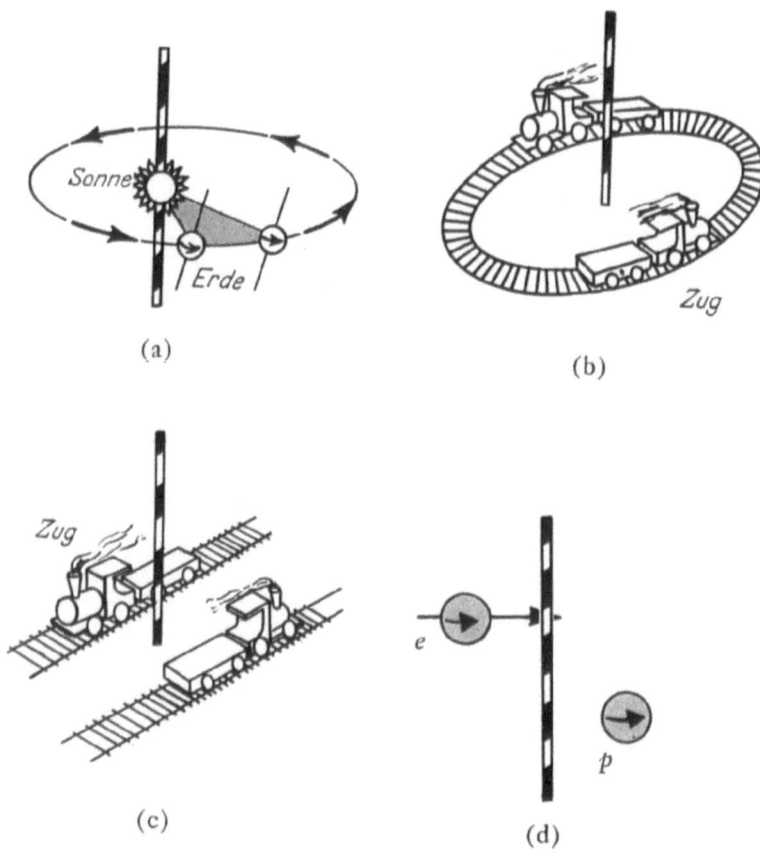

Fig. 4.4. *Beispiele für Bewegungen mit Drehimpuls.* (a) Die Erde besitzt sowohl Spindrehimpuls relativ zu ihrer eigenen Achse als auch Bahndrehimpuls. Die Unveränderlichkeit des Bahndrehimpulses der Erde bedeutet, daß der in einem Tag von der Verbindungslinie Erde–Sonne überstrichene Bereich für jeden Tag des Jahres gleich groß ist. (b) Züge auf einem kreisförmigen Gleis haben einen Drehimpuls um eine senkrechte Achse. (c) Auch auf geradlinigen Gleisen haben Züge, die sich gegeneinander bewegen, einen Bahndrehimpuls. (d) Ein Elektron fliegt an einem Proton vorbei. Beide Teilchen haben einen Spindrehimpuls und besitzen ebenfalls einen Bahndrehimpuls, da sie nicht exakt aufeinander zufliegen

Das Pion mit Spin Null zerfällt in ein Myon und in ein Neutrino, von denen jedes den Spin 1/2 hat. In Fig. 4.5 erlauben wir uns die künstlerische Freiheit, die Teilchen durch kleine Kugeln mit Pfeilen darzustellen, wobei die Pfeile die Spinrichtung angeben. Myon und Neutrino haben entgegengerichteten Spin, damit ihr gesamter Drehimpuls verschwindet; der Bahndrehimpuls ist Null.

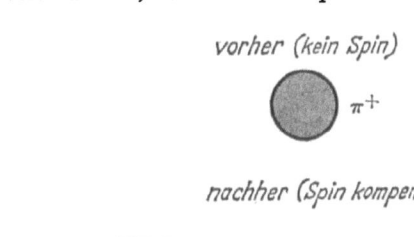

Fig. 4.5. Drehimpulserhaltung beim Pionzerfall. Der Gesamtdrehimpuls ist vor und nach dem Zerfall gleich null

Ein anderer Zweiteilchenzerfall, nämlich der des Lambdas, zeigt eine Kopplung zwischen Spin und Umlaufbewegung. Das Lambda, das wir uns als ruhend vorstellen (Fig. 4.6a), besitzt den Spin 1/2. Eine der Zerfallsmöglichkeiten ist

$$\Lambda^0 \to p + \pi^-.$$

Dieser Zerfall kann auf zwei Weisen ablaufen. Das Proton und das Pion können entweder ohne Bahndrehimpuls auseinanderfliegen, wobei der Protonenspin nach oben gerichtet ist und so dem Spin des ursprünglichen Lambdas entspricht (Fig. 4.6b). Es kann aber auch vorkommen, daß der Spin des Protons nach unten zeigt, und dabei Proton und Pion einen Bahndrehimpuls einer Einheit mit der Richtung nach oben besitzen. Es gilt im ersten Fall

ursprünglicher Spin 1/2 (aufwärts) → Spin 1/2 (aufwärts)

und im zweiten Fall

ursprünglicher Spin 1/2 (aufwärts) → Spin 1/2 (abwärts)
+ Bahndrehimpuls 1 (aufwärts).

Der Betazerfall, der zuerst entdeckte Zerfall eines Teilchens, gibt ein gutes Beispiel für alle bisher von uns diskutierten absoluten Erhaltungssätze. Der Betazerfall des Neutrons, den man symbolisch als

$$n \to p + e^- + \bar{\nu}_e$$

schreibt, ist in Fig. 4.7 wiedergegeben. Wir betrachten nun der Reihe nach die Erhaltungssätze.

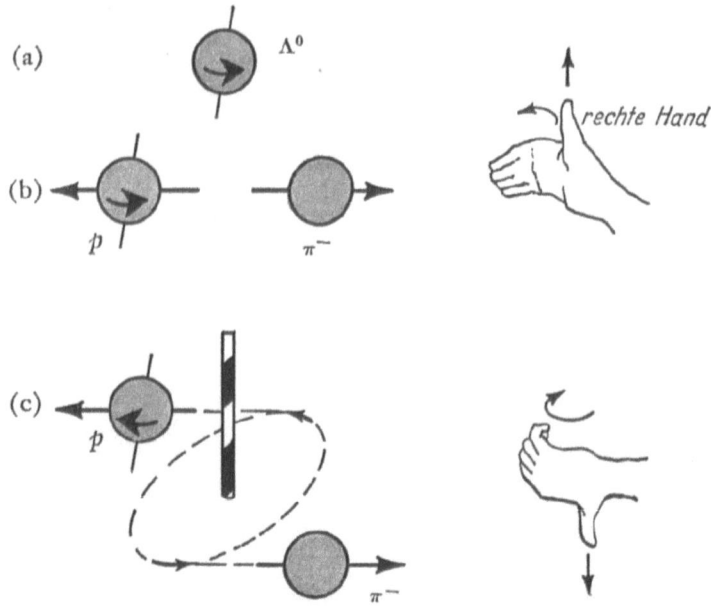

Fig. 4.6. Drehimpulserhaltung beim Lambdazerfall. Die Richtung des Drehimpulses wird durch die Rechte-Hand-Regel bestimmt. Wenn die leicht gekrümmten Finger der rechten Hand in die Drehrichtung zeigen, so gibt der rechte Daumen die Richtung des entsprechenden Drehimpulses an. Der Spin der Teilchen ist in Abbildung (a) und (b) nach oben, in Bild (c) nach unten gerichtet; der Bahndrehimpuls in Bild (c) zeigt nach oben

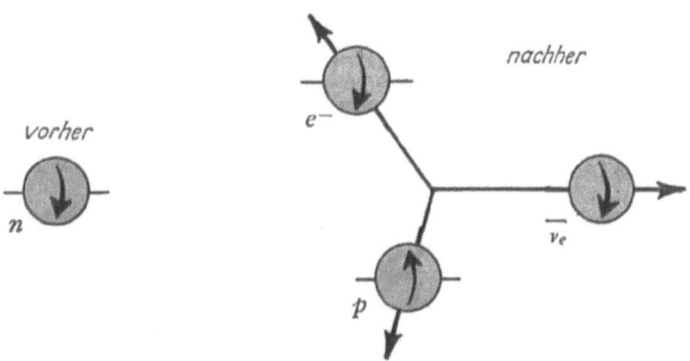

Fig. 4.7. Betazerfall des Neutrons, $n \to p + e^- + \bar{\nu}_e$.

einen Erhaltungssatz, darunter befindet sich ein Prozeß, der gegen fünf der sieben Erhaltungssätze verstößt. (Die Antworten sind auf Seite 109 gegeben.)

Die Verknüpfung der Erhaltungssätze mit den in der Natur auftretenden Symmetrieprinzipien ist mit ein Grund dafür, daß Physiker und Philosophen diese Sätze als die schönsten und grundlegendsten Naturgesetze ansehen. Es läßt sich vereinfachend sagen, daß Energie, Impuls und Drehimpuls deshalb Erhaltungsgrößen sind, weil Raum und Zeit isotrop (keine Richtung ist ausgezeichnet) und homogen sind (kein Ort ist ausgezeichnet). Denkt man darüber nach, so ist dies eine erstaunliche Feststellung, denn sie besagt, daß drei der sieben absoluten Erhaltungssätze allein daher kommen, weil der leere Raum keine Unterscheidungsmerkmale besitzt, sondern überall gleich leer und ununterscheidbar ist. (Wir sprechen hier von dem vierdimensionalen Ort-Zeit-Raum. Nach der Relativitätstheorie sind Ort- und Zeitkoordinaten gleichberechtigt.) Hier gibt es sozusagen mal etwas umsonst.

Man kann heute nicht mehr an der Verbindung zwischen den Eigenschaften des leeren Raumes und den fundamentalen Erhaltungssätzen, die das Verhalten der Elementarteilchen bestimmen, zweifeln. Diese Verbindung wirft philosophische Fragen auf, die wir wenigstens erwähnen wollen, obwohl wir sie nicht eingehend diskutieren können. Einerseits wird die Ansicht vertreten, daß die Erhaltungssätze, da sie auf elementaren und selbstverständlichen Anschauungen beruhen, die grundlegenden Naturgesetze darstellen. Auf der anderen Seite kann man mit BERTRAND RUSSEL[1] argumentieren, daß die Erhaltungssätze für Energie, Impuls und Drehimpuls eine Trivialität („truism" nach RUSSEL) sind, da diese Größen gerade so definiert werden, daß sie erhalten bleiben. Es ist nun nicht inkonsistent, beide Standpunkte gleichzeitig einzunehmen. Wenn es das Ziel ist, eine widerspruchsfreie Beschreibung der Naturerscheinungen zu geben, die auf den einfachsten Grundannahmen aufgebaut ist, dann ist nichts befriedigender als vollständig elementare und leicht einzusehende Grundannahmen (wie die Gleichförmigkeit von Raum und Zeit) zu benützen. Die unter diesen Annahmen abgeleiteten Gesetze können dann als eine Selbstverständlichkeit angesehen werden. Obgleich der Physiker im allgemeinen dazu neigt, das als am grundlegendsten zu bezeichnen, was am einfachsten ist und möglichst allgemein gilt, so wird er selbstverständlich keine Trivialität grundlegend nennen. Wir müssen die Entdeckung *irgendeiner* Größe, für die ein absoluter Erhaltungssatz gilt, unabhängig von der Willkür der benützten Definition als eine anerkennenswerte Leistung ansehen.

Ein Erhaltungssatz, dessen Grundlage wir bereits kennen, läßt sich viel leichter als eine Trivialität bezeichnen als ein solcher Satz, über

---
[1] BERTRAND RUSSEL: The ABC of Relativity. New York: New American Library 1959.

Energie. Nach Tabelle 1 ist die Summe der Massen von Proton (1836,12), Elektron (1,0) und Elektronenneutrino (0) kleiner als die Neutronenmasse (1838,65). Der Zerfall ist daher ein erlaubter „bergab"-Prozeß. Der geringe Massenüberschuß geht in die kinetische Energie der Folgeprodukte.

Impuls. Die drei Teilchen müssen in verschiedene Richtungen fliegen und die überschüssige Energie so untereinander aufteilen, daß die Summe der drei Impulsvektoren gleich Null ist.

Drehimpuls. Eine Möglichkeit den Drehimpulssatz zu erfüllen, besteht darin, daß das wegfliegende Elektron und Proton entgegengerichtete Spins haben, während der Neutrinospin in derselben Richtung zeigt wie der des ursprünglichen Neutrons. Dies ist in Fig. 4.7 dargestellt.

Ladung. Die Gesamtladung nach dem Zerfall (1 positive, 1 negative, 1 neutrale Ladung) ist gleich Null, also gleich der Ladung des Neutrons.

Elektronen-Familienzahl. Das Neutron hat die Elektronen-Familienzahl Null. Bei diesem Zerfall werden ein Elektron und Antineutrino ($\bar{\nu}_e$) erzeugt, damit auch diese Familienzahl erhalten bleibt.

Myonen-Familienzahl. Kein Angehöriger der Myonenfamilie wurde erzeugt oder vernichtet.

Baryonenzahl. Das Proton ist das einzige Baryon unter den drei neu entstehenden Teilchen. Die ursprüngliche Baryonenzahl bleibt so erhalten.

Wir wollen nun eine Übung für den Leser vorschlagen und führen einige Zerfälle und Umwandlungen auf, die *nicht* in der Natur vorkommen:

a) $\mu^+ \rightarrow \pi^+ + \nu_\mu$
b) $e^- \rightarrow \nu_e + \gamma$
c) $p + p \rightarrow p + \Lambda^0 + \Sigma^+$
d) $\mu^+ \rightarrow \Lambda^0$
e) $n \rightarrow \mu^+ + e^- + \gamma$
f) $\Lambda^0 \rightarrow p + e^-$
g) $\pi^- + p \rightarrow \pi^- + n + \Lambda^0 + K^+$
h) $e^+ + e^- \rightarrow \mu^+ + \pi^-$
i) $\mu^- \rightarrow e^- + e^+ + \nu_\mu$.

Wenn nur ein einziges Teilchen auf der linken Seite steht, so handelt es sich um einen Zerfall, stehen links zwei Teilchen, so liegt ein Stoßprozeß vor. Mindestens ein Erhaltungssatz verbietet jeweils den genannten Prozeß. Man finde nun mindestens einen Erhaltungssatz, der in dem einzelnen Beispiel verletzt wird. Einige Vorgänge verletzen mehr als dessen Grundlage man noch nichts weiß. Die drei Erhaltungssätze für die Familienzahlen geben hierfür ein gutes Beispiel. Wahrscheinlich werden wir noch ein tieferes Verständnis der Natur und ihrer Gesetze gewinnen, bevor jedermann den Erhaltungssatz der Baryonenzahl als eine selbstverständliche Wahrheit ansieht.

Ehe wir anhand von einfachen Beispielen die Verbindung zwischen den Erhaltungssätzen und der Gleichförmigkeit des Raumes aufzeigen, wollen wir die Frage stellen: „Was ist Symmetrie?" Ganz allgemein bedeutet Symmetrie, daß eine Eigenschaft (B) ungeändert bleibt, wenn ein Gegenstand (A) in einer bestimmten Weise geändert wird. So ist beispielsweise ein Gesicht symmetrisch, wenn sein Bild (B) unverändert bleibt, falls man die linke und rechte Hälfte (A) vertauscht. Wenn ein Quadrat (A) um 90° gedreht wird, so bleibt sein Bild (B) ungeändert. Die höchste Symmetrie unter den ebenen Figuren besitzt der Kreis, denn wenn er um seinen Mittelpunkt gedreht wird, bleibt er stets ungeändert und ist von dem ursprünglichen Kreis nicht zu unterscheiden. Dabei ist es vollkommen gleichgültig wie groß die ausgeführte Drehung ist. In der Sprache der modernen Physik sagt man, daß die Form des Kreises invariant gegen Drehungen ist. In der Sprache der alten Griechen war der Kreis die vollendetste und schönste Figur der Ebene.

ARISTOTELES nahm wegen der Vollendung (Symmetrie) des Kreises an, daß die Himmelskörper sich auf Kreisbahnen bewegen. Heute können wir aufgrund einer noch tiefer liegenden Symmetrie von Raum und Zeit die Ellipsen KEPLERs ableiten. Die moderne Naturwissenschaft, die sich erst entwickeln konnte, nachdem sie sich von der jahrhundertealten Physik ARISTOTELES' gelöst hatte, weist heute überraschenderweise einen aristotelischen Zug auf. Dies rührt von einem zunehmend beherrschenden Einfluß der Symmetrieprinzipien her. Die Geometrie dient immer mehr als Grundlage der Physik.

Wir sind gewohnt bei dem Wort Symmetrie ausschließlich an den Ortsraum zu denken. Die Symmetrie des Kreises, des Quadrats oder eines Gesichtes sind mit Drehungen oder Spiegelungen im Raum verbunden. Dieser zunächst räumliche Begriff läßt sich jedoch leicht zu einer Symmetrie in der Zeit erweitern; die Tatsache, daß die Naturgesetze ungeändert bleiben, wenn die Zeit sich ändert, gibt eine grundlegende Symmetrie der Natur wieder. Darüber hinaus bestehen jedoch noch einige kompliziertere Symmetrien, und es ist naheliegend anzunehmen, daß beispielsweise die Erklärung für die Erhaltung der Baryonenzahl einhergehen wird mit der Entdeckung neuer Symmetrien, die nicht mit Raum und Zeit verknüpft sind.

Bei den Symmetrien, für die der Physiker sich interessiert, stellt das Unveränderliche, das invariante Element, die Größe dar, welche in dem Naturgesetz auftritt. Die veränderlichen Größen sind die Richtung im Raum; der Ort in Raum oder Zeit oder auch eine etwas abstraktere Veränderliche, wie z. B. die Vertauschung zweier Elementarteilchen.

Die Größen brauchen nicht unbedingt mit realisierbaren Veränderungen verknüpft zu sein. Die Spiegelung im Raum oder die Zeitumkehr sind Beispiele für Veränderungen, die sich in Wirklichkeit nicht durchführen lassen. Dennoch stellen sie wichtige Symmetrien der Naturgesetze dar. Die beiden zuletzt genannten Symmetrien werden in Kapitel VIII diskutiert.

Wenn Physiker in Chicago, New York und Genf das gleiche Experiment ausführen und die gleichen Ergebnisse (innerhalb der experimentellen Fehler) erhalten, so zeigt dies die Existenz einer Symmetrie, nämlich die Homogenität des Raumes. Wird das gleiche Experiment zu einem späteren Zeitpunkt und mit demselben Resultat wiederholt, so wundert sich heutzutage niemand mehr darüber, denn wir haben uns an die Homogenität der Zeit gewöhnt. Die Naturgesetze sind, soweit wir wissen, an jedem Ort und zu allen Zeiten die gleichen. Dieses sind wichtige Invarianzprinzipien; sie führen zu den Erhaltungssätzen für Impuls und Energie. Die alltägliche Erfahrung läßt uns diese Invarianzprinzipien erwarten, und so erscheinen sie auf den ersten Blick als trivial. Es mag schwierig erscheinen, sich eine Naturwissenschaft für den Fall vorzustellen, daß die Naturgesetze von Ort und Zeit abhängen. Tatsächlich wäre eine quantitative Naturwissenschaft auch ohne die Homogenität in Raum und Zeit durchaus möglich. Man braucht nur zum Beispiel an ein Karussell zu denken, das nach einem regelmäßigen Fahrplan beschleunigt und verzögert wird. Würde man in diesem System Versuche ausführen, um die Gesetze der Mechanik abzuleiten und hätte dabei keine Ahnung, daß man sich auf einem rotierenden System befindet, so käme man zu dem Schluß, daß eine fallende Kugel Gesetzen gehorcht, welche von der Zeit und dem Ort (Entfernung von der Drehachse) abhängen. Aber es wäre durchaus möglich, die Gesetze in allen Einzelheiten anzugeben und auch die Resultate von zukünftigen Versuchen exakt vorherzusagen, vorausgesetzt, daß man genau weiß, wann und wo diese Experimente ausgeführt werden. Dank der in Wirklichkeit vorhandenen Homogenität in Raum und Zeit, lassen sich die Ergebnisse von zukünftigen Experimenten vorhersagen, ohne das Wo und Wann wissen zu müssen.

Etwas weniger leicht einzusehen, doch der unmittelbaren Beobachtung ebenfalls zugänglich, ist die Invarianz der Naturgesetze für nicht beschleunigte Systeme. Fahrgäste eines Zuges oder Fahrstuhls, die sich mit vollkommen konstanter Geschwindigkeit bewegen, sind nicht in der Lage, diese Bewegung festzustellen. Wären die Gesetze der Mechanik stark geändert, so würde der Passagier dies durch eine ungewohnte Beeinflussung seines Körpers bemerken. Natürlich ist ein solcher qualitativer Test nicht sehr zwingend. Aber auch sorgfältig durchgeführte Experimente im Inneren eines Zuges, der sich mit absolut konstanter Geschwindigkeit bewegt, würden nach den gleichen Naturgesetzen ablaufen wie die entsprechenden Versuche in einem ruhenden Laboratorium. Diese besondere Invarianz unterliegt der Relativitätstheorie und ist ein Ausdruck der Isotropie des vierdimensionalen Ort-Zeit-Raumes. Bedauerlicherweise können wir diesen Punkt nicht im einzelnen diskutieren. Was in unserer begrenzten, dreidimensionalen Vorstellung als eine unbeschleunigte Bewegung erscheint, ist für ein Wesen, das sich einen vierdimensionalen Raum vorstellen kann, eine reine Rotation. Ein Experimentator, der den fahrenden Zug besteigt, bewegt sich vor den Augen jenes Wesens nicht etwa in die Fahrtrichtung des Zuges, sondern er wird vom Ortsraum teilweise in die Zeitkoordinate gedreht. Nach der Relativitätstheorie, die Raum und Zeit zu einem vierdimensionalen Raum-Zeit-Gebilde zusammenfaßt, werden Naturgesetze durch eine „Drehung" einer Versuchsanordnung in die Zeitrichtung (das ist gleichbedeutend mit dem Einladen der Anordnung in den Zug) nicht mehr geändert, als wenn man dieselbe Anordnung in einem Laboratorium um 90° dreht.

Wir haben die folgende Verbindungskette diskutiert: Symmetrie → Invarianz → Erhaltung. Die Symmetrie von Raum und Zeit, oder einige unanschauliche Symmetrien der Natur implizieren die Invarianz physikalischer Gesetze unter gewissen Änderungen, die mit der Symmetrie verbunden sind. So liefert im einfachsten Fall die Symmetrie des Raumes, die wir die räumliche Homogenität nennen, die Invarianz der experimentellen Ergebnisse gegen Verschiebung der Apparatur von einem Ort zu einem anderen. Diese Invarianz wiederum impliziert die Existenz gewisser Erhaltungssätze. Wir wollen im folgenden die Beziehung zwischen Erhaltungssätzen und Symmetrieprinzipien an zwei Beispielen erläutern. Unglücklicherweise erfordert eine eingehende Diskussion dieser wichtigen Verbindung einen mathematischen Aufwand, der über den Rahmen dieses Buches hinausführt.

Angenommen wir betrachten ein einzelnes, isoliertes Wasserstoffatom, das im leeren Raum ruht. Nehmen wir weiter an, daß wir uns auf einen Stuhl setzen und das Atom beobachten könnten, ohne es zu beeinflussen. Was würden wir sehen? (In dieser Diskussion lassen wir die Quantenmechanik und die Wellennatur der Teilchen außer Betracht. Wir unterstellen, daß wir das Elektron und Proton als getrennte Teilchen sehen können, und diese Teilchen durch den Beobachter unbeeinflußt bleiben. Der Leser muß es als Tatsache hinnehmen, daß diese nicht zutreffenden Annahmen erlaubt und auf die folgende Diskussion ohne Einfluß sind.) Wir würden ein Elektron sehen, das schnell ein Proton umkreist, während das Proton selbst langsam auf einem kleineren Kreis umläuft. Wären wir soweit entfernt, daß wir das ganze Atom nur als einen Punkt sehen könnten, so würde dieser Punkt, falls er sich anfänglich in Ruhe befunden hat, für alle Zeiten in Ruhe bleiben. Wir müssen uns nun fragen, ob dieser Umstand bedeutsam ist oder nicht. Sicherlich überrascht uns jene Feststellung nicht. Warum sollte sich das Atom auch bewegen? Es handelt sich um ein vom Universum isoliertes Atom. Da auf das Atom von außen keine Kräfte einwirken, besteht kein Grund, daß das Atom beschleunigt wird.

Wenn wir ein Buch auf einen Tisch legen und später wieder zurückkommen, so erwarten wir, das Buch an derselben Stelle wiederzufinden. Unsere tägliche Erfahrung lehrt uns, daß ein Gegenstand, auf den keine äußeren Kräfte wirken, sich nicht plötzlich selbst in Bewegung setzt. Für das Atom besteht nicht mehr Grund sich zu bewegen wie für das Buch, über den Tisch zu wandern und in eine Ecke zu fliegen. Der wunde Punkt bei dieser Argumentation besteht darin, daß sie von einer alltäglichen Erfahrung Gebrauch macht, ohne jedoch für diese eine Erklärung zu geben.

Schieben wir den „gesunden Menschenverstand" beiseite und fragen danach was das Atom tut, so ist keineswegs offensichtlich, daß es in Ruhe verbleibt. Es sind zwar keine äußeren Kräfte wirksam, aber es gibt starke innere Kräfte. Das Proton übt eine Kraft auf das Elektron aus und ändert dadurch dauernd dessen Bewegung. Umgekehrt geht von dem Elektron eine Kraft aus, die auf das Proton wirkt. Die beiden Bestandteile des Atoms erfahren Kräfte. Warum sollten sich diese Kräfte nicht vereinigen und das Atom in Bewegung setzen? Nachdem wir diese Frage so formuliert haben, wollen wir nochmals das Buch auf dem Tisch betrachten. Es besteht aus unzähligen Atomen, und jedes von ihnen erfährt Kräfte von seiten der Nachbaratome. Durch welches Wunder kompensieren sich diese Kräfte gegenseitig so vollkommen, daß keine resultierende Kraft auf das Buch wirkt und es ruhig liegen bleibt?

Der klassische Ausgangspunkt, diese Frage zu beantworten, besteht darin, daß man nach einem positiven Gesetz sucht, d. h. nach einem Gesetz, welches einem sagt, *was geschieht*. NEWTON gab als Erster dieses Gesetz an. Es hat (abgesehen von einigen Änderungen, die von der Relativitätstheorie gefordert wurden) jeder Prüfung bis heute standgehalten. Es wird als das dritte Newtonsche Gesetz bezeichnet und sagt aus, daß alle Kräfte in der Natur mit einer gleich großen, entgegengerichteten Gegenkraft auftreten. Die Kraft, die das Proton auf das Elektron ausübt ist exakt gleich und entgegengesetzt gerichtet der Kraft, mit der das Elektron auf das Proton wirkt. Die Summe beider Kräfte (die Vektorsumme) ist gleich Null, so daß keine Veranlassung für das ganze Gebilde besteht, sich in irgendeiner Richtung zu bewegen. Darüber hinaus läßt sich das Gleichgewicht der Kräfte in Beziehung bringen mit einem Gleichgewicht der Impulse. Mit Hilfe des zweiten Newtonschen Gesetzes[1], das eine Beziehung zwischen Bewegung und

---

[1] Das zweite Newtonsche Gesetz wird gewöhnlich in der Form $K = m \cdot b$ angegeben. Es besagt, daß die Beschleunigung b, die ein Teilchen erfährt, multipliziert mit seiner Masse m gleich der einwirkenden Kraft K ist. Man kann es auch genausogut in folgender Weise angeben: Die zeitliche Änderung des Impulses eines Teilchens ist gleich der wirkenden Kraft.

Kraft angibt, läßt sich zeigen, daß bei einem ursprünglich ruhenden Wasserstoffatom das Gleichgewicht der Kräfte auch zu gleich großen und entgegengerichteten Impulsen von Proton und Elektron führt. In jedem Zeitpunkt bewegen sich beide Teilchen in entgegengesetzten Richtungen. Das schwerere Proton bewegt sich langsam, hat jedoch einen gleich großen Impuls wie das Elektron. Bewegt sich das Elektron auf seiner Bahn mit einer anderen Geschwindigkeit in eine neue Richtung, so ändert auch das Proton seine Bewegung in der Weise, daß sein Impuls gleich groß und entgegengerichtet ist wie der des Elektrons. Obwohl die Impulse beider Teilchen sich andauernd ändern, bleibt der Gesamtimpuls des Atoms stets gleich Null. Das Atom bewegt sich nicht. Durch die „Entdeckung" und Anwendung zweier Gesetze (zweites und drittes Bewegungsgesetz NEWTONS) läßt sich der Erhaltungssatz für den Impuls ableiten, und man findet eine Erklärung für die Tatsache, daß ein isoliertes, ruhendes Atom für alle Zeit in Ruhe bleibt.

Man kann dieselbe Argumentation ohne Schwierigkeiten auch auf das Buch anwenden. Da alle Kräfte in gleichen und entgegengesetzen Paaren auftreten, werden die Kräfte zwischen jedem Atompaar immer verschwinden und so die Gesamtkraft gleich Null bleiben. Dabei spielt es keine Rolle, wieviel Milliarden und Milliarden von Atomen und Einzelkräften vorliegen.

Es lohnt sich, die einzelnen Schritte in der genannten Beweisführung zu wiederholen. Es wurden zwei Gebotsgesetze gefunden, die beschreiben was geschieht. Das eine Gesetz verknüpft die Bewegung mit der Kraft; das andere sagt, daß die Kräfte zwischen Teilchenpaaren stets gleich und entgegengesetzt sind. Aus diesen Gesetzen ließ sich der Impulserhaltungssatz als eine interessante Folgerung ableiten. Dieser Erhaltungssatz erklärt wiederum die Tatsache, daß ein isoliertes, ruhendes Atom in Ruhe verbleibt.

Der moderne Ansatzpunkt, dieses Problem zu lösen, ist völlig verschieden von dem erstgenannten. Man sucht nach einem Verbotsgesetz, nach einem Prinzip, das erklärt, warum das Atom sich *nicht* bewegt. Dieses Prinzip besteht darin, daß die Naturgesetze invariant gegen Ortsveränderungen sind. Man erinnere sich an die Kette der Grundbegriffe, die auf Seite 103 angegeben wurde: Symmetrie → Invarianz → Erhaltung. In dem Beispiel des isolierten Wasserstoffatoms ist die betreffende Symmetrie die Homogenität des Raumes. Dieser Symmetrie entspricht die obengenannte Invarianz. Der Erhaltungssatz, der auf diesem Invarianzprinzip beruht, ist der Impulserhaltungssatz.

Wir wollen nun am Beispiel des Wasserstoffatoms die Verbindungsglieder zwischen Homogenität des Raumes und dem Impulserhaltungssatz aufzeigen. Zuerst geben wir eine exakte Formulierung des Invarianzprinzips, die für die Behandlung des isolierten Atoms geeignet ist. Das Prinzip lautet: Kein Bewegungszustand eines isolierten Atoms ist von der Lage des Schwerpunktes im Raum abhängig. Der Schwerpunkt eines Gegenstandes ist der räumliche Mittelwert aller Massen dieses Gegenstandes. In einem Wasserstoffatom ist der Schwerpunkt ein Punkt zwischen Elektron und Proton, und er liegt sehr nahe an dem schwereren Proton.

Betrachten wir nun unser isoliertes Wasserstoffatom im leeren Raum. Sein Schwerpunkt sei zunächst in Ruhe. Nehmen wir an, daß sein Schwerpunkt anfangen würde sich zu bewegen. In welche Richtung soll er sich bewegen? Wir stellen diese Frage und denken gleichzeitig an die Homogenität des Raumes. Verleihen wir unserem Atom für einen Augenblick menschliche Züge, so können wir sagen, daß das Atom keine Kriterien besitzt, um zu „entscheiden" wohin es laufen soll. Für ein Atom, das sich seine Möglichkeiten überlegt, sind alle Richtungen gleich gut oder gleich schlecht. Es kann deshalb gar keine „Entscheidung" treffen, wohin es sich bewegen soll und bleibt einfach liegen.

Die anthropomorphe Beschreibung dieser Situation kann durch eine mathematische ersetzt werden. Es läßt sich dabei zeigen, daß eine Beschleunigung des Schwerpunkts — zum Beispiel ein Übergang von der Ruhe zu einer Bewegung — unvereinbar ist mit der Annahme, daß die Bewegungsgesetze des Atoms unabhängig sind von der räumlichen Lage des Schwerpunktes. Ruht der Schwerpunkt des Atoms zunächst in einem Punkt A und beginnt dann sich zu bewegen, so wird er zu einem späteren Zeitpunkt durch einen Punkt B laufen. In Punkt A hatte der Schwerpunkt keine Geschwindigkeit. Im Punkt B jedoch besitzt er eine Geschwindigkeit. Der Bewegungszustand des Atoms hängt somit von der Lage des Schwerpunkts im Raum ab, und dies steht im Widerspruch zu dem Invarianzprinzip. Nur wenn der Schwerpunkt in Ruhe bleibt, kann das Atom dem Invarianzprinzip [1] genügen. Aus der Unbeweglichkeit des Schwerpunkts folgt nun wiederum, daß die beiden Bestandteile des Atoms entgegengesetzt gleiche Impulse haben. Die andauernde Kompensation der beiden Impulse führt dazu, daß ihre Summe, der Gesamtimpuls, konstant ist.

Dieser Gedankengang führt direkt von dem Symmetrieprinzip zu dem Erhaltungssatz, ohne daß das Newtonsche Bewegungsgesetz dabei benutzt wurde. Er eröffnet in einer ästhetisch schönen Weise den Zugang zu dem Erhaltungssatz und erlaubt, wie sich in der Geschichte der Physik zeigte, ein tieferes Verständnis. Die Newtonschen Gesetze wurden durch die Relativitätstheorie und die Quantenmechanik abgeändert. Demgegenüber wurde die unmittelbare Verbindung zwischen der Symmetrie des Raumes und dem Impulserhaltungssatz durch diese modernen Theorien nicht nur nicht geändert, sondern wurde eher noch enger geknüpft. Der Erhaltungssatz des Impulses ist eine der Hauptstützen der modernen Physik. Wir müssen uns vor Augen halten, daß eine Ver-

---

[1] Wenn der Schwerpunkt des Atoms sich von Anfang an bewegt, so fordert das Invarianzprinzip, daß die Bewegung mit konstanter Geschwindigkeit fortgesetzt wird.

letzung des Impulserhaltungssatzes mit einer Inhomogenität des Raumes gleichzusetzen wäre. Eine Verletzung dieses Satzes ist nicht unmöglich, aber sie hätte weitreichende Konsequenzen für unser gesamtes Weltbild.

Wir kehren noch einmal zu dem Buch zurück, das auf dem Tisch ruht, solange es von außen unbeeinflußt bleibt. Dieser ruhende makroskopische Gegenstand legt zumindest sehr nahe, daß der Impulssatz auch in der mikroskopischen Welt gültig sein muß. Mikroskopisch betrachtet besteht das Buch aus einer Ansammlung einer riesigen Anzahl von Atomen, von denen jedes einzelne sich bewegt. Dennoch äußert sich diese unaufhörliche, mikroskopische Bewegung niemals in einer spontanen Bewegung des ganzen Buches. Der Grund hierfür ist allein die Existenz des Impulserhaltungssatzes, der vorschreibt, daß in jedem Zeitpunkt, in dem ein Atom seinen Impuls ändert (was andauernd geschieht), ein oder mehrere andere Atome diese Impulsänderung ihrerseits kompensieren.

Anhand ähnlicher Beispiele läßt sich der Erhaltungssatz für den Drehimpuls auf die Isotropie des Raumes zurückführen. Hält man eine Kompaßnadel in östlicher Richtung fest, so schwingt sie, wenn man sie frei läßt, unter dem Einfluß des magnetischen Erdfeldes in die Nord-Südrichtung ein. Bringt man jedoch die Kompaßnadel in einen völlig leeren Raum und weit weg von allen äußeren Einflüssen, so bleibt sie in jeder Stellung stehen, in die man sie vorher gebracht hat. Eine Drehung der Nadel aus einer Richtung in eine andere würde eine Nichtuniformität[1] des Raumes bedeuten. Nimmt man die Uniformität des Raumes als ein grundlegendes Symmetrieprinzip an, so läßt sich folgern, daß der gesamte Drehimpuls aller atomaren Bestandteile der Nadel konstant bleiben muß. Anderenfalls würden die inneren Bewegungen die Nadel als Ganzes spontan in Drehung versetzen. Diese Drehbewegung würde das Symmetrieprinzip verletzen.

Die Erhaltung der Energie steht in Verbindung zur Homogenität der Zeit. Dies ist nicht so einfach einzusehen, und wir wollen deshalb darauf verzichten, dies hier zu diskutieren. Die drei Erhaltungssätze für Energie, Impuls und Drehimpuls werden heute durch die Symmetrie von Raum und Zeit „verstanden". Die Relativitätstheorie hat nämlich gezeigt, daß diese drei Gesetze Teile eines einzigen allgemeinen Erhaltungssatzes der vierdimensionalen Raum-Zeit-Welt sind.

Bisher konnte von den drei Erhaltungssätzen, die die inneren Eigenschaften der Teilchen betreffen, nur einer aufgrund von Symmetrie-

---

[1] Strenggenommen beruht der Impulserhaltungssatz auf der *Homogenität* des Raumes (Uniformität des Ortes) und der Drehimpulserhaltungssatz auf der *Isotropie* des Raumes (Uniformität der Richtung). Für unsere Zwecke ist diese Unterscheidung nicht wichtig, und es genügt, sich einfach den Raum als überall gleich vorzustellen, indem man Homogenität und Isotropie zu dem Begriff Uniformität zusammenfaßt.

Überlegungen erklärt werden. Es ist dies der Erhaltungssatz für die elektrische Ladung. (Man erinnere sich, daß die *Quantisierung* der Ladung bis heute jedoch noch nicht erklärt werden konnte.) Das Symmetrieprinzip, dem die Ladungserhaltung unterliegt, ist wesentlich unanschaulicher, als die Raum-Zeit-Symmetrie, mit denen die Erhaltungssätze für die Bewegungseigenschaften der Teilchen verknüpft sind. Die modernen Vorstellungen über dieses Symmetrieprinzip beruhen alle auf speziellen quantentheoretischen Überlegungen. (Sie können ebenso auf genauso spezielle Überlegungen der elektromagnetischen Theorien zurückgeführt werden.) Der Erfolg dieser Symmetriebetrachtung ist jedoch derart erstaunlich, daß wir trotz aller Schwierigkeiten die moderne Ansicht über dieses Symmetrieprinzip wenigstens vereinfacht wiedergeben wollen.

Die klassischen Theorien der Physik behandeln größtenteils direkt meßbare Größen; sie werden Observablen genannt. Kraft, Masse, Geschwindigkeit und alle anderen Begriffe, die in den klassischen Gesetzen auftreten, sind meßbare Größen. Die Gleichungen der Quantentheorie jedoch enthalten Größen, die selbst nicht beobachtbar sind. Von diesen Größen — die gewissermaßen eine Stufe hinter der Wirklichkeit stehen — lassen sich Observablen ableiten. Die „Wellenfunktion" ist eine dieser unbeobachtbaren Größen; sie bestimmt die Wahrscheinlichkeit dafür, daß sich das Elektron an irgendeinem bestimmten Ort im Wasserstoffatom befindet. Sie ist nicht selbst diese Wahrscheinlichkeit noch irgendeine andere meßbare Größe. Nun kommt die Vorstellung der Symmetrie ins Spiel. Jede Änderung, die an den nicht beobachtbaren Größen vorgenommen werden kann, ohne daß dabei die meßbaren Größen verändert werden, läßt auch die Naturgesetze ungeändert. Nach sorgfältigem Überlegen erscheint diese Aussage so offensichtlich richtig, daß man sich kaum vorstellen kann, daß aus ihr irgendwelche wichtigen Konsequenzen folgen. Natürlich sollte es erlaubt sein, alles nur Mögliche mit den unbeobachtbaren Größen zu tun, solange nur die Observablen dabei nicht beeinflußt werden. Aber man erinnere sich daran, wie wichtig die Eigenschaften des leeren Raumes waren. Genauso wichtig sind die Eigenschaften der nicht beobachtbaren Größen wie z. B. die der Wellenfunktion.

Der Raum selbst muß als eine nicht beobachtbare Größe angesehen werden. Aus der Gleichförmigkeit des Raumes folgt, daß es unmöglich ist durch irgendein Experiment einen Ort im Raum absolut festzustellen. Ein Experiment, das an einem Ort angestellt wird, ergibt die gleichen Ergebnisse wie dasselbe Experiment, das an einem anderen Ort durchgeführt wird. Jede Änderung in dem nicht beobachtbaren Raum (z. B. eine Verschiebung einer Apparatur von einem Ort zu einem anderen) darf die Naturgesetze und die beobachtbaren Ergebnisse nicht verändern. Wie wir vorher gesehen haben, liegt dem Impulserhaltungssatz diese Symmetrie oder die entsprechende Invarianz zugrunde.

Wendet man ein analoges Symmetrieprinzip auf die unbeobachtbare Wellenfunktion eines Elektrons an, so folgt daraus ein neuer Erhaltungssatz. Es ist dies der Erhaltungssatz der elektrischen Ladung. Dies läßt sich negativ (umgekehrt) auch in folgender Weise sagen. Wäre die Ladung keine Erhaltungsgröße, so würde die Form der quantenmechanischen Gleichungen von unbeobachtbaren Größen abhängen. Dies steht im Widerspruch zu unserem Symmetrieprinzip. Die entsprechende Aussage für die räumliche Homogenität lautet: Wenn der Impuls nicht erhalten bliebe, so würden die Gesetze der Mechanik von dem absoluten Ort im Raum abhängen. Diese Abhängigkeit steht im Widerspruch zu der angenommenen Symmetrie des Raumes.

Unglücklicherweise können wir den Erhaltungssatz für die Ladung nicht eingehender erklären ohne von der Mathematik Gebrauch zu machen. Man erwartet, ohne dies jedoch bisher zeigen zu können, daß die Erhaltungssätze für die Familienzahlen der Elektronen, Myonen und Baryonen auf noch unentdeckten Symmetrien der Natur beruhen. Das absolute Verbot für den Zerfall des Protons, das eine riesige Energie in Form von Masse für alle Zeit zusammenhält, kann kein Zufall sein. Der Grund ist jedoch bisher unbekannt.

Antworten:

Die auf Seite 99 aufgeführten Teilchenumwandlungen *verletzen* folgende Erhaltungssätze:

a) Energie (es ist ein „bergauf"-Zerfall);
   Myon-Familienzahl (da μ^+ ein Antiteilchen ist).
b) Ladung.
c) Drehimpuls; Baryonenzahl.
d) Energie; Impuls (Einteilchenzerfall);
   Ladung; Myon-Familienzahl; Baryonenzahl.
e) Drehimpuls; Baryonenzahl; Myon-Familienzahl;
   Elektronen-Familienzahl.
f) Drehimpuls; Elektronen-Familienzahl.
g) Drehimpuls; Baryonenzahl.
h) Drehimpuls; Myon-Familienzahl.
i) Ladung (Warum ist der Erhaltungssatz für den Drehimpuls erfüllt?).

Kapitel V

Photonen und Neutrinos

Eines der masselosen Elementarteilchen, das Photon, sehen wir jeden Tag. Die anderen bekannten Teilchen ohne Ruhemasse, die Neutrinos, sind nur von wenigen Physikern und nur unter Zuhilfenahme hochgezüchteter Meßanordnungen gesehen worden. Das vierte masselose Teilchen, das Graviton, existiert bisher lediglich in der Theorie. Es konnte noch nicht beobachtet werden, und es besteht nur geringe Hoffnung, es in allernächster Zukunft nachzuweisen.

Die masselosen Teilchen sind besonders wichtig und üben auf den Physiker eine große Anziehung aus. In diesem Kapitel werden wir nur die bekannten Teilchen ohne Ruhmasse, also die Photonen und die Neutrinos, diskutieren. Zum Schluß werden wir noch ein Wort darüber sagen, warum das Graviton so schwer nachzuweisen ist.

Jedes Teilchen mit Masse wird eindeutig durch die Angabe seiner Masse und seiner Ladung bestimmt. „Das negativ geladene Teilchen mit der Masse $9 \cdot 10^{-28}$ g" kann nur das Elektron sein, und für das neutrale Teilchen mit der Masse $1,7 \cdot 10^{-24}$ g kommt nur das Neutron in Frage. Sprechen wir aber von „dem neutralen Teilchen ohne Masse", so können wir das Photon, eines der Neutrinos oder auch das Graviton meinen. Ein kurzer Blick auf Tabelle 1 zeigt uns die Unterschiede zwischen diesen Teilchen. Das Photon hat den Spin 1 (Eigendrehimpuls), die Neutrinos haben den Spin 1/2, und das Graviton soll, wie die Theorie behauptet, den Spin 2 haben. Die Neutrinos gehören zu der Elektronen- und Myonenfamilie, während die beiden anderen keiner Familie angehören. Noch deutlicher treten die Unterschiede zwischen den Teilchen hervor, wenn man fragt, wie sie erzeugt und absorbiert werden, d. h. wie sie mit anderen Teilchen wechselwirken.

Man kann die masselosen Teilchen als die „wellenähnlichsten" Teilchen bezeichnen, denn sie trotzen einer Teilchenvorstellung am meisten. Extrapoliert man unser makroskopisches Teilchenbild bis hin zur Masse Null, so kommt man zwangsläufig zu der Feststellung: Keine Masse, kein Teilchen. Die Schwierigkeit ist, daß die masselosen Teilchen ihrem „Wesen" nach relativistisch sind. Sie können nicht gebremst werden, denn sie fliegen stets mit der gleichen, konstanten Geschwindigkeit, nämlich mit Lichtgeschwindigkeit. Sie können auch nicht lokalisiert werden. Unsere Vorstellungskraft reicht für diese Teilchen nicht aus.

Unsere Erfahrungen stammen aus dem nichtrelativistischen Bereich, in dem die Bewegungen im Vergleich mit der Geschwindigkeit des Lichtes langsam ablaufen. Nach der Relativitätstheorie besitzen Teilchen, die mit Lichtgeschwindigkeit fliegen, Energie, Impuls und Drehimpuls (Spin), aber keine Masse.

Wie wir bereits früher betont haben, tritt die Lichtgeschwindigkeit nicht ausschließlich beim Licht auf. Sie ist vielmehr eine natürliche Grenzgeschwindigkeit und wird von *jedem* masselosen Teilchen erreicht, und daher auch von dem Photon. Die Bezeichnung Lichtgeschwindigkeit kommt daher, weil die Photonen des Lichts[1] die einzigen masselosen Teilchen sind, deren Geschwindigkeit genau gemessen wurde.

Die masselosen Teilchen haben nicht nur die gleiche Geschwindigkeit, sie sind auch alle gleichermaßen stabil. Der Energieerhaltungssatz läßt nur „bergab" gerichtete, spontane Zerfallsprozesse zu: Die Masse der Folgeprodukte muß kleiner sein als die Masse des ursprünglichen Teilchens. Besitzt letzteres keine Masse, so kann es keine noch leichteren Zerfallsprodukte geben. Auf diese Weise verbietet der Energiesatz den Zerfall masseloser Teilchen. Die Stabilität dieser Teilchen kann noch auf eine ganz andere Weise gezeigt werden. Man nutzt hierbei die Besonderheiten des relativistischen Geschwindigkeitsbereiches aus. Die Relativitätstheorie sagt, daß für Teilchen mit hoher Geschwindigkeit der Zeitablauf — und zwar ihr innerer Rhythmus — verlangsamt wird.

Am Ende des dritten Kapitels wurde der Einfluß dieser Zeitdehnung auf die Lebensdauer der Pionen diskutiert. Schnelle Pionen leben länger als langsame. Je näher ihre Geschwindigkeit an die des Lichtes herankommt, desto länger wird auch ihre Lebenszeit. Könnten sie exakt mit Lichtgeschwindigkeit fliegen, so würden sie ewig leben. Die masselosen Teilchen sind, da sie sich mit Lichtgeschwindigkeit fortbewegen, zeitlos. Für sie steht die Zeit still. Selbst wenn ihr Zerfall keinen der Erhaltungssätze verletzen würde, wären sie unsterblich, da es für sie keine Zeit gibt. Das Photon wird niemals älter. Man kann auch sagen, daß es mit der Zeit fliegt.

Stabilität bedeutet nicht, daß ein Teilchen nicht zum Verschwinden gebracht werden kann. Ein Elektron ist stabil, heißt, daß es sich selbst überlassen, niemals spontan zerfällt. Wenn es aber ein Positron trifft, so verschwinden beide Teilchen in einer Wolke von Photonen. Das Photon und die Neutrinos würden im leeren Raum ebenso für immer leben, aber bei Wechselwirkung mit Materie können sie verschwinden. Beim Photon geschieht dies sehr leicht und oft, bei den Neutrinos jedoch nur selten.

---

[1] Unter „Licht" ist jede elektromagnetische Strahlung (zum Beispiel auch Radarwellen) zu verstehen und nicht nur der Frequenzbereich, der dem menschlichen Auge sichtbar ist. Die Lichtgeschwindigkeit ist sehr genau bekannt. Ihr Wert beträgt $2{,}99793 \cdot 10^{10}$ cm/sec.

Trotz aller Verschiedenheit gehören die masselosen Teilchen mit Sicherheit zu der Familie der Elementarteilchen. Die Anzahl der Eigenschaften, in denen sie den Masse behafteten Teilchen gleichen, ist größer als die Zahl derjenigen Eigenschaften, in denen sie sich von diesen Teilchen unterscheiden. Alle Teilchen haben ungewöhnliche Eigenschaften, die masselosen Teilchen besitzen solche nur in etwas größerem Ausmaß. Das Elektron beispielsweise kann niemals vollkommen zur Ruhe gebracht werden, denn nach dem Unbestimmtheitsprinzip würde dies eine unendlich große Unschärfe seiner Lage bedingen. Bei einem Photon geht dies noch viel weniger. Es kann überhaupt nicht gebremst werden. Das Elektron läßt sich in einem kleinen Volumen angenähert lokalisieren, aber es ist unmöglich, es genau an einem Punkt zu lokalisieren. Das Photon kann nicht einmal angenähert lokalisiert werden. Andererseits werden Photonen und Neutrinos genauso wie alle anderen Teilchen erzeugt und vernichtet. Und genau wie die übrigen besitzen sie Welleneigenschaften, transportieren Energie, Impuls und Drehimpuls und gehorchen Wahrscheinlichkeitsgesetzen.

Eine notwendige Bedingung für die Masselosigkeit scheint das Fehlen einer elektrischen Ladung zu sein. Jedes geladene Teilchen besitzt eine nichtverschwindende Masse. Allerdings ist nicht jedes neutrale Teilchen masselos. Es gibt einige theoretische Erklärungen, warum Photonen und Neutrinos die Masse Null haben. Ungeklärt blieb bisher jedoch die Frage, warum die anderen Teilchen gerade diejenige Masse besitzen, die sie haben, und warum es nicht mehr masselose Teilchen gibt.

Das Photon

Die Frage nach dem Wesen des Lichtes dürfte wohl bis in die Vorgeschichte zurückreichen. Sie ist zweifellos so alt wie irgendein naturwissenschaftliches Problem und gehört wahrscheinlich zu den lohnendsten wissenschaftlichen Fragen, die je gestellt wurden. Die Erforschung des Lichtes ist eng mit der gesamten Geschichte der modernen Physik verknüpft. Vom 17. Jahrhundert bis in unsere Gegenwart ist das Licht untrennbar mit der Entwicklung der Theorien des Elektromagnetismus, der Relativität und der Quantenmechanik verknüpft. Die Anwendungen der Optik, zahllose mathematische Entdeckungen und auch moderne Gebiete, wie Radar und Infrarotphotographie, müssen in diesem Zusammenhang ebenfalls erwähnt werden. Von den Messungen der Lichtgeschwindigkeit mittels der Sichtbarkeitsperiode des Jupitermondes durch OLE RÖMER (1675) bis hin zu den neuen Präzisionsmessungen des magnetischen Momentes des Myons (1961), lief die Entwicklung auf dem Gebiet des Lichtes parallel zur Entwicklung der ganzen Physik. In diesen 300 Jahren sind die Grenzen der Physik von dem Sonnensystem bis zu den Elementarteilchen vorgetrieben worden. (Wir kommen später darauf zurück, was Magnetismus und Licht miteinander zu tun haben.) Dieses fesselnde Kapitel ist noch nicht abgeschlossen, obgleich wir sehr viel über das Licht wissen. Es gibt auch auf diesem Gebiet noch einige ungelöste Fragen. (Zweifellos werden in der Zukunft noch weitere Fragen hinzukommen, die wir heute noch gar nicht ahnen.)

Die Tatsache, daß sich Licht mit einer bestimmten, sehr großen, jedoch nicht unendlich großen Geschwindigkeit fortbewegt, war seit den Messungen von RÖMER bekannt. Viele Messungen dieser Geschwindigkeit wurden erfolgreich mit großer Genauigkeit durchgeführt. Um 1700 kannte man eine Reihe wichtiger Tatsachen über das Licht. Man wußte, daß weißes Licht ein Gemisch aus farbigem Licht ist und ferner, daß das Licht gebrochen wird, wenn es von einem Medium in ein anderes übertritt, und daß das Ausmaß dieser Lichtbrechung von der Farbe des Lichtes abhängt. Man wußte damals auch, daß die Geschwindigkeit des Lichtes für verschiedenfarbiges Licht im leeren Raum konstant ist. (Sonst würde der Jupitermond, wenn er hinter dem Jupiter hervortritt, farbig erscheinen und mit der Zeit seine Farbe ändern.) Es war bekannt, daß das Licht Energie transportiert und sich in einem homogenen Medium geradeaus bewegt. Eine besondere Erscheinung, die sogenannte Doppelbrechung, war ebenfalls entdeckt. Licht, das in bestimmte Kristalle einfällt, wird gleich zweimal gebrochen und daher in zwei getrennte Lichtstrahlen aufgespalten.

Trotz dieser Kenntnisse und trotz des Wissens, das im 18. Jahrhundert noch hinzukam, blieb die Natur des Lichtes für ein weiteres Jahrhundert ein Rätsel. Es handelte sich um die Entscheidung der grundlegenden Frage, ob das Licht aus Teilchen besteht oder ob es eine Wellenerscheinung ist. Als die Wellentheorie sich im frühen 19. Jahrhundert durchgesetzt hatte, konnten die Verfechter der Teilchentheorie kaum ahnen, daß nach einem weiteren Jahrhundert der Teilchencharakter des Lichtes bestätigt und die moderne Auffassung lauten würde: Licht ist *sowohl* Welle *als* Teilchen.

Faßt man die Tatsachen zusammen, daß sich Licht gradlinig mit konstanter Geschwindigkeit durch den leeren Raum ausbreitet und dabei Energie von einem Ort zum anderen transportiert, so könnte man zunächst ganz zwanglos annehmen, daß das Licht aus einem Teilchenstrom besteht. Man schrieb häufig NEWTON diese Ansicht zu, obwohl auch NEWTON erkannte, daß das Tatsachenmaterial nicht ausreiche, um die Frage nach der Natur des Lichtes in der einen oder anderen Weise zu beantworten. Die Teilchenvorstellung erschien NEWTON auch lediglich am leichtesten mit den damals bekannten Tatsachen vereinbar. Die Brechung des Lichts, das in ein anderes Medium eintritt, läßt sich erklären, wenn man annimmt, daß die Lichtteilchen im dichteren Medium beschleunigt werden. Die Doppelbrechung konnte allerdings nicht erklärt werden, aber die Wellentheorie schien dazu auch nicht in der Lage zu sein. Es gab jedoch einige Schwierigkeiten mit der

Teilchenvorstellung. Da damals niemand an die Möglichkeit masseloser Teilchen dachte, schien es überraschend, daß ein Gegenstand, der Licht ausstrahlt, offensichtlich kein Gewicht verliert, und daß umgekehrt ein Gegenstand, der Licht absorbiert, sein Gewicht nicht vergrößert. Auch die konstante Geschwindigkeit des Lichtes war nicht einfach mit der Teilchenvorstellung zu erklären. Außerdem liegt die Vorstellung nahe, daß die Teilchen verschiedenfarbigen Lichtes mit verschiedener Geschwindigkeit fliegen oder daß intensivere Lichtquellen schnellere Lichtteilchen aussenden.

Diese beiden Schwierigkeiten traten in der Wellentheorie nicht auf. Eine Welle kann Energie ohne Massentransport von einem Ort zum anderen tragen, und es ist ferner ein Charakteristikum der Wellen, daß ihre Fortpflanzungsgeschwindigkeit unabhängig von ihrer Intensität und ihrer Wellenlänge ist. Die Schallgeschwindigkeit hängt z. B. nicht von der Lautstärke und der Tonhöhe ab. Auch das Abbiegen der Wellen bei der Erscheinung der Brechung ist leicht verständlich. Es hat jedoch zur Folge, daß die Welle in einem dichteren Medium langsamer und nicht schneller läuft. (Um die Mitte des vorigen Jahrhunderts wurde experimentell diese Verzögerung bestätigt. Dies stützte die Wellenvorstellung zu einem Zeitpunkt als sie bereits allgemein akzeptiert war.)

Die Wellenvorstellung führte zu anderen Schwierigkeiten. Sie verlangte eine alles durchdringende Substanz, die die Lichtschwingungen übermitteln kann. Der Äther, den man aus diesem Grunde einführte, mußte eine wirklich ätherische Substanz sein, denn er sollte, im Gegensatz zu Stoffen wie Wasser oder Luft, vollkommen durchsichtig und ohne jegliche Reibung sein, damit er keinen Widerstand gegenüber materiellen Gegenständen zeigt. (Anderenfalls würde die Erde gebremst und auf einer Spiralbahn in die Sonne stürzen.) Trotz dieser unwahrscheinlichen Eigenschaften wurde die Äthervorstellung damals von den meisten Naturwissenschaftlern geteilt. Man verlangte einfach nach einer Erklärung dafür, wie die Schwerkraft und die elektrischen Kräfte durch den leeren Raum hindurch wirken können. Die Idee einer Fernwirkung ohne ein vermittelndes Medium erschien den Menschen weniger befriedigend als die Vorstellung eines rätselhaften Äthers.

Völlig getrennt von allen Überlegungen über den Äther stützten eine Reihe von Experimenten in den ersten zwanzig Jahren des letzten Jahrhunderts die Wellenvorstellung derartig stark, daß die Wellenbewegung des Lichtes nicht mehr angezweifelt werden konnte. Zwar gaben unentwegte Befürworter der Lichtteilchen gekünstelte und nicht sehr überzeugende Erklärungen auch für diese Erscheinungen, aber diese ließen sich in so einfacher und schöner Weise durch die Wellennatur des Lichtes deuten, daß man kaum einen Zweifel an der „richtigen" Erklärung haben konnte. Es ist an dieser Stelle wichtig zu betonen, daß alle diese Experimente, die der Wellentheorie zum Durchbruch verhalfen, heute genauso gültig sind wie vor 150 Jahren. Obwohl wir uns heute aufgrund unseres umfangreichen Wissens das Licht aus Teilchen, den Photonen, bestehend denken, können wir die damaligen Experimente nicht zurückweisen. Werden sie heute wiederholt, so findet man die gleichen Ergebnisse und man gibt dieselbe Erklärung für diese Phänomene. Wir sind heute zu der Vorstellung gezwungen, daß Licht sich teilchenähnlich verhält, aber wir müssen gleichzeitig auch die alte Vorstellung beibehalten, daß Licht sich wie eine Welle verhält. Glücklicherweise erlaubt uns die Quantenmechanik zu erklären, wie das Licht und überhaupt alle Teilchen diese Doppelnatur führen können.

Der schlüssige Beweis für die Wellennatur des Lichtes wird durch die Erscheinungen der Beugung und Interferenz erbracht. (Sie wurden bereits in Kapitel III besprochen.) Eine Welle, die an einem Hindernis vorbeiläuft, wirft keinen völlig scharfen Schatten. Sie wird vielmehr etwas in die Schattenzone abgebeugt und gibt dieser Zone eine verwaschene Grenze. Man bezeichnet diesen Vorgang als *Beugung*. Zwei Wellen, die sich an einem Punkt überlagern, können sich gegenseitig entweder verstärken, falls Berg auf Berg und Tal auf Tal kommt, oder auslöschen, falls der Berg der einen Welle auf das Tal der anderen Welle trifft. Man nennt dies *Interferenz*. Es ist leicht einzusehen, daß diese Erscheinungen im Teilchenbild sehr schwierig zu erklären sind. Die Wellentheorie gibt nicht nur eine qualitative Erklärung für das Zustandekommen dieser Erscheinungen, sondern sie liefert auch eine quantitative Theorie der Beugung und Interferenz, die völlig mit den experimentellen Ergebnissen übereinstimmt. Die Art, wie die Lichtintensität an der unscharfen Schattengrenze allmählich abnimmt, wird beispielsweise genau vorausgesagt und ebenso die Interferenzfiguren zweier Lichtquellen (siehe Fig. 3.4).

Die gleichen Erscheinungen, die den Beweis für die Existenz von Lichtwellen erbrachten, dienen auch zur Messung der Wellenlänge. Es zeigte sich bald, daß verschiedenfarbiges Licht eine verschiedene Wellenlänge besitzt. Das sichtbare Licht umfaßt etwa den Wellenlängenbereich einer Oktave[1]. Die Wellenlänge des kurzwelligen Violetts beträgt $3,5 \cdot 10^{-5}$ cm und die des langwelligen Rots $7 \cdot 10^{-5}$ cm. Diese Wellenlängen sind einige tausendmal größer als die Ausdehnung der Atome, die ungefähr 10^{-8} cm beträgt.

Eine Welle kann außer durch ihre Wellenlänge auch durch ihre Frequenz charakterisiert werden. Unter der Frequenz einer Welle versteht man die Anzahl der Schwingungen, die je Sekunde ausgeführt werden. Lichtwellen führen sehr schnelle Schwingungen aus. Die Anzahl ihrer

---

[1] Eine Oktave entspricht einer Änderung der Wellenlänge oder Frequenz um den Faktor 2. So beträgt beispielsweise die Frequenz des mittleren C 256 Hertz, das um eine Oktave höhere C hat eine Frequenz von 512 Hertz und das nächste (hohe) C eine solche von 1024 Hertz. Die Einheit Hertz steht für sec^{-1}.

Schwingungen liegt über 10^{14} je Sekunde (oder 10^{14} Hertz). Radiowellen des Mittelprogramms haben eine Frequenz von ungefähr 10^6 (eine Million) Hertz, während UKW-Sendungen mit etwa 10^8 Hertz ausgestrahlt werden. Die Frequenzen des Lichtes sind ungefähr eine Million mal größer als die Frequenzen eines UKW-Senders, und ihre Wellenlängen sind annähernd eine Million mal kürzer. Frequenz und Wellenlänge sind durch die einfache Beziehung

$$\lambda \cdot \nu = v$$

miteinander verknüpft. Hierbei ist λ die Wellenlänge (z. B. in cm), ν die Frequenz (Anzahl der Schwingungen je Sekunde) und v die Geschwindigkeit der Welle (z. B. in cm/sec). Für den Kammerton A ist die Frequenz 440 Hertz. Die Schallgeschwindigkeit in Luft beträgt $3 \cdot 10^4$ cm/sec. Durch Division der Geschwindigkeit durch die Frequenz ergibt sich die Wellenlänge für den Kammerton A in Luft zu 68 cm. Nach der gleichen Formel können wir beispielsweise die Frequenz des grünen Lichtes ausrechnen, das eine Wellenlänge von $5 \cdot 10^{-5}$ cm besitzt. Die Lichtgeschwindigkeit ($3 \cdot 10^{10}$ cm/sec) dividiert durch die Wellenlänge ergibt für das grüne Licht eine Frequenz von $6 \cdot 10^{14}$ Hertz.

Der nächste große Fortschritt auf dem Gebiet des Lichts kam vor ungefähr 100 Jahren, und zwar hauptsächlich durch die Arbeiten des britischen theoretischen Physikers JAMES MAXWELL. Dieser Fortschritt ging nicht direkt von dem Studium des Lichtes aus, sondern von Untersuchungen der Elektrizität und des Magnetismus. Damals war die innige Verknüpfung zwischen Elektrizität und Magnetismus erst seit einigen Jahrzehnten bekannt, und MAXWELL versuchte das über Elektrizität und Magnetismus Bekannte in einigen einfachen Gleichungen zusammenzufassen. Er hoffte auf diese Weise eine Grundlage für eine einheitliche Theorie des Elektromagnetismus zu gewinnen. Es gelang MAXWELL, ein einfaches System von Gleichungen aufzustellen, das nicht nur alle bekannten elektrischen und magnetischen Phänomene beschrieb, sondern darüber hinaus (als unerwartete weitere Aussage) auch auf das Licht zutraf. Überdies konnte MAXWELL aus seinen Gleichungen folgern, daß gekoppelte elektrische und magnetische Felder fähig sind, sich als Wellen durch den leeren Raum fortzupflanzen. Dies war zweifellos eine der erstaunlichsten Leistungen in den Naturwissenschaften des 19. Jahrhunderts.

Ein interessanter Punkt ist, daß sich die Elektrizität eines ruhenden Körpers anders verhält wie diejenige eines bewegten Körpers. Betrachten wir beispielsweise ein Laboratorium mit mehreren elektrisch geladenen Gegenständen und mehreren Magneten, die sich alle in Ruhe befinden. Die elektrisch geladenen Körper üben gegenseitig Kräfte aufeinander aus. Ebenso verhalten sich die Magnete. Zwischen den elektrischen Ladungen und den Magneten besteht jedoch keine Wechselwirkung. Dies rührt von zwei verschiedenartigen „Feldern", oder Störungen im Raum, her. Man nennt sie das elektrische Feld und das magnetische Feld. Die Beobachtungen an stationären Ladungen und Magneten lassen sich erfolgreich interpretieren, wenn man annimmt, daß eine ruhende Ladung ein elektrisches Feld erzeugt und nur auf elektrische Felder anspricht. Ganz entsprechend erzeugt ein Magnet nur ein magnetisches Feld und reagiert ausschließlich auf magnetische Felder. Die beiden stationären Felder zeigen genausowenig eine gegenseitige Beeinflussung wie zwei sich kreuzende Scheinwerferkegel. Wenn jedoch eine bewegte Ladung oder ein bewegter Magnet ins Spiel kommt, so ändern sich die Verhältnisse drastisch. Eine bewegte Ladung beeinflußt einen Magneten, und umgekehrt tritt eine Wechselwirkung zwischen einem bewegten Magneten und einer Ladung auf. Eine Ladung wie auch ein Magnet, die sich in Bewegung befinden, haben sowohl ein elektrisches als auch ein magnetisches Feld. Diese gekoppelten Felder werden elektromagnetische Felder genannt. Die Verbindung zwischen bewegter Elektrizität und bewegtem Magnetismus wurde zwischen 1800 und 1840 entdeckt und erklärt. Die Maxwellschen Gleichungen fassen diese Erfahrungen (wie auch die älteren statischen Gesetze) in eleganter Form zusammen und zeigen, daß Elektrizität und Magnetismus lediglich zwei Aspekte ein und derselben Sache sind.

Die zunächst unerwartete Aussage der Maxwellschen Gleichungen betraf die Verkettung elektrischer und magnetischer Felder bei zeitlichen Änderungen. Die Gleichungen sagten, daß unter bestimmten Bedingungen sich elektromagnetische Felder durch den Raum ausbreiten können. Dabei sollte es keine Rolle spielen, wie diese Felder erzeugt werden, ob durch bewegte Ladungen oder durch bewegte Magnete; einmal vorhanden, sollten sie sich jedoch vollständig als elektromagnetische Wellen durch den Raum ausbreiten. Diese Lösung der Maxwellschen Gleichungen in der Form einer sich fortpflanzenden Welle tritt nur auf, wenn die elektrischen und magnetischen Felder gleiche Intensität besitzen, und beide Felder die gleiche Frequenz haben. MAXWELL berechnete allein aus den bekannten Gesetzen der Elektrizität und des Magnetismus die Geschwindigkeit, mit der sich eine solche Welle durch den Raum ausbreiten sollte. Der berechnete Wert betrug $3 \cdot 10^{10}$ cm/sec und war (innerhalb der experimentellen Fehlergrenzen) genau gleich der Geschwindigkeit des Lichtes. Es war für MAXWELL nur noch ein kleiner Schritt bis zu dem Gedanken, daß Licht nichts anderes sei als eine elektromagnetische Welle.

Sicherlich hätte die erfolgreiche Vorhersage der Lichtgeschwindigkeit schon genügt, um diese Idee sofort anzunehmen, aber es gab darüber hinaus sogar noch weitere Bekräftigungen ihrer Richtigkeit. Es gab damals bereits Hinweise für eine Verbindung zwischen Elektrizität und Licht; so vermutete man, daß Materie, die Licht ausstrahlt, aus Ladungen aufgebaut ist, d. h., daß jedes Atom elektrische Ladung enthält. Die

Maxwellsche Theorie sagte ferner voraus, daß Licht eine transversale und keine longitudinale Schwingung sei. Eine Wasserwelle ist ein einfaches Beispiel für eine transversale Schwingung. Die Bewegung des *Wassers* ist auf- und abwärts gerichtet, also transversal zu der horizontalen Fortpflanzungsrichtung der *Welle*. Ein Schwimmer wird von einer Wasserwelle auf- und abwärts getragen. Schallwellen oder Explosionswellen, die durch ein Medium hindurchlaufen, sind demgegenüber longitudinale Wellen, wenn man von Effekten an der Oberfläche des Mediums einmal absieht. Die Materie schwingt in der Fortpflanzungsrichtung der Welle. Ein Mensch, der von einer Explosionswelle erfaßt wird, wird zunächst vom Explosionsherd weggedrückt und danach wieder herangezogen. Er wird in Richtung der Wellenausbreitung hin und her geschüttelt. Die ersten Verfechter der Wellentheorie des Lichtes nahmen an, daß das Licht ganz genauso durch den Äther laufe wie eine Schallwelle durch die Luft, d. h. als longitudinale Welle. Verschiedene Erscheinungen, wozu auch die Doppelbrechung gehört, zeigten jedoch, daß es sich im Fall des Lichts um transversale Wellen handeln müsse. Aus der Maxwellschen Theorie folgt, daß die elektrischen und magnetischen Felder der Lichtwelle transversal zu der Fortpflanzungsrichtung (und auch untereinander) schwingen. Bei einer Welle, die nach Norden läuft, kann das elektrische Feld etwa auf- und abwärts und das magnetische Feld in Ost-West-Richtung schwingen. Licht kann auch eine Mischung vieler verschiedener Schwingungsrichtungen sein, aber alle diese Richtungen stehen senkrecht auf der Fortpflanzungsrichtung. Trifft Licht dieser Art auf einen Kristall, so überrascht es nicht, daß es in zwei verschiedene Strahlen aufgespalten werden kann. In einem Kristall kann die Geschwindigkeit des Lichtes von der Richtung abhängen, in der das elektrische Feld schwingt (dies trifft bei manchen, nicht bei allen Kristallen zu). Auf diese Weise wird der eine Strahl in eine bestimmte Richtung gebrochen und der andere Strahl in eine andere. Warum nicht mehr als zwei Strahlen bei diesem Experiment auftreten ist eine Einzelheit, auf die wir nicht näher eingehen. Eine longitudinale Welle besitzt jedoch nur eine Schwingungsmöglichkeit und kann daher nicht für die Erklärung der Doppelbrechung herangezogen werden.

Anhand der Gleichung $\lambda \cdot \nu = c$ (c wird gewöhnlich für die konstante Lichtgeschwindigkeit gesetzt) fand MAXWELL, daß es ein breites elektromagnetisches Spektrum geben müsse, das von beliebig kleinen Wellenlängen (große Frequenzen) bis zu beliebig großen Wellenlängen (kleine Frequenzen) reicht. In diesem unendlich ausgedehnten Bereich stellt die Oktave des sichtbaren Lichtes nur ein winziges Intervall dar. Die theoretische Existenzmöglichkeit eines unendlichen Spektrums und die Erzeugung der elektromagnetischen Strahlung in der Praxis sind zwei verschiedene Dinge. Die Erzeugung elektromagnetischer Strahlung erfordert es, Ladungen schwingen zu lassen. Aber ein langsames Schwingen etwa durch das Hin- und Herbewegen eines geladenen Gegenstandes mit der Hand, ist nicht sehr wirksam. Glücklicherweise helfen uns hier die Atome weiter. Die Elektronen der Atomhülle sind dauernd in einem Zustand konstanter Schwingung mit Frequenzen von 10^{14} sec^{-1} oder mehr. Sie können leicht Licht ausstrahlen. Wie wir wissen, senden Atomkerne eine noch höher frequente Strahlung aus, die wir als Gammastrahlung bezeichnen. Die Protonen eines Atomkerns schwingen mit Frequenzen von ungefähr 10^{20} sec^{-1}.

Zu MAXWELLs Zeiten war es schwierig, hochfrequente elektrische Schwingungen zu erzeugen. Erst um 1880 gelang es DAVID HUGHES in England und HEINRICH HERTZ in Deutschland, elektromagnetische Strahlung „künstlich", d. h. durch im Laboratorium hergestellte Schwingungen elektrischer Ladungen und nicht durch die in der Natur vorkommenden Schwingungen der Atome, zu erzeugen. HUGHES und HERTZ benutzten die Schwingung eines elektrischen Funkens, dessen Frequenz „nur" eine Million bis einhundert Millionen Hertz beträgt (10^6 bis 10^8 sec^{-1}). Bei ihren Untersuchungen bestätigten sie die Einzelheiten der von MAXWELL vorausgesagten Eigenschaften der elektromagnetischen Strahlung und stützten so die Vorstellungen vom Licht als einer elektromagnetischen Welle.

Am Ende des 19. Jahrhunderts schien die einheitliche Theorie, die elektrische und magnetische Erscheinungen, sowie die Radiowellen und das Licht umfaßte, eine schöne und endgültige Gestalt zu besitzen. Die Physiker hatten sich an die Vorstellung von einem Äther und seiner Fähigkeit transversal zu schwingen, gewöhnt, obgleich der Äther selbst allen direkten Beobachtungen unzugänglich blieb. Die Wellennatur des Lichtes und anderer Formen der Strahlung stand außer Zweifel. Dennoch standen einige Überraschungen vor der Tür. In den ersten Jahren dieses Jahrhunderts tauchte das Photon auf, und die Vorstellung von einem Äther wurde verworfen.

Die Abschaffung des Äthers, ein Werk der Relativitätstheorie, brachte eine revolutionäre Änderung in den Vorstellungen über den leeren Raum mit sich. Obgleich der Verzicht der Äthervorstellung zeitlich etwa mit der Entdeckung des Photons zusammenfiel, sind beide nicht direkt miteinander verknüpft; wir stellen daher die weitere Diskussion des Äthers bis zum Kapitel VII zurück.

Das Photon wurde von zwei theoretischen Physikern „entdeckt", nämlich 1899 von MAX PLANCK in Deutschland und 1905 von ALBERT EINSTEIN in der Schweiz. Beide schlugen vor, Licht als diskrete Energieteilchen und nicht als kontinuierliche Wellen zu betrachten um gewisse, bis dahin unerklärbare Experimente, deuten zu können. PLANCKs Entdeckung kam zuerst, ist aber schwieriger zu verstehen als die EINSTEINs. Sie ist mit der Energieverteilung in einem geschlossenen Hohlraum verknüpft, in dem elektromagnetische Wellen hin und her laufen. Die Wellen tragen Energie und tauschen diese unaufhörlich mit den Atomen in der Wand des Hohlraumes aus. PLANCKs Bemühungen liefen darauf hinaus zu erklären, wie sich die Energie auf die Wand und auf die einzelnen Frequenzen der Strahlung verteilt. Dies ist ein kompliziertes System vieler Atome und vieler Frequenzen. PLANCK fand, daß er nur dann die Aufteilung der Energie auf die verschiedenen Teile des Systems angeben konnte, wenn er forderte, daß die Energie von den Wellen nur in ganz bestimmten Quanten getragen wird, deren Größe durch die Beziehung

$$E = h \cdot \nu$$

gegeben ist. Dabei ist E die Energie eines Strahlungsquants — oder eines Photons, wie wir heute sagen — und ν die Frequenz der Strahlung. Die Konstante h in dieser Gleichung ist eine Proportionalitätskonstante, die eine bis dahin unerwartete Verbindung lieferte zwischen der Frequenz einer Lichtwelle und dem kleinsten Energiebetrag, den diese Welle übertragen kann. Diese Konstante, der wir bereits bei der Diskussion des Spins begegneten, wird zu Ehren ihres Entdeckers Plancksche Konstante genannt.

Zwei Dinge sind bei dieser Gleichung besonders bemerkenswert. Da ist einmal die Proportionalität zwischen Energie und Frequenz. Das Photon eines hochfrequenten Gammastrahls aus einem Kern besitzt viel mehr Energie als das Photon einer niederfrequenten Radiowelle, nämlich ungefähr 10^{14}mal mehr. Ersteres hat so viel Energie, daß es sehr leicht als einzelnes Photon nachgewiesen werden kann. Ein einzelnes Photon, das die Antenne eines Radiosenders verläßt, trägt eine so geringe Energie, daß es praktisch nicht nachweisbar ist. Photonen mit Radiofrequenz lassen sich nur in großer Zahl nachweisen. Wenn jedoch viele Photonen zusammen auftreten, dann wird ihr Teilchencharakter vollkommen durch die Wellenerscheinung überdeckt. Der Radiotechniker hat es niemals mit einzelnen Photonen zu tun und kann daher stets in Wellenvorstellungen denken. Demgegenüber stellt sich der Kernphysiker einen Gammastrahl vorwiegend aus einzelnen Teilchen bestehend vor, und er denkt weniger an seine Welleneigenschaften.

Der zweite Punkt liegt in der Bedeutung der Größe der Planckschen Konstanten h. Wäre h viel kleiner, so wäre die Energie eines Photons ebenfalls kleiner und damit der Teilchencharakter des Lichtes weniger leicht nachzuweisen. Lassen wir in Gedanken h immer kleiner und schließlich Null werden, so gäbe es keine Photonen, und Licht wäre eine reine Welle. Wäre h andererseits viel größer, dann würden die Quanteneigenschaften des Lichts noch deutlicher hervortreten. Einzelne Photonen würden dann so viel Energie tragen, daß sie als getrennte Lichtblitze nachgewiesen werden könnten. (Dies ist eine reine Gedankenspielerei, denn falls h größer wäre, so wären auch die Atome größer und damit auch der Mensch. Diese Überlegungen haben wir nur zu dem Zweck angestellt, die Bedeutung der Konstanten h zu klären, deren Größe selbstverständlich nicht geändert werden kann.) Die

Plancksche Konstante bestimmt den Bereich, in dem Quantenprozesse ablaufen. Wir leben in einer klassischen Welt, da die Energien, die bei unseren täglichen Erfahrungen — beim Heben einer Hand oder beim Lesen eines Buches — auftreten, sehr groß sind im Vergleich zur Energie eines einzelnen Lichtquants.

EINSTEIN benutzte das Photon, um eine andere und viel einfachere Erscheinung als die, die PLANCK betrachtete, zu erklären. Im Gegensatz zu PLANCK, der ein System aus sehr vielen Atomen und Photonen betrachtete, behandelte EINSTEIN den Elementarprozeß der Absorption eines einzelnen Photons. Seine im Jahre 1905 veröffentlichte Arbeit über den Photoeffekt führte wiederum zu PLANCKS Gleichung $E = h \cdot \nu$ und zeigte, daß das Photon eine unumgängliche Notwendigkeit ist.

Einige Jahre vorher war gezeigt worden, daß ultraviolettes Licht (unsichtbares Licht, dessen Frequenz etwas größer und dessen Wellenlänge etwas kleiner ist als des eben noch sichtbaren violetten Lichts), das auf eine Metalloberfläche auftrifft, Elektronen aus dieser Oberfläche auslöst. Diese Erscheinung, die man als Photoeffekt bezeichnet, konnte zwar qualitativ anhand der Maxwellschen Lichtwellentheorie gedeutet werden, aber diese Theorie versagte völlig bei dem Versuch, die quantitativen Einzelheiten des Effektes zu erklären. Nach der Wellentheorie setzt die auf die Oberfläche fallende elektromagnetische Strahlung Elektronen in der Nähe der Grenzoberfläche in Bewegung; einige dieser Elektronen können dabei so stark beschleunigt werden, daß sie aus dem Metall austreten.

Von seiten dieser Wellentheorie war man zu zwei Folgerungen gezwungen, die beide im Widerspruch zum Experiment standen. Einmal sollte eine größere Intensität der Strahlung die Elektronen stärker beschleunigen und sie mit einer größeren Energie austreten lassen. Die Energie der austretenden Elektronen ändert sich jedoch überhaupt nicht, wenn die Intensität des Lichts vergrößert wird. Zweitens sollte nach der Wellenvorstellung die Energie der Elektronen nicht von der Frequenz des Lichtes abhängen. Tatsächlich löst jedoch höherfrequentes Licht energiereichere Elektronen aus, und dies ist auch dann der Fall, wenn die Intensität verringert wird. Unterhalb einer bestimmten Grenzfrequenz treten überhaupt keine Elektronen mehr aus. Sichtbares Licht (dessen Frequenz kleiner ist als die des ultravioletten Lichts) war nicht fähig, Elektronen aus dem Metall zu lösen, auch wenn es mit noch so starker Intensität auf die Oberfläche gestrahlt wurde.

EINSTEIN fand, daß die Photonentheorie die beobachteten Ergebnisse des Photoeffekts sehr einfach und elegant erklären konnte. Nach der Wellenvorstellung nimmt ein Elektron allmählich Energie von der Welle auf und absorbiert diese in jeder Menge, sei sie groß oder klein. Demgegenüber schlug EINSTEIN vor, daß die Energie des einfallenden Lichtes nur in Quanten bestimmter Größe absorbiert wird. Ein Elektron absorbiert entweder ein Photon oder überhaupt nicht. Mit zunehmender Intensität des Lichtes wächst die Anzahl der Photonen, aber die Energie jedes einzelnen Photons bleibt dabei ungeändert. Eine größere Intensität bewirkt, daß mehr Elektronen Photonen absorbieren, aber es ändert nicht den Energiebetrag, der von einem einzelnen Elektron aufgenommen wird. Folgt die Energie eines Photons aus der Planckschen Beziehung

$$E = h \cdot \nu,$$

so hängt die von einem bestimmten Elektron absorbierte Energie nur von der Frequenz des einfallenden Lichtes, nicht aber von dessen Intensität ab. Die Wahrscheinlichkeit, daß ein Elektron mehr als ein Photon absorbiert, ist vernachlässigbar klein, denn die Zahl der Photonen ist viel kleiner als die der Elektronen.

Die beiden Grundtatsachen des Photoeffekts, nämlich, daß die Zahl der austretenden Elektronen von der Intensität des Lichtes, die Energie der ausgelösten Elektronen aber von Lichtfrequenz abhängen, sind sehr einfach mit der Photonenhypothese abzuleiten, wogegen sie nach der Wellentheorie unerklärbar sind. Der Photoeffekt zeigt das Einzelereignis einer Photonenabsorption durch Elektronen. Dieser Vorgang ist einfacher als der von PLANCK betrachtete Hohlraumstrahler, und es bleibt keine andere Möglichkeit, als das Photon als ein wirkliches Gebilde zu akzeptieren, obwohl es andererseits viele Beweise für die Wellennatur des Lichtes gibt. Aus Messungen der Frequenz des Lichtes und der Energie der Elektronen war es möglich, den Wert der Planckschen Konstante h zu bestimmen und so die Richtigkeit der Gleichung $E = h \cdot \nu$ zu beweisen. Das Photon gesellte sich als ein weiteres Elementarteilchen zu dem Elektron und brachte eine neue, grundlegende Quantenkonstante h an den Tag, die zwanzig Jahre später in die Quantentheorie einging. PLANCK und EINSTEIN führten zunächst die Proportionalität zwischen der Energie eines Photons und der Frequenz des Lichtes willkürlich ein, um experimentellen Tatbeständen Rechnung zu tragen. 1905 war die Gleichung $E = h \cdot \nu$ ein *Naturgesetz*, aber sie war noch nicht in eine allgemeine Theorie eingebaut. Erst 1925 fand diese Gleichung in der Quantentheorie, die das Verhalten aller Elementarteilchen einschließlich des Photons beschreibt, ihren Platz.

Nachdem das Photon in der Zwischenzeit „degradiert" wurde und heute nur eines unter vielen Elementarteilchen ist, kann man fragen, was dem Physiker an diesem Teilchen so sehr interessiert, und welche besondere Rolle es im täglichen Leben spielt. Wir wollen zunächst die zweite Frage betrachten. Sie ist einfach zu beantworten, denn Leben ist ohne das Photon undenkbar. Wir könnten ohne Photonen weder sehen noch könnten wir existieren. Nahezu der gesamte Energiebedarf der Erde wird von der Sonne durch Photonen übertragen. Elektroingenieure unterscheiden zwischen Starkstrom- und Schwachstromtechnik, je nachdem ob vorwiegend Energie oder Nachrichten übertragen werden. Die Photonen sind im Weltall Träger für beide Zwecke. Der größte Teil der Energie und der Information, die von einem Teil des Universums in einen anderen gesandt werden, wird von Photonen übermittelt. Die Erde ist andauernd von Photonen umgeben. Diejenigen, die von der Sonne zu uns kommen, bringen Energie; jene, die von anderen Sternen oder Milchstraßensystemen stammen, liefern uns aus dem Weltall sowohl Nachrichten als auch Energie. Die entscheidende Eigenschaft des Photons ist, daß es sehr leicht erzeugt und ebenso leicht wieder durch Materie absorbiert wird, daß es jedoch im leeren Raum unendlich lange lebt. Die Erde ist ebenfalls von Neutrinos umgeben, aber diese hinterlassen praktisch keine Spuren. Es ist sehr schwierig, sie zu absorbieren, und im allgemeinen durchdringen sie die Erde und ihre Bewohner als wären diese nicht vorhanden. Man vergegenwärtige sich, wie leicht demgegenüber Photonen einzufangen sind. Man betrachte zum Beispiel die eigene Handoberfläche im Sonnenlicht. Photonen, die Hunderte von Millionen Kilometer durch den leeren Raum geflogen sind, werden in weniger als einem millionstel Zentimeter Materie gestoppt und dabei vernichtet. (Bei der Erscheinung der Reflexion des Sonnenlichtes — z. B. in der Hautoberfläche — werden die Photonen in Wirklichkeit zunächst absorbiert und anschließend wieder ausgesandt.)

Auf der Erde spielen die Photonen bei der Energieübertragung nur eine geringe Rolle, aber sie sind äußerst wichtig auf dem Gebiet der Nachrichtenübermittlung. Radio, Fernsehen, Radar, Lichtsignale, Infrarotphotographie und Röntgenbilder sind hierfür einige Beispiele. Die Photonen liefern uns darüber hinaus entscheidende Informationen über die Atome (die Licht- und Röntgenstrahlen emittieren) und über die Atomkerne (die noch höherfrequente Gammastrahlen aussenden). Jede Sorte von Atomen oder Kernen ist in der Lage, Photonen ganz bestimmter Frequenzen (Energien) zu emittieren, so daß diese Spektren der ausgesandten Photonen ein eindeutiges Erkennungsmerkmal, eine „Unterschrift" des Atoms und Atomkerns darstellen. Diese Erscheinung wird in der Forschung häufig ausgenutzt und dient unter anderem dazu, in einfacher Weise die Zusammensetzung eines unbekannten Stoffes festzustellen oder schwache Verunreinigungen in nahezu reinen Substanzen zu ermitteln.

Das Verschwinden und Entstehen der Photonen wird durch Bewegung geladener Teilchen verursacht. Jedes geladene Teilchen kann ein Photon emittieren oder absorbieren, aber für die meisten Emissions- und Absorptionsprozesse der Photonen ist das Elektron, das leichteste und daher auch am leichtesten zu bewegende aller Teilchen, verantwortlich. Ein Elektron kann in einem Atom auf eine Bahn niederer Energie springen und dabei ein Photon aussenden, oder es kann ein Photon absorbieren und auf eine Bahn höherer Energie übergehen. In der Antenne einer Radiostation verursacht die Schwingung von Elektronen die Ausstrahlung von Photonen. Einige dieser Photonen treffen auf die Dachantenne eines Hauses, werden hier durch Elektronen absorbiert, die ihrerseits, in Schwingungen versetzt, elektrische Signale an das Radiogerät weitergeben. Es ist gleichgültig, welchen Photonenprozeß man betrachtet, die Kette der Ereignisse ist stets die gleiche. Irgendwo sendet eine bewegte Ladung ein Photon aus. Dieses Photon kann einen Bruchteil eines Zentimeters oder auch Milliarden von Kilometern weit fliegen bis es auf ein anderes geladenes Teilchen trifft, das es absorbiert und dabei in seinem Bewegungszustand geändert wird. Gewöhnlich ist die Art der Bewegung, durch die ein Photon erzeugt wird auch diejenige, die mit seiner Absorption verbunden ist. Das Licht, das durch Schwingungen in einem Atom erzeugt wird, kann durch ein Atom derselben Sorte wieder absorbiert werden. Photonen, die in einer Radioantenne entstehen, versetzen Elektronen in einer anderen Antenne in Schwingungen.

Es gibt noch einen weiteren Punkt, auf den man bei den Photonen eingehen muß. Er führt zu dem sogenannten virtuellen Photon, das von ein und demselben geladenen Teilchen ausgesandt und wieder absorbiert wird, ohne daß dieses Photon dabei völlig frei ist und von dem Teilchen wegfliegen kann. Dieses Beinahe-aber-nicht-ganz-Photon spielt in der heutigen Physik eine entscheidende Rolle; wir werden darauf in Kapitel VII näher eingehen.

Die Neutrinos

Das Neutrino des Elektrons wurde 1930 von WOLFGANG PAULI „erfunden", um die Gültigkeit von Erhaltungssätzen zu wahren. Dieses unscheinbare, kleine Teilchen, das keine Masse und keine Ladung besitzt, rettete drei Erhaltungssätze, von deren absoluter Gültigkeit wir überzeugt sind und bewährte sich in dieser Rolle so vortrefflich, daß seine Existenz zu einem Glaubenssatz für die Physiker wurde, obwohl die direkte Beobachtung dieses Teilchens erst 1956 gelang. Wie für Antiproton und Antineutron (die 1955 bzw. 1956 zum erstenmal beobachtet wurden) war auch für das Neutrino lange Zeit ein Platz im Elementarteilchen-Zoo freigehalten worden; dieses Teilchen war eine Notwendigkeit für die moderne Physik, lange bevor es direkt gesehen wurde.

Nach der Entdeckung des Myons wuchsen die dem Neutrino zudiktierten Aufgaben, denn das Myon verlangte ebenso wie das Elektron einen Neutrinopartner. Heute wissen wir, daß es (mindestens) zwei Arten von Neutrinos gibt, nämlich eine für die Elektronen und eine für die Myonen. Da jedoch diese beiden Neutrinos nahezu gleich sind, werden wir in diesem Abschnitt der Einfachheit halber nur von „dem Neutrino" sprechen. Wie konnte es nun geschehen, daß ein Teilchen, das niemand gesehen hatte, als entscheidender Bestandteil der submikroskopischen Welt eingeführt wurde?

Historisch gesehen, wurde das Neutrino zuerst gefordert, damit der Erhaltungssatz der Energie beibehalten werden konnte. Sehr bald übernahm es auch noch die Rolle eines Retters des Impuls- und Drehimpulserhaltungssatzes; später stützte es noch die Erhaltungssätze der Elektronen- und Myonen-Familienzahl.

Sendet ein radioaktiver Kern ein Alphateilchen aus, so fliegt dieses mit einer wohldefinierten Energie weg, die stets für ein und dieselben Atomkerne gleich groß ist. Der Folgekern ist leichter als der ursprüngliche Kern, und die Massendifferenz multipliziert mit dem Quadrat der Lichtgeschwindigkeit ist eine Energie, die genau gleich der des Alphateilchens ist, nämlich gleich seiner Ruhenergie (Masse) plus seiner Bewegungsenergie (kinetische Energie). Die Bilanz ist, kurz gesagt, ausgeglichen; die Energie bleibt erhalten. Die Energie des ursprünglichen Teilchens ist gleich der Summe der Energien des Folgekerns und des Alphateilchens. (Man erinnere sich, daß die Masse bei jeder Energiebilanz mitberücksichtigt werden muß.) Beim Gammazerfall sendet ein Kern in ähnlicher Weise ein Photon charakteristischer Energie aus, die genau gleich der Energieabnahme des Kerns[1] ist. Bei der dritten Art natürlicher Radioaktivität, dem Betazerfall, schien die Bilanz nicht zu stimmen. Eine Probe, die identische, betaaktive Kerne enthält, sendet nicht alle Betateilchen (Elektronen) mit derselben Energie aus oder mit einem diskreten Energiespektrum; sie zeigt vielmehr ein „kontinuierliches Spektrum", in dem alle Elektronenenergien zwischen Null und einem Maximalwert vorkommen. Ein Elektron, das mit der maximalen Energie ausgesandt wird, besitzt genausoviel Energie, wie der Energiedifferenz zwischen ursprünglichem Kern und Folgekern entspricht. Bei der Emission eines Elektrons kleinerer Energie stimmte die Energiebilanz nicht; ein Teil der Energie war spurlos verschwunden.

Einige Physiker waren damals bereit, den Erhaltungssatz der Energie aufzugeben. Sie betrachteten diesen Erhaltungssatz aus Experimenten gewonnen und argumentierten, daß der Satz dann aufgegeben werden muß, wenn Experimente im Widerspruch zu ihm stehen. Es war bekannt, daß die Energie in der makroskopischen und in der atomaren Welt einen Erhaltungssatz befolgt, aber dieser Satz könnte vielleicht in den Bereichen der Atomkerne oder noch kleinerer Gebilde versagen, genauso wie die klassische Mechanik bei der Beschreibung atomarer Vorgänge versagt hat. Falls dies zuträfe, würde der Betazerfall eine für das tiefere Verständnis der Natur entscheidende Rolle übernehmen.

---

[1] In Wirklichkeit kann eine bestimmte Sorte eines Atomkerns Gammastrahlen oder Alphateilchen verschiedener Energien aussenden, da der Folgekern in Zuständen mit verschiedener Energie zurückbleiben kann. Wird ein Photon oder ein Alphateilchen kleiner Energie ausgesandt, so besitzt der Folgekern eine größere Energie und befindet sich in einem sogenannten angeregten Zustand. Die Erhaltung der Energie wurde für jede Energie des Photons oder Alphateilchens getrennt bestätigt.

Demgegenüber schlug PAULI vor anzunehmen, daß ein neutrales Teilchen, das sich der Betrachtung entzieht, zusammen mit dem Elektron vom Kern ausgesandt wird, wobei die verfügbare Energie auf das neue Teilchen (das Neutrino) und das Elektron aufgeteilt wird. Diese Annahme konnte erklären, warum die beim Betazerfall beobachteten Elektronen mit allen Energien bis zu einem Maximalwert ausgesandt werden, da die Elektronen irgendeinen Bruchteil der Energie und das Neutrino den entsprechenden Restbetrag übernehmen. Das Neutrino mußte ein elektrisch neutrales Teilchen sein, denn falls es geladen wäre, hätte es sich nachweisen lassen. Außerdem würde ein geladenes Neutrino gegen den Erhaltungssatz der Ladung verstoßen, und dies wäre ein hoher Preis für die Aufrechterhaltung des Energiesatzes. Hinzukommt, daß man für das Neutrino eine sehr kleine Masse annehmen muß. Wird ein Elektron mit der größtmöglichen Energie ausgesandt, so bleibt keine oder nur eine sehr geringe Energie für das Neutrino übrig. Hätte das Neutrino eine endliche Masse, so könnte es niemals weniger Energie besitzen als seiner Ruhemasse entspricht. Lediglich die experimentelle Unsicherheit begrenzt die exakte Bestimmung der Masse des Neutrinos. Heute ist bekannt, daß seine Masse kleiner ist als ein Tausendstel der des Elektrons, und es ist mit ziemlicher Sicherheit anzunehmen, daß sie exakt Null ist. Die Bezeichnung Neutrino stammt von ENRICO FERMI, sie ist die italienische Form des Wortes „Neutrönchen".

Welcher Vorschlag war radikaler, die Nichterhaltung des Energiesatzes oder die Einführung eines neuen Teilchens? Heute können wir diese Frage ohne Zögern beantworten; da die Anzahl der Elementarteilchen groß ist, ist die Hinzunahme eines weiteren Teilchens keineswegs sehr radikal. 1930 jedoch erschien PAULIS Vorschlag viel gewagter als heute. Damals waren lediglich das Proton, das Elektron und das Photon bekannt. Dennoch war auch zu jener Zeit die Verletzung des Energiesatzes eine revolutionäre Sache. Die Erhaltung der Energie war schon damals bei den Kernprozessen des Gammazerfalls und Alphazerfalls gesichert. Noch wichtiger war, daß die Erhaltung der Energie auf eine tiefe und einfache Symmetrie in der Natur, die Uniformität der Zeit, zurückgeführt war — auf das Prinzip, nach dem alle Experimente unabhängig von der Zeit ablaufen. Die Aufgabe der Energieerhaltung hätte einen größeren Bruch in der Physik bedeutet als die Einführung eines neuen Teilchens.

Diese Frage mußte, wie jede andere Frage in der Physik experimentell entschieden werden, und zwar ohne Rücksicht auf Überzeugungen, die auf der Schönheit und Einfachheit der Naturgesetze beruhen. Die Neutrinohypothese wurde akzeptiert, weil sie eine einfache und erfolgreiche Theorie des Betazerfalls lieferte, und ferner weil sie außer dem Energiesatz noch weitere Erhaltungssätze aufrecht erhielt. 1956 wurde schließlich das Neutrino des Elektrons direkt nachgewiesen; 1962 wurde dann das Neutrino des Myons beobachtet und als ein von dem ersteren verschiedenes Teilchen erkannt.

Nach dem ursprünglichen Vorschlag PAULIs sollte das Neutrino im Atomkern existieren und während des Betazerfallsprozesses[1] zusammen mit einem Elektron, das ebenfalls im Kern vorhanden sein sollte, ausgesandt werden. Einige Jahre später (1934) baute FERMI eine mathematische Theorie des Betazerfalls auf und benutzte dabei einen Teil des Vorschlages von PAULI, führte jedoch eine sehr radikale und bedeutsame, eigene Neuerung ein. Die Entdeckung des Neutrons (1932) hatte in der Zwischenzeit klar gezeigt, daß Elektronen nicht im Atomkern vorhanden sind, und es gab keinen Grund, Neutrinos im Kern anzunehmen. „Nehmen wir an", so sagte FERMI, „daß das Elektron und das Antineutrino erst im Augenblick ihrer Emission erzeugt werden, und daß gleichzeitig ein Neutron im Kern in ein Proton umgewandelt wird." Dieser Gedanke läßt sich symbolisch in der folgenden Weise schreiben

$$n \rightarrow p + e^- + \bar{\nu}_e.$$

Der Theorie FERMIs, die von der Neutrinohypothese PAULIs ausging, kommt in der Geschichte der Physik eine besondere Bedeutung zu. Sie war die erste erfolgreiche Theorie, die die Erzeugung und Vernichtung materieller Teilchen beschrieb. Bis dahin wußte man lediglich, daß Photonen erzeugt und vernichtet werden. Die Entwicklung, die, nachdem FERMI seine Theorie fertiggestellt hatte, ablief, hat gezeigt, daß wahrscheinlich alle fundamentalen Wechselwirkungen in der Natur von Vernichtungs- und Erzeugungsprozessen beherrscht werden.

Figur 4.7 (Seite 98) stellt den Betazerfall eines einzelnen, freien Neutrons dar und zeigt die Bahnen und die Spinrichtungen der Teilchen. Das Antineutrino ist in diesem Bild ebenfalls abgebildet, obgleich es in Wirklichkeit unsichtbar ist. Nur die Spuren des Elektrons und Protons lassen sich wirklich beobachten (z. B. in einer Blasenkammer). Die Spins von Elektron und Proton können ebenfalls festgestellt werden, was allerdings schwieriger ist.

Es läßt sich nun leicht einsehen, wie ohne das Neutrino vier grundlegende Erhaltungssätze verletzt würden. Einmal wäre die Energiebilanz nicht ausgeglichen. Die Summe der Energien von Elektron und Proton ist kleiner als die Energie des ursprünglichen Neutrons (seine Ruhmasse). Das Neutrino wurde erfunden, um diese Lücke zu schließen. Zweitens sieht man, wie Fig. 5.1 zeigt, daß der Impuls nicht erhalten bleibt. Das Neutron hat, da es in Ruhe ist, keinen Impuls. Damit der Impuls Null bleibt, müßten Elektron und Proton mit gleich großen, aber entgegengerichteten Impulsen, die sich gegenseitig aufheben, aus-

---

[1] PAULI nahm zuerst das Neutrino als im Kern vorhanden an, um unter anderem auch einige unerklärliche Tatsachen des Kernspins deuten zu können. Diese Aufgabe kam später dem Neutron zu.

einanderfliegen. Tatsächlich tun sie dies nicht. Das Neutrino jedoch, das gerade die richtige Energie besitzt um den Energieerhaltungssatz zu retten, besitzt ebenfalls Impuls. Es zeigt sich, daß dieser Impuls genau die richtige Größe hat um zusammen mit den Impulsen von Elektron und Proton Null zu ergeben. Ohne zusätzliche Annahmen hat so das Neutrino einen zweiten und nicht weniger grundlegenden Erhaltungssatz gerettet. Die Existenz dieses Teilchens scheint deshalb durchaus glaubhaft.

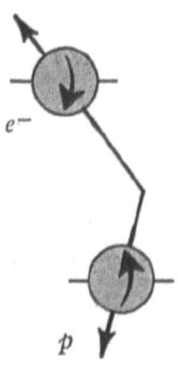

Ohne das Neutrino wäre auch der Erhaltungssatz des Drehimpulses nicht erfüllt. Im Beispiel der Fig. 5.1 heben sich zwar die Spins von Elektron und Proton gegenseitig auf, aber das ursprüngliche Neutron hat einen von Null verschiedenen Spin. Nimmt man für das Neutrino einen Spin von der Größe 1/2 an, so kann es auch noch die Rettung des Drehimpulserhaltungssatzes für sich in Anspruch nehmen. Der Spin des Neutrinos wurde bisher nicht direkt gemessen, aber es gibt genügend indirekte Hinweise, beispielsweise aus erfolgreichen Vorhersagen von Betazerfallsprozessen aufgrund der Fermischen Theorie, daß dem Neutrino tatsächlich der Spin 1/2 zukommt.

Fig. 5.1 Was beim Betazerfall gemessen werden kann. Falls es kein Neutrino gäbe, so würde dieses Bild an Stelle der Figur 4.7 das Ergebnis des Betazerfalls eines Neutrons darstellen

Schließlich rettet das Neutrino des Elektrons auch noch den Erhaltungssatz für die Elektronen-Familienzahl, da das Antineutrino, welches das Elektron begleitet, die gesamte Elektronen-Familienzahl zu Null macht, also diese Größe nach dem Zerfall auf den gleichen Wert bringt, den sie auch vor dem Zerfall hatte. Der Erhaltungssatz für die Elektronen-Familienzahl wurde allerdings erst aufgestellt, *nachdem* das Neutrino akzeptiert war. Da das diesem Gesetz zugrunde liegende Symmetrieprinzip noch unbekannt ist, können wir uns im derzeitigen Stadium nicht aufregen, falls dieses Gesetz verletzt wäre. Auf jeden Fall stützen die empirischen Befunde diesen Erhaltungssatz, und es ist eine naheliegende Vermutung, daß es ein noch unbekanntes Symmetrieprinzip gibt, auf dem dieser Satz beruht. Falls dies zutrifft, sollten wir durch eine Verletzung des Erhaltungssatzes für die Elektronen-Familienzahl genauso betroffen sein, wie durch irgendeine Verletzung der Erhaltungssätze für Energie, Impuls oder Drehimpuls, die auf der Uniformität von Raum und Zeit beruhen.

Einzelheiten der Fermischen Theorie des Betazerfalls können hier nicht wiedergegeben werden, aber es sei noch gesagt, daß das Neutrino in dieser Theorie mehr leistet, als die vier Erhaltungssätze aufrechtzuerhalten. Es macht es möglich vorauszusagen, wieviel Elektronen und mit welcher Energieverteilung diese in eine vorgegebene Richtung ausgesendet werden und schließlich noch, wie groß die relativen Betazerfallsraten verschiedener radioaktiver Kerne sind. Alle diese Vorhersagen wurden experimentell bestätigt. (Es gab allerdings noch einige Mehrdeutigkeiten in der Theorie FERMIS, die erst 1957 gelöst wurden.) Hinzukommt, daß die Fermische Theorie des Betazerfalls des Neutrons auch mit größtem Erfolg auf den Zerfall des Myons ausgedehnt wurde. Dieser Zerfall läßt sich in der folgenden Weise schreiben:

$$\mu^- \to \nu_\mu + e^- + \bar{\nu}_e .$$

Es handelt sich hierbei ebenfalls um einen Betazerfall, da bei ihm ein Elektron zusammen mit seinem Antineutrino erzeugt wird.

In der Natur ist der Prozeß, in dem ein stabiles Teilchen erzeugt wird, im allgemeinen ganz ähnlich demjenigen Prozeß, in welchem das Teilchen absorbiert oder vernichtet wird. So wird ein Photon durch die Schwingung elektrischer Ladung geboren; bei seiner Vernichtung setzt es wiederum Ladung in Bewegung. Ein Elektron wird gleichzeitig mit seinem Antiteilchen, dem Positron, erzeugt, und es zerstrahlt, wenn es auf ein Positron trifft, mit diesem zusammen. Das Neutrino entsteht beim Betazerfall oder in Prozessen, die man unter dem Namen der Prozesse mit schwacher Wechselwirkung zusammenfaßt. Es kann daher nur durch schwache Wechselwirkungen absorbiert und beobachtet werden. Hier liegt der Schlüssel, um die Schwierigkeiten, die beim Nachweis des Neutrinos auftreten, zu verstehen. Es ist nur dann zu beobachten, wenn es irgendwie mit Materie in Wechselwirkung tritt, aber die Chance, daß es dies tut — eine solche Wechselwirkung führt immer zu seiner Vernichtung — ist sehr klein.

Es soll hier genügen, den Prozeß zu betrachten, der zuerst benutzt wurde, um das kaum zu fassende Neutrino nachzuweisen (in Wirklichkeit handelt es sich dabei um das Antineutrino). Ein Antineutrino kann beispielsweise in einem Betazerfall erzeugt werden:

$$n \to p + e^- + \bar{\nu}_e .$$

Trifft das Antineutrino später auf ein Proton, so kann es mit einer sehr kleinen Wahrscheinlichkeit vernichtet werden. Dieser Vorgang wird als umgekehrter Betazerfall bezeichnet und in der folgenden Form geschrieben:

$$\bar{\nu}_e + p \to n + e^+ .$$

Proton und Antineutrino verschwinden, und ein Neutron und Positron werden erzeugt. Der Einfangprozeß geschieht zwischen den gleichen Teilchen wie der Erzeugungsprozeß, wenn man davon absieht, daß die Erhaltungssätze für die Ladung und die Elektronen-Familienzahl im Einfangprozeß das Auftauchen des *Antielektrons*, oder Positrons, an der Stelle verlangen, wo bei dem Erzeugungsprozeß das Elektron auftrat.

Können wir die Wahrscheinlichkeit dafür abschätzen, daß ein Antineutrino in dieser Weise eingefangen wird? Dies ist sehr einfach, und die Antwort ist etwas überraschend; sie zeigt, daß einige Minuten eine sehr lange Zeit in der Welt der Elementarteilchen sind. Wir beginnen mit der Tatsache, daß ein freies Neutron im Mittel ungefähr 17 min, das sind 1000 sec, lebt, ehe es sich in einem Betazerfall spontan in ein Proton, ein Elektron und ein Antineutrino umwandelt. Dies bedeutet, daß, wenn ein anderes Antineutrino vergleichbarer Energie für etwa 17 min mit einem Proton in Kontakt steht, dieses Antineutrino eingefangen wird und dabei einen umgekehrten Betazerfall einleitet. Da jedoch ein Antineutrino stets mit Lichtgeschwindigkeit fliegt, kann es sich nicht 17 min lang an einem Proton aufhalten, ja nicht einmal einen kleinen Bruchteil einer Sekunde. Aber wenn es durch Materie hindurchfliegt, wird es mit vielen Protonen nacheinander in Berührung kommen und nach einer mittleren Berührungszeit von etwa 17 min wird ein umgekehrter Betazerfall eintreten. (Die genaue Zeitdauer hängt von der Energie des Antineutrinos und von der Art der Kerne ab, die das Antineutrino auf seinem Flug durch die Materie streift. Die Zeitdauer von 17 min ist für unsere grobe Abschätzung jedoch ausreichend.)

In 17 min fliegt ein Antineutrino $3 \cdot 10^{13}$ cm weit, das entspricht ungefähr dem Doppelten der Entfernung von der Erde zur Sonne, die in 8 min von ihm zurückgelegt wird. Nun stelle man sich ein Materiestück mit der Länge von $3 \cdot 10^{13}$ cm vor. Das Antineutrino kann auf dem Weg durch diese Materie als ein winziger Ball angesehen werden, dessen Größe ungefähr seiner Wellenlänge von $4 \cdot 10^{-11}$ cm entspricht. Diese Länge ist etwa gleich einem fünfhundertstel eines Atomdurchmessers. Die Wellennatur des Antineutrinos ist für unsere Überlegung entscheidend. Wäre es ein vollkommen punktförmiges Teilchen, so hätte es praktisch keine Chance bei seinem Flug durch ein Atom den Kern zu treffen. Die Wellennatur gibt dem Antineutrino eine endliche Ausdehnung und erlaubt ihm, seine Anwesenheit über einen Raumbereich von der Größe seiner Wellenlänge bemerkbar zu machen. Seine Wellenlänge ist allerdings klein, und die wirksame Größe des Antineutrinos ist immer noch winzig im Vergleich mit der Ausdehnung eines Atoms. Könnten wir eine Reihe von Schnappschüssen von dem unscharf ausgedehnten Antineutrino auf seinem Weg durch die Materie machen, so würden wir es nahezu immer in dem Raum zwischen den Atomkernen antreffen, ohne daß es einen Kern wirklich berührt. Nur einer unter vielen Schnappschüssen würde das Antineutrino in direkter Berührung mit einem Kern zeigen. Ein Antineutrino das 17 min lang durch ein 300 Millionen Kilometer dickes Materiestück läuft, steht nur einen Bruchteil seiner Flugzeit von 17 min mit den Kernen in Kontakt, die meiste Zeit berührt es die Kerne überhaupt nicht. Tatsächlich steht es nur etwa den hundertmillionsten Teil dieser Zeit mit Kernen in Berührung, so daß die Länge des Materiestückes einhundert Millionen

Mal größer sein müßte, bevor der gewünschte Kontakt zwischen Antineutrinos und Protonen für die Dauer von 17 min hergestellt wird. Das Antineutrino müßte also einen Wall der mittleren Dicke von etwa $3 \cdot 10^{16}$ Kilometer, oder 3500 Lichtjahren, durchdringen, bevor es absorbiert werden und einen umgekehrten Betazerfallsprozeß einleiten könnte! Diese Entfernung ist zweihundert Millionen Mal größer als der Abstand zwischen Erde und Sonne und etwa gleich einem Zehntel der Ausdehnung unseres Milchstraßensystems.

Es ist instruktiv, eine ähnliche Abschätzung für ein Photon des sichtbaren Lichts vorzunehmen. Wir beginnen damit, daß ein Atom nur etwa 10^{-8} sec (ein Hundertmillionstel einer Sekunde) benötigt, um ein solches Photon auszusenden. Umgekehrt braucht das Photon auch nur etwa 10^{-8} sec lang mit einem Atom in Kontakt zu stehen, um von diesem absorbiert zu werden. In dieser Zeit legt ein Photon ungefähr 300 cm zurück. Unser Photon ist jedoch so groß, daß es zu einem gegebenen Zeitpunkt sehr viele Atome umgibt. Die Wellenlänge eines Photons aus dem Bereich des sichtbaren Lichts ist annähernd tausendmal größer als der Durchmesser eines Atoms. Man kann sich daher unser Photon als eine ausgebreitete, unscharfe Kugel vorstellen, die gleichzeitig etwa eine Milliarde Atome umgibt ($1000 \cdot 1000 \cdot 1000$). Auf seinem Weg durch die Materie ist sein Kontakt mit den absorbierenden Atomen — ganz anders als bei dem winzigen Antineutrino — sehr groß. Damit unser Photon absorbiert wird, braucht es nicht erst einen Weg von 3 m zurückzulegen, sondern lediglich ein milliardstel Teil dieser Strecke, da zu jedem Zeitpunkt eine Milliarde Atome die Möglichkeit haben, es zu absorbieren. Seine Eindringtiefe beträgt deshalb nur ungefähr $3 \cdot 10^{-7}$ cm, das sind etwa 15 Atomlagen. Diese Strecke ist ungeheuer viel kleiner, als der 3500 Lichtjahre lange Weg, den das Antineutrino bis zu seiner Absorption zurücklegen muß. Schauen wir auf einen festen Körper, so sehen wir bezeichnenderweise nur seine äußere Oberfläche, da die Photonen des sichtbaren Lichts nicht nennenswert in den Körper eindringen können[1]. Es gibt einige Ausnahmen, z. B. Glas und Plexiglas, in die Photonen des sichtbaren Lichtes viele Meter tief eindringen können, aber wir werden auf die besonderen Gründe hierfür nicht eingehen. Selbst bei diesen Stoffen jedoch können nur Photonen bestimmter Wellenlängen so tief eindringen. Gewöhnliches Glas absorbiert zum Beispiel das ultraviolette Licht innerhalb einer sehr dünnen Schicht (es schützt auf diese Weise vor Sonnenbrand).

Man beachte, daß bei den angegebenen Beispielen zwei verschiedene Faktoren zu dem ungeheuer großen Unterschied führten, der zwischen

---

[1] Photonen kürzerer Wellenlänge dringen gewöhnlich tiefer in Materie ein als solche von längerer Wellenlänge, da die kurzwelligeren Photonen zu einem bestimmten Zeitpunkt mit einer kleineren Anzahl von Atomen in Kontakt stehen. Die durchdringenden Röntgenstrahlen besitzen beträchtlich kürzere Wellenlängen als die Photonen des sichtbaren Lichtes.

der Absorption von Photonen und der von Neutrinos besteht. Einmal ist die Wellenlänge der beiden Teilchen sehr verschieden. Zum Zweiten, und dies ist noch grundlegender, besteht ein Unterschied in den Kontaktzeiten, die zur Absorption benötigt werden. Für das Photon beträgt die Zeit, die es mit einem Atom in Kontakt sein muß, 10^{-8} sec, während das Neutrino 10^3 sec, also hundertmilliardenmal länger, in Berührung mit dem Kern stehen muß. Der Unterschied dieser Zeiten gibt die grundlegende Verschiedenheit in der Stärke der Wechselwirkungen wieder. Da dieser Unterschied so groß ist, teilen die Physiker diese Wechselwirkungen in zwei verschiedene Klassen ein. Sie sprechen von der elektromagnetischen Wechselwirkung, die für die Absorption der Photonen verantwortlich ist, und von der „schwachen Wechselwirkung", die die Absorption der Neutrinos bestimmt. (Es gibt noch zwei weitere Klassen von Wechselwirkungen, die in Kapitel VI behandelt werden. Die eine Art, die Gravitation, ist noch schwächer als die „schwache" Wechselwirkung; die andere wird „stark" genannt, da sie noch stärker als die elektromagnetische ist.) Wir haben gesehen, daß die „schwache Wechselwirkung" ihren Namen zu Recht führt. Das Neutrino, das nur die schwache Wechselwirkung erfährt, ist auf seinem Flug praktisch nicht aufzuhalten.

Wie konnte das Antineutrino jemals nachgewiesen werden, wo es doch die ganze Erde und jeden experimentellen Apparat durchdringt als seien diese nicht vorhanden und außerdem auch keine Spur hinterläßt? Bei dem Versuch das Antineutrino zu stoppen, hilft dem Physiker das Gesetz der Wahrscheinlichkeit, das die Elementarprozesse in der Natur beherrscht. Es stimmt zwar, daß dieses kaum faßbare Teilchen im Mittel durch eine dreitausend Lichtjahre dicke Materieschicht hindurchfliegen müßte, bevor es absorbiert wird. Aber das ist ein Mittelwert, was bedeutet, daß einige Antineutrinos einen noch längeren Weg zurücklegen, bevor sie absorbiert werden, andere früher gestoppt werden, und einige — sehr wenige — bereits nach einigen Metern oder Zentimetern absorbiert werden. Die Physiker, die die Existenz des Antineutrinos zu bestätigen versuchten, waren auf den ungeheuer kleinen Bruchteil jener Teilchen angewiesen, die zufällig einen vorzeitigen Tod fanden und bereits nach einer im Vergleich mit den meisten Teilchen sehr kleinen Flugstrecke absorbiert werden.

Das Experiment, das die Existenz des Antineutrinos bewies, wurde 1956 in Savannah River, South Carolina, von CLYDE COWAN und FREDERICK REINES, zwei Physikern des Los Alamos Scientific Laboratory in New Mexico, ausgeführt. Savannah River bot den beiden Physikern einen Kernreaktor hoher Leistung, der eine starke Quelle für Antineutrinos bildet, die es in Los Alamos nicht gab. Das Innere eines Reaktors ist außerordentlich betaaktiv, seine Intensität wird nur noch durch die der Kernexplosionen übertroffen. In einem Reaktor werden ständig Urankerne gespalten, d. h. in leichtere Kerne auseinandergebrochen. Die Spaltprodukte sind fast alle radioaktiv und senden nach einer gewissen Zeit Betateilchen (Elektronen) aus, die von Antineutrinos begleitet werden. Die Radioaktivität ist ein Nebenprodukt der Kernspaltung und hat wenig mit dem eigentlichen Betrieb des Reaktors zu tun. Die Erzeugungsrate der Antineutrinos im Reaktor[1] kann ebenso wie die Wahrscheinlichkeit ihrer Absorption in der Nachweisanordnung berechnet werden. Die ungeheuer kleine Wahrscheinlichkeit für den Einfang eines Antineutrinos multipliziert mit der riesigen Zahl von verfügbaren Antineutrinos ergibt die Anzahl der in der Meßanordnung nachweisbaren Teilchen. REINES und COWAN schätzten ab, daß sie alle zwanzig Minuten ein Antineutrino in ihrer Anordnung stoppen könnten. Dies ist sicherlich keine große Zahl, aber sie reichte aus.

Das Kernstück der experimentellen Anordnung bestand in einem „Sandwich" von Tanks, wobei der „Wurstbelag" aus einer 7,5 cm dicken Schicht von gewöhnlichem Wasser, und die „Brotscheiben" aus einer 60 cm dicken Schicht einer besonderen Szintillatorflüssigkeit gebildet wurden. Um die Chancen für den Einfang von Antineutrinos zu vergrößern, bauten die Experimentatoren ein „Club Sandwich" auf (Fig. 5.2), das größer als ein Mensch und etwa genauso breit und lang wie hoch war. Die Tanks mit der Szintillatorflüssigkeit wurden mit über hundert photoelektrischen Zellen, oder „elektrischen" Augen, umgeben, die in das dunkle Innere der Tanks gerichtet waren. Sie waren untereinander zu einer komplizierten elektrischen Anordnung verbunden, deren Aufgabe es war, Vorgänge, welche die Photozellen sahen, zu analysieren und die Ergebnisse nach außen an die Experimentatoren weiterzuleiten.

Immer wenn ein energiereiches, geladenes Teilchen durch die Flüssigkeit fliegt und dabei Energie abgibt, entsteht in der Flüssigkeit ein schwacher Lichtpuls, der als Nachweissignal für das geladene Teilchen verwandt wird. Man sagt, daß die Flüssigkeit szintilliert. Szintillatoren in flüssigem oder festem Zustand werden häufig zum Nachweis von Elementarteilchen verwandt. Die Tanks, die REINES und COWAN gebaut haben, sind wahrscheinlich die größten bisher errichteten Szintillatoren. Ein Szintillator kann auch in indirekter Weise auf den Durchgang eines ungeladenen Teilchens ansprechen. Zum Beispiel kann ein Photon durch ein Elektron absorbiert werden und dabei an das Elektron soviel Energie übertragen, daß dieses Szintillationen auslöst. Ein Neutron kann durch einen Kern eingefangen werden, dabei den Kern zur Strahlung anregen, die ihre Energie wiederum an Elektronen weitergibt. Letztere regen dann den Szintillator an. Auf eine ähnlich indirekte Weise läßt

---

[1] Die tatsächliche Erzeugungsrate für Antineutrinos in dem Savannah-River-Reaktor wurde niemals veröffentlicht, da sie direkt mit der geheim gehaltenen Gesamtleistung des Reaktors verknüpft ist. Die Rate ist sicherlich sehr groß, wahrscheinlich beträgt sie mindestens 10^{18} Antineutrinos je Sekunde.

sich der Einfang eines Antineutrinos in einer Szintillationsflüssigkeit nachweisen.

Der entscheidende Punkt besteht darin, daß die Lichtpulse, welche von dem Antineutrinoeinfang herrühren, eindeutig identifiziert und von

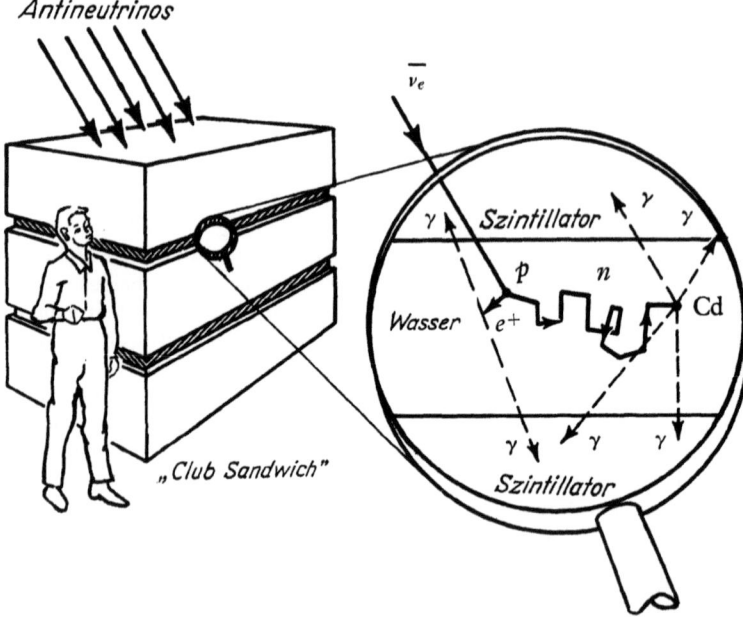

Fig. 5.2. Das Experiment von REINES *und* COWAN *zum Nachweis des Antineutrinos. Der „Fleischbelag" des Club Sandwich besteht aus einer acht Zentimeter dicken Wasserschicht (d. h. aus vielen Protonen), der als Sensibilisator Cadmiumchlorid zugefügt ist, da Cadmiumkerne leicht Neutronen einfangen. Den „Brotscheiben" entsprechen sechzig Zentimeter dicke Tanks, die mit Szintillatorflüssigkeit gefüllt und mit Photomultipliern umgeben sind. Die Kette der Ereignisse, die durch den Einfang eines Antineutrinos eingeleitet wird, ist im Text beschrieben*

allen anderen Pulsen abgetrennt werden können, die von den verschiedensten anderen Elementarereignissen stammen und die unaufhörlich in den Tanks auftreten. Außer den Antineutrinos kommen ständig auch andere Teilchen in die Tanks und werden hier gestoppt, wie Neutronen, Gammastrahlen und geladene Teilchen, die entweder aus dem Reaktor oder der kosmischen Strahlung stammen. Die erste und einfachste Abhilfe besteht darin, die Tanks mit dicken Abschirmungen aus Erde und Bleiblöcken zu umgeben. Dies schützt vor dem größten Teil der unerwünschten Teilchen, bildet aber für die Antineutrinos kein Hindernis. Die zweite, schwierigere Aufgabe ist, auf elektronischem Weg zwischen dem Antineutrinoeinfang und anderen Ereignissen, die man als Untergrund bezeichnet, zu unterscheiden. Die Lösung dieser Aufgabe erforderte besonderen Scharfsinn.

Wir wollen nun betrachten, was im einzelnen im submikroskopischen Bereich passiert, wenn ein Antineutrino eingefangen wird. Jedes Wassermolekül des „Wurstbelages" enthält zwei Wasserstoffatome, in deren Mittelpunkt jeweils ein Proton ist. Diese Protonen sind dazu ausersehen, die Antineutrinos nach der folgenden Reaktion

$$\bar{\nu}_e + p \rightarrow n + e^+$$

einzufangen.

Fig. 5.2 zeigt eine typische Folge von Ereignissen, die mit einem solchen Einfang verknüpft ist. Dort wo einst ein Proton ruhig in der Mitte eines Wasserstoffatoms saß, treten plötzlich ein Neutron und ein Positron, mit kinetischer Energie behaftet, auf. Diese beiden neuen Teilchen fliegen in verschiedene Richtungen auseinander, aber jedes von ihnen verliert allmählich Energie an das Wasser und wird so gebremst. Das Positron steht, da es geladen ist, in elektrischer Wechselwirkung mit allen Elektronen der Nachbaratome und kommt sehr schnell zur Ruhe (nach etwa 10^{-9} sec und einem Weg von weniger als einem Zentimeter). Es zerstrahlt mit einem der Atomelektronen. Dabei wird ihre Masse nach der Reaktion

$$e^+ + e^- \rightarrow \gamma + \gamma$$

in Energie verwandelt. Jedes der beiden Photonen übernimmt Energie entsprechend der Masse eines Elektrons. Da sie in entgegengesetzte Richtungen auseinanderfliegen, gelangen sie im allgemeinen in zwei benachbarte Szintillationstanks, wo sie charakteristische Lichtpulse erzeugen, die von den Photozellen registriert werden.

Die von dem Positron eingeleiteten Vorgänge laufen alle in einer Zeit ab, die kürzer ist als eine millionstel Sekunde. In der Zwischenzeit läuft das ungeladene Neutron etwas gemächlicher durch das Wasser, stößt mit den Kernen zusammen und kommt nach einigen millionstel Sekunden zur Ruhe (in Wirklichkeit auf eine kleine, von Null verschiedene Geschwindigkeit). Die Experimentatoren fügten dem Wasser in den Tanks etwas Cadmiumchlorid bei, um das abgebremste Neutron einzufangen. Der Cadmiumkern nimmt mit großer Begeisterung langsame Neutronen auf. Aus diesem Grund wird Cadmium häufig in „Kontrollstäben" bei Reaktoren verwandt, um überschüssige Neutronen einzufangen und so zu verhindern, daß der Kernreaktor außer Kontrolle gerät. Nach einem Neutroneneinfang sendet ein Cadmiumkern einen oder mehrere Gammastrahlen aus, deren Nachweis in dem Szintillationstank dann den Einfang bekanntgeben.

Dem Einfang eines Antineutrinos durch ein Proton folgen also drei Energiepulse. Die ersten beiden Pulse entstehen gleichzeitig in zwei benachbarten Szintillatortanks, wenn ein Photonenpaar die Vernichtung eines Positrons signalisiert. Der dritte Puls besteht aus einem oder mehreren Photonen, erscheint einige millionstel Sekunden später und gibt den Einfang eines Neutrons bekannt. Darüber hinaus besitzt jeder dieser drei Pulse eine charakteristische Energie, die von den Photozellen gemessen wird. Jedes der beiden ersten Photonen besitzt 0,5 MeV; die Summe der Energie aller Photonen, die von dem Neutroneneinfang herrühren, beträgt 9 MeV. Fünf Jahre nach ihren ersten Versuchen, das Antineutrino einzufangen, gaben REINES und COWAN 1956 die Beobachtung des Antineutrinos des Elektrons durch den Nachweis dieser charakteristischen Folge von Szintillationspulsen bekannt. Sie registrierten ungefähr drei Pulse je Stunde, wenn der Reaktor in Betrieb war.

Die Beobachtung des Myon-Neutrinos im Jahre 1962 durch eine Gruppe der Columbia University erforderte eine völlig andere Experimentiertechnik. Die grundlegenden Einfangsreaktionen

$$\bar{\nu}_\mu + p \rightarrow n + \mu^+ \quad \text{und} \quad \nu_\mu + n \rightarrow p + \mu^-,$$

können nur ablaufen, wenn die Neutrinos (und Antineutrinos) genügend Energie, nämlich mehr als 100 MeV besitzen, um die Masse eines Myons zu erzeugen. Die Wahrscheinlichkeit für den Einfang nimmt mit immer größer werdender Energie der Neutrinos zu, so daß möglichst große Energien eine Voraussetzung für den Erfolg dieses Experimentes sind. Man mußte deshalb den größten zur Verfügung stehenden Beschleuniger verwenden. Das erfolgreiche Experiment wurde an dem „Alternating Gradient Synchrotron" in Brookhaven (Fig. 1.4) ausgeführt. Die Maschine wurde bei diesem Experiment nur mit 15 GeV, das entspricht etwa der Hälfte ihrer Maximalenergie, betrieben. Der Grund hierfür wird später erläutert.

Über eine kurze Kette von Zwischenereignissen liefert das Brookhaven AGS eine große Anzahl hochenergetischer Neutrinos (siehe Fig. 5.3). Energiereiche Protonen stoßen in der Maschine auf die Kerne eines Targets und erzeugen einen Strahl von Sekundärteilchen. Unter diesen sind zahlreiche Pionen. Auf ihrem Flug vom Beschleuniger unterliegen die geladenen Pionen spontanen Zerfällen und liefern nach den folgenden Umwandlungen

$$\pi^+ \rightarrow \mu^+ + \nu_\mu \quad \text{und} \quad \pi^- \rightarrow \mu^- + \bar{\nu}_\mu$$

die benötigten Neutrinos. Die Sekundärteilchen geben den gleichen, großen Impuls, den die hochenergetischen Protonen ihnen beim Stoß übertragen haben, an die Neutrinos und Antineutrinos weiter. Auf diese Weise fliegen alle diese Teilchen innerhalb eines engen Strahlkegels in eine bestimmte Richtung.

Damit die unerwünschten Teilchen abgesondert und die Neutrinos für sich alleine untersucht werden können, stellten die Experimentatoren dem Teilchenstrahl mit seinen verschiedenen Bestandteilen eine über 12 Meter dicke Wand aus Eisen in den Weg. Hinter dieser Wand war eine Funkenkammer aufgebaut (Fig. 5.3). Eine Funkenkammer ist eine Anordnung, in der zwischen eng benachbarten Metallplatten überspringende Funken die Spur eines hochenergetischen, geladenen Teilchens sichtbar machen. Bei der benutzten Energie der Maschine von 15 GeV war die eiserne Abschirmung dick genug, um alle Teilchen bis auf die Neutrinos abzuhalten; für die Neutrinos jedoch war diese Abschirmung kein Hindernis. (Bei einer Energie von 30 GeV hätte der 12 Meter dicke Eisenwall nicht ausgereicht, um die Funkenkammer vor allen unerwünschten Teilchen abzuschirmen.)

Neutrinos und Antineutrinos durchflogen in großer Zahl die Funkenkammer, wobei für jedes einzelne eine Chance von weniger als einem Millionstel eines Millionstel für einen Einfang bestand. Tritt eine Einfangsreaktion der Form

$$\bar{\nu}_\mu + p \to n + \mu^+$$

auf, dann wird in der Kammer ein positives Myon erzeugt, das dann eine Spur hinterläßt. Falls das Myon-Neutrino und das Elektron-Neutrino ein und dasselbe Teilchen wären, so sollte die Erzeugung von Positronen auf diese Weise genau so möglich sein wie in dem Experiment am Savannah River; die Erzeugung von Positronen und positive Myonen sollte dann gleich häufig auftreten. In ähnlicher Weise sollten auch negative Myonen und Elektronen erzeugt werden, und zwar in gleicher Anzahl. In über 300 Betriebsstunden beobachtete die Columbia-Brookhaven-Gruppe 29 eindeutige Myonenspuren in ihrer Kammer, aber keine einzige Elektronenbahn. Sie identifizierten auf diese Weise das Myon-Neutrino und zeigten zugleich, daß es sich bei ihm um ein von dem Elektron-Neutrino verschiedenes Teilchen handelt.

Zur Zeit als dieses Buch geschrieben wurde, diskutierte man noch lebhaft die Entdeckung des zweiten Neutrinos. Man kann nur hoffen, daß die Identifizierung dieses weiteren Mitglieds des Elementarteilchen-Zoos eine große Hilfe bei der Lösung des Problems der Verschiedenartigkeit der Elementarteilchen darstellt.

Wäre das Antineutrino *nicht* 1956 entdeckt worden, so wäre das für die Physiker schon recht beunruhigend gewesen; denn es ist nicht leicht, auf einen Schlag die drei Erhaltungssätze für Energie, Impuls und Drehimpuls aufzugeben. Aber fast im selben Monat, in dem das Neutrino den Physikern die Gewißheit gab, daß diese geheiligten Gesetze nicht verletzt waren, übernahm es eine entscheidende Rolle bei der Zerstörung eines anderen Gesetzes — dem Gesetz der Paritätserhaltung. (Die Bedeutung der Parität wird in Kapitel VIII diskutiert.) Wir möchten hier lediglich eine neue Eigenschaft des Neutrinos erwähnen, die bei der Untersuchung der Parität ans Tageslicht kam: Das Neutrino ist Linkshänder.

Nach der Quantenmechanik kann bei einem Teilchen mit dem Spin 1/2, z. B. beim Neutrino, der Spin entweder in Flugrichtung des Teil-

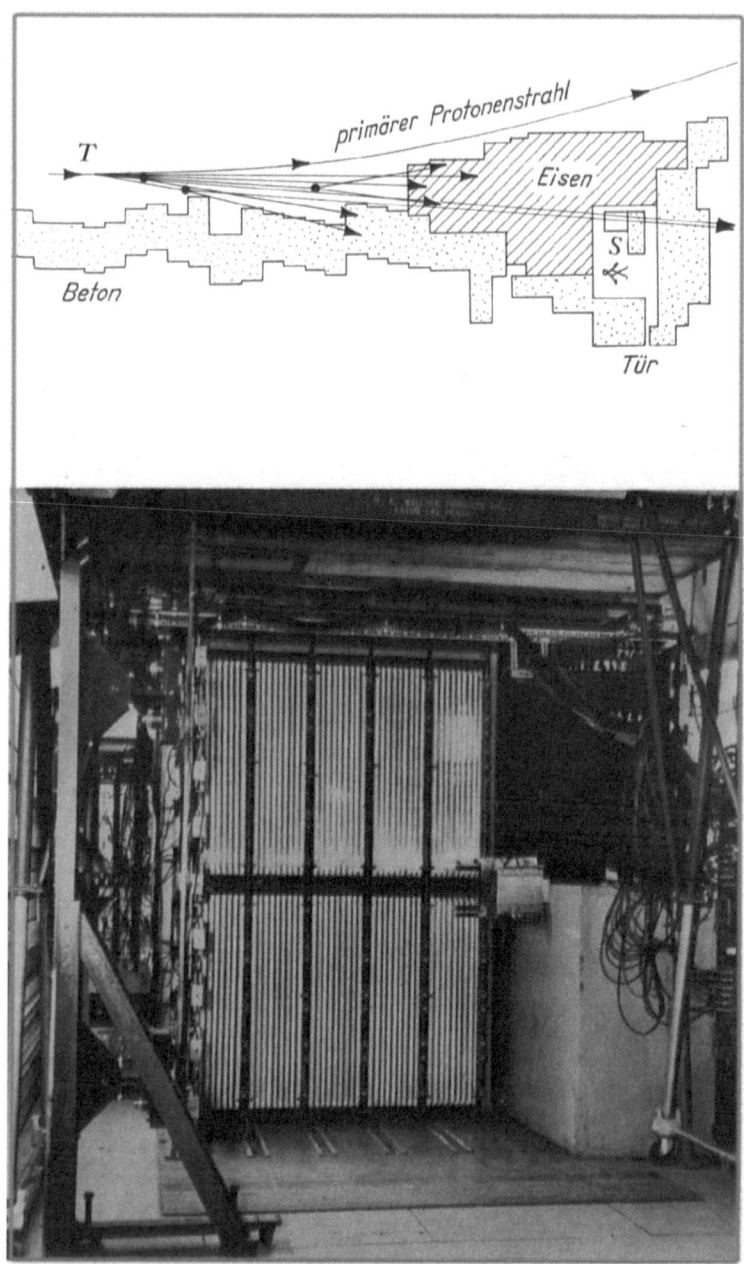

Die Neutrinos 139

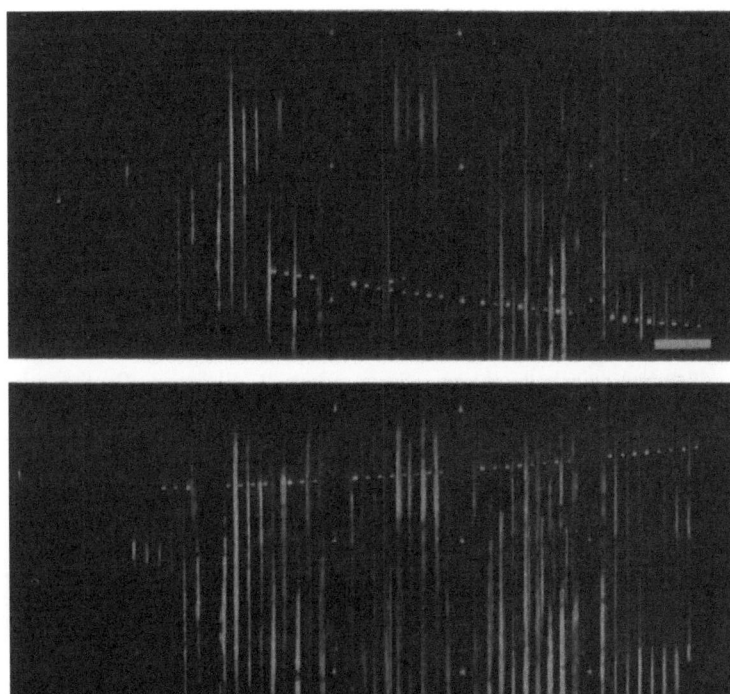

Fig. 5.3. Die Entdeckung des zweiten Neutrinos. Im oberen Teil der linken Seite trifft der auf einem Kreis umlaufende Protonenstrahl des AGS in Brookhaven auf ein Target T; Sekundärteilchen aller Art fliegen nach rechts. Die Linien, die die 15 m dicke Eisenabschirmung und die dahinterliegende Funkenkammer S durchdringen, repräsentieren Neutrinos aus dem Pionzerfall. Die Eisen- und Betonmauern halten nahezu alle anderen Teilchen zurück (kürzere Linien). Um eine Vorstellung von den Größenverhältnissen zu vermitteln, ist in dem Raum der Funkenkammer ein liegender Experimentator eingezeichnet. (Die Magnete, die den primären Protonenstrahl auf der Kreisbahn führen, sind nicht dargestellt.) Darunter ist die zehn Tonnen schwere Funkenkammer abgebildet, die 90 parallele, etwa ein Quadratmeter große Aluminiumplatten enthält. Der Durchgang eines geladenen Teilchens wird durch Funken angezeigt, die zwischen den einzelnen Platten überspringen. Auf der obigen Abbildung sind zwei Photographien dieser Funkenspuren wiedergegeben. Die Spuren stammen von Myonen, die durch den Einfang von Neutrinos in der Kammer erzeugt wurden. Um 29 Myonenereignisse registrieren zu können, mußten ungefähr $3 \cdot 10^{17}$ Protonen in dem AGS beschleunigt und 10^{14} Neutrinos durch die Kammer geschossen werden

chens oder dieser entgegengerichtet sein. Wir geben dazu ein Beispiel. Nehmen wir an, daß unsere Erde auf die Größe eines Elementarteilchens zusammengeschrumpft sei und ihr Eigendrehimpuls einhalb der

Quanteneinheit ℏ betrage, so könnte sich die Erde entweder mit dem Nordpol oder mit dem Südpol vorausgerichtet bewegen. Im ersten Fall sieht ein Betrachter, der der Erde in Flugrichtung nachschaut, eine Drehbewegung im Uhrzeigersinn, und man sagt, daß der Spin in diesem Fall in Flugrichtung zeige. Im zweiten Fall, wo der Südpol vorausfliegt, spricht man von einem der Flugrichtung entgegengerichteten Spin. Den ersten Fall, in dem der Nordpol vorwegfliegt, bezeichnet man auch als eine rechtshändige Bewegung, da hier die Rotationsbewegung und die Flugrichtung zusammengenommen eine Bewegung ergeben, wie sie bei einer „normalen" Rechtsschraube auftritt. Man kann sich dies durch eine „Rechte-Hand-Regel" einprägen. Zeigt der rechte Daumen in die Flugrichtung, so geben die leichtgekrümmten Finger die Richtung einer Rechtsdrehung an.

Teilchen mit halbzahligem Spin, wie z. B. Elektron, Proton oder Neutron, können sich entweder im rechtshändigen oder im linkshändigen Sinn bewegen, d. h., ihr Spin ist entweder der Flugrichtung gleich- oder entgegengesetzt gerichtet. 1957 wurde die bemerkenswerte Tatsache entdeckt, daß das Neutrino immer linkshändig ist (und das Antineutrino stets rechtshändig).

Der linkshändige Charakter wurde sowohl bei dem Elektronen-Neutrino als auch bei dem Myon-Neutrino festgestellt. Wir wollen hier nur berichten, wie diese Eigenschaft beim Neutrino des Myons nachgewiesen wurde. Ein positives Pion zerfällt in ein positives Myon und ein Neutrino, die auseinanderfliegen (Fig. 5.4). Aufgrund der Erhaltungssätze lassen sich alle Eigenschaften des Neutrinos allein aus der

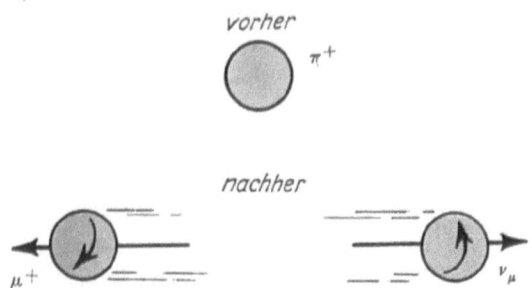

Fig. 5.4. Erzeugung eines linkshändigen Neutrinos beim Zerfall eines positiven Pions

Beobachtung des Myons erschließen. Man fand, daß alle Myonen in linkshändiger Bewegung wegfliegen, ihr Spin also ihrer Bewegungsrichtung stets entgegengesetzt ist wie es in Fig. 5.4 dargestellt ist. Nun folgt aus dem Impulserhaltungssatz, daß die Flugbahn des Neutrinos der Flugrichtung des Myons genau entgegengerichtet sein muß. Der Erhaltungssatz für den Drehimpuls fordert, daß die Spinrichtungen von

Myon und Neutrino ebenfalls entgegengesetzt sind. Das Neutrino muß deshalb ebenso mit einer linkshändigen Bewegung auftreten. (Man benutze die Rechte-Hand-Regel um dies in Fig. 5.4 nachzuprüfen.) Man kann schließlich die Argumentation auch umdrehen und sagen, daß das Myon deshalb linkshändig auftritt, *weil* das Neutrino linkshändig ist.

Dies führt zu der Frage, welches von den beiden Teilchen „wirklich" linkshändig ist. Versetzen wir uns in Gedanken in ein Raumschiff, das das Myon auf seinem Flug verfolgt. Fliegen wir auf gleicher Höhe neben dem Myon, so zeigt sein „Nordpol" zur Hinterfläche unserer Rakete, und sein „Südpol" weist zur Spitze, so wie in Fig. 5.4. Überholen wir jedoch das Myon und schauen aus dem Fenster unseres Raumschiffs, so scheint das Myon nach hinten von uns wegzufliegen, d. h. sein „Nordpol" zeigt jetzt nach vorwärts. Relativ zu unserem Beobachtungsstandpunkt im Raumschiff ist das Myon nun rechtshändig. Diesen Kunstgriff können wir jedoch nicht auf das Neutrino anwenden. Da es mit Lichtgeschwindigkeit fliegt, können wir es nicht überholen. Gleichgültig wie wir es anschauen, es wird stets linkshändig erscheinen. Es ist deshalb zulässig, das Neutrino als ein linkshändiges Teilchen zu bezeichnen. Demgegenüber kann das Myon sowohl in einem linkshändigen Bewegungszustand als auch in einem rechtshändigen erscheinen, und es ist deshalb nicht seinem inneren Wesen nach das eine oder das andere.

Wir wollen diesen Abschnitt über die Neutrinos mit einer Diskussion über die Neutrinos im Kosmos beschließen. Dies ist ein sehr interessantes Thema, weil im Universum ungeheuer viele Neutrinos vorhanden sind, und es ist gleichzeitig ein Thema, das enttäuscht, da die Chancen für die Beobachtung dieser kosmischen Neutrinos sehr klein sind. Was wissen wir über das Auftauchen und das Verschwinden der Neutrinos im Kosmos? Interessanterweise scheinen die Neutrinos im Kosmos zwar neu aufzutauchen, aber nicht zu verschwinden. Jeder Stern erzeugt Neutrinos und gibt sie in einem ständigen Strom in das Universum ab. Die Wechselwirkung dieser Neutrinos mit der restlichen Materie des Universums ist jedoch so gering, daß praktisch keines dieser Teilchen jemals wieder absorbiert wird. Nahezu jedes Neutrino, das in den zehn bis hundert Millionen Jahren, die wir für das Alter des Universums annehmen, jemals geboren wurde, ist noch am Leben.

Im Inneren der meisten Sterne wird Wasserstoff in Helium umgewandelt. Dieses „Verschmelzen" des Wasserstoffs läuft über zahlreiche Zwischenstufen, der Gesamtprozeß läßt sich in der Anfangs- und Endstufe in der folgenden Form symbolisch angeben:

$$2\,e + 4\,p \rightarrow (\text{nnpp})_{\text{He}} + 2\,\nu_e + k\,\gamma.$$

Die Bezeichnung $(\text{nnpp})_{\text{He}}$ bedeutet, daß zwei Neutronen und zwei Protonen zu einem Heliumkern zusammengelagert sind. Der Ausdruck $k\gamma$ steht für eine unbestimmte Anzahl von Photonen. Es folgt einfach aus den Erhaltungssätzen, daß die Netto-Reaktion in dieser Weise ablaufen muß. Da zwei der vier Protonen in Neutronen umgewandelt werden, verlangt der Erhaltungssatz der Ladung, daß zwei negative Ladungen da sind, die die Ladung der beiden Protonen kompensieren; aus diesem Grund müssen zwei Elektronen (dies sind die einzigen verfügbaren, negativen Teilchen) an der Reaktion teilnehmen. Elektronen befolgen jedoch den Erhaltungssatz für die Elektronen-Familienzahl. Wenn sie ihre Ladung zur Verfügung stellen und verschwinden, müssen zwei neutrale Mitglieder derselben Familie auftauchen, und dieses sind die beiden Neutrinos. Schließlich verlangt der Energiesatz, daß irgend etwas die bei der Verschmelzung des Wasserstoffs auftretende Energie abführt. Diese Aufgabe übernehmen die Photonen. Die Neutrinos fliegen gleich nach ihrer Erzeugung ungehindert aus dem Stern und beginnen eine nahezu unbegrenzte Flugreise durch den Weltraum. Die Photonen andererseits müssen sich erst ihren Weg zur Oberfläche des Sterns in einer langen Reihe von Absorptions- und Reemissionsprozessen freiboxen. Die Photonenenergie wird stark aufgeteilt, ehe sie von der Oberfläche des Sterns abgestrahlt wird. Auf jedes hochenergetische Neutrino, das den Stern verläßt, kommen ungefähr 10 Millionen Photonen kleinerer Energie. Die Gesamtenergie, die von Neutrinos abgeführt wird, beträgt jedoch nur etwa 10 Prozent der Energie, die über die Photonen abgestrahlt wird. Ein typischer Wert für die Energie eines Neutrinos, das von der Sonne ausgesandt wird, ist etwa 1 MeV, während die Photonen eine Energie von ungefähr 2 eV besitzen, was dem Bereich des sichtbaren Lichtes entspricht. Bemerkenswerterweise senden die Sterne nur Neutrinos aus, jedoch keine Antineutrinos.

Die Tatsache, daß wir Sterne sehen, die zehn Millionen Lichtjahre entfernt sind, zeigt, wie groß für Photonen die Chance ist, ungehindert durch das Universum zu fliegen. Das bedeutet, daß diese für die Neutrinos natürlich noch viel größer ist. Nach einer groben Abschätzung beträgt für ein Neutrino, das den bekannten Teil des Universums in ungefähr 10 Millionen Jahren durchfliegt, die Chance, daß es auf diesem Flug eingefangen wird, nur 1 zu 10^{25}. Unser Universum ist außerordentlich leer, und nur kleine Stückchen Materie sind in der ungeheueren Weite des Weltalls verstreut. Es ist wirklich nicht sehr einfach eine dreitausend Lichtjahre dicke Wand zu finden, die ein niederenergetisches Neutrino aufhalten könnte. In den kommenden Milliarden Jahren werden die Sterne weiterhin einen wesentlichen Teil ihrer Energie in Form von Neutrinoschwärmen aussenden, die ungestört im Universum herumfliegen und sonst keine Wirkung zeigen. Es scheint außerordentlich unwahrscheinlich, daß der Mensch die Energie der kosmischen Neutrinos auszunutzen imstande ist oder ihnen gar Informationen entnehmen kann, obwohl die Neutrinos im Prinzip interessante Informationen geben könnten, da sie die einzigen direkten Boten aus dem Inneren der Sterne sind.

Die Erde empfängt die meisten Neutrinos, ebenso wie den größten Teil ihres Lichtes, ihrer Photonen, von der Sonne. Von einer Million Neutrinos, die auf unsere Erde einfallen, stammt nur eines aus dem ferneren Weltall, die übrigen 999 999 kommen von der Sonne. Auf jeden Quadratzentimeter (etwa die Größe eines Fingernagels) unserer Erde schießt die Sonne in jeder Sekunde ungefähr $4 \cdot 10^{10}$ (vierzig Milliarden) Neutrinos und ungefähr noch zehnmal soviel Photonen. Dies heißt, daß zu jedem Zeitpunkt jeder Kubikzentimeter innerhalb der Erde oder in ihrer Nähe etwa ein Neutrino enthält. Es wird erzählt, daß ein Physiker einem Freund eine leere Streichholzschachtel mit der Aufschrift „Enthält garantiert 100 Neutrinos" geschenkt hat. Um dies noch weiter zu verdeutlichen, können wir hinzufügen, daß jeder von uns während der Dauer eines Augenzwinkerns von etwas mehr als 10^{12} Neutrinos durchdrungen wird.

Um die Schwierigkeiten, die der Beobachtung oder gar der Verwendung der von der Sonne stammenden Neutrinos im Weg stehen, deutlich zu machen, vergleichen wir den von REINES und COWAN durch ihre Meßanordnung geschickten Antineutrinofluß mit dem Strom der aus der Sonne kommenden Neutrinos. REINES und COWAN hatten in ihrem Experiment am Savannah River Reaktor eine Intensität, die etwa eine Milliarde Mal größer war. In einer Anordnung ähnlich derjenigen am Savannah River, würde also nur in einigen tausend Jahren ein von der Sonne kommendes Neutrino eingefangen.

Das Graviton

Das Graviton hat als Teilchen keine große Rolle in der Physik gespielt. Der Grund hierfür liegt nicht so sehr darin, daß es bisher noch nicht beobachtet werden konnte — das Neutrino war bereits lange bevor es direkt nachgewiesen wurde ein wichtiger Bestandteil in der Welt der Elementarteilchen — als vielmehr darin, daß nichts bekannt ist über irgendeine Verbindung des Gravitons mit den anderen Teilchen oder deren Umwandlungen. Das Graviton steht für sich und wird für die Übertragung der Schwerkraft zwischen makroskopischen Objekten und zwischen Himmelskörpern verantwortlich gemacht, aber es hat, soweit wir wissen, nichts zu tun mit den Elementarereignissen der Erzeugung und Vernichtung, die in der submikroskopischen Welt ablaufen. Dies läßt sich etwas anders auch so formulieren, daß die Quantenaspekte des Gravitons sich bis jetzt noch nicht gezeigt haben. Es ist lehrreich, die Erscheinung der Gravitation mit der der Elektrizität zu vergleichen. Wir kennen verschiedene klassische, makroskopische Erscheinungsformen der Elektrizität, wie z. B. Ströme in Leitungen, den Einschlag eines Blitzes, oder Radio- und Fernsehwellen. Dies sind alles Formen, in denen der Quantenaspekt der Elektrizität, der Photonengesichtspunkt, keine Rolle spielt. Den Quanten- oder Photonenvorstellungen der Elektrizität kommt erst in der atomaren und nuklearen

Welt entscheidende Bedeutung zu. Die einzelnen Photonen besitzen hier viel größere Energien als z. B. die Photonen des Radiobereiches. Ferner halten elektrische Kräfte die Atome zusammen und erlauben andererseits, das Uran zu spalten. Die Elektrizität umfaßt das ganze Spektrum, angefangen von den Einzelereignissen der Elementarteilchen bis hin zu dem makroskopischen Bereich unserer Sinneseindrücke, also von diskreten Teilchen bis zu kontinuierlichen Wellen.

Bei der Erscheinung der Gravitation kennen wir lediglich den makroskopischen Bereich des Spektrums. Der Grund hierfür ist sehr einfach. Die Gravitation ist außerordentlich schwach, noch viel schwächer als die „schwache" Wechselwirkung, die das Neutrino erfährt. Die Gravitationsanziehung zwischen einem Elektron und einem Photon ist um den riesigen Faktor 10^{40} kleiner als ihre elektrische Anziehung. Es wundert einen nicht, daß diese Teilchen durch elektrische Kräfte zu einem Wasserstoffatom zusammengehalten werden, und daß das Wasserstoffatom, wenn es seine Energie ändert, dies unter Emission oder Absorption von Photonen tut, nicht aber von Gravitonen. Das Aufheben eines Nagels mit einem kleinen Magneten zeigt den großen Unterschied zwischen den beiden Kräften. Der Magnet (dessen Eigenschaft im Wesentlichen elektrischer Natur ist) zieht den Nagel aufwärts, d. h. entgegen der Anziehungskraft der gesamten Erde, und er gewinnt mit Leichtigkeit diesen Wettbewerb.

In unserem Sonnen- und Milchstraßensystem übernimmt die Gravitation, die schwächste unter den Kräften, die beherrschende Rolle. Sie übertrifft die starke und schwache Wechselwirkung, weil diese von Kräften mit kurzer Reichweite ausgeübt werden. Obwohl diese im Grunde stärker als die Gravitation sind, ist ihre Wirkung über größere Entfernungen als 10^{-13} cm vernachlässigbar; sie haben daher keinen Einfluß auf den Zusammenhalt des Sonnensystems. Elektrische Kräfte haben ebenso wie die Gravitation eine große Reichweite (sie werden mit größerem Abstand vom Zentrum der Kraft zwar ebenfalls kleiner, aber diese Abnahme findet, im Vergleich mit dem plötzlichen Abfall der Kräfte kurzer Reichweite, verhältnismäßig langsam statt). Die Sonne und die Planeten sind (beinahe vollkommen) elektrisch neutral; sie bestehen aus einer gleich großen Anzahl positiv und negativ geladener Teilchen. Die elektrischen Kräfte sind daher kompensiert, und die Gravitation beherrscht das Feld[1]. Jede beobachtete Gravitationsanzie-

---

[1] Es wurde früher erwähnt, daß die weitreichenden Kräfte durch masselose Teilchen übertragen werden, die elektrischen Kräfte durch das Photon und die Gravitation durch das Graviton. Man könnte vermuten, daß auch die schwache Wechselwirkung weitreichend sein müßte, da sie durch das masselose Neutrino vermittelt wird. Dies trifft jedoch nicht zu, weil das Neutrino niemals allein erzeugt oder vernichtet wird, sondern immer nur zusammen mit einem Elektron oder einem Myon. Die schwache Wechselwirkung wird nicht durch das Neutrino allein übermittelt, sondern durch ein Teilchenpaar, von dessen Partner nur einer masselos ist.

hung setzt eine so ungeheuer große Anzahl von Gravitonen voraus, daß es in absehbarer Zeit ganz aussichtslos ist, sich den Nachweis eines einzigen Gravitons zu erhoffen, da dessen Wirkung als einzelnes Teilchen noch schwächer ist als die eines Neutrinos.

Eine unter Physikern häufig gestellte Frage, die jedoch niemand bisher beantworten konnte, ist die folgende: Wird das Graviton stets ein Außenseiter unter den Elementarteilchen bleiben, das in keiner Verbindung zu den Elementarereignissen der submikroskopischen Welt steht, oder wird es nicht eines Tages doch gelingen aufzuzeigen, daß es zu den anderen Teilchen „gehört" und an der tieferen Struktur der Teilchen in irgendeiner Weise beteiligt ist? Die einen antworten, daß die Natur die Tendenz hat, ihre einzelnen getrennten Teile in ein zusammenhängendes Ganzes einzufügen, und daß es deshalb verwunderlich wäre, wenn das Graviton ohne Bedeutung für die Welt des sehr Kleinen wäre. Darüber hinaus könnte vielleicht gerade das Graviton die mathematischen Schwierigkeiten überwinden helfen, welche immer dann auftreten, wenn Theoretiker versuchen, die Familie der Elementarteilchen ohne das Graviton zu beschreiben. Die Pragmatiker antworten demgegenüber, daß zum derzeitigen Stand nicht bekannt sei, daß das Graviton irgend etwas mit den Umwandlungen oder den Strukturen der anderen Teilchen zu tun hat, und jede Erörterung dieser Möglichkeit im Augenblick rein spekulativ sei.

Kapitel VI

Von „Strange Particles" und anderen Teilchen

Wenn ein Elektron und ein Positron aufeinanderstoßen, vernichten sie sich gegenseitig. Wenn ein Positron und ein Proton sich nahe kommen, stoßen sie sich gegenseitig ab und weichen einander aus. Ein Proton und ein Neutron werden durch die starke Kernkraft angezogen. Ein Neutron und ein Elektron (um den Kreis zu schließen) nehmen praktisch keine Kenntnis voneinander und können koexistieren, ohne daß viel zwischen ihnen geschieht. Ähnlich wie in der Tierwelt spielen sich die Beziehungen der Teilchen in unserem Elementarteilchen-Zoo auf die mannigfachste Art und Weise ab. Manchmal fühlen sie sich zueinander hingezogen, manchmal rücken sie voneinander ab, manchmal reagieren sie sehr stark, manchmal ziemlich schwach, manchmal gehen sie auf Vernichtung aus, manchmal reagieren sie nach dem Motto „Leben und leben lassen". Wir haben in den letzten Jahren eine ganze Menge über diese Wechselwirkungen gelernt — ihr Studium ist geradezu das zentrale Thema der Teilchenforschung — aber es bleiben einige wichtige Fragen offen.

Jedes Teilchen ist mehr oder weniger ein Herdentier. Jedes einzelne reagiert in einer bestimmten Art auf die Gegenwart eines jeden anderen, auch wenn dieses Reagieren sich in der denkbar unterschiedlichsten Weise äußert. Einmal ist es gerade eben ein schwaches Zunicken; ein andermal besteht es in einer explosionsartigen Vernichtung. Wir wissen heute, daß die Ereignisse der Erzeugung und Vernichtung in Wirklichkeit jede Wechselwirkung begleiten, wenn auch vielfach in ganz schwacher Form. Wir wollen eine eingehendere Erörterung dieser neuen Einsicht in die Art der Wechselwirkung der Teilchen auf Kapitel VII verschieben. Im übrigen ist es bei den Wechselwirkungen besser in den Kategorien schnell und langsam als in schwach und stark zu denken. Der Unterschied, um den es sich hier handelt, ist vergleichbar mit dem Unterschied in der Freundschaft eines reservierten Einwohners Großbritanniens und der eines offenherzigen Amerikaners. Bei dem einen dauert das Ausreifen der Freundschaft länger als beim anderen, aber am Ende sind sie gleichermaßen herzlich. Es mag sein, daß ein Neutrino durch dreitausend Lichtjahre Materie fliegen muß, bis es reagiert, aber sein Absterben ist dann genauso vollständig und eindeutig, wie der plötzliche Tod eines Photons, das nur ein millionstel Zentimeter Stoff durchquert hat. Obwohl mit jeder Wechselwirkung Prozesse der Vernichtung und Erzeugung verknüpft sind, kann ein Partikelpaar eine Begegnung überleben, und tut es sogar meistens.

Ein Teilchen läßt sich nicht von seinen Wechselwirkungen trennen; die beste Methode, um die Eigenschaften und das Verhalten der Teilchen zu verstehen, ist das Studium ihrer Wechselwirkungen. Manchmal sprechen wir von den „inneren" Eigenschaften eines Teilchens, die nur mit diesen Teilchen verbunden sind, ganz gleichgültig, wie es sich in der Gegenwart anderer Teilchen verhält. Masse, Ladung und Spin gehören zu diesen Charakteristika. Natürlich kann auch eine solche spezifische Eigenschaft eines Teilchens nur auf dem Weg über die Wechselwirkungen entdeckt und gemessen werden. Daß ein Teilchen geladen ist wissen wir, weil es Photonen aussenden und absorbieren sowie Kräfte auf andere geladene Teilchen ausüben kann. Seine Masse stellen wir fest, indem wir messen, wie stark es auf eine Kraft (eine Wechselwirkung) reagiert. Auch erkennen wir seinen Spin nur durch die Reaktionen mit anderen Teilchen. Wechselwirkungen sind der „Leim", der die Teile der Welt zusammenhält; dies trifft nicht nur in dem Sinn zu, daß die Wechselwirkungen die Atome und Moleküle sowie die Planetensysteme zusammenhalten, sondern auch insofern als sie als Informationsvermittler fungieren. Denn nur durch die Wechselwirkung der Elementarteilchen wird ein Teil der Welt der anderen Teile gewahr, und nur durch diese Wechselwirkungen gewinnt der Mensch Erkenntnisse über seine Umgebung und über den Rest des Universums. Schon in Kapitel V haben wir betont, daß es direkt oder indirekt die Wechselwirkungen der Photonen mit geladenen Teilchen sind, die dem Menschen die meisten seiner Kenntnisse und Energien liefern.

Es ist überflüssig zu bemerken, daß ein Teilchen ohne Wechselwirkungen ein Nichts ist. Da es keine Möglichkeit hat, seine Gegenwart zu dokumentieren, ist es nicht vorhanden. Jedermann kann nach Belieben soviele solcher Teilchen erfinden, wie er will, und kein Physiker wird dagegen etwas sagen. Teilchen ohne Wechselwirkungen sind absolut harmlos und gehen die Physik nichts an. Als EINSTEIN zu Beginn unseres Jahrhunderts den Äther aus der wissenschaftlichen Erörterung verbannte, geschah das, weil der Äther völlig ohne Wechselwirkung und deshalb auch außerhalb jeder Erkennbarkeit war. Er war aus diesem Grund für die Physik überflüssig.

Ehe wir dazu übergehen, die Teilchen und ihre wichtigsten Eigenschaften zu katalogisieren, wollen wir ihre Wechselwirkungen aufzählen. Dabei ist von besonderem Interesse, daß sie alle zu einer von vier verschiedenen und klar unterscheidbaren Klassen gehören. Es sind dies:
1. Die starke Wechselwirkung
2. Die elektromagnetische Wechselwirkung
3. Die schwache Wechselwirkung
4. Die Gravitations-Wechselwirkung.

Wir sahen bereits in Kapitel V, daß Photonen mit der elektromagnetischen Wechselwirkung, Neutrinos mit der schwachen, und Gravitonen mit der (noch schwächeren) Gravitations-Wechselwirkung verbunden sind. Da es bei 36 verschiedenen Teilchen insgesamt 630 verschiedene Paare gibt, die miteinander in Wechselwirkung treten können, stellt die Entdeckung, daß nur vier unterschiedliche Arten der Wechselwirkung alle Vorgänge zwischen diesen Paaren regeln, einen großen Schritt zur Vereinfachung dar.

Obgleich die starke und die schwache Wechselwirkung nur unvollkommen verstanden sind (was schon ihre farblose Bezeichnung andeutet), und obgleich die Beziehungen zwischen den verschiedenen Arten von Wechselwirkungen (wenn es solche Beziehungen überhaupt gibt) völlig unbekannt sind, gibt es einige aufregende Feststellungen über die vier Arten der Wechselwirkungen — Fakten, mit denen die Natur dem theoretischen Physiker einige harte Nüsse zu knacken gibt.

Da sind zunächst sehr bemerkenswerte Unterschiede in der Stärke der verschiedenen Wechselwirkungen. Die starke Wechselwirkung übertrifft die Stärke der Gravitationswechselwirkung um den unerhört großen Faktor von 10^{40}. Der „nukleare Leim" (starke Wechselwirkung) läßt den „kosmischen Leim" (Gravitation) als geradezu kümmerlich schwach erscheinen. Die elektromagnetische Wechselwirkung ist „nur" etwa 100mal schwächer als die starke, aber sie ist 10^{13}mal so stark wie die schwache Wechselwirkung. Die schwache Wechselwirkung ist ihrerseits etwa 10^{25}mal so stark wie die Gravitationswechselwirkung. Diese Zahlen haben an sich keine sehr präzise Bedeutung, aber sie zeigen ganz klar, daß zwischen der Stärke der einzelnen Wechselwirkungen riesige Unterschiede bestehen.

Der zweite aufregende Tatbestand hinsichtlich der vier Typen von Wechselwirkungen besteht in einer Regel, die ungefähr so formuliert werden kann: Je stärker, desto weniger. Von den 14 verschiedenen Teilchen, die in Tabelle 1 aufgeführt sind, unterliegen 8 (dazu gehören alle Mesonen und Baryonen) der starken Wechselwirkung, 11 (alle mit Ausnahme der Neutrinos und des Gravitons) der elektromagnetischen, 13 (alle mit Ausnahme des Gravitons) der schwachen und alle 14 der Gravitationswechselwirkung[1]. Die Regel läßt sich auch so formulieren: Je schwächer die Wechselwirkung, desto größer die Anzahl der

---

[1] Selbst die masselosen Teilchen unterliegen der Gravitation, weil die Gravitation — die universellste aller Wechselwirkungen — jedes überhaupt vorhandene Energiebündel anzieht, ganz gleich, ob die Energie in Form von Masse konzentriert ist oder nicht. Daß beispielsweise Photonen durch die Gravitation beeinflußt werden, wurde zum erstenmal durch die Beobachtung der Ablenkung des Sternenlichts durch die Sonne gezeigt. Im Jahre 1960 wurde dies mit sehr viel größerer Genauigkeit in einem Experiment auf der Erde bestätigt; dabei konnte die winzige Änderung der Energie eines Photons gemessen werden, während es vertikal im Gravitationsfeld der Erde „herabfiel".

Teilchen, die von ihr betroffen wird. Ein Teilchen, das einer stärkeren Wechselwirkung unterliegt, erfährt auch den Einfluß aller schwächeren Wechselwirkungen. Geht man in der Liste der Teilchen zu immer schwächeren Wechselwirkungen, so werden immer mehr Teilchen neu erfaßt; niemals kann ein Teilchen den Einfluß einer schwächeren Wechselwirkung überspringen. So erfahren die 8 Teilchen (und ihre Antiteilchen) mit der starken Wechselwirkung gleichzeitig auch die elektromagnetische und die schwache Wechselwirkung sowie die Gravitationswechselwirkung. Es ist interessant, daß gerade die acht schwersten Teilchen (d. h., die Pionen und alle noch schwereren Teilchen) der starken Wechselwirkung unterliegen. Auf der nächsten Stufe sind die leichteren Myonen, Elektronen und Photonen einzureihen, und auf jeder der beiden untersten Stufen der Wechselwirkungen kommen die restlichen masselosen Teilchen an die Reihe. Eine Erklärung dieses Tatbestandes gibt es nicht.

Schließlich besteht ein äußerst interessanter Zusammenhang zwischen der Stärke der Wechselwirkungen und den Erhaltungssätzen. Die 7 absoluten Erhaltungssätze, die wir in Kapitel IV besprochen haben, gelten für alle Wechselwirkungen der Teilchen. Daneben gibt es aber einige weitere Erhaltungssätze, die bei einigen Wechselwirkungen gelten, bei anderen nicht. Es gilt die Regel: Je stärker die Wechselwirkung ist, desto größer sind auch die Einschränkungen, die die möglichen Umwandlungen der Teilchen durch zusätzliche Erhaltungssätze begrenzen. Die starke Wechselwirkung unterliegt den Erhaltungssätzen der Parität, der Ladungskonjugation, des Isospins und der „Strangeness". (Um was es sich bei diesen Erhaltungssätzen handelt, werden wir in Kapitel VIII besprechen. Hier sind wir nur an der Anzahl dieser Gesetze interessiert.) Die schwächeren Wechselwirkungen durchbrechen diese Gesetze teilweise, und je schwächer eine Wechselwirkung ist, um so weniger Gesetzen ist sie unterworfen. Die elektromagnetische Wechselwirkung „verletzt" den Erhaltungssatz des Isospins (mit anderen Worten: Dieses Gesetz hat für die elektromagnetische Wechselwirkung keine Gültigkeit). Die schwache Wechselwirkung geht noch weiter und verstößt gegen alle vier eben genannten Erhaltungssätze. Da man über die Gravitationswechselwirkung im submikroskopischen Bereich nichts weiß, bleibt es eine offene Frage, ob die Gravitationswechselwirkung in der Gesetzlosigkeit noch weiter geht und sogar einen oder mehrere der geheiligten „absoluten" Erhaltungssätze durchbricht. Wenn das der Fall ist, werden die Folgen wahrscheinlich nur im kosmologischen Bereich Bedeutung haben. So könnten z. B. die Verletzung des Erhaltungssatzes für die Baryonenzahl durch die Gravitationswechselwirkung zu einer allmählichen Erzeugung neuer Protonen und Neutronen führen, so wie es die „continuous-creation theory" im Universum annimmt, oder zu einer allmählichen Abnahme dieser Teilchen und so zu einer Unterminierung der materiellen Struktur der Welt. Glücklicherweise wissen wir durch Experimente, daß dieser letzte Prozeß, wenn er überhaupt stattfindet, so langsam vor sich geht, daß er mindestens in den nächsten hundert Milliarden Jahren keinerlei Bedeutung hat. Auch könnte die Gravitation für eine (nicht gleichförmige) Struktur in Raum und Zeit verantwortlich sein (die allgemeine Relativitätstheorie behauptet dies). In diesem Falle würde die fundamentale Symmetrie beseitigt, die die Erhaltungssätze der Energie, des Impulses und des Drehimpulses stützt. Aber auch in diesem Fall würden die Erhaltungssätze nur so wenig eingeschränkt, daß ihre Beschränkung lediglich in den weiten kosmologischen Bereichen von Raum und Zeit, in denen die Gravitation die bestimmende Wechselwirkung darstellt, bedeutsame Konsequenzen hätte.

Es gäbe eine umfangreiche und langweilige Liste, wenn wir alle Teilchen, ihre Wechselwirkungen und ihre Eigenschaften aufzählen wollten, denn inzwischen hat sich ein großes Tatsachenmaterial über die Teilchen angesammelt. Aber unter all diesen Fakten sind zwei Kategorien besonders interessant und wahrscheinlich auch besonders wichtig. Bei dem Überblick, den wir hier über die Elementarteilchen geben wollen, werden wir nur jene Tatsachen herausgreifen, die in diese beiden Kategorien fallen. Die Fakten der einen Kategorie demonstrieren in besonders einfacher und schöner Weise den Charakter eines Naturgesetzes, während die anderen uns Stellen unserer Unkenntnis offenbaren. Die einfache Tatsache der Existenz des Elektrons als ein stabiles Teilchen gehört beispielsweise zu der ersten Gruppe, denn sie zeigt die Wirksamkeit des Erhaltungssatzes der Ladung und bestätigt außerdem, mit welch großer Genauigkeit dieses Gesetz eingehalten wird. Die oben erwähnten Beziehungen zwischen der Stärke der Wechselwirkungen, zwischen den Wechselwirkungen und der Anzahl der von ihr betroffenen Teilchenarten und schließlich zwischen den Wechselwirkungen und der Anzahl der unter ihnen wirksamen Erhaltungssätze gehören zur zweiten Kategorie. Diese Beziehungen sind sicherlich von großer Bedeutung und werden eines Tages wohl als Schlüssel angesehen werden, der dem heutigen Physiker die Türen zu einem Verständnis der verschiedenen Arten von Wechselwirkung hätte öffnen können. Aber heute sind sie lediglich Meilensteine unserer Unwissenheit.

Myonen und Elektronen

Mit dem Myon und dem Elektron hat die Natur uns ein seltsames Zwillingspaar beschert. Sie sind exakte Kopien voneinander mit der einen Ausnahme, daß das eine ein Riese ist und das andere ein Zwerg. Das Myon hat eine etwa 200mal größere Masse als das Elektron, aber in fast allen anderen Eigenschaften ist es von seinem kleinen Bruder nicht zu unterscheiden.

In Wirklichkeit bildet die *Familie* des Elektrons, zu der auch sein Neutrino gehört, ein Zwillingssystem der Myonenfamilie. Aber wegen der fast vollständigen Identität der beiden Neutrinos kann man auch Myon und Elektron praktisch als Zwillinge ansehen. Jedes von ihnen ist negativ geladen und besitzt ein positiv geladenes Antiteilchen, jedes hat den Spin 1/2, jedes unterliegt einem einfachen Erhaltungssatz für die Familienzahl, und — das ist das Wichtigste — jede dieser beiden kleinen Familien scheint genau die gleichen Wechselwirkungen mit allen anderen Elementarteilchen zu zeigen. Dies ist in der Teilchenwelt das einzige bekannte Beispiel einer so weitgehenden Gleichartigkeit. Es ist als werde dem Physiker eine besondere Nachricht übermittelt, die er leider noch nicht versteht.

Es muß einen „Grund" für den Unterschied in den Massen dieser Zwillingsteilchen geben, und dieser Grund sollte sich in weiteren Unterschieden ihrer Eigenschaften widerspiegeln. Aber bis jetzt ist kein Unterschied erkennbar geworden, obgleich das Myon unter den kurzlebigen Teilchen dasjenige ist, das am genauesten studiert wurde. Es wurde auch keine überzeugende theoretische Erklärung für den Unterschied in der Masse gegeben. Das Rätsel dieser Massendifferenz zwischen Myon und Elektron gehört zu jener Gruppe von Fragen, die wir zwar zu stellen gelernt haben, die wir aber nicht beantworten können.

Trotz des großen Unterschieds in ihren Massen sind Elektron und Myon die leichtesten der geladenen Teilchen, und sie sind die einzigen massebehafteten Teilchen, die keine starken Wechselwirkungen erleiden. Obwohl sie hinsichtlich ihrer Massen weit voneinander getrennt sind, stehen sie dennoch als nächste Nachbarn in der Liste der Teilchen. Alle schwereren Teilchen unterliegen der starken Wechselwirkung, während alle leichteren die Eigenschaft haben, keine Masse zu besitzen.

Ehe wir die Gleichartigkeit des Myon-Elektron-Zwillings näher betrachten, müssen wir zwei Fragen diskutieren. Warum macht uns der große Unterschied in der Masse der Zwillinge so viel Kopfzerbrechen? Warum ist auf der anderen Seite der sehr große Unterschied in der Lebensdauer der beiden Teilchen kein Problem (d. h., warum sehen wir nicht auch diesen Unterschied als wesentlich an)? Wir gehen zunächst auf die erste Frage ein.

Masse ist die am stärksten konzentrierte und zugleich die geheimnisvollste Form der Energie. Wir besitzen kein wirkliches Verständnis der Natur der Masse; wir wissen nicht, warum das Proton oder irgendein anderes Teilchen gerade diese bestimmte Energiemenge in der Form von Masse mit sich trägt. Warum ist seine Masse nicht etwas größer oder kleiner? Dennoch gibt uns die Natur mittels der experimentellen Werte der Teilchenmassen einige wenige Hinweise auf den Ursprung und die Größe der Massen. Auf der Grundlage dieser sehr vorläufigen und ungesicherten Kenntnis erscheint die Differenz der Massen von Myon und Elektron einfach unverständlich.

Um dem Leser das Vergnügen zu bereiten, diese Hinweise selber zu entdecken, geben wir in Tabelle 3 einige Massen und Massendifferenzen für eine Anzahl verschiedener Teilchenpaare wieder. Um voreilige Schlüsse zu vermeiden, lassen wir das Elektron und das Myon aus der Tabelle weg und geben die Massen nicht in der sonst meist benutzten

Tabelle 3

Erstes Teilchen	Masse des ersten Teilchens (MeV)	Zweites Teilchen	Masse des zweiten Teilchens (MeV)	Massendifferenz zwischen erstem und zweitem Teilchen (MeV)
π^+	139,6	π^-	139,6	0
π^+	139,6	π°	135,0	4,6
K^+	493,8	π^+	139,6	354,2
K^+	493,8	K°	498,0	—4,2
p	938,2	n	939,5	—1,3
p	938,2	K^+	493,8	444,4
p	938,2	$\bar{p}$	938,2	0
Σ^+	1189,4	Σ°	1192,4	—3,0
Σ^+	1189,4	Σ^-	1197,1	—7,7
Σ^+	1189,4	Λ°	1115,4	74,0
Σ^+	1189,4	$\overline{\Sigma^+}$	1189,4	0
Ξ^-	1320,8	Σ^-	1197,1	123,7

Einheit der Elektronenmasse an (wie in Tabelle 1), sondern in MeV (Millionen Elektronenvolt)[1]. Wir wollen Schlüsse über die Masse aus dem Kreis der schweren Teilchen ziehen, in der Annahme, daß wir vom Myon und Elektron nichts wissen, und dann diese Ergebnisse dazu verwenden, um über die mutmaßliche Größe der Masse des Elektrons und des Myons ungefähre Voraussagen zu machen. Ein Blick auf Tabelle 3 zeigt zunächst, daß die Unterschiede der Massen keinem einfachen Schema folgen. Die Massen stehen nicht etwa im Verhältnis eins zu zwei zu drei. Aber die Massendifferenzen sind in einer bestimmten Weise interessant. Sie fallen ihrer Größe nach in drei Gruppen. Einige sind genau gleich null. Andere sind „klein" und betragen 1 bis 7 MeV; andere sind „groß" und liegen zwischen 74 und 444 MeV. Eine nähere Betrachtung ergibt darüber hinaus, daß immer eine besondere Art von Teilchenpaar sich in eine dieser drei Größenklassen einordnet. Die drei

---

[1] Man beachte, daß das Wort „Elektron" in der Energieeinheit „Elektronenvolt" nicht auf eine besondere Stellung des Elektrons hinweist. (Siehe Fußnote S. 40.)

Paare in der Tabelle, die keine Massenunterschiede aufweisen, sind die Teilchen-Antiteilchenpaare: $\pi^+ - \pi^-$, $p - \bar{p}$ und $\Sigma^+ - \bar{\Sigma}^+$. Die Gleichheit der Masse von Teilchen und Antiteilchen ist eine allgemeine Regel und ist theoretisch verstanden.

Für die Paare mit kleiner Massendifferenz finden wir in der Tabelle eine nahe Verwandtschaft. Jedes dieser Paare besteht aus Teilchen, die sich nur elektrisch unterscheiden. Das Proton und das Neutron, oder das positive und das negative Pion oder die zwei verschiedenen Σ-Teilchen sind Teilchen mit verschiedener elektrischer Ladung und nur etwas verschiedener Masse, aber sonst sind sie identisch. Das Proton und das Neutron sind beides Baryonen mit dem Spin 1/2, deren starke Wechselwirkung genau gleich ist. Ihre elektromagnetische Wechselwirkung ist natürlich unterschiedlich, weil das eine geladen ist und das andere nicht.

Die naheliegende Schlußfolgerung ist die, daß die Teilchen deshalb verschiedene Massen haben, „weil" sie verschiedene Ladung haben, so daß in gewisser Weise die elektromagnetische Wechselwirkung den Unterschied in der Masse bewirkt. Die Quantenmechanik sagt, daß die Wechselwirkungen eines Teilchens seine Masse mitbestimmen, aber sie gibt nicht an, in welchem Umfang. Aus Experimenten weiß man, daß der elektromagnetische Beitrag zur Masse sich auf einige MeV beläuft. Es ist äußerst interessant, daß für Teilchen, die in ihrer Masse und in anderen Eigenschaften so völlig unterschiedlich sind wie das Pion und das Σ-Teilchen, die elektromagnetischen Massenunterschiede annähernd die gleichen sind. Auf welche Weise eine „Wechselwirkung" zur Masse eines Teilchens beitragen kann, welches ganz isoliert ist und anscheinend in gar keiner Wechselwirkung mit einem anderen Teilchen steht, ist eine wichtige Frage, die wir aber erst später in diesem Kapitel behandeln werden. Wenn nun die elektromagnetischen Wechselwirkungen nur ein paar MeV zu der gesamten Masse beitragen, so kann man fragen, woher kommt der restliche Teil der Masse. Unsere Tabelle gibt einen Hinweis auf die Antwort. Wenn wir nämlich die größeren Massenunterschiede betrachten, dann finden wir, daß diese zwischen Teilchen bestehen, die sich krasser voneinander unterscheiden. Der Schlüssel liegt darin, daß diese Teilchenpaare nicht die gleichen starken Wechselwirkungen aufweisen. Zwar unterliegen sowohl das Proton als auch das Kaon der starken Wechselwirkung (wie jedes Partikel in der Tabelle), aber sie haben nicht exakt die gleichen Eigenschaften hinsichtlich der starken Wechselwirkung. Vielleicht ist die starke Wechselwirkung verantwortlich für diese großen Massendifferenzen. Das ist ein einleuchtender und vernünftiger Gedanke. Die starke Wechselwirkung ist etwa hundertmal so stark wie die elektromagnetische, und die großen Massendifferenzen, die die Tabelle angibt, sind ebenfalls etwa hundertmal so groß wie die kleinen Massendifferenzen.

Tabelle 3 gibt einen noch wichtigeren Hinweis. Wenn man die Teilchenmassen selbst und nicht nur ihre Differenzen betrachtet, findet man, daß sie alle in dem Bereich von 130 bis 1300 MeV liegen. Aber die großen Massendifferenzen liegen in dem gleichen Bereich. Es ist naheliegend, zu vermuten, daß das, was die großen Massendifferenzen hervorbringt, praktisch auch die gesamte Masse hervorruft. Diese Aufgabe kann nur von der starken Wechselwirkung übernommen werden.

Um das Bild von dem Bauplan der Teilchen, zu dem wir auf diese Weise gekommen sind, drastisch zu veranschaulichen, stellen wir uns einen Baumeister vor, der etwa 10 m hohe Granitplatten, einige gewöhnliche Ziegelsteine, eine Kanne Farbe und ein Stück Schmirgelpapier zur Verfügung hat. Die Größe der Gebilde, die er erbaut, ist hauptsächlich durch die Anzahl der Granitplatten bestimmt. Das sind seine „starken Wechselwirkungs"-Blöcke. Mit einer Platte baut er eine „Pion-Struktur", mit zweien eine „Kaon-Struktur" und mit dreien eine „Nukleon-Struktur". (Die großen Blöcke der Natur sind natürlich nicht alle von der gleichen Größe, was unsere Aufgabe, die Einzelheiten der Konstruktion zu erkennen, kompliziert.) Um kleine Unterschiede in der Höhe auszugleichen, kann er ein oder zwei Lagen Ziegelsteine, die seine Einheiten der „elektromagnetischen Wechselwirkung" darstellen, hinzufügen. Eine einzelne Granitplatte könnte das neutrale Pion darstellen, eine Platte mit einer Lage aufgesetzter Steine das geladene Pion. (Wiederum macht es die Natur nicht ganz so einfach. Das Hinzufügen einer Ladung kann bewirken, daß die Masse eines Teilchens entweder größer oder auch kleiner wird.) Um dann die letzten Änderungen an der Größe seiner Gebilde vorzunehmen, kann er ein paar Schichten Farbe auftragen, oder auch die Oberfläche leicht mit einem Schmirgelpapier überarbeiten. Sein Farbeimer könnte die Aufschrift „schwache Wechselwirkung" tragen und auf dem Schmirgelpapier wäre dann „Gravitationswechselwirkung" aufgedruckt. Ein leichtes Abziehen mit Schmirgelpapier würde kaum einen meßbaren Unterschied in der Größe des Gebildes hervorrufen; ebensowenig trägt wahrscheinlich die Gravitationswechselwirkung zu der Masse der Teilchen bei. Selbst von der schwachen Wechselwirkung kann man nur einen sehr kleinen Beitrag zur Teilchenmasse erwarten.

Aufgrund der experimentellen Massenwerte und einiger quantenmechanischer Überlegungen ergibt sich für die Struktur der Teilchen das folgende Bild. Die großen Blöcke des elementaren Stoffes werden durch die starke Wechselwirkung hervorgerufen. Auf diese etwas grobe Struktur ist eine feinere Struktur von Massesteinen, etwa hundertmal feiner, gelegt, die von den elektromagnetischen Wechselwirkungen beigesteuert werden. Eine noch viel feinere Struktur, die meistens vernachlässigbar dünnen Farbschichten, werden von der schwachen Wechselwirkung hinzugefügt. Unterschiede in den Massen der Teilchen kommen durch die Unterschiede ihrer Wechselwirkungen zustande. Wenn ihre starke Wechselwirkung sehr unterschiedlich ist, sind die Teilchen auch in ihren Massen sehr verschieden. Ist ihre starke Wechselwirkung gleich, ihre elektrische aber verschieden, so ist der Unterschied in ihrer Masse sehr viel kleiner. Wenn Teilchen sich weder in der starken noch in der elektromagnetischen Wechselwirkung unterscheiden wie z. B. bei den Teilchen-Antiteilchen-Paaren (sie unterscheiden sich nur im Vorzeichen ihrer Ladung, das sich hier als bedeutungslos erwiesen hat), so ist überhaupt kein Unterschied in der Masse festzustellen.

Welche Aussage würden wir nun auf der Grundlage dieser Vorstellungen über die Teilchenmassen von Elektron und Myon machen? Es handelt sich um Teilchen, die keine starke Wechselwirkung zeigen. Sie müßten also allein aus elektromagnetischen Bausteinen und ohne die großen Blöcke der starken Wechselwirkung aufgebaut sein. Man würde naheliegenderweise annehmen, daß alle Strukturen, die keine starke Wechselwirkung haben, kleine Massen und kleine Massendifferenzen, also weniger als etwa 7 MeV, zeigen. Das stimmt bei den Elektronen und Neutrinos. Die Neutrinos haben keine Masse und die Masse des Elektrons ist 0,5 MeV. Dieser Wert ist etwas kleiner, als wir eigentlich erwarten. Wir können das Elektron sogar einfach als ein geladenes Neutrino ansehen. Das Elektron und sein Neutrino haben die gleiche starke Wechselwirkung (nämlich gar keine) und sind nur elektrisch unterscheidbar; sie stehen etwa im gleichen Verhältnis zueinander wie das π^0- und das π^--Meson. Aber wie ist es mit dem Myon, das eine Masse von 105 MeV hat? Es schlägt allen unseren mühsam erarbeiteten Regeln ins Gesicht. Seine Masse, die nicht viel kleiner ist als die des Pions, läßt vermuten, daß es einen Block der starken Wechselwirkung enthält; aber in einer Anzahl sorgfältiger Tests konnte keinerlei starke Wechselwirkung für das Myon nachgewiesen werden.

Durch diesen kleinen Ausflug in den Problemkreis der Teilchenmassen, gewinnen wir ein wenig Einsicht in den Grund, warum das Myon „anormal" ist. Es paßt nirgends hinein. Einmal verletzt es die Regel, daß nur Teilchen mit starker Wechselwirkung große Masse haben. Zum zweiten verletzt es die Regel, daß Teilchen verschiedene Eigenschaften aufweisen müssen, wenn sie verschiedene Massen haben. Elektron und Myon scheinen bis jetzt in allen Eigenschaften gleich zu sein. Wir können zwar der zweiten Schwierigkeit entgehen, wenn wir annehmen, daß zwischen dem Myon und dem Elektron gewisse Unterschiede bestehen, die wir bis jetzt noch nicht entdeckt haben. Aber bei der ersten Schwierigkeit gibt es kein Ausweichen. Wenn ein Teilchen eine starke Wechselwirkung ausübt, dann übt es diese Wechselwirkung aus; um diese Tatsache führt einfach kein Weg herum. Wir mögen einen Floh noch so sorgfältig studieren — er wird dadurch nicht in einen Elefanten verwandelt. Es gibt keinen Zweifel, daß das Myon *keine* starke Wechselwirkung zeigt. Da wir also diesem Widerspruch nicht entrinnen können, sind unsere Vorstellungen von der Masse in einigen Punkten offensichtlich falsch, und diese gilt es zu revidieren. Das ist der gegenwärtige Stand des Dilemmas. Das Myon, das sich von allen Teilchen am widerspenstigsten gegen die Regeln wehrt, mag sich als das Teilchen erweisen, das uns lehrt, wie wir die Regeln zu ändern haben.

Die zweite Frage, mit der wir fertig werden müssen, lautet: Warum stellen die verschiedenen Lebensdauern von Myon und Elektron keinen wichtigen Unterschied dar? Wir haben behauptet, daß Myon und Elektron mit Ausnahme ihrer Massen in jeder Hinsicht gleich sind, obwohl das Myon nur den zweimillionsten Teil einer Sekunde lebt, während das Elektron sich eines ewigen Lebens erfreut. Das erste, was wir zu diesem Unterschied sagen müssen, ist, daß eine zweimillionstel Sekunde praktisch „ewig" ist. In dieser Zeitspanne kann das Myon eine Entfernung zurücklegen, die 10^{18}mal größer als seine eigene Länge ist. In dem in Kapitel II vorgenommenem Vergleich entspricht es also einem Auto, das mehr als 10^{15} km zurücklegt, ehe es auseinanderfällt (diese Strecke ist länger als alle jemals gebauten Autos zusammen zurückgelegt haben). Wir sollten nicht so viele Bedenken haben, die Lebenszeit eines solchen Autos als praktisch ewig zu bezeichnen. (Bei zehntausend Kilometer im Jahr, müßte es hundert Milliarden Jahre alt werden.)

Aber die in der mikroskopischen Zeitskala außerordentlich lange Lebensdauer des Myons ist nicht der wichtigste Punkt. Die entscheidende Tatsache ist die, daß das Elektron eigentlich nur „aus Zufall" ewig lebt. Der Erhaltungssatz der Ladung durchkreuzt die natürliche Neigung des Elektrons, sein Leben durch Umwandlungen in leichtere Teilchen zu beenden, während das Myon — ohne einen Erhaltungssatz zu verletzen — zerfallen kann, und es deshalb auch tut. Dieser Unterschied ist mit demjenigen zwischen zwei anscheinend gleichen Rodelschlitten zu vergleichen, von denen der eine auf dem Hang eines Hügels, der andere jedoch weiter unten an einem ebenen Stück startet. Der erste Schlitten wird nach einer gewissen Zeit das Tal erreichen, der zweite aber niemals. Der Unterschied liegt nicht in den Schlitten, sondern in ihren verschiedenen Startpunkten. Wo liegt nun der Nachweis, daß das Myon und das Elektron identisch sind? Es gibt eine große Anzahl experimenteller Befunde, die auf diese Schlußfolgerung weisen, und wir wollen hier drei von ihnen anführen. Der erste Tatbestand hängt mit der Art und Weise zusammen, in der das Pion zerfällt. Ein positives Pion kann zum Beispiel sein Leben auf zwei verschiedene Weisen beenden:

$$\pi^+ \to \mu^+ + \nu_\mu$$
$$\pi^+ \to e^+ + \nu_e .$$

Aus einer großen Anzahl von positiven Pionen werden sich 99,986 in ein positives Myon und ein Neutrino umwandeln, und nur 0,014% zerfallen in ein Positron und ein Neutrino. Die Vorliebe des Pions für den Zerfall in ein Myon ist so überwältigend groß, daß man lange Zeit annahm, Pionen würden *niemals* in Elektronen zerfallen. Hätte sich diese Annahme bestätigt, so wäre sie ein schwerer Schlag gegen die Zwillingstheorie von Myon und Elektron gewesen. Glücklicherweise wurde im Jahre 1958 der seltenere Zerfall in Elektronen entdeckt, und das bestärkte die Auffassung, daß das Elektron und das Myon (zusammen mit ihren dazugehörigen Neutrinos) abgesehen von ihrer Masse, wirklich einander gleich sind.

Nach der Fermischen Theorie der schwachen Wechselwirkung in ihrer heutigen Form müßte die Wahrscheinlichkeit, daß ein Pion in ein Myon oder in ein Elektron zerfällt, u. a. dem Unterschied zwischen der Lichtgeschwindigkeit und der Geschwindigkeit des neu entstandenen Myons oder Elektrons proportional sein. Dieser Unterschied lautet in Symbolen:

$$c - v.$$

Hierbei ist c die Lichtgeschwindigkeit und v die Geschwindigkeit des Myons oder des Elektrons. Nun hat das Myon, das beim gewöhnlichen Pionzerfall entsteht, eine ziemlich große Geschwindigkeit. Es entfernt sich von seinem Entstehungsort etwa mit einem siebtel Lichtgeschwindigkeit. Wenn es aber das Pion vorgezogen hätte, statt dessen in ein Elektron zu zerfallen, so würde dieses sehr viel leichtere Teilchen eine noch viel größere Geschwindigkeit besitzen, und zwar mehr als 99% der Lichtgeschwindigkeit. Deshalb ist die Differenz $c - v$ für das schnelle Elektron sehr viel geringer als für das schwerere und trägere Myon. Daraus folgt, daß beim Pionzerfall die Wahrscheinlichkeit für das Auftreten eines Elektrons viel kleiner ist als für das Auftreten eines Myons.

Man kann es als ein reines mathematisches Anhängsel der Theorie der schwachen Wechselwirkung ansehen, daß es das Pion vorzieht, lieber in ein schwereres, langsames Teilchen als in ein leichteres, schnelles Teilchen zu zerfallen. Der entscheidende Punkt ist jedoch, daß diese mathematische Aussage vollkommen mit den experimentellen Beobachtungen übereinstimmt, und daß man zur Erklärung des sehr großen Unterschiedes in der Häufigkeit, mit der die beiden Zerfallsweisen auftreten, nur auf den Unterschied zwischen den Massen von Elektron und Myon zurückgreifen muß. Ehe man den kleinen, aber entscheidenden Bruchteil der Zerfälle von Pionen in Elektronen entdeckte, sah es so aus, als ob zwischen Myon und Elektron ein echter Unterschied bestünde. Darüber hinaus wurde durch diese Entdeckung das Prinzip, daß die Natur alles tut, was ihr nicht ausdrücklich durch einen Erhaltungssatz verboten ist, vor einem unerklärbaren Gegenbeispiel bewahrt.

Eine der Hauptfunktionen der Elektronen besteht im Aufbau der Atome. Ein Wasserstoffatom enthält ein Elektron, ein Heliumatom zwei, usw. — bis zum Uranatom mit seinen 92 Elektronen. Wenn Myonen und Elektronen im Grunde einander gleich sind, müßte es möglich sein, Atome ebenso mit Myonen wie mit Elektronen aufzubauen. Das ist vollkommen richtig, aber es ist nicht einfach getan. Der Physiker, der den Versuch macht, Atome aus Myonen aufzubauen, ist einem Künstler zu vergleichen, der ein Gemälde mit Farben zu vollenden versucht, die nach einer Sekunde unsichtbar werden. Ehe er eine zweite Farbe auftragen könnte, wäre die erste schon verschwunden. Trotzdem könnte er vielleicht, wenn er wie der Blitz arbeitete, einige sehr primitive Gemälde in einer einzigen Farbe produzieren. Der Physiker, der ja buchstäblich wie der Blitz arbeitet — mit Zeitspannen von einer millionstel Sekunde oder noch weniger — kann einige einfache Myonatome aufbauen und sie für einen Augenblick studieren, ehe der Myonzerfall ihre Existenz beendet. Diese Myonatome haben einige wertvolle Daten geliefert, die die Zwillingstheorie von Myon und Elektron stützen.

Die Schwierigkeit liegt darin, genügend Myonen am gleichen Ort und zur gleichen Zeit zusammenzubringen. Wenn ein Strahl von Myonen auf ein Target trifft, ist es möglich, daß ein einzelnes Atom des Targets ein Myon einfängt und den Verwandlungsprozeß aus einem Elektronatom in ein Myonatom auslöst. Aber bevor es ein zweites Myon einfangen kann, ist das erste schon verschwunden. Bis jetzt hat sich der Physiker zufrieden geben müssen mit „Ein-Myon-Atomen", wie der Künstler mit seinen einfarbigen Gemälden. Aber selbst jene liefern wichtige Informationen.

Eine wichtige Feststellung über ein Myonatom ist, daß es etwa zweihundertmal kleiner ist als ein Elektronatom. Das hängt mit zwei Aspekten der Wellennatur der Materie zusammen. Beide haben wir in vorhergehenden Kapiteln besprochen. Es geht erstens um die de Brogliesche Beziehung, die aussagt, daß mit größerem Impuls kürzere Wellenlängen einhergehen. Ein Myon steht zu einem Elektron in dem gleichen Verhältnis wie ein Frachter zu einem Automobil. Bei gleicher Geschwindigkeit hat ein schwereres Objekt einen größeren Impuls. Da das Myon und das Elektron innerhalb eines Atoms annähernd die gleiche Geschwindigkeit haben, hat das Myon einen viel größeren Impuls und eine viel kürzere Wellenlänge. Der zweite Tatbestand ist einfach der, daß die Größe eines Atoms durch die Wellenlänge seiner Elektronen (oder Myonen) bestimmt wird. Kein Teilchen kann in einem Raum eingezwängt werden, der kleiner ist, als seine eigene Wellenlänge. Wenn sich ein Myon einem gewöhnlichen Atom eingliedert, springt es auf immer kleinere Bahnen, findet sich bald innerhalb der Umlaufbahnen der innersten Elektronen und fällt schließlich in seinen niedrigsten Zustand. In diesem umläuft es den Atomkern in einer winzigen Bahn, deren Durchmesser zweihundertmal kleiner ist als die Bahn des innersten Elektrons. Wenn das Myon auf seinem Weg in Richtung des Kerns nach und nach in engere Umlaufbahnen springt, sendet es Photonen aus, deren Studium uns Aufschlüsse über das Myon geben, insbesondere über den genauen Wert seiner Masse. Außerdem erhalten wir auch In-

Myonen und Elektronen

formationen über Form und Umfang des Kerns, der den Mittelpunkt des Myonatoms bildet.

Wenn das Myon in seiner kleinsten Umlaufbahn ist (die es in sehr viel kürzerer Zeit als einer millionstel Sekunde erreicht), kann es tun, was es ohnehin getan hätte. Es kann in ein Elektron, ein Neutrino und ein Antineutrino zerfallen, die mit hoher Geschwindigkeit auseinanderfliegen. Aber es hat noch eine andere Möglichkeit, und der folgt es um so bereitwilliger, je größer der Kern ist, den es umläuft. Das Myon kann sich mit einem der Protonen des Kerns zusammentun, um ein Neutron und ein Neutrino zu erzeugen:

$$\mu^- + p \rightarrow n + \nu_\mu.$$

Diese Reaktion steht in Übereinstimmung mit allen Erhaltungssätzen und setzt einen erheblichen Energiebetrag frei, nämlich etwa 100 MeV. Ein Teil dieser Energie wird durch das Neutrino abgeführt; der Restbetrag führt zur Spaltung des Kerns. Bei einigen künstlich hergestellten radioaktiven Atomen vollzieht sich gelegentlich in ähnlicher Weise ein Elektroneinfang; dabei wird eines der inneren Elektronen vom Kern verschlungen, ein Proton wird in ein Neutron umgewandelt und das Neutrino eines Elektrons wird freigesetzt. (Das ist, nebenbei bemerkt, die harmloseste Art der Radioaktivität. Das einzige Teilchen, das aus dem Atom herausgeschleudert wird, ist ein Neutrino, das niemandem etwas zuleide tut.) Vergleiche zwischen dem Einfangprozeß eines Myons und dem Einfangprozeß eines Elektrons haben die Ansicht bestätigt, daß sich Myon und Elektron lediglich in ihrer Masse unterscheiden. Sonst werden sie genau in der gleichen Weise eingefangen.

Die bei weitem eindrucksvollste Demonstration der Äquivalenz von Myon und Elektron erhielt man durch die Messungen der magnetischen Eigenschaften dieser Teilchen. Die meisten Schuljungen wissen, daß ein Draht, den man spulenförmig um einen eisernen Nagel wickelt und mit einer Batterie verbindet, einen kleinen Magneten ergibt (Fig. 6.1). Die Elektronen, die die Drahtspule spiralenförmig durchfließen, erzeugen ein magnetisches Feld (welches durch den eisernen Nagel noch verstärkt wird). Soweit wir wissen, wird *jede* Art des Magnetismus im Grunde in gleicher Weise erzeugt, nämlich durch eine rotierende oder zirkulierende Bewegung elektrischer Ladung. Dieses gilt sowohl für den submikroskopischen wie für den makroskopischen Bereich, also ebenso für ein einzelnes Elementarteilchen, wie für einen Draht und einen eisernen Nagel. Jedes geladene Teilchen, das um eine Achse kreiselt, wie z. B. das Elektron oder das Myon, stellt eine elektrische Ladung in Rotation dar, und jedes dieser Teilchen ist deshalb ein winziger Elektromagnet. Moderne Meßtechniken haben es ermöglicht, die Stärken dieser Elementarteilchen-Magnete mit phänomenaler Genauigkeit zu bestimmen.

Insbesondere ist die Stärke des Magnetismus des Elektrons, die man in Einheiten des sogenannten Bohrschen Magnetons[1] ausdrückt, gemessen worden. Es beträgt

1,001 1596.

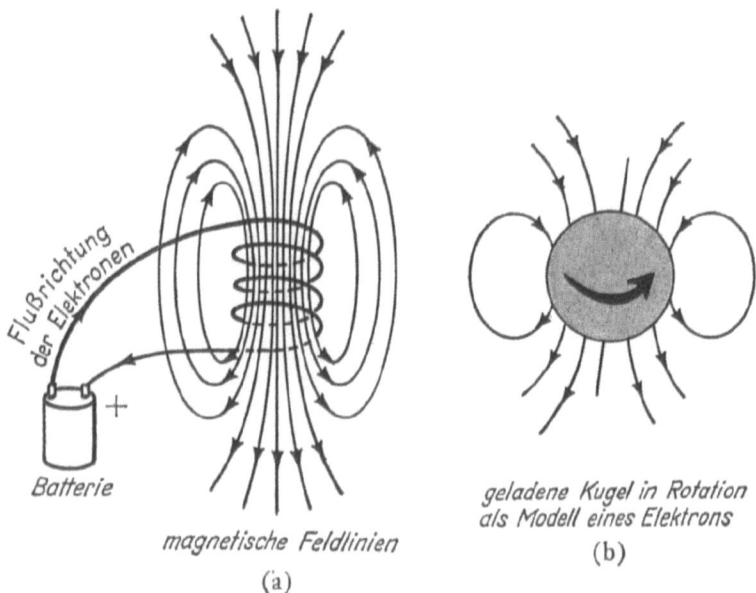

Fig. 6.1. Ein makroskopischer und ein mikroskopischer Magnet. In beiden Fällen rührt das magnetische Feld von einer Bewegung (Zirkulation oder Rotation) elektrischer Ladung her

Die Stärke des Magnetismus des Myons, angegeben in dem ihm entsprechenden Bohrschen Magneton ist

1,001 162.

Diese Zahlen werden hier nicht deshalb angegeben, weil sie besonders wichtig sind, sondern weil die Anzahl der Stellen nach dem Komma die hohe Meßgenauigkeit aufzeigt. Der Fehler in dem betreffenden Wert des Myons ist etwa der gleiche, wie wenn bei einer Bankabrechnung über 10 000 $ eine Unstimmigkeit von genau 5 cts festgestellt

---

[1] Das Bohrsche Magneton ist gleich $eh/4\pi mc$, d. h. gleich dem Produkt aus Elementarladung e und Planckscher Konstante h, dividiert durch 4π, durch die Masse m des Teilchens und durch die Lichtgeschwindigkeit c. Dies ergibt eine brauchbare Einheit, weil es der Stärke des Magnetismus entspricht, die ein Teilchen mit dem Spin 1 hätte, falls es den klassischen Gesetzen des Elektromagnetismus gehorchen würde.

würde. Dabei muß man berücksichtigen, daß diese genaue Messung innerhalb einer Millionstel Sekunde vorgenommen wurde. Die Stärke des Magnetismus eines Elektrons ist noch genauer gemessen. Der Meßfehler ist einer Unstimmigkeit von weniger als einem Pfennig bei einem Kontostand von 100 000 $ vergleichbar.

Die Zahlenangaben über die Stärke des Magnetismus der Teilchen sind noch in anderer Hinsicht wichtig. Sie gehören in der Welt der Elementarteilchen zu den wenigen gemessenen Größen, die von der Theorie berechnet werden können — d. h. zu denen, die man „versteht". DIRACs Quantentheorie des Elektrons (1928) verbunden mit MAXWELLs Theorie des Elektromagnetismus und der Theorie des Photons hat eine Theorie der elektrischen und magnetischen Eigenschaften der Elektronen (und offenbar auch der Myonen) ergeben, die den anspruchsvollen Namen Quantenelektrodynamik trägt. In dieser Theorie bestanden 20 Jahre lang große mathematische Schwierigkeiten, die erst 1948 beseitigt wurden[1]. Danach war es möglich, den Wert der magnetischen Stärke des Elektrons theoretisch zu berechnen. Er ergab sich zu

1,001 596.

Unter der Annahme, daß sich Elektron und Myon nur in ihren Massen unterscheiden, ist der betreffende Wert für das Myon

1,001 165.

Diese Werte stimmen mit den experimentell gewonnenen Werten innerhalb der Meßfehler überein. Wegen der hochgradigen Präzision der Messungen, ist dies eine ausgezeichnete Bestätigung der Annahme, daß Myon und Elektron Zwillinge sind.

Der Grund dafür, daß so genaue Werte der magnetischen Stärke für diese Teilchen errechnet werden können, liegt darin, daß das Myon und das Elektron keine starke Wechselwirkung haben, und daß die schwache Wechselwirkung keinen nennenswerten Effekt auf die magnetischen Eigenschaften der Teilchen ausübt. Es spielt nur die elektromagnetische Wechselwirkung eine Rolle, und diese ist von den vier Arten Wechselwirkungen diejenige, die man am besten versteht.

Den meisten Physikern verursacht das Myon-Elektron-Problem erhebliches Unbehagen. Wir wissen soviel über ihre Ähnlichkeiten, aber so wenig über die Ursachen ihrer sehr großen Massendifferenz. Sicher will die Natur uns etwas durch diese beiden Teilchen sagen, die von all den komplexen Problemen der starken Wechselwirkung frei sind, aber

---

[1] In Wirklichkeit gibt es in der Quantenelektrodynamik auch heute noch mathematische Probleme. 1948 gelang es jedoch soviele mathematische Schwierigkeiten auszuräumen, daß man genaue Berechnungen einiger Eigenschaften der Elektronen und Myonen vornehmen konnte. Die Theorie als Ganzes hat jedoch noch einige fragwürdige Stellen. Sie wird die nächsten Jahrzehnte in ihrer gegenwärtigen Form kaum überleben.

wir verstehen nicht, was sie uns sagen will. ABDUL SALAM[1], einer der führenden theoretischen Physiker, die an diesem Problem interessiert sind, sagte hierzu: „Ich glaube unsere gegenwärtigen Theorien sind nur die ersten Fußstapfen auf dem Weg zur Erkenntnis einer inneren Harmonie, einer tiefen, durchdringenden Symmetrie. Es scheint so, als ob wir für das Myon heute noch nicht den richtigen Platz gefunden haben. Wenn wir seine wirkliche Natur entdecken, werden wir erstaunt sein, wie tadellos es sich in den großen Bauplan einfügt, welch ein sinnvoller Teil es ist von etwas Tieferem, Inhaltsreicherem, Erhabenerem. Der Glaube an die innere Harmonie der Natur hat sich in der Vergangenheit immer ausgezahlt. Ich bin dessen gewiß, daß dies auch in der Zukunft der Fall sein wird."

Pionen und Nukleonen

Das Pion ist dadurch ausgezeichnet, daß es eines der wenigen Teilchen ist, die der Theoretiker zuerst gefunden hat. Die meisten Teilchen sind zuerst entdeckt, und wenn überhaupt, erst später „erklärt" worden. Aber YUKAWA hat die Existenz des Pions mehr als 10 Jahre vor der Entdeckung dieses Teilchens vorausgesagt.

Als zu dem Proton, das seit Anfang des Jahrhunderts bekannt war, im Jahre 1932 das Neutron kam, war den Physikern sofort klar, daß Atomkerne aus Protonen und Neutronen aufgebaut sein müssen. Wir wissen heute, daß diese beiden Teilchen, die man zusammenfassend als Nukleonen bezeichnet, mehr Gemeinsames haben, als daß sie nur die Bausteine der Kernmaterie sind. Sie haben fast die gleiche Masse und scheinen sich in jeder Hinsicht — ausgenommen in ihrem elektrischen Verhalten — zu gleichen. Sie stehen etwa in der gleichen Beziehung zueinander, wie das positive und das neutrale Pion, oder wie das Elektron und sein Neutrino. Das Proton ist, einfach gesagt, nichts anderes als ein geladenes Neutron (oder das Neutron nichts anderes als ein ungeladenes Proton).

Man kann sagen, daß die Entdeckung der starken Wechselwirkung mit der Entdeckung des Neutrons zusammenfiel, denn nachdem man sich die Kerne als eine Ansammlung von Nukleonen vorstellte, war es klar, daß es eine neue Kraft — die Kernkraft — geben müsse. Sie hat zwei wichtige Eigenschaften. Einmal muß sie erheblich stärker sein als die elektrischen Kräfte (denn sie kann innerhalb des Kerns Protonen trotz ihrer elektrischen Abstoßung zusammenhalten), und zum anderen darf sie nur über sehr kurze Entfernungen wirksam sein und nicht über 10^{-12} cm hinausreichen (denn die Kerne sind nicht größer, und ihr Einfluß auf vorbeifliegende Teilchen reicht nicht weiter als über diese Distanz). Hauptsächlich um diesen zweiten Tatbestand, die kurze Reich-

---

[1] In Endeavour, April 1958.

weite der starken Wechselwirkung zu erklären, postulierte YUKAWA im Jahre 1935 die Existenz des Pions, eines Teilchens, dessen Austausch zwischen den Nukleonen den nuklearen „Leim" liefern sollte.

Wir müssen uns jetzt mit einer sehr wichtigen Vorstellung des gegenwärtigen Denkens über die submikroskopische Welt befassen. Sie betrifft den Begriff des „virtuellen Teilchens". Diese Vorstellung liefert ein wunderschönes Beispiel für die Anwendung des Heisenbergschen Unschärfeprinzips im elementaren Bereich, und sie wird uns nicht nur einen Schlüssel geben zur Erkenntnis der Natur der starken Wechselwirkung, sondern überhaupt aller Kräfte und Wechselwirkungen.

Das Heisenbergsche Unschärfeprinzip wurde in Kapitel III in folgender Weise angegeben:

$$\Delta x \, \Delta p = \hbar \, .$$

Die Ortsunschärfe eines Teilchens (Δx) multipliziert mit der Unschärfe seines Impulses (Δp) ist gleich der Konstanten $\hbar$. Nun zeigt sich diese grundlegende Unbestimmtheit, die aus dem Wellencharakter der Teilchen herrührt, auch auf andere Weisen als nur in der Meßbarkeit des Ortes und Impulses. In einer anderen Form kann die gleiche grundlegende Unbestimmtheit folgendermaßen beschrieben werden:

$$\Delta t \, \Delta E = \hbar \, .$$

Die Unschärfe der Zeit (Δt) multipliziert mit der Unschärfe der Energie (ΔE) ist ebenfalls gleich der Konstanten $\hbar$. Das bedeutet, daß zu einer genauen Messung der Energie (kleines ΔE) eine lange Zeitdauer (großes Δt) benötigt wird. Oder, wenn ein Ereignis zu einer sehr genau bekannten Zeit eintritt (kleines Δt), so kann seine Energie nicht genau bestimmt werden (großes ΔE). Niemals sind Zeit und Energie gleichzeitig exakt bekannt. Insbesondere benötigen Versuche bezüglich der Energieerhaltung eine längere Zeit.

Daß diese zwei verschiedenen Formen des Unschärfeprinzips beide vorkommen ist nicht überraschend, wenn wir uns daran erinnern, daß nach der Relativitätstheorie Raum und Zeit genauso eng miteinander verknüpft sind wie Energie und Impuls. Beide Formen des Prinzips haben ihren Ursprung in der Wellennatur der Materie. Genauso wie eine Welle nicht in einem kleineren Raum lokalisiert werden kann, als ihrer Wellenlänge entspricht, ebensowenig kann man sie in einer Meßzeit erfassen, die kürzer ist als ihre Schwingungsdauer. Der einzige Weg, eine Welle in einem kleineren Raum einzusperren, besteht in einer Verkürzung ihrer Wellenlänge; der einzige Weg, sie in einen kürzeren Zeitabschnitt zu pressen, liegt in einer Verkürzung ihrer Schwingungszeit, d. h. in einer Vergrößerung ihrer Schwingungszahl pro Sekunde. Aber je größer die Anzahl ihrer Schwingungen pro Sekunde, desto größer ist auch ihre Energie. Auf diese Weise geht eine genauer festgelegte Zeit Hand in Hand mit einer Vergrößerung der

Energie. So besteht beispielsweise in der Musik die einzige Methode, einen reinen Ton ohne harmonische Oberschwingungen zu erlangen, darin, daß man den Ton viele Schwingungen ausführen läßt. In ähnlicher Weise besteht die einzige Möglichkeit, eine „reine" Energie, d. h. einen Energiewert ohne Unschärfe zu erhalten, darin, die Teilchenwellen viele Schwingungen ausführen zu lassen. Hiermit ist automatisch eine große Zeitspanne oder eine große Unschärfe in der Zeit verbunden. Die Wellenvorstellung der Materie führt in ebenso einfacher Weise zu der Zeit-Energie-Unschärfe wie sie auch zu der Ort-Impuls-Unschärfe führt.

Bevor wir diese neue Form des Unschärfeprinzips auf die Kernkraft anwenden, wollen wir noch etwas über die Beziehungen der Pionen zu den Nukleonen sagen. Ein typischer Prozeß der Pionerzeugung in einem Beschleuniger kann symbolisch in folgender Form geschrieben werden:

$$p+p \rightarrow p+n+\pi^+.$$

Ein Proton hoher Energie trifft auf ein Proton, das in einem Target ruht. Aus der Kollision geht ein Proton, ein Neutron und ein positives Pion hervor. Die einfachste Erklärung dieses Prozesses ist die Annahme, daß eines der Protonen in ein Neutron und ein Pion auseinanderbricht:

$$p \rightarrow n+\pi^+.$$

Dieser Vorgang gehorcht allen Erhaltungssätzen bis auf einen — dem Energiesatz. Die Summe der Massen des Neutrons und des Pions ist beträchtlich größer als die Masse des Protons, so daß ein einzelnes, freies Proton, sich selbst überlassen, niemals in dieser Weise zerfällt. Dieser Zerfall des Protons könnte nur unter Verletzung des Energiesatzes stattfinden. Aber wenn es von einem anderen, energiereichen Proton getroffen wird, kann die Bewegungsenergie bei dem Zusammenstoß teilweise in Masse umgewandelt werden, und der Prozeß vollzieht sich im Rahmen der Gesetze. Die zusätzlich benötigte Energie wird bei dem Zusammenstoß verfügbar. Unser Bild dieses Vorganges ist etwa das folgende. Ein Proton „wünscht" in ein Neutron und ein positives Pion verwandelt zu werden. Die starke Wechselwirkung zwischen Nukleonen und Pionen macht solche Umwandlung jeder Zeit möglich. Die Umwandlung kann aber nur ablaufen, wenn zusätzliche Energie von anderer Seite geliefert wird. Das Proton ist einem Auto vergleichbar, das an einem Hügel parkt; der Satz von der Energieerhaltung entspricht der Handbremse, die den Wagen festhält. In einer hochenergetischen Kollision wird die Energie geliefert, die zum Lösen der Bremse nötig ist, und das Proton kann seiner natürlichen Neigung zur Umwandlung folgen.

YUKAWA kannte diese Tatsachen über die Pionerzeugung nicht, aber er vermutete sie. Seine weiteren Erwägungen auf eine nicht mathematische Form gebracht, waren etwa die folgenden: Obgleich eine Umwandlung wie

$$p \to n + \pi^+$$

aus Gründen der Energieerhaltung (es handelt sich um einen bergauf-Prozeß) unmöglich ist, bringt das Unschärfeprinzip in das Gesetz der Energieerhaltung eine gewisse Milde, die eine solche Umwandlung als vorübergehendes Phänomen erlaubt. Wir können sagen, daß der Polizist, der über die Einhaltung des Energiesatzes wacht, bereit ist, hinreichend kurzzeitige Gesetzesverletzungen zu übersehen. Das Pion kann also einmal schnell aus den Mauern seines Nukleongefängnisses herausschießen und zurückkeilen, ehe Zwangsmaßnahmen eingeleitet werden.

Durchbrechung und Einhaltung des Energiesatzes ist einfach dem Unschärfeprinzip

$$\Delta t\, \Delta E = \hbar$$

unterworfen. Wenn wir das Gesetz der Energieerhaltung „verletzen" wollen, d. h., eine Unschärfe der Energie von ΔE einführen, dann können wir das nur tun, wenn die Zeit der Verletzung Δt nicht länger ist als durch die Unschärfebeziehung erlaubt wird. $\hbar$ hat den Zahlenwert $\hbar = 7 \cdot 10^{-22}$ Mev·sec. Die Überschußenergie, die für den Zerfall eines Protons in ein Neutron und in ein Pion benötigt wird, ist ungefähr die Energie, die der Pionenmasse entspricht, das sind 140 MeV. Die erlaubte Zeitdauer bei dieser Energieunschärfe ist

$$\Delta t = \hbar/\Delta E\,.$$

Wenn wir den Zahlenwert von $\hbar$ durch den Zahlenwert von ΔE dividieren, ergibt sich als Unschärfe in der Zeit $\Delta t = 5 \cdot 10^{-24}$ sec. Dies ist wirklich eine sehr kurze Zeitspanne. Wie weit kann sich das vorübergehend freigelassene Pion in dieser Zeit bewegen? Wenn es so schnell wie möglich fliegt (fast mit Lichtgeschwindigkeit), würde es nur $1{,}5 \cdot 10^{-13}$ cm zurücklegen.

Nach YUKAWA ist selbst ein einsames Proton kein totes Objekt, das ruhig an seinem Platz bleibt; es befindet sich vielmehr in einem Zustand andauernder Aktivität. Es kann ein positives Pion aussenden und es dann sofort (nach $5 \cdot 10^{-24}$ sec) wieder zurückholen:

$$p \longleftrightarrow n + \pi^+\,.$$

Der Doppelpfeil gibt die beiden Richtungen des Prozesses wieder. Es kann ein neutrales Pion aussenden und wieder einfangen:

$$p \longleftrightarrow p + \pi^0\,.$$

Da die Wechselwirkung, die diese Aktivität verursacht, stark ist, wiederholen sich diese Prozesse ständig, und das Proton muß als ein Zentrum fortgesetzter Aktivität angesehen werden. Die Pionen, die in dieser Weise nur momentan existieren, nennt man „virtuelle" Pionen. Sie sind keine „wirklichen" Pionen, weil die Energieerhaltung ihre Flucht verhindert; sie können nie davonfliegen und eine Spur in einer Nebelkammer hinterlassen oder auf andere Weise beobachtet werden. Trotzdem halten wir, des Erfolges der Yukawaschen Theorie wegen, dieses Bild für glaubhaft. Ebenso wie ein Diener auf der Fifth Avenue sich von einer kaum zu zügelnden Zahl angebundener Pudel umgeben sieht, so ist das Proton von einer Wolke virtueller Pionen umgeben, die hin und her schießen, aber doch durch das Unschärfeprinzip angebunden sind. Sie sind gezwungen, in einem Gebiet von wenig mehr als 10^{-13} cm vom Kernzentrum zu bleiben.

Dieses Bild vom Proton hat in den letzten Jahren eine starke Stütze durch eine Reihe von „Elektronen-Streuexperimenten" erhalten, die von ROBERT HOFSTADTER an der Standford University durchgeführt wurden[1]. Elektronen mit einer Energie von mehreren 100 MeV werden auf Targets geschossen, die Protonen enthalten. Einige dieser Elektronen fliegen „durch" die Protonen hindurch, d. h. durch die Wolke der virtuellen Pionen, die die Protonenkerne umgeben. Dabei erfahren sie eine Ablenkung, einige nur in einem kleinen Winkel, andere wenige in einem großen Winkel. Eine genauere Untersuchung der in die verschiedenen Richtungen gestreuten Elektronen, ergibt Anhaltspunkte über Größe und Zusammensetzung der Pionenwolke. Die virtuellen Pionen breiten sich danach etwas über 10^{-13} cm aus, wie unsere oben angestellte Berechnung mittels des Unschärfeprinzips forderte. Durchschnittlich laufen sie etwa acht Zehntel eines Fermis ($0,8 \cdot 10^{-13}$ cm) vom Kern des Nukleons weg. (In Wirklichkeit enthält die Pionenwolke des Protons auch Kaonen und ein paar andere Teilchen; zur Mehrzahl besteht sie jedoch aus Pionen.)

Der letzte Schritt in YUKAWAS Gedankengang betrifft die Kraft zwischen zwei Nukleonen. Das Unschärfeprinzip fordert lediglich, daß jedes in der Wolke des Protons enthaltene virtuelle Pion fast sofort nach seiner Erzeugung wieder verschwindet. Wenn nur ein Nukleon vorhanden ist, muß das Pion auch wieder von dem gleichen Nukleon absorbiert werden, von dem es ausging. Wenn aber zwei Nukleonen nahebeieinander sind, kann ein Pion von dem einen ausgesandt und von dem anderen absorbiert werden. Man nehme z. B. an, daß ein Neutron in die unmittelbare Nähe eines Protons gerät. Für einen Augenblick kann sich das Proton in ein Neutron und ein positives Pion verwandeln. Das andere Neutron kann das Pion absorbieren, um dabei selber ein Proton zu werden. Das Ergebnis ist, daß ein Pion vom Proton

---

[1] HOFSTADTER erhielt 1961 für seine Arbeiten über die Struktur der Nukleonen den Nobelpreis für Physik (den er mit RUDOLF MÖSSBAUER teilte, der ein Verfahren entdeckt hat, das die Messung des Einflusses der Schwerkraft auf Photonen möglich machte. Siehe Seite 148).

zum Neutron gesprungen ist und bei diesem Prozeß Proton und Neutron ihre Rollen vertauscht haben. YUKAWA erkannte, daß diese Art von Pionenaustausch eine starke Anziehungskraft zwischen den beiden Nukleonen erzeugt. Diese Kraft wird heute Austauschkraft genannt. Man muß sich vorstellen, daß innerhalb eines Kerns virtuelle Pionen fortwährend kommen und gehen, und dabei oft zwischen den Nukleonen ausgetauscht werden. Aus diesem unaufhörlichen Jonglieren mit Pionen (in geringerem Maße auch mit Kaonen) besteht der nukleare „Leim", der die Neutronen und Protonen zusammenhält.

Da YUKAWA die ungefähre Reichweite der Kernkräfte kannte, konnte er angenähert die Masse des Pions voraussagen. Je größer die Masse eines virtuellen Teilchens ist, desto stärker strapaziert es den Energiesatz und desto kürzer ist deshalb die ihm gestattete Existenzzeit. Da es nicht schneller als Licht fliegen kann, wird das kurzlebigere virtuelle Teilchen sich weniger weit von seinem Vater-Teilchen entfernen und eine kleinere Wolke bilden. Ein zweites Nukleon muß an den Rand der Wolke der virtuellen Teilchen kommen, um die Austauschkraft des ersten zu spüren. Deshalb ist die Reichweite der Kraft etwa gleich der Größe dieser Wolke. Virtuelle Teilchen, die schwerer sind als Pionen, würden eine noch kürzer reichende Kraft erzeugen. Virtuelle Teilchen, die leichter sind als Pionen, wären die Ursachen für eine Kraft mit größerer Reichweite.

Das Konzept von der vorübergehenden Erzeugung virtueller Teilchen trägt zur Erklärung einer Vorstellung bei, die wir am Anfang dieses Kapitels vorgetragen haben. Es handelt sich um die Vorstellung, daß die Masse eines isolierten Teilchens ihren Ursprung in „Wechselwirkungen" hat. Dies trifft auch dann zu, wenn kein anderes Teilchen in der Nähe ist, mit dem es in Wechselwirkung treten könnte. In Wirklichkeit ist kein Teilchen, selbst wenn es allein ist, jemals im Zustand der Ruhe. Es steht immer in „Wechselwirkung", denn es erzeugt und vernichtet ständig seine eigene Wolke virtueller Teilchen. Dieser Prozeß der Selbst-Wechselwirkung trägt zur Masse des Teilchens bei, denn das Teilchen stellt offenbar ein konzentriertes Energiebündel dar, das nichts anderes ist als Masse. Die Teilchen mit starker Wechselwirkung, die Pionen und alle schwereren Teilchen, haben wahrscheinlich die dichteste Wolke virtueller Teilchen und dementsprechend am meisten Selbstenergie oder Masse. Teilchen ohne starke Wechselwirkung, wie die Myonen und alle leichteren Teilchen haben eine kleinere Selbst-Wechselwirkung und kleinere Masse.

Trotz dieses qualitativen Verständnisses der Masse ist das Gesamtbild alles andere als befriedigend. Es hat sich z. B. als unmöglich erwiesen, die Masse irgendeines Teilchens theoretisch zu berechnen. Darüber hinaus sollte nach einigen Theorien eine stärkere Selbst-Wechselwirkung zu einer größeren *Reduzierung* der Masse führen. Das Experiment zeigt das Gegenteil. Außerdem haben wir bereits darauf hingewiesen, daß sich die Myonmasse in keines der qualitativen Schemata einfügen läßt. Das Problem der Elementarteilchenmassen ist noch lange nicht gelöst.

Wir müssen noch einen letzten Tatbestand hinsichtlich der Nukleonen kurz erörtern, nicht weil er neue Gedankengänge aufzeigt, oder auf Stellen unseres Nichtwissens hinweist, sondern weil er von sehr großer praktischer Bedeutung ist. Er betrifft die Stabilisierung des Neutrons. Wenn ein Neutron in der Gegenwart eines oder mehrerer Protonen nicht stabilisiert wäre, würde die Welt nicht die 92 natürlichen Elemente besitzen, sondern nur das eine Element Wasserstoff. Ein einzelnes Neutron unterliegt dem Betazerfall, bei dem es nach durchschnittlich 17 min in ein Proton, ein Elektron und ein Antineutrino übergeht. Mit einem Proton in seiner Nähe, hat das Neutron aber eine unbegrenzte Lebensdauer; dadurch ermöglicht es den Aufbau aller Elemente, die schwerer sind als Wasserstoff. Wäre dies nicht der Fall, so hätten sich längst alle Elemente in das leichteste Element Wasserstoff umgewandelt.

Der Grund für die Stabilisierung des Neutrons liegt in dem besonderen „Zufall", daß die Pionen-Austauschkraft zwischen einem Neutron und einem Proton gerade etwas stärker ist als diejenige zwischen zwei Protonen. Der Kern des Deuteriums, oder schweren Wasserstoffs, besteht aus einem Proton und aus einem Neutron. Die Masse dieser Kombination (des Deuterons) ist nicht einfach gleich der Summe der Massen eines Protons und eines Neutrons, sondern etwas kleiner. Die Anziehungskraft, die das Proton und das Neutron zusammenhält, führt dazu, daß Energie freigesetzt wird. Diese Energie, die man als „Bindungsenergie" bezeichnet, zeigt sich in der verringerten Masse des Deuterons. Nun hat das Neutron im Deuteron eine natürliche Neigung zum Betazerfall. Dies ist normalerweise ein „Abwärts"-Prozeß, denn das Neutron verwandelt sich in ein leichteres Proton. Wenn das Neutron des Deuterons sich entschließt, dieser Neigung zu folgen, verwandelt sich das Deuteron plötzlich in ein Protonenpaar. Aber diese Protonen sind nicht so kräftig zusammengehalten wie die Neutron-Proton-Anordnung; sie haben weniger Bindungsenergie. Der Energiebetrag der durch den Übergang vom schwereren Neutron zum leichteren Proton auftritt, wird durch den Verlust an Bindungsenergie übertroffen. Auf diese Weise bewahrt der Energiesatz das Neutron vor dem Zerfall. Das Neutron wird durch die Bindungsenergie zwischen ihm und dem Proton stabilisiert. Das ist alles in einem sehr empfindlichen Gleichgewicht, denn die Stabilisation des Neutrons beläuft sich auf weniger als ein Tausendstel der Neutronenmasse. Das Neutron ist gerade nur so geringfügig schwerer als das Proton, daß die Pionen das Neutron und Proton stärker zusammenhalten als zwei Protonen. Wir haben allen Anlaß, für diese recht merkwürdige Kombination von Umständen dankbar zu sein. Aufgrund unserer gegenwärtigen Kenntnisse über die

Wechselwirkungen der Elementarteilchen erscheint es als ein bemerkenswertes Wunder, daß die Natur über rund 90 Atomgebilde und nicht nur über ein einziges verfügt.

„Strange Particles"

Im Jahre 1947 belief sich die Zahl der bekannten Teilchen (wobei eines der Neutrinos als „bekannt" gezählt wird, das Graviton aber weggelassen ist) auf 14. Der kräftigste Beschleuniger der Welt brachte Protonen auf ungefähr 200 MeV. Für experimentelle Untersuchungen stand hauptsächlich die kosmische Strahlung als Quelle hochenergetischer Teilchen zur Verfügung und als Hauptwerkzeug wurde die Nebelkammer verwandt. Nur acht Jahre später war die Anzahl der Teilchen auf 30 angewachsen. Das Bevatron in Berkeley war gebaut worden, um Protonen auf 6000 MeV (6 GeV) zu beschleunigen. Der Schwerpunkt der Teilchenforschung war von der kosmischen Strahlung auf die Beschleunigungsmaschinen übergegangen, und ein entscheidendes neues Hilfsmittel für die Erforschung der Elementarteilchen, die Blasenkammer, war erfunden.

Die 16 neuen Teilchen, die während dieser acht revolutionären Jahren auf der Bildfläche erschienen, gehörten zu den vier Familien der Kaonen, der Lambdas, der Sigmas und der Xis. Sie waren alle nicht vorhergesagt, tauchten unerwartet auf und erschienen fremdartig, in der Sprache des Physikers „strange". Die Physiker zuckten erstaunt mit den Achseln und stellten sich auf die Entdeckung von immer noch mehr Teilchen ein. Aber die Flut ebbte, ebenso schnell wie sie gekommen war, wieder ab. Es vergingen 9 Jahre, bevor 1964 das nächste langlebige Teilchen mit starker Wechselwirkung, das Omega, entdeckt wurde[1].

Dank eines Klassifikationsschemas, das unabhängig von zwei jungen Physikern 1953 entdeckt wurde, und zwar von MURRAY GELL-MANN in Amerika (damals 23 Jahre alt) und von KAZUHIKO NISHIJIMA in Japan (damals 26 Jahre alt), gab es einigen Grund anzunehmen, daß, wenn überhaupt welche, nur wenige neue Teilchen gefunden werden.

Die neuen Teilchen zeigten ihre Existenz zuerst durch einige unerklärte V-förmige Spuren in der Nebelkammer GEORGE ROCHESTERs und C. C. BUTTLERs von der Universität in Manchester. Eine neuere Abbildung solcher V-Spuren wird in Fig. 6.2 gezeigt. Die Spur eines einfallenden Pions wird in der Kammer abrupt unterbrochen, und einige Zentimeter entfernt finden sich zwei V's, deren jedes mit seinem Scheitelpunkt auf das Ende der Spur des einfallenden Pions weist (Punkt A der Figur). Impulsmessungen anhand der sichtbaren

---

[1] Genauer müßte man sagen, daß keine weiteren *Familien* langlebiger Teilchen mit starker Wechselwirkung in dieser Periode entdeckt wurden. Einige einzelne Mitglieder bereits bekannter Familien, so das neutrale Xi und das Anti-Lambda, sind erst in späteren Jahren mit Sicherheit identifiziert worden.

Spuren machten es möglich zu folgern, daß in Punkt A zwei neutrale Teilchen erzeugt wurden, und daß diese an den Punkten B und C in Paare von entgegengesetzt geladenen Teilchen zerfielen, deren sichtbare Spuren die V's ergaben.

Es ist üblich, an die Blasenkammern und Nebelkammern magnetische Felder anzulegen, um dadurch die durchfliegenden geladenen Teilchen abzulenken. Fig. 6.2 zeigt die Bahnen von Teilchen; die sich nach links bewegenden negativ geladenen Teilchen werden nach oben, die sich in derselben Richtung bewegenden positiven Teilchen werden nach unten gekrümmt. Ein Teilchen mit großem Impuls, wie das auf der rechten Seite einlaufende Pion wird nur wenig von seinem geraden Kurs abgelenkt. Ein Teilchen mit kleinerem Impuls, wie das negative Pion aus dem Kaonzerfall, wird stärker abgelenkt. Durch Messung der Spurenkrümmung kann der Experimentator den Impuls jedes geladenen Teilchens bestimmen. Weiter kann er aufgrund des Impulserhaltungssatzes auf den Impuls unsichtbarer, neutraler Teilchen zurückschließen.

Unmittelbar nach der Entdeckung der V-Teilchen in Manchester im Jahre 1947 wurden von anderen Experimentatoren ähnliche Spuren entdeckt, und es dauerte nicht lange, bis die Eigenschaften dieser neuen Teilchen durch sorgfältige Messungen festgestellt waren. Wir wissen jetzt, daß unter dem ersten beobachteten V-Teilchen neutrale Kaonen und Lambdas waren, die nach dem Schema

$$K^0 \to \pi^+ + \pi^-$$
$$\Lambda^0 \to p + \pi^-$$

zerfielen. Innerhalb weniger Jahre waren auch ihre geladenen Brüder identifiziert. Ferner wurden die Sigma- und Xi-Teilchen in die Liste der Elementarteilchen aufgenommen. (Ein Bild der charakteristischen, offenen V-Spur eines negativen Xi zeigt Bild 1.8.)

Das Studium der neuen Teilchen war noch nicht weit vorangekommen, als sich ein merkwürdiger Sachverhalt offenbarte: Trotz der Tatsache, daß man die neuen Teilchen während vieler Jahre in den Nebelkammern nicht bemerkt hatte, waren sie in Wirklichkeit gar nicht so selten. Bei sehr energiereichen Kernzusammenstößen war die Chance, eines der neuen Partikel zu erzeugen, so groß, daß man der Schlußfolgerung nicht ausweichen konnte, es handle sich um Teilchen mit derselben starken Wechselwirkung wie sie die Pionen und Nukleonen zeigen. Teilchen, die nur elektromagnetische und (oder) schwache Wechselwirkung aufweisen, könnten nicht mit einer so großen Häufigkeit erzeugt werden wie diese neuen Partikeln. Ausgedrückt im Maßstab einer Zeit besagt diese große Erzeugungswahrscheinlichkeit, daß ein solches neues Teilchen in 10^{-22} sec erzeugt werden kann, vorausgesetzt natürlich, daß genügend Energie zur Verfügung steht. Wenn ein solches Teilchen aber einmal erzeugt ist, lebt es eine Million multipliziert mit einer Million

„Strange Particles" 171

Mal länger als diese Zeit, also etwa 10^{-10} sec. Das erschien den Physikern sehr seltsam. So bekamen die neuen Teilchen den Namen „strange particles" oder seltsame Teilchen.

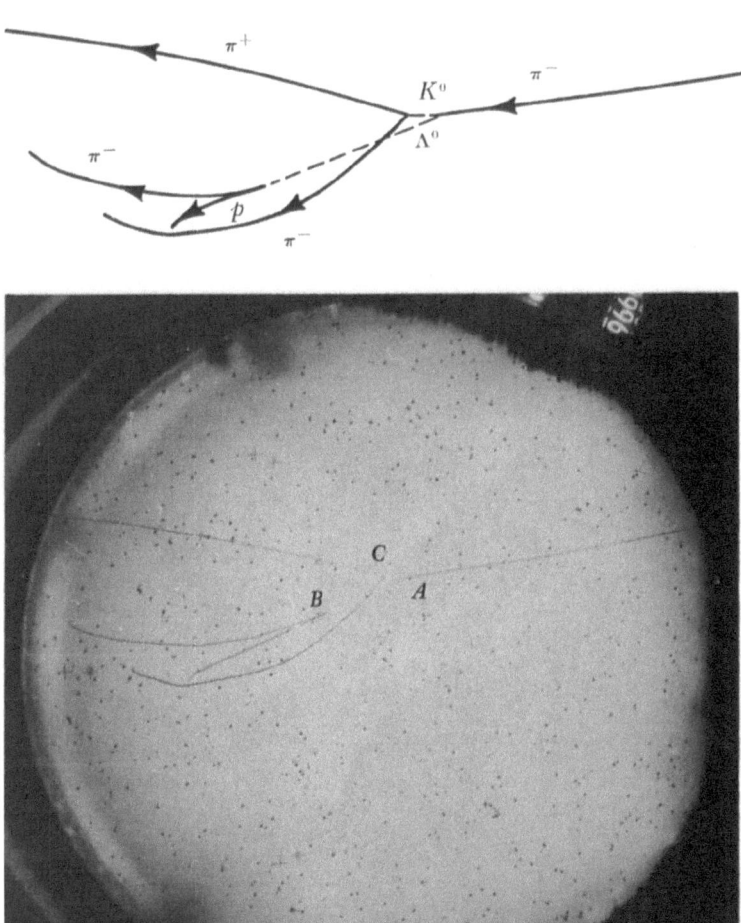

Fig. 6.2. Beispiele für die V-förmigen Spuren, die für den Zerfall der „strange particles" charakteristisch sind. Im Punkt B zerfällt ein neutrales Lambda in ein Proton und ein negatives Pion. In C findet der Zerfall eines neutralen Kaons in zwei entgegengesetzt geladene Pionen statt. Im Punkt A trifft ein von rechts kommendes negatives Pion auf ein Proton der Blasenkammer und erzeugt in der Reaktion $\pi^- + p \to \Lambda^0 + K^0$ zwei seltsame Teilchen

Daß ein Pion oder ein Myon eine lange Lebenszeit hat, ist verständlich, denn sie zerfallen in Teilchen mit schwacher Wechselwirkung. Aber beim Zerfall eines Lambdas, z. B.

$$\Lambda^0 \to p + \pi^-,$$

sind die Zerfallsprodukte — Proton und Pion — beides Teilchen mit starker Wechselwirkung. Das gleiche gilt auch vom Lambda, wie es bereits durch die Leichtigkeit, mit der es erzeugt werden kann, bewiesen wird. Es war sehr schwer zu erkennen, was das Lambda so lange am Leben erhält und warum es nicht die starke Wechselwirkung ausnutzt, um sich möglichst schnell in ein Proton und ein Pion zu verwandeln.

Der Erhaltungssatz der Ladung gibt dem Elektron seine unbegrenzte Lebensdauer. Dem Proton gibt der Erhaltungssatz der Baryonenzahl ein unbegrenztes Leben. Vielleicht, so sagten GELL-MANN und NISHIJIMA, existiert ein weiterer Erhaltungssatz, der auch dem Lambda ein „beinahe ewiges" Leben gibt. Irgendeine neue physikalische Größe, irgendeine neue „Sache", muß konstant bleiben oder erhalten werden. Unter diesen Umständen war es naheliegend, der neuen Erhaltungsgröße den Namen „strangeness" zu geben.

Nach GELL-MANN und NISHIJIMA kommt jedem dieser Teilchen eine „Strangeness-Zahl" zu, die genauso wie ein Teilchen eine elektrische Ladung, eine Myonen-Familienzahl oder eine Baryonenzahl hat. Das Pion und das Nukleon besitzt keine Strangeness, ihre Strangeness-Zahl ist 0. Das Lambda und das Sigma haben die Strangeness-Zahl —1 (und ihre Antipartikeln +1). Die Strangeness-Zahl des Kaons beträgt +1, die des Xi-Teilchens —2, und die des Omega-Teilchens —3 (ihre Antiteilchen haben bis auf das entgegengesetzte Vorzeichen dieselben Werte).

Das klingt alles ziemlich phantastisch, aber es läßt sich damit arbeiten. Solange wir nicht mehr wissen, sind die Strangeness-Angaben der beste Führer zu einem Verständnis der seltsamen Teilchen. Der Erhaltungssatz lautet: In jedem Prozeß der starken Wechselwirkung bleibt die Summe der Strangeness-Zahlen erhalten.

In einem Erzeugungsprozeß des Pions, z. B. in

$$p + p \to p + n + \pi^+,$$

ist der neue Erhaltungssatz erfüllt, denn die gesamte Strangeness-Zahl ist vor und nach der Kollision null. Aber wie ist es, wenn ein Teilchen mit Strangeness erzeugt wird? Das kann nur geschehen, wenn wenigstens *zwei* solcher Teilchen gemeinsam mit entgegengesetzten Vorzeichen ihrer Strangeness-Zahlen erzeugt werden. Ein typischer Prozeß dieser Art ist der folgende:

$$p + p \to p + \Lambda^0 + K^+.$$

„Strange Particles" 173

Die Strangeness-Zahl des Protons ist null. Die Strangeness-Zahlen für das Lambda und das Kaon sind —1 bzw. +1 und heben sich gegenseitig auf. Auf dieses Phänomen, das man „associated production" nennt, machte zuerst ABRAHAM PAIS aufmerksam, kurz bevor GELL-MANN und NISHIJIMA das Strangeness-Schema angaben. Es gibt heute eine große Fülle experimenteller Beweise dafür, daß die Teilchen mit Strangeness immer gleich zu zweit (oder zu mehreren) erzeugt werden. Das hatte man anfangs nicht bemerkt, weil ein Teilchen des Paares häufig unentdeckt aus der Nebelkammer entwich, so daß bloß noch eines zu sehen war. Fig. 6.2 liefert ein schönes Beispiel dieser assoziierten Erzeugung, ein weiteres zeigt Fig. 6.3.

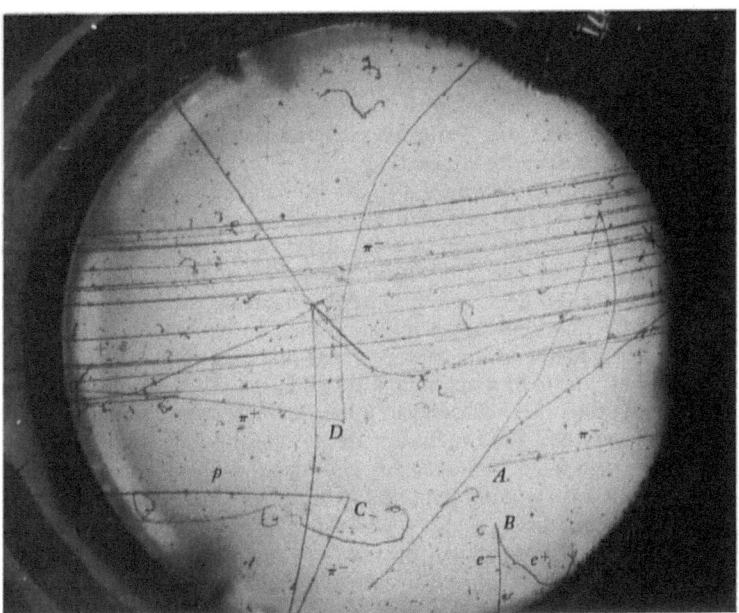

Fig. 6.3. Die „Associated Production" von Sigma und Kaon. Ein von rechts einfallendes negatives Pion stößt im Punkt A auf ein Proton und erzeugt zwei seltsame Teilchen, ein neutrales Sigma und ein neutrales Kaon:

$$\pi^- + p \rightarrow \Sigma^0 + K^0.$$

Das Sigmateilchen lebt zu kurz, um eine meßbare Entfernung vom Punkt A zurückzulegen; es zerfällt praktisch sofort in ein Lambda und ein Photon ($\Sigma^0 \rightarrow \Lambda^0 + \gamma$). Das Photon fliegt nach unten und erzeugt im Punkt B ein Elektron-Positron-Paar. Das neutrale Lambda und das neutrale Kaon zerfallen in Punkt C und D; ihre Folgeprodukte hinterlassen die charakteristischen V-Spuren. Einige der vielen anderen von rechts kommenden negativen Pionen verursachen ebenfalls Teilchenumwandlungen

Ein Xi-Teilchen mit einer Strangeness-Zahl von —2 wird gewöhnlich mit zwei anderen Partikeln zusammen erzeugt, z. B. mit zwei Kaonen:

$$p + p \to \Xi^0 + p + K^0 + K^+.$$

Wenn ein seltsames Teilchen auf ein Nukleon trifft, diktiert wiederum der Erhaltungssatz der Strangeness, was sich ereignen kann. Ein typischer erlaubter Prozeß ist:

$$\Lambda^0 + p \to n + p + \overline{K^0}.$$

Ein Lambdateilchen verschwindet bei der Kollision mit einem Proton, aber damit die Gesamtzahl der Strangeness von —1 erhalten bleibt, muß ein anderes seltsames Teilchen entstehen, in diesem Fall ein Antikaon. In Fig. 1.8 wurde die Reaktion

$$\overline{K^+} + p \to K^+ + \Xi^-$$

gezeigt. Der Leser prüfe die Erhaltung der Strangeness nach (es sei daran erinnert, daß das Antiteilchen $\overline{K^+}$ Ladung und Strangeness entgegengesetzt zu dem des K^+ hat).

Wie diese Beispiele zeigen, ist das Konzept der Strangeness doch mehr, als ein nicht ganz ernst zu nehmender Einfall. Die Stärke dieses neuen Erhaltungssatzes liegt, wie bei jedem Erhaltungssatz, in seinem Verbot. Es gibt eine sehr große Zahl von Prozessen unter starker Wechselwirkung, die nur durch die Erhaltung der Strangeness verboten sind; kein einziger dieser verbotenen Prozesse ist je betrachtet worden. Es kann kein Zweifel darüber bestehen, daß die Strangeness, welches ihr tieferer Sinn auch sein mag, eine wichtige Eigenschaft der Teilchen ist, die die möglichen Umwandlungen in sehr starkem Maße begrenzt.

Was besagt der Erhaltungssatz der Strangeness in bezug auf den Zerfall der seltsamen Teilchen. Als einfachstes Beispiel betrachten wir das Kaon. Es ist das leichteste seltsame Teilchen (wie das Elektron das leichteste der geladenen Teilchen und das Proton das leichteste Baryon ist). Falls die Erhaltung der Strangeness ein absolutes Gesetz wäre, könnte das Kaon überhaupt nicht zerfallen und würde in die Reihe der stabilen Teilchen gehören. Da aber die Strangeness-Erhaltung nur für die starke Wechselwirkung gilt, nicht dagegen für die schwache, ist im Kaon lediglich ein Zerfall nach sehr kurzer Lebenszeit (nach etwa 10^{-22} sec) — der für starke Wechselwirkung charakteristisch ist — verwehrt. Da die schwache Wechselwirkung der Strangeness-Erhaltung nicht unterliegt, vollzieht sie den Kaonzerfall auf die ihr eigene, gemütliche Weise nach etwa 10^{-10} sec.

Die Strangeness-Erhaltung ist einer jener neuen, nicht uneingeschränkt gültigen Erhaltungssätze (die anderen werden wir in Kapitel VIII erörtern), die für die starke, nicht jedoch für die schwache Wechselwirkung gelten. Warum einige Erhaltungssätze absolut, andere nur teilweise gültig sind, warum die starke Wechselwirkung von einer größeren Anzahl von Erhaltungssätzen eingeschränkt ist als die schwache — das alles sind Fragen, auf die niemand eine Antwort weiß. Dies sind Probleme, deren Lösung die Zukunft birgt; wahrscheinlich ist ohne eine Antwort auf sie kein wirkliches Verständnis der Teilchen möglich.

Resonanzen

Die Fünfziger Jahre waren die Epoche der seltsamen Teilchen. In den Sechziger Jahren kommen wir in eine neue Ära von Teilchen, die so kurzlebig sind, daß sie vielleicht gar nicht verdienen, Teilchen genannt zu werden. Aus technischen Gründen, die wir hier wegen ihrer Kompliziertheit nicht erörtern können, werden die ultrakurzlebigen Teilchen „Resonanzen" genannt. Unsere Kenntnis der Resonanzen ist noch sehr bruchstückhaft, aber man weiß wenigstens einiges über sie. So ist bekannt, daß es eine ganze Reihe von Resonanzen gibt, daß einige „strange" sind und andere nicht, daß einige zu den Baryonen gehören, andere wiederum nicht, und daß sie alle der starken Wechselwirkung unterliegen. Tabelle 4 faßt zusammen, was im Jahre 1964 von den Resonanzen bekannt war, aber der Inhalt der Tabelle, wahrscheinlich auch ihre Länge, wird sich in den kommenden Jahren zweifellos erheblich ändern. Selbst die Namen sind zur Zeit nur Lückenbüßer und werden später vermutlich durch andere ersetzt.

Das Wichtigste, was uns die Resonanzen gelehrt haben, ist, daß mit den 35 Teilchen, die in Tabelle 1 aufgeführt sind (das Graviton nicht mitgezählt), noch längst nicht alle Teilchen erfaßt sind. Diese 35 Teilchen sind nur diejenigen, die aus dem einen oder anderen Grund — gewöhnlich ist es der blockierende Einfluß eines Erhaltungssatzes — eine verhältnismäßig lange Lebensdauer haben. Die Resonanzen runden das Bild ab. Sie sind Teilchen, die starke Wechselwirkung zeigen und die durch keinen der Erhaltungssätze daran gehindert werden, ihrer natürlichen Neigung zu folgen und nach sehr kurzer Lebenszeit zerfallen. Sie verschwinden deshalb nach einer für die starke Wechselwirkung charakteristischen, sehr kurzen Lebensdauer und überlassen den leichteren Teilchen das Feld.

Eine typische Resonanz entsteht und verschwindet innerhalb eines Raumes der erheblich kleiner ist als das Volumen eines Atoms. Auf die Existenz einer Resonanz kann nur aus Beobachtungen an den länger lebenden Zerfallsprodukten geschlossen werden. Betrachten wir als ein Beispiel die Vernichtung eines Protons und eines Antiprotons bei gleichzeitiger Erzeugung von 5 Pionen

$$\bar{p}+p \to \pi^+ + \pi^+ + \pi^- + \pi^0.$$

Dieser Vorgang ist in Fig. 6.4 wiedergegeben. Die Fotografie, die an einer Blasenkammer aufgenommen wurde, zeigt die Spur des einfallenden Antiprotons und die Spuren der 4 geladenen Pionen, die offenbar alle genau von ein und demselben Punkt ausgehen. Energie- und Impulssatz fordern, daß ein unsichtbares, neutrales Pion ebenfalls von diesem Punkt aus losfliegt. Beobachtungen an vielen solcher Ereignisse

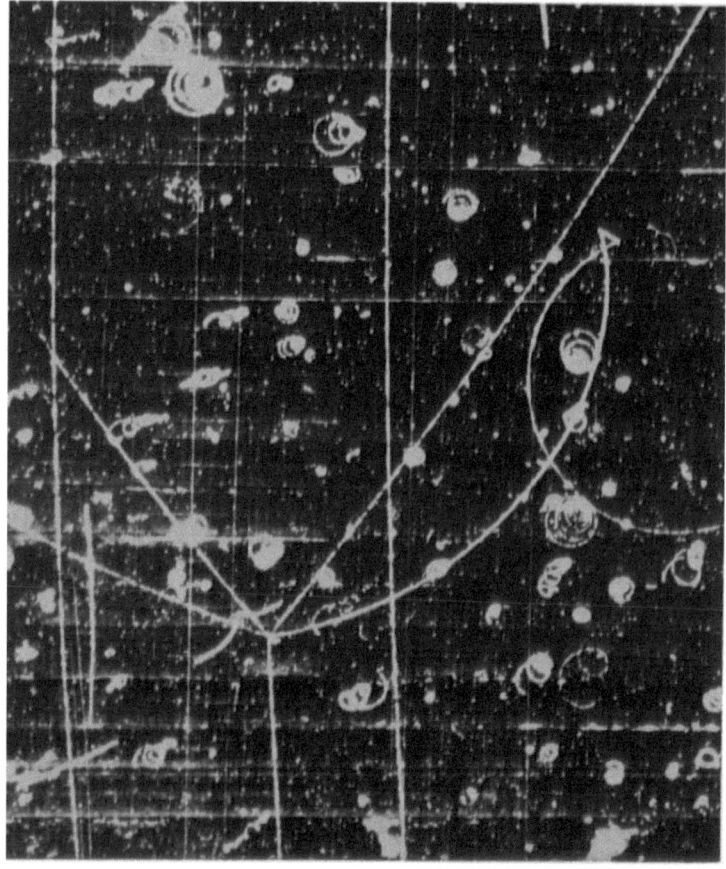

Fig. 6.4. Erzeugung einer Eta-„Resonanz". Das von unten einlaufende Antiproton vernichtet sich und ein Proton in der Blasenkammer. Dabei werden zwei Pionen und ein Eta-Eins-Teilchen erzeugt. Nach einer Zeit von etwa 10^{-22} sec zerfällt das Eta-Eins in drei weitere Pionen. Das kurzzeitige Auftauchen des Eta-Eins kann nur aus Untersuchungen an den Pionenspuren erschlossen werden. (Man beachte, daß der Zerfall eines der positiven Pionen ebenfalls zu sehen ist. Es wandelt sich in der Reaktion $\pi^+ \to \mu^+ + \nu_\mu$ in ein Myon um, das wiederum in ein Positron, nach $\mu^+ \to e^+ + \nu_e + \bar{\nu}_\mu$, zerfällt. Die Neutrinos sind natürlich nicht zu sehen.)

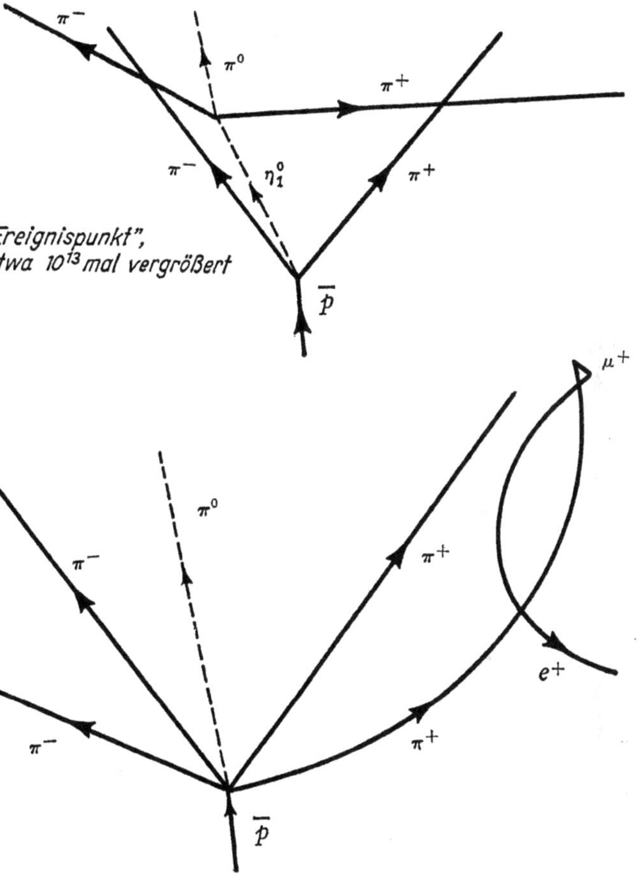
π⁻
π⁰
π⁺
π⁻
η₁⁰
π⁺
„Ereignispunkt",
etwa 10¹³mal vergrößert
p̄
μ⁺
π⁰
π⁻
π⁺
e⁺
π⁻
π⁺
p̄

ließen erkennen, daß Gruppen dieser Pionen in ganz bestimmter Beziehung zueinander losfliegen. Diese Korrelation der Pionen zeigt, daß sie die Zerfallsprodukte eines einzigen Teilchens sein müssen, und daß in Wirklichkeit ein zweistufiger Prozeß abläuft. Zuerst entsteht ein Eta-Eins-Teilchen:

$$\bar{p}+p \rightarrow \eta_1{}^0+\pi^+ +\pi^- .$$

Im zweiten Schritt zerfällt dieses Teilchen wieder:

$$\eta_1{}^0 \rightarrow \pi^+ +\pi^- +\pi^0 .$$

Es besteht kein Zweifel, daß das Eta-Eins als ein selbständiges Gebilde existierte, auch wenn es keine Zeit hatte, sich eine meßbare Strecke von seinem Geburtsort zu entfernen.

Die Resonanzen können wir uns als auf den oberen Sprossen einer Anzahl von Leitern sitzend vorstellen. Auf der untersten Sprosse jeder Leiter befindet sich jeweils ein langlebiges Teilchen. Es wird ganz oder teilweise dadurch stabilisiert, daß es entweder einem Erhaltungssatz

Tabelle 4. *Die ultrakurzlebigen Teilchen oder Resonanzen*

Name	Symbol	Masse (in Einheiten der Elektronenmasse)	Spin (in Einheiten von $\hbar$)	Ladung (in Einheiten der Protonenladung)	Typische Zerfallsweisen
Pi-Resonanz...	π_1	1490	1	$+1; 0; -1$	$\pi_1^+ \to \pi^+ + \pi^0$
Eta-Res.	η_1	1532	1	0	$\eta_1^0 \to \pi^+ + \pi^- + \pi^0$
Kaon-Res. ...	K_1	1744	1	$+1; 0$	$K_1^+ \to K^+ + \pi^0$
Eta-Res.	η_2	1877	(0)?	0	$\eta_2^0 \to \eta^0 + \pi^+ + \pi^-$
Eta-Res.	η_3	1995	1	0	$\eta_3^0 \to K^+ + \overline{K^+}$
Pi-Res......	π_2	2380	1(?)	$+1; 0; -1$	$\pi_2^- \to \eta_1^0 + \pi^-$
Eta-Res.	η_4	2450	2	0	$\eta_4^0 \to \pi^+ + \pi^-$
Pi-Res	π_3	2560	2	$+1; 0; -1$	$\pi_3^+ \to \pi_1^+ + \pi^0$
Eta-Res.	η_5	2760	0 (?)	0	$\eta_5^0 \to K_1^+ + \overline{K^+}$
Delta-Res. ...	Δ	2420	3/2	$+2; +1; 0; -1$	$\Delta^{++} \to p + \pi^+$
Sigma-Res. ...	Σ_1	2705	3/2	$+1; 0; -1$	$\Sigma_1^+ \to \Lambda^0 + \pi^+$
Lambda-Res. ..	Λ_1	2750	1/2	0	$\Lambda_1^0 \to \Sigma^0 + \pi^0$
Nukleon-Res...	N_1	2970	3/2	$+1; 0$	$N_1^+ \to p + \pi^0$
Lambda-Res. ..	Λ_2	2972	3/2	0	$\Lambda_2^0 \to \Sigma^+ + \pi^-$
Xi-Res......	Ξ_1	2992	3/2	$0; -1$	$\Xi_1^- \to \Xi^- + \pi^0$
Sigma-Res. ...	Σ_2	3250	?	$+1; 0; -1$	$\Sigma_2^0 \to \Lambda^0 + \pi^0$
Nukleon-Res...	N_2	3303	5/2	$+1; 0$	$N_2^+ \to n + \pi^+$
Sigma-Res. ...	Σ_3	3450	5/2	$+1; 0; -1$	$\Sigma_3^+ \to p + \overline{K^0}$
Xi-Res......	Ξ_2	3540	?	$0; -1$	$\Xi_2^0 \to \Xi_1^0 + \pi^0$
Lambda-Res. ..	Λ_3	3552	5/2	0	$\Lambda_3^0 \to n + \overline{K^0}$
Delta-Res. ...	Δ_1	3765	7/2	$+2; +1; 0; -1$	$\Delta_1^- \to n + \pi^-$
Nukleon-Res...	N_3	4290	9/2	$+1; 0$	$N_3^0 \to \Lambda^0 + K^0$
Delta-Res. ...	Δ_2	4620	11/2	$+2; +1; 0; -1$	$\Delta_2^{++} \to p + \pi^+$

unterliegt, keine starke Wechselwirkung zeigt, oder keine Masse hat und somit bereits auf der untersten aller möglichen Sprossen angelangt ist. So sitzt das Pion, das leichteste Teilchen mit starker Wechselwirkung, auf der untersten Sprosse einer Leiter. Über ihm befinden sich

Eta-, Rho- und Omegateilchen, die sehr schnell zum Pion hinunterfallen. Am unteren Ende einer anderen Leiter befindet sich das leichteste Baryon, das Proton. Die Sprossen über ihm werden von den kurzlebigen Nukleonen-Resonanzen N_1, N_2 und N_3 besetzt. Am Fuß der dritten Leiter ist das leichteste seltsame Baryon, das Lambda, zu finden. Über ihm existieren die verschiedenen seltsamen Resonanzen, die Λ_1-, Λ_2- und Λ_3-Teilchen.

Tabelle 4 enthält 23 Arten von Resonanzen. Werden alle geladenen Teilchen und Antiteilchen einzeln gezählt, so kommt man auf 86 verschiedene Teilchen. Es ist wohl sicher, daß sich diese Zahl noch erhöhen wird.

Die Lehre, die uns die Resonanzen hauptsächlich erteilen, ist — sofern es nicht schon bereits klar geworden ist — die, daß es nicht ein Myon-Problem, ein Pion-Problem oder ein Kaon-Problem gibt, sondern nur ein einziges Problem: Das Teilchenproblem. Es gibt einfach zu viele Teilchen und viel zu viele Querverbindungen zwischen ihnen, als daß irgendeines der Teilchen, oder einige wenige, für sich allein verstanden werden könnten, bevor man sie nicht alle zusammen versteht.

Der Magnetpol

Wir schließen dieses Kapitel mit einigen Bemerkungen über ein Teilchen, das niemand bis jetzt gesehen hat, und das möglicherweise auch überhaupt nicht existiert — den isolierten, elementaren Magnetpol. Es ist keine Regel bekannt, die aussagt, daß dieses Teilchen existieren *muß*. Andererseits gibt es auch kein Gesetz, das seine Existenz verbietet. Diese Tatsache beschäftigte die Physiker immer wieder und führte in den letzten 30 Jahren wiederholt zu der Suche nach diesem Teilchen.

In dem Phänomen der Elektrizität und des Magnetismus zeigt die Natur eine bemerkenswerte Asymmetrie. Elektrische Ladung, der Ursprung elektrischer Felder und elektrischer Kräfte, tritt, mit den Elementarteilchen verknüpft, in quantisierten Beträgen auf. Nach der elektromagnetischen Theorie könnten die magnetischen Erscheinungen ebenfalls auf einem ebenso einfachen Ursprung beruhen — den magnetischen Elementarpolen. In der Tat würde die mathematische Theorie eine größere Symmetrie und eine schönere Form besitzen, falls gleichermaßen Magnetpole und Ladungen existieren würden. Aber die Natur läßt sich keine Vorschriften machen. Ladungen wurden im Überfluß gefunden, Magnetpole jedoch niemals.

Alle magnetischen Erscheinungen scheinen von der *Bewegung* von Ladungen herzurühren. Die Ladungen reichen allein völlig aus, sowohl die elektrischen als auch die magnetischen Erscheinungen hervorzurufen, aber sie tun dies auf eine unsymmetrische Weise. Die Ladung muß sich bewegen, um ein Magnetfeld zu erzeugen (z. B. ein Strom in einem Draht oder ein rotierendes Elektron); eine einzelne Ladung erzeugt, wenn sie ruht, nur ein elektrisches Feld. Ein ruhender Pol wäre nun andererseits in der Lage, ein Magnetfeld hervorzurufen, und würde er bewegt, so würde er ein elektrisches Feld verursachen. Auf diese Weise würden Magnetpole zwischen Elektrizität und Magnetismus eine höhere Symmetrie herstellen. (Die Pole eines Stabmagneten oder unserer Erde haben nichts mit den Elementarteilchen-Polen dieser Diskussion zu tun.)

1962 wurden verschiedene Versuche unternommen, um den magnetischen Pol nachzuweisen. In Genf/Schweiz und Brookhaven/New York suchten Physiker in den Trümmerprodukten hochenergetischer Proton-Kern-Zusammenstöße, die mit Hilfe der 30 GeV-Beschleuniger erzeugt wurden, nach diesen Polen. Eine andersartige Nachforschung wurde von einer Gruppe des Massachusetts Institute of Technology angestellt. Sie brachten einen außerordentlich starken Elektromagneten in das Gebiet der Eisenerzlager in den Adirondack Bergen und suchten Pole aus dem Erz anzulocken. Falls Pole in den vergangenen Jahrtausenden mit der kosmischen Strahlung eingefallen oder durch diese in der Luft erzeugt worden wären, dann wären sie in den natürlichen Eisenerzen der Erde eingefangen worden. Das Ergebnis dieser drei Experimente: Es wurden keine Magnetpole gefunden.

Der Satz, daß die Natur im submikroskopischen Bereich alles tut, was ihr nicht ausdrücklich durch einen Erhaltungssatz verboten ist, hat sich in der Vergangenheit so oft als richtig erwiesen, daß man ihn nicht leichten Herzens aufgeben möchte. Die meisten Physiker, die über die nicht gefundenen Pole Überlegungen anstellten, räumen nur zwei Möglichkeiten ein. Entweder gibt es einen unentdeckten Erhaltungssatz, der erklärt, warum es keine Pole geben kann oder aber die Pole existieren wirklich und haben sich bis jetzt nur dem Nachweis entzogen.

Kapitel VII

Felder und Teilchen, Kräfte und Wechselwirkungen

Dieses Kapitel behandelt zwei der grundlegenden Vorstellungen der modernen Physik. Die eine ist die des Quantenfeldes, dem Urstoff des Universums, aus dem die Teilchen und die materielle Welt gemacht sind. Die zweite ist die des Elementarereignisses, eines explosionsartigen Geschehens, das an einer Stelle in Raum und Zeit abläuft. Die erste Vorstellung betrifft das Sein, die zweite das Geschehen. Die Felder bilden die Grundlage der festen und beständigen Strukturen in der Welt. Aus dem katastrophenartigen Geschehen der Vernichtung und Erzeugung folgt letztlich der gleichmäßige und stetige Ablauf der Ereignisse in unserer makroskopischen Welt.

Beide Vorstellungen wurden bereits in Kapitel III kurz behandelt. In diesem Kapitel soll gezeigt werden, wie diese beiden Vorstellungen, zusammen mit den Ergebnissen über die Elementarteilchen, das Bild des Physikers von der submikroskopischen Welt geformt haben. Wie entstand dieses seltsam chaotische und kaum vorauszuahnende Bild von der Welt des sehr Kleinen, und wie kann dieses Bild mit der ihr diametral gegenüberstehenden Vorstellung, die uns die unmittelbare Erfahrung unserer Sinne liefert, in Einklang gebracht werden?

Die Feldvorstellung wurde vor über hundert Jahren von FARADAY und MAXWELL in England entwickelt. Dabei drang der Feldbegriff durch eine Hintertür in das Gebäude der Physik ein, denn für FARADAY und MAXWELL war er keine selbständige Größe, sondern der Zustand einer Störung von etwas anderem, nämlich des Äthers. Wenn wir von einer Welle des Ozeans oder einer Schallwelle sprechen, so verwenden wir das Wort Welle für eine besondere Art von Störung im Wasser beziehungsweise in der Luft. Als FARADAY und MAXWELL von einem elektrischen Feld sprachen, so lag dem in ähnlicher Weise die Vorstellung von einer Störung — einer Verzerrung oder Inhomogenität — des alles durchdringenden Äthers zugrunde, der den ganzen Raum ausfüllen sollte. Das Feld war eine allgemeinere Vorstellung als die Welle. Es braucht nicht zu schwingen oder sich zu bewegen. Eine ruhende elektrische Ladung erzeugt in ihrer Umgebung eine zeitlich unveränderliche Störung, die elektrostatisches Feld genannt wird. Wird die Ladung in Schwingungen versetzt, so erzeugt sie ein schwingendes elektromagnetisches Feld, das sich als elektromagnetische Welle durch den Raum ausbreitet. Die Untersuchungen an diesen Wellenfeldern führten MAXWELL zu seiner Deutung der Natur des Lichtes.

Nach den Feldvorstellungen FARADAYs und MAXWELLs verhält sich eine einzelne, elektrische Ladung in dem von Äther erfüllten Raum wie ein Fisch in den Tiefen eines ruhigen Meeres. Obwohl der Fisch völlig von Wasser umgeben ist, wird er dennoch durch dieses nicht beeinflußt (oder würde es zumindest nicht, falls er ohne Reibung darin schwimmen könnte). Wird eine weitere Ladung in die Nähe der ersten gebracht, so wird der Äther „verzerrt". Das Teilchen fühlt das in seiner Umgebung entstandene „Feld" und wird angezogen oder abgestoßen, genauso wie ein Fisch durch eine nahe Wasserbombenexplosion beeinflußt würde. Er könnte vielleicht denken, daß er durch etwas sehr Reales zur Seite gedrückt wird — vielleicht wird er es ein Feld nennen —, obwohl es nur das Wasser war, das ihn stieß.

Das Feld FARADAYs und MAXWELLs war jedoch etwas mehr als nur ein Name. Obwohl in diesem Konzept der Äther als Grundlage diente, und das Feld lediglich als eine Hilfsgröße betrachtet wurde, konnte das Feld mathematisch definiert und in den Gleichungen der elektromagnetischen Theorie benutzt werden, denn nur das Feld, also die Störung des Äthers, nicht aber der Äther selbst war die meßbare Größe.

Als EINSTEIN den Äther als unbeobachtbar und deshalb als bedeutungslos verwarf, hatte dies keinen Einfluß auf die Theorie des elektromagnetischen Feldes. Die Vorstellung vom Feld wurde zwar revolutionär geändert, aber die Gleichungen der Theorie blieben hierdurch vollkommen unangetastet. Diese Änderung der Idee des Feldes führte zu einem neuen geistigen Ausgangspunkt, der für die weitere Entwicklung der Feldtheorie entscheidend wurde. Das Feld war für EINSTEIN ein reales selbständiges physikalisches Gebilde, das in einem sonst absolut leeren Raum existiert.

Wir wollen diesen Sachverhalt in einer etwas groben Analogie verdeutlichen. Die Vorstellung, daß das Feld als Störung einer Flüssigkeit auftritt, wurde durch die Vorstellung ersetzt, daß das Feld selbst eine Art Flüssigkeit ist. Es handelt sich bei ihr jedoch nicht um eine überall vorhandene Flüssigkeit; sie tritt vielmehr nur da und dort auf, an manchen Orten ist sie besonders stark, an anderen nur verdünnt vorhanden, und sie durchdringt den Raum in Wellenpaketen. Der Raum erscheint so eher einem ausgetrockneten Flußbett in der Wüste als den Tiefen des Meeres vergleichbar. Eine elektromagnetische Welle durchdringt den Raum nicht so wie eine Druckwelle das Wasser, sondern eher so wie das Wasser nach dem ersten Frühlingsregen das vordem ausgetrocknete Flußbett. Eine elektrische Ladung, die elektromagnetische Strahlung absorbiert, hatten wir in dem vorangegangenen Bild mit einem Fisch verglichen, der einer Druckwelle im Seewasser ausgesetzt ist. Nach der neuen Vorstellung läßt sie sich eher mit einem trägen Präriehund vergleichen, der von dem ersten, im Frühling heranschießenden Wasser im Flußbett erfaßt wird.

Die Erweiterung des Feldes als ein vollständiges physikalisches Gebilde war einer der beiden entscheidenden Schritte, die der Physiker tun mußte, um das Feld wirklich zu verstehen. Der zweite Schritt war mit dem Übergang von der „klassischen" Feldvorstellung zur „quantenhaften" Feldbeschreibung verbunden. In der klassischen Vorstellung war das Feld eine flüssigkeitsähnliche Substanz, die kontinuierlich über einem Raumbereich verteilt war, während in der Quantentheorie dem Feld mehr die Eigenschaft von Teilchen zukommt, die erzeugt und vernichtet werden.

ALBERT EINSTEIN lieferte zu beiden Schritten einen entscheidenden Beitrag. Erstens folgte die Verbannung der Äthervorstellungen und die Beschreibung des Feldes als einer physikalischen Realität aus dem Aufbau der Relativitätstheorie. Zum zweiten gab seine Erklärung des Photoeffekts, die auf dem Begriff des Photons beruhte, entscheidenden Anstoß zur Vorstellung eines quanten- oder teilchenhaften Feldes. Er entdeckte, daß Elektronen die elektromagnetische Strahlung nicht kontinuierlich, sondern sprunghaft in Quanten absorbieren, und daß die Strahlung auch in gleicher Weise ausgesandt wird. Die Photonenvorstellung verlangt, daß das Feld nicht wie ein aus einem Gartenschlauch austretender Wasserstrahl erzeugt wird, sondern diskret wie die Geschoßgarbe eines Maschinengewehrs. Das teilchenhafte Verhalten tritt nur bei den Prozessen der Emission und Absorption in Erscheinung. Zwischen diesen Prozessen aber gleicht das Feld eher einem Wasserstrom als einer Geschoßgarbe; es verhält sich wie eine flüssigkeitsähnliche Substanz, die nicht in einzelnen Punkten konzentriert, sondern über einen großen Raumbereich ausgedehnt ist und sich als eine Welle von einem Ort zum anderen ausbreitet. Darüber hinaus — und dies ist für den kontinuierlichen Ablauf der Vorgänge, den wir in unserer makroskopischen Welt beobachten überaus wichtig — tritt ein wellenähnliches Verhalten bei Emissions- und Absorptionsprozessen dann auf, wenn eine hinreichend große Anzahl von Quanten gemeinsam an diesen Vorgängen beteiligt ist. Wir haben uns daran gewöhnt, daß die Kontinuumsvorstellung von der Materie und mit ihr die beliebige Teilbarkeit eines Gegenstandes auf einer Illusion beruhen. Sie ist nur deshalb eine gute Näherungsbeschreibung, weil die Atome so ungeheuer klein sind und jeder durch das Auge oder durch ein Mikroskop sichtbare Gegenstand aus einer ungeheuer großen Anzahl von Atomen besteht. Zu der uns vertrauten Vorstellung von unteilbaren Einheiten der *Materie* muß man nun die Vorstellung von nicht teilbaren Einheiten der *Wirkung* hinzufügen. So wie die als Kontinuum erscheinende Materie in Wirklichkeit aus einzelnen Bestandteilen im submikroskopischen Bereich aufgebaut ist, ebenso besteht der kontinuierliche Ablauf der Ereignisse in Wirklichkeit aus einer ungleichförmigen und sprunghaften Folge winziger Explosionen. Die Stetigkeit und Kontinuität, die wir bei nahezu allen Vorgängen und an allen Gegenständen beobachten, rührt letztlich her von einer sehr großen Anhäufung elementarer Gebilde und Ereignisse.

Die Doppelnatur des Feldes, die uns in Welle und Teilchen gegenübertritt, bereitet uns nur deshalb keine Vorstellungsschwierigkeiten, weil wir den Feldbegriff mit nichts in unserer makroskopischen Welt Bekanntem verbinden. Trotz unserer begrenzten Vorstellungskraft führt uns der erfolgreiche mathematische Apparat der Quantenmechanik zwanglos zu einer Vorstellung des Wellenfeldes, das plötzlich und explosionsartig erzeugt oder vernichtet werden kann. Um ein grobes Verständnis von dem Vorgang der Photonabsorption zu erhalten, können wir uns in Gedanken einen Film, der das Einschalten einer Wasserfontäne zeigt, rückwärts laufend betrachten. Wir sehen zunächst einen Wasserfächer (das Feld), der dann sehr schnell zusammenfällt und in einem kleinen Loch in der Erde (dem absorbierenden Elektron) verschwindet. Im Fall eines Quantenfeldes findet dieses Zusammenfallen jedoch nicht nur sehr schnell, sondern momentan statt.

Die Vorstellung eines Quantenfeldes und der Dualismus von Welle und Teilchen gingen im Jahr 1905 von dem elektromagnetischen Feld und dem Photon aus. Unsere gegenwärtige Vorstellung, das Feld als einen Grundstoff des Universums zu betrachten, wurde allerdings nicht vor dem Ende der Zwanziger und Anfang der Dreißiger Jahre entwickelt. Bis 1926, dem Jahr, in dem die neue Quantentheorie abgeschlossen wurde, waren Teilchen und Felder zwei verschiedene Dinge. Die letzte Barriere zwischen Teilchen und Feldern fiel — völlig unerwartet — als man versuchte Quantenmechanik und Relativitätstheorie miteinander in Verbindung zu bringen. Damals folgte aus mathematischen Gründen, die niemand vorhergesehen hatte, daß eine Verbindung zwischen beiden Theorien nur hergestellt werden kann, wenn man *alle* Teilchen, seien sie mit oder ohne Masse behaftet, jeweils als Quanten eines ihnen zugrunde liegenden Feldes auffaßt. So wurde es plötzlich eine Notwendigkeit, zu dem elektromagnetischen Feld das Feld des Elektrons und auch das Feld des Protons hinzuzufügen. Weitere Felder mußte man in dem Maß hinzunehmen, wie neue Teilchen entdeckt wurden. Der wesentliche Gesichtspunkt dieser Feldtheorie der Teilchen war, daß nicht nur das Photon, sondern alle Teilchen sowohl erzeugbar als auch zerstörbar sind. Wir stehen heute einer verwirrenden Vielzahl von Feldern gegenüber, an die eigentlich niemand richtig glaubt. Es scheint sicher zu sein, daß nicht jedes bekannte Teilchen die quantenhafte Erscheinungsform eines ihm eigenen Feldes darstellt, sondern daß vielmehr auf eine bisher noch nicht verstandene Weise alle Teilchen von wenigen Grundfeldern herrühren. (Dies ist jedoch eine Überzeugung, die noch nicht bewiesen ist.)

Wir fassen die modernen Vorstellungen über Felder und Teilchen folgendermaßen zusammen: Es gibt eine geheimnisvolle Substanz, die Feld genannt wird. Sie kann sich als Welle durch den Raum ausbreiten und ist in der Lage, Energie, Impuls und Masse (sowie Ladung und einige andere meßbare Größen) zu transportieren. Immer wenn ein Teil eines Feldes erzeugt oder vernichtet wird, geschieht dies an einem bestimmten Punkt in Raum und Zeit und mit katastrophenartiger Plötzlichkeit. Das Quant eines Elektronfeldes kann bei seiner Erzeugung Energie und Impuls in beliebiger Größe besitzen, aber es hat stets die Masse des Teilchens, das wir Elektron nennen. Die beiden Hauptprobleme der heutigen Feldtheorie sind die offensichtliche Vielzahl der verschiedenen Felder und der Ursprung der Masse, die vom Feld getragen wird. Aus bisher unbekannten Gründen tritt bei manchen Feldern ein großer Teil der Energie in Form von Masse auf, bei anderen Feldern ist dieser Anteil jedoch nur gering oder exakt gleich Null.

Wir werden im noch folgenden Teil dieses Abschnittes die Erzeugung und Vernichtung der Felder, d. h. den Teilchengesichtspunkt der Felder, behandeln. Die Wechselwirkung eines Feldes mit einem anderen — die Quelle aller Vorgänge und Ereignisse in der Welt — rückt die teilchenhaften Eigenschaften der Felder in den Vordergrund und bereitet daher unserer Vorstellung keine großen Schwierigkeiten. Es wird dabei möglich sein, davon zu sprechen, daß ein Teilchen an einem Punkt erzeugt wird, irgendwohin fliegt und dann vernichtet wird. Wir sollten dabei jedoch immer das kompliziertere und zutreffendere Bild vor Augen haben, nach dem ein Teil eines Feldes erzeugt wird, als Welle irgendwohin läuft und schließlich zu einem Zeitpunkt wieder absorbiert wird.

Vorher ist es jedoch notwendig einen kleinen Ausflug in die Geographie des vierdimensionalen Raumes zu machen. Wollen wir uns die Wechselwirkungen von Teilchen vorstellen, so ist wichtig, an das Wann und Wo, d. h. an den zeitlichen und räumlichen Verlauf zu denken. Dies ist nicht so schwierig wie es zunächst scheint. Stellen wir uns zuerst eine gewöhnliche Landkarte vor, deren Nord-Süd-Richtung in die Vertikale und deren Ost-West-Richtung in die Horizontale weist. Wir können in eine solche Karte Routen einzeichnen. Fig. 7.1 zeigt die kurvenreiche Wegstrecke, die ein Auto von Boston nach New York zurücklegt, und die gerade Strecke, die ein Flugzeug von Ithaca nach Boston hinter sich bringt. In einem vergrößerten Maßstab ist in diese Figur noch die Kreisbahn eingezeichnet, auf der die Elektronen in dem Cambridger Elektronenbeschleuniger umlaufen. Diese Landkarten sind völlig ausreichend, um Wege aufzuzeigen, aber sie können keine Auskunft darüber geben, *wann* das Auto, das Flugzeug oder das Elektron an einem bestimmten Ort war. Das Beste, das wir zur Beschreibung des zeitlichen Verlaufs tun können ist, daß wir Pfeile an den einzelnen Wegen anbringen und so angeben, welcher Teil der Strecke zeitlich vor einem anderen zurückgelegt wurde.

Wenn wir die einzelnen Wege sehr genau wissen wollen und uns nicht mit einem Blick aus der Vogelperspektive zufrieden geben können, dann müssen wir eine dreidimensionale Darstellung wählen, die uns dann beispielsweise den geographischen Ort und die Höhe des Flugzeuges wiedergibt. Gehen wir noch einen Schritt weiter und wollen

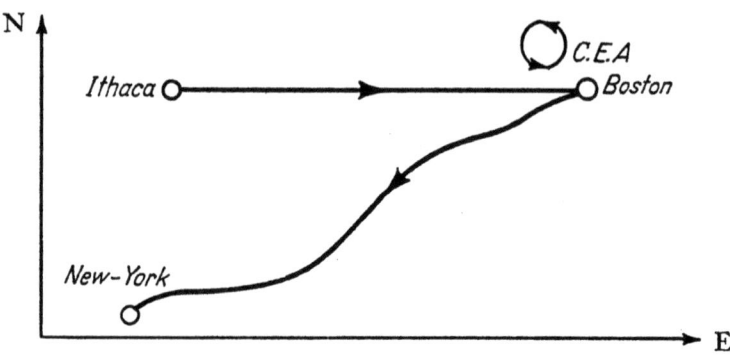

Fig. 7.1. *Wege auf einer Landkarte*

neben der Position des Flugzeuges auch noch den zeitlichen Verlauf des Fluges aufzeichnen, so müßten wir eine vierdimensionale Wiedergabe anfertigen, die wir uns nicht einmal vorstellen, geschweige denn herstellen können. Genauso wie eine der üblichen zweidimensionalen Landkarten sehr nützlich ist, obwohl sie den Weg nicht exakt beschreiben kann, ist glücklicherweise eine zweidimensionale Raum-Zeit-Darstellung ein sehr gebräuchlicher und guter Ersatz für eine vierdimensionale Wiedergabe.

Nehmen wir beispielsweise an, daß wir sowohl den zeitlichen als auch den räumlichen Verlauf des Fluges aufzeichnen wollen. Da das Flugzeug genau nach Osten fliegt, können wir auf die Nord-Süd-Koordinate verzichten und an ihre Stelle eine Zeitachse einzeichnen. Die neue Raum-Zeit-Karte ist in Fig. 7.2 dargestellt. Die horizontale Richtung wird x-Achse genannt; sie gibt die Entfernung wieder. Die vertikale Richtung wird t-Achse genannt; sie repräsentiert die Zeit. Man sieht sofort, daß es keinen Haltepunkt in dieser Raum-Zeit-Karte geben kann. Ein Gegenstand, der im Raum nicht bewegt wird, wie z. B. die Stadt Ithaca, bewegt sich dennoch in der Zeit. Diese Bewegung wird durch eine vertikale Gerade in unserer Karte wiedergegeben; der Ort der Stadt bleibt immer derselbe, aber in dem Maß wie die Zeit fortschreitet, wandert der Punkt in der Zeichnung vertikal nach oben und hinterläßt eine Spur, die man „Weltlinie" nennt. Die Weltlinie von Ithaca ist in der Figur gestrichelt eingezeichnet, etwas weiter östlich ist in gleicher Weise die Weltlinie von Boston dargestellt. Wie verhält es sich nun mit dem Flugzeug? Während es auf dem Flugplatz von Ithaca

Felder und Teilchen, Kräfte und Wechselwirkungen 187

steht, bewegt es sich nur in der Zeit, nicht aber im Raum; seine Weltlinie ist daher ebenfalls vertikal (als Abschnitt AB im Diagramm wiedergegeben). Startet das Flugzeug und fliegt nach Osten, so bewegt es sich sowohl in der Zeit als auch im Raum und zeichnet als Weltlinie die Strecke BC auf. Nach seiner Landung in Boston bewegt es sich wiederum nur in der Zeit, und seine Weltlinie ist daher nach oben gerichtet.

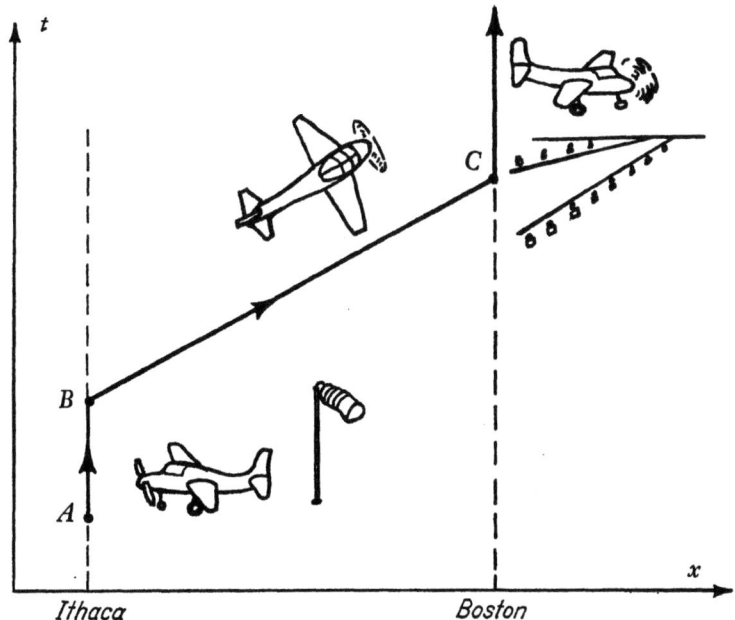

Fig. 7.2. Flugbahn in einer Raum-Zeit-Darstellung

Wir haben an die Weltlinie des Flugzeugs Pfeile angebracht. Sie erscheinen überflüssig, da es ja nur eine mögliche Bewegungsrichtung durch die Zeit gibt, nämlich in unserer Darstellung nach oben. Sie richten andererseits auch keinen Schaden an, werden uns jedoch bei den Betrachtungen in der Welt der Elementarteilchen sehr nützlich sein.

Diese einfache Raum-Zeit-Darstellung beschreibt nur Bewegungen längs einer räumlichen Geraden, aber dies wird für das Verständnis der Wechselwirkungen zwischen den Teilchen völlig ausreichen. Wir können uns jederzeit kompliziertere Darstellungen, z. B. mit zwei Raum- und einer Zeitrichtung vorstellen, aber es ist bequemer die Diagramme in der beschriebenen Weise zu vereinfachen.

188 Felder und Teilchen, Kräfte und Wechselwirkungen

Wir wenden uns nun wieder der Welt der Elementarteilchen zu und zeichnen die Weltlinien einiger einfacher Ereignisse auf (Fig. 7.3). Das erste Teilbild gibt den Prozeß der Emission eines Photons aus einem

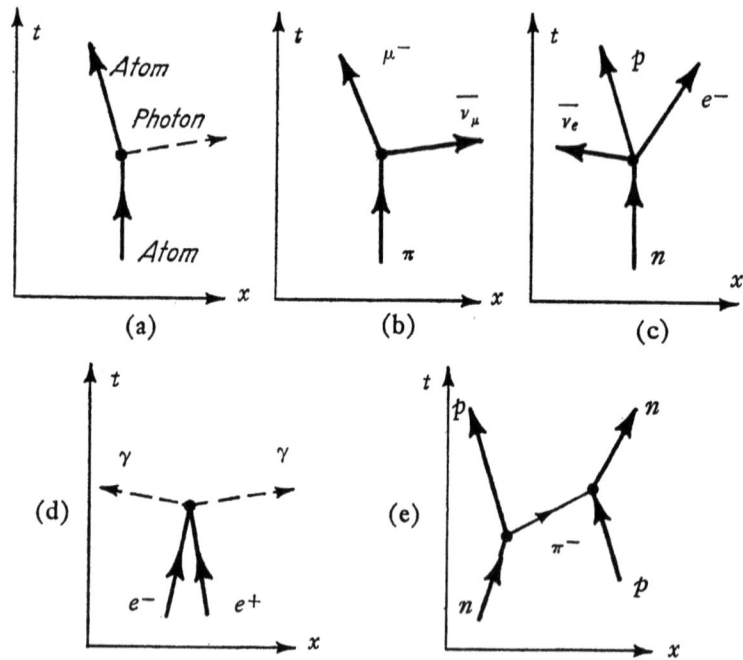

Fig. 7.3. Weltlinien verschiedener Ereignisse der Teilchenwelt. (a) Emission eines Photons durch ein Atom. (b) Pionzerfall. (c) Betazerfall des Neutrons. (d) Positron-Elektron-Vernichtung. (e) Pionaustauschprozeß

Atom wieder. Am Anfang (wir beginnen am unteren Rand des Diagramms) ist das Atom in Ruhe und hinterläßt genau wie die Stadt Boston eine gerade, vertikale Weltlinie. Es sendet dann ein Photon aus, das nach rechts wegfliegt, während das Atom durch die Emission des Photons einen Rückstoß erfährt und etwas langsamer nach links fliegt. Man beachte, daß die Weltlinie eines Teilchens um so mehr in die vertikale Richtung zeigt, je langsamer das Teilchen fliegt. Ruht das Teilchen, so zeigt seine Weltlinie exakt in die vertikale Richtung. Je schneller ein Teilchen sich bewegt, desto stärker ist seine Weltlinie zu der Horizontalen hin geneigt; aber seine Weltlinie kann niemals exakt horizontal verlaufen, denn in diesem Fall müßte das Teilchen in der Zeitspanne Null von einem Ort zu einem anderen gelangen. Die Linie des Photons zeigt die stärkste Neigung zur Horizontalen hin, da sich

Felder und Teilchen, Kräfte und Wechselwirkungen   189

das Photon mit der größtmöglichen Geschwindigkeit bewegt, die die Natur erlaubt, nämlich mit Lichtgeschwindigkeit.

Das Diagramm 7.3 (b) gibt den Zerfall eines Pions wieder:

$$\pi^- \to \mu^- + \bar{\nu}_\mu .$$

An einem Punkt, der durch einen ausgefüllten Kreis angegeben wird, hört das negative Pion auf zu existieren. Es ist vernichtet und seine Weltlinie endet. An dem gleichen Ort und zur selben Zeit (d. h. an demselben Punkt in der Raum-Zeit-Darstellung) entstehen ein negatives Myon und ein dazugehöriges Antineutrino; beide fliegen auseinander. Der Winkel zwischen der Horizontalen und der Weltlinie des Antineutrinos entspricht der Lichtgeschwindigkeit.

In dem schwarz ausgefüllten kleinen Kreis findet das statt, was man in der Relativitätstheorie ein „Ereignis" nennt, ein Geschehen, das an einem singulären Punkt in Raum und Zeit eintritt. In jedem dieser Diagramme findet mindestens ein wichtiges Ereignis statt. In der Welt der Elementarteilchen wird jedes bedeutsame Ereignis durch die Erzeugung und Vernichtung von Teilchen gekennzeichnet.

Im Diagramm 7.3 (c) ist der Betazerfall des Neutrons dargestellt:

$$n \to p + e^- + \bar{\nu}_e .$$

In diesem Fall ist das Raum-Zeit-Ereignis die Vernichtung eines Teilchens und die Erzeugung dreier anderer Teilchen. Das Bild 7.3 (d) zeigt die Zerstrahlung von Elektron und Positron in zwei Photonen (Gammastrahlen):

$$e^- + e^+ \to \gamma + \gamma .$$

Das Diagramm 7.3 (e) gibt schließlich den Pionenaustausch wieder, der zur Kraft zwischen Neutron und Proton führt. Zu Anfang (im unteren Teil des Diagramms) sind ein Neutron und ein Proton vorhanden. Sie tauschen ein Pion aus, wechseln dabei ihre Rolle und fliegen mit veränderten Geschwindigkeiten weiter. Nach der Theorie Yukawas rührt die Kraft zwischen zwei Nukleonen von diesem Austauschprozeß her. Es können außerdem noch weitere, kompliziertere Austauschvorgänge hinzukommen.

Ehe wir auf die Frage eingehen, in welcher Weise diese Diagramme mit dem verknüpft sind, was „wirklich" im submikroskopischen Bereich geschieht, müssen wir in einem Punkt zur Vorsicht raten. Es ist möglich und in der Tat auch wahrscheinlich, daß in einigen der einzelnen „Ereignisse", die durch die schwarzen Punkte wiedergegeben werden, in Wirklichkeit eine ganze Reihe von komplexen Ereignissen stattfindet, die jedoch in einem so winzigen räumlichen und zeitlichen Bereich ablaufen, daß sie als Ereignisse eines einzigen Raum-Zeit-Punktes erscheinen. So ist heute beispielsweise bekannt, daß der Prozeß der Elektron-Positron-Vernichtung nicht genau nach dem in Fig. 7.3 (d) wiedergegebenen Diagramm abläuft. Vielmehr kommen die beiden Photonen in Wirklichkeit von zwei benachbarten Punkten her, so wie es in Fig. 7.4 dargestellt ist.

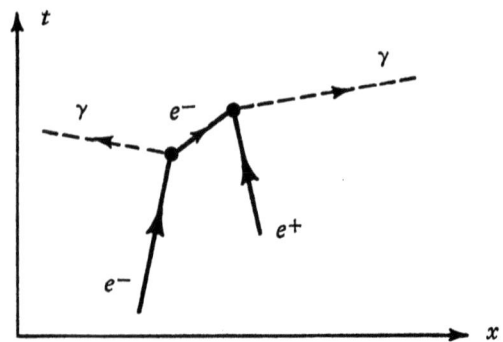

Fig. 7.4. Das „wirkliche" Geschehen einer Positron-Elektron-Vernichtung. Berichtigte Darstellung der Figur 7.3 (d)

Wir müssen mit der Möglichkeit rechnen, daß in Zukunft noch weitere, uns heute als Einzelprozesse erscheinende Vorgänge eine innere Struktur zeigen werden. Darüber hinaus ist es durchaus möglich, daß sogar die katastrophenartig auftretenden Ereignisse der momentanen Vernichtung oder Erzeugung in Wirklichkeit die Folge eines stetigen Ablaufs von Vorgängen ist, die in sehr kleinen, den Untersuchungen heute noch nicht zugänglichen Bereichen in Raum und Zeit vor sich geht. Dies ist eine reine Spekulation. Bis zu den kleinsten Entfernungen (10^{-14} cm) und kürzesten Zeiten (10^{-24} sec), zu denen man heute vorgedrungen ist, scheinen die elementaren Ereignisse in der Welt der Teilchen katastrophenartig verlaufende Ereignisse zu sein, bei denen momentan jene Bündel von Feldenergie erzeugt und vernichtet werden, die wir Teilchen nennen.

Das gesamte Tatsachenmaterial, das aus den Experimenten in der Welt des sehr Kleinen stammt, führt auf der Grundlage der Quantenfeldtheorie zu dem folgenden, sehr wichtigen und allgemeinen Schluß: Alle Wechselwirkungen in der Natur beruhen auf Vorgängen der Erzeugung und Vernichtung von Teilchen in einem Punkt in Raum und Zeit. Dieser Aussage liegen zwei wichtige Vorstellungen zugrunde. Erstens sind alle Wechselwirkungen mit der Erzeugung und Vernichtung von Teilchen verknüpft; zweitens finden diese Erzeugungs- und Vernichtungsprozesse nicht in einem Raumbereich und nicht während einer Zeitspanne statt, sondern sie ereignen sich in einem Raum- und Zeitpunkt. Unter „Wechselwirkung" ist hier irgendein Einfluß von etwas auf etwas anderes zu verstehen. So sind z. B. alle gewöhnlichen Kräfte,

Felder und Teilchen, Kräfte und Wechselwirkungen

bei denen ein Gegenstand von einem anderen angezogen oder abgestoßen wird, Wechselwirkungen. Ebenso ist der Zerfall eines instabilen Teilchens der Ausdruck einer Wechselwirkung. Die entstehenden Teilchen werden durch das ursprüngliche Teilchen „beeinflußt", und sie entstehen nur deshalb, weil das ursprüngliche Teilchen vorhanden war.

Man stelle diese neue Anschauung der Wechselwirkung der klassischen gegenüber. Sonne und Erde „wechselwirken" miteinander, da die Erde von der Sonne angezogen wird (und umgekehrt). Bei dieser Beschreibung wird offensichtlich nichts erzeugt oder vernichtet, und es geschieht auch nichts momentan an bestimmten Punkten in Raum und Zeit. Nach der neuen Betrachtungsweise jedoch werden sowohl von der Sonne als auch von der Erde unaufhörlich Gravitonen ausgesandt und absorbiert. Jeder Emissions- und Absorptionsakt geschieht augenblicklich und an einem Raumpunkt. Die „Kraft", die die Erde erfährt, ist nichts anderes als die gesamte Wirkung aller an dieser Wechselwirkung beteiligten Gravitonen.

Wir wollen nun zu einem besser verstandenen Beispiel aus der Welt der Elementarteilchen übergehen und zu diesem Zweck die „Streuung" zweier Elektronen betrachten. In der alten Vorstellung nähern sich die Elektronen einander und spüren dabei eine gegenseitige Abstoßung; sie werden gebremst und abgelenkt. Die neue Betrachtungsweise ist nicht nur anders, sondern vor allem vollständiger; sie erklärt, „warum" die Elektronen eine Kraft aufeinander ausüben. In Fig. 7.5 sehen wir

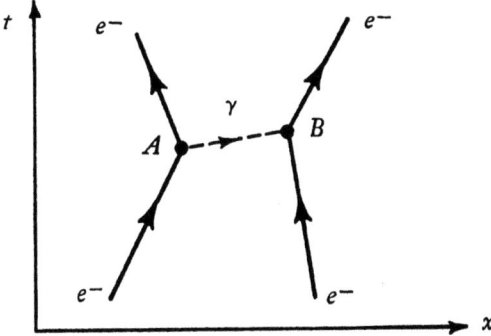

Fig. 7.5. Weltliniendiagramm der gegenseitigen Wechselwirkung und Ablenkung zweier Elektronen

zwei Elektronen aufeinander zulaufen. Im Punkt A sendet das linke Elektron ein Photon aus und ändert dabei seine Geschwindigkeit. Das rechte Elektron absorbiert das Photon im Punkt B und ändert *seine* Geschwindigkeit. Beide Elektronen standen in Wechselwirkung miteinander, sie haben eine Kraft aufeinander ausgeübt, da ihre Bewegung geändert wurde. Der Austausch eines Photons bewirkt offensichtlich diese Wechselwirkung. Streng genommen fand die entscheidende Wechselwirkung jedoch nicht zwischen den beiden Elektronen statt, sondern jeweils zwischen einem Elektron und einem Photon. Das zweite Elektron spürt nur indirekt die Gegenwart des ersten. Von der alten Vorstellung, die eine Fernwirkung annahm und von einer Kraft sprach, die von einem Teilchen zum anderen „hinüberreicht", ist in dem obigen Bild nichts mehr enthalten. Sie wurde durch die Idee einer „lokalen Wechselwirkung" ersetzt; jedes Elektron tritt lokal, das heißt an seinem eigenen Ort, mit einem Photon in Wechselwirkung.

Selbstverständlich gibt das hier gezeigte Diagramm nur einen einzigen Fall unter vielen wieder; die anderen Diagramme schließen kompliziertere Austauschvorgänge zwischen den Elektronen ein. Die Summe aller möglichen Austauschprozesse führt zu einer Ablenkung der Elektronen, wie sie sich auch aus dem gewohnten Gesetz für die elektrische Abstoßung ergibt, aber der Bewegungsablauf stellt eine Folge von Knicken und nicht einen stetigen Verlauf dar.

Fig. 7.5 zeigt, was im submikroskopischen Bereich nach der heutigen Theorie der Wechselwirkungen zwischen Elektronen und Photonen „wirklich" geschieht. Ein solches Diagramm wird ein Feynman-Diagramm genannt. RICHARD FEYNMAN zeigte 1949, daß solche Bilder den genauen Sachverhalt der mathematischen Ausdrücke der Feldtheorie der Elektronen und Photonen widerspiegeln. Diese Diagramme stellen somit eine Abbildung des „wirklichen" Geschehens dar und erlauben die verschiedenen Ereignisse in Prozesse der Erzeugung, der Vernichtung und des Austausches einzuteilen.

Der springende Punkt eines Feynman-Diagramms sind die „Vertices", die alle jene Prozesse repräsentieren, in denen (in dem obigen Beispiel) Photonen erzeugt oder absorbiert werden. *Alle* Prozesse, an denen Photonen beteiligt sind und somit *alle* elektromagnetischen Wechselwirkungen, beruhen auf den elementaren Ereignissen der Photonenerzeugung oder Photonenvernichtung. Die Ereignisse dieser fundamentalen Wechselwirkung können durch einen einzelnen Vertex wiedergegeben werden, der die Form einer der beiden in Fig. 7.6 gezeigten Darstellungen hat. Die ausgezogenen Linien repräsentieren geladene Teilchen, die gestrichelte Linie steht für das Photon. Die Punkte A und B in der Fig. 7.5 sind Vertices dieser Art.

Stellen z. B. die ausgezogenen Linien die Weltlinien von Elektronen dar, so kann man den grundlegenden Wechselwirkungsvorgang in der Erzeugung oder Vernichtung eines Photons sehen, bei welchem ein Elektron gleichzeitig seinen Bewegungszustand ändert. Es gibt jedoch noch eine allgemeinere und fruchtbarere Interpretation. Man kann den Vertex als einen Punkt ansehen, in dem die Weltlinie eines Elektrons endet und die eines anderen Elektrons beginnt. Von diesem Standpunkt aus repräsentiert der Vertex ein wirklich katastrophales Ereignis, bei dem nichts überlebt. Anstatt sich ein einzelnes Elektron vorzustellen, das an einem Vertex seine Bewegung ändert, kann man auch sagen, daß ein Elektron vernichtet und ein anderes erzeugt wird. Da alle Elektro-

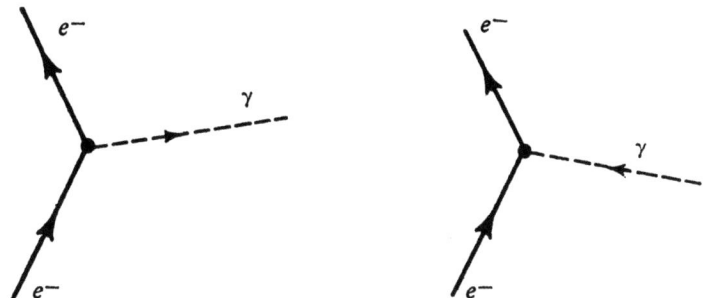

Fig. 7.6. *Fundamentale Vertices der Elektron-Photon-Wechselwirkung*

nen ununterscheidbar sind hat es zwar eigentlich keinen Sinn davon zu sprechen, daß das auslaufende Elektron dasselbe oder ein anderes wie das einlaufende Elektron sei. Die Beschreibung des auslaufenden Elektrons als ein neues und anderes Elektron entspricht jedoch besser den mathematischen Ausdrücken der Theorie der fundamentalen Wechselwirkungen. Die Interpretation der Prozesse als Vernichtung und Erzeugung führt außerdem zu einer einfachen und einheitlichen Beschreibung von Teilchen und Antiteilchen.

Der Vertex auf der rechten Seite in Fig. 7.4 scheint von den Vertices der Fig. 7.5 und 7.6 verschieden zu sein. Während in letzteren in einem Punkt jeweils eine Weltlinie endet und eine andere beginnt, enden in Fig. 7.4 zwei Weltlinien in einem Punkt, nämlich die eines Elektrons und die eines Positrons. Durch einen einfachen Kunstgriff läßt sich aber das Bild entscheidend ändern: Wir drehen die Pfeilspitze der Positronlinie um. Die Pfeilrichtung anzugeben war ohnehin überflüssig, da alle Teilchen vorwärts, d. h. in Zeitrichtung fliegen. Wir können jedoch die Pfeilrichtung dazu benutzen, um zwischen Teilchen und Antiteilchen zu unterscheiden. Ein Pfeil, der in die „richtige" Richtung zeigt, beschreibt ein Teilchen (z. B. ein Elektron), während ein in die „falsche" Richtung weisender Pfeil ein Antiteilchen (ein Positron) kennzeichnet. Mit dieser abgeänderten Bezeichnungsweise stellt Fig. 7.7 (a) einen Elektron-Positron-Vernichtungsvertex und Fig. 7.7 (b) einen Elektron-Positron-Erzeugungsvertex dar. Die Vertexdiagramme, bei denen Positronen auftreten, sehen genauso aus, wie das gedrehte Bild, der in Fig. 7.6 dargestellten fundamentalen Vertexdiagramme. Verallgemeinernd läßt sich sagen, daß alle möglichen, fundamentalen Wechselwirkungen zwischen Elektronen, Positronen und Photonen sich durch den Elektron-Photon-Vertex darstellen lassen, wenn man die Zweige der Diagramme in dem Raum-Zeit-Bild nur geeignet dreht. Dies gibt ein sehr einfaches und allgemeines Bild der Grundlage aller elektromagnetischen Erscheinungen.

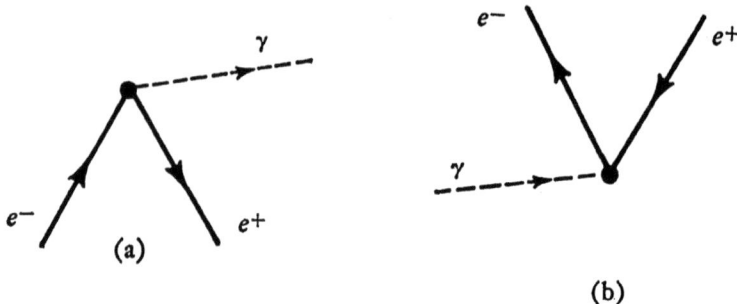

Fig. 7.7. Weitere fundamentale Vertices der Elektron-Photon-Wechselwirkung, bei denen Antiteilchen (Positronen) mit berücksichtigt sind

FEYNMAN zeigte, als er die Verbindung zwischen diesen Weltliniendiagrammen und der mathematischen Struktur der Elektron-Positron-Photon-Wechselwirkung diskutierte, daß die Umkehrung der Pfeilrichtung mehr ist als nur ein Kunstgriff. Nach der Feldtheorie der Elektronen ist die Erzeugung eines Positrons „äquivalent" der Vernichtung eines Elektrons. (Beide Prozesse sind zwar nicht identisch, aber die Theorie sagt aus, daß, wenn einer der Prozesse auftreten kann, auch der andere Prozeß möglich ist.) Ferner ist die mathematische Beschreibung eines Positronfeldes, das sich in Zeitrichtung ausbreitet, identisch mit der Beschreibung eines Elektronenfeldes, das sich der Zeitrichtung entgegen, d. h. in die Vergangenheit, fortpflanzt. Es ist genauso möglich von Teilchen, die rückwärts in die Zeit laufen, zu sprechen wie von Teilchen, die sich vorwärts in Zeitrichtung bewegen. Beides sind konsistente Beschreibungen.

Dieser Umstand braucht uns nicht zu tiefen, philosophischen Betrachtungen zu veranlassen, obwohl es schwierig ist, diesen auszuweichen. Das Positron *kann* als ein in die Vergangenheit zurücklaufendes Elektron beschrieben werden, aber es *muß* nicht auch in dieser Weise beschrieben werden. Eine andere Beschreibung, in der das Positron ein normales Teilchen ist und vorwärts in Zeitrichtung läuft, ist genauso möglich. Zweifellos ist es schwierig, sich mit dem Bild einer der Zeitrichtung entgegenlaufenden Bewegung abzufinden. Aber dieses Bild vereinfacht die Betrachtungsweise der elementaren Wechselwirkungen und gibt eine „natürliche Erklärung" für die Existenz der Antimaterie. Man betrachte z. B. das Feynman-Diagramm der Fig. 7.8. Entsprechend

Felder und Teilchen, Kräfte und Wechselwirkungen

der üblichen Vorstellung von der Zeit, die in eine Richtung fortschreitet, beginnen wir am unteren Ende des Diagramms und lesen es nach oben. Zunächst nähern sich ein Elektron und ein Photon einander. Im

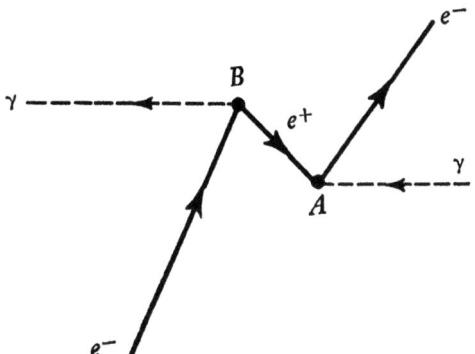

Fig. 7.8. *Feynman-Diagramm für den Photon-Elektron-Streuprozeß*

Vertex A erzeugt das Photon ein Elektron-Positron-Paar. Das neuentstandene Elektron fliegt zur Seite weg, während das Positron mit dem ersten Elektron im Vertex B zusammenstößt. In diesem Punkt unterliegen beide einer gegenseitigen Vernichtung und ein Photon entsteht[1]. In der entgegengesetzten Betrachtungsweise, von der Feynman zeigte, daß sie ebenso zutreffend ist, läuft das erste Elektron bis zum Punkt B, wo es ein Photon aussendet und seinen Weg durch die Zeit umdreht. Es fliegt „dann" bis zum Punkt A, wo es das einlaufende Photon absorbiert und seinen Weg durch die Zeit wiederum umkehrt und erneut in die „richtige" Richtung weiterfliegt. Beide Betrachtungsweisen sind erlaubt und logisch konsistent.

Beim Durchdenken der philosophischen Konsequenzen, die sich aus der bemerkenswerten Beschreibung von Bewegungen in beiden Zeitrichtungen ergeben, kommen wir zu der Frage: Warum bewegt sich der Mensch immer nur vorwärts in der Zeit, d. h. in Richtung der Zukunft, und warum genießen wir nicht die gleiche Freiheit wie die Elementarteilchen? Die Antwort ist, daß wir theoretisch dieselbe Freiheit haben, aber glücklicherweise durch einen Zufall davor bewahrt werden, diese Freiheit zu benutzen. Der Mensch besteht aus Teilchen und nicht aus Antiteilchen; Teilchen bewegen sich immer vorwärts in Zeitrichtung. Zufällig (?) ist die Gegend des Universums in der wir leben nahezu vollständig aus Teilchen aufgebaut, und es enthält nur sehr wenige

---

[1] Dieser Prozeß der Elektron-Photon-„Streuung" wird als Compton-Effekt bezeichnet. Die Ablenkung von Photonen durch Zusammenstöße mit Elektronen wurde von ARTHUR COMPTON 1923 entdeckt.

Antiteilchen. (Ob Teile des Universums existieren, die vorwiegend aus Antiteilchen bestehen, ist unbekannt.) Daher finden wir nicht die Antimaterie, die zu einer Zerstrahlung notwendig ist, um den Weg in die Vergangenheit anzutreten. Natürlich dringt gelegentlich ein Positron in den menschlichen Körper und zerstört eines der Elektronen, aber wir können jederzeit einige Elektronen entbehren.

Diese Antwort erscheint unbefriedigend. Doch die Frage läßt sich leicht abändern: Muß die Antimaterie bereits vorhanden sein oder kann ein Mensch nicht einen ganzen Geschoßhagel von Photonen aussenden und seinen Weg durch die Zeit umdrehen, genauso wie es ein Elektron tut? Falls dies zuträfe, müßte er dies bereits wissen. Denn ein Weg, der zu einem späteren Zeitpunkt in der Zeit umgekehrt würde, müßte wieder durch das gegenwärtige *Jetzt* hindurchlaufen. In dem Feynman-Diagramm der Fig. 7.9 wird das „Jetzt" durch eine horizontale Gerade repräsentiert. Falls die Weltlinie eines Menschen umkehren würde, so würden der Mensch und der „spätere" Antimensch sich im Jetzt begegnen. Obgleich diese Feststellung sich wie ein Science-Fiction-Roman liest, ist das Argument vollkommen vernünftig und steht nicht im Widerspruch zu dem, was wir oben gesagt haben. Da wir keine größere Menge an Antimaterie in unserer Umgebung feststellen können, dürfen wir mit Gewißheit annehmen, daß wir in Zukunft vor Zerstrahlung und Zeitumkehr sicher sind.

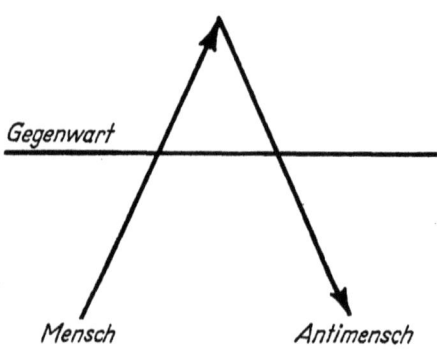

Fig. 7.9. *„Feynman-Diagramm" für einen Menschen, dessen Weg durch die Zeit umkehrt*

Nach der Relativitätstheorie ist keine Richtung der Zeit ausgezeichnet. Es ist im Grunde befriedigend zu wissen, daß die Elementarteilchen die Freiheit haben sich in gleicher Weise vorwärts und rückwärts in der Zeit zu bewegen, genauso wie sie sich im Raum nach rechts und links sowie nach oben und unten bewegen können. Diese Ansicht der Welt bedingt eine Symmetrie von Raum und Zeit und führt den augenscheinlich einseitigen Zeitablauf auf die Tatsache zurück, daß wir in einer Welt leben, in der eine ungeheure Diskrepanz zwischen der Anzahl der Teilchen und der der Antiteilchen besteht.

Unglücklicherweise weiß niemand, wie man die Theorie der zeitumgekehrten Bahnen experimentell prüfen kann. Man muß die Theorie (wenn überhaupt) wegen der Symmetrie akzeptieren, die sie unserem Bild der Welt aufprägt, und wegen der Einfachheit, mit der sie erlaubt, die Antiteilchen zu beschreiben. Um einzusehen, daß die Bewegungsrichtung durch die Zeit nichts ist, was gemessen werden kann, versetzen wir uns in die Rolle eines submikroskopischen Beobachters, der den in Fig. 7.8 dargestellten Ablauf betrachtet. Nimmt man ein Lineal, legt es horizontal an das untere Ende des Diagramms und schiebt es in dieser Lage langsam nach oben, so geben die Schnittpunkte der Weltlinien mit der Kante des Lineals eine grobe Darstellung unserer Beobachtungen wieder. (Das Lineal müßte eigentlich leicht geneigt sein, um die Tatsache zu berücksichtigen, daß die von anderen Punkten zum Ort des Betrachters kommenden Signale einige Zeit benötigen. Dies ist jedoch für diese Diskussion eine unwichtige Einzelheit.) Der entscheidende Punkt ist nun, daß sich nicht die Weltlinien selbst in der Zeit bewegen, sondern lediglich die Linealkante, d. h. unsere Beobachtung. Die Weltlinien der Teilchen lassen sich als vollkommen statisch, als einfach *vorhanden*, ansehen; sie sind in die Raum-Zeit-Darstellung eingetragen wie Straßen in eine Landkarte. Für ein Wesen, das die Fähigkeit besitzt, den gesamten Zeitabschnitt in derselben Weise zu erfassen wie wir einen Raumbereich erfassen können, stellt der in diesem Diagramm wiedergegebene Ablauf von Erzeugung und Vernichtung überhaupt keinen Ablauf dar. Es ist ein statisches Bild, das in Raum und Zeit gemalt ist. Die Tatsache, daß der Mensch, der Beobachter, in jedem Augenblick nur einen einzigen Zeitpunkt erfassen kann, verwandelt jenes statische Bild in Bewegungsabläufe und Handlungen. Der menschliche Beobachter sieht zu einem Zeitpunkt ein Elektron an einem bestimmten Ort. Zu einem späteren Zeitpunkt sieht er es an einem anderen Ort. Es ist für ihn selbstverständlich, daß ein Elektron sich genauso wie er selbst vorwärts in der Zeit bewegt und vom ersten Ort zum zweiten gelaufen ist. Aber es gibt keinen wirklichen Grund dafür dieses anzunehmen. Wir wissen lediglich, daß die Weltlinie des Elektrons als ein bestimmter Pfad in dem Raum-Zeit-Gebilde eingezeichnet ist, aber wir haben keine Möglichkeit zu erfahren, in welcher Reihenfolge die einzelnen Punkte der Spur durchlaufen werden. Wir wissen nicht einmal, ob es einen Sinn hat, von einer Reihenfolge oder Richtung beim Durchlaufen der Weltlinie zu sprechen.

Diese Betrachtungen führen zu philosophischen Problemen, die außerhalb des Rahmens dieses Buches liegen. Nach der Relativitätstheorie sind vor- und rückwärts gerichtete Bewegungen in der Zeit in gleichem Maße akzeptabel, und es kann tatsächlich sein, daß das beste Bild der Weltlinien statische Linien in einem vierdimensionalen Raum sind. Die Quantenfeldtheorie hat die Einsicht hinzugefügt, daß die Antiteilchen sich am einfachsten als Teilchen, die in der Zeit rückwärts laufen, beschreiben lassen. (Diese Vorstellung ist mit dem statischen Bild verträglich.) Wir stehen der Tatsache gegenüber, daß der Mensch sicherlich nur in einer Richtung die Zeit durchläuft. Wir erinnern uns an die Vergangenheit, aber wir erinnern uns nicht an die Zukunft. Es ist unser

Gedächtnis *und sonst nichts*, das uns sagt, in welcher Richtung wir die Zeit durchlaufen. Der Mensch nimmt in der Zeit eine Asymmetrie wahr, die die Elementarteilchen nicht erfahren. Kann diese Asymmetrie, die der Mensch in der Zeit erfährt, mit der Symmetrie der Zeit, die in der Welt der Elementarteilchen herrscht, in Einklang gebracht werden, wenn man voraussetzt, daß der Mensch nichts anderes ist als eine Anhäufung von Teilchen? Hat der Mensch die Möglichkeit die Zukunft zu beeinflussen, falls die Weltlinien wirklich feste Gebilde eines vierdimensionalen Raumes sind? Es ist die Ansicht des Autors, daß beide Fragen (die lediglich neue Versionen der alten Fragen nach Vorherbestimmung und Entscheidungsfreiheit sind) mit *ja* zu beantworten sind, und daß die Lösung dieser scheinbaren Paradoxien in der ungeheueren Kompliziertheit und dem großen Ordnungsgrad des menschlichen Seins zu suchen ist.

Die in der Welt der Elementarteilchen grundlegende Zeitsymmetrie findet ihren modernen Ausdruck in dem „TCP-Theorem". Die drei Buchstaben stehen für drei hypothetische Operationen: T für die Zeitumkehr; P für die Raumumkehr, die angenähert einer Einführung des räumlichen Spiegelbildes gleichkommt (und oft Paritätsoperation genannt wird); C für die Ladungskonjugation, die eine Vertauschung von Teilchen mit Antiteilchen bewirkt. Das TCP-Theorem ist in Wirklichkeit ein Erhaltungssatz von einer besonderen Art und sehr wahrscheinlich ein absoluter Erhaltungssatz, der alle Wechselwirkungen in der Natur beherrscht. Er sagt aus, daß, wenn alle drei Operationen T, C und P auf einen physikalischen Prozeß, der in der Natur vorkommt, angewandt werden, sich ein anderer physikalischer Prozeß ergibt, der ebenfalls in der Natur möglich ist. Dies ist nicht so kompliziert, wie es erscheint. Der Leser kann leicht die TCP-Operationen auf irgendeines der Feynman-Diagramme der letzten Seiten anwenden. Man benötigt dazu nur einen Wandspiegel und etwas Vorstellungsvermögen.

Zuerst nehme man irgendeine Seite, auf der ein „richtiges" Feynman-Diagramm dargestellt ist, d. h. ein Diagramm, in dem die Pfeile der Antiteilchen nach unten zeigen. Fig. 7.7 oder irgendein nachfolgendes Diagramm ist hierfür geeignet. Um nun die Operation C auszuführen, stelle man sich einfach die Pfeilspitzen in den Diagrammen umgedreht vor; diese Änderung führt alle Teilchen in Antiteilchen über und umgekehrt. (Ein rückwärts weisender Pfeil an einem Photon ist richtig, denn das Photon ist sein eigenes Antiteilchen. Diese Eigenschaft teilt es mit dem neutralen Pion.) Die Operation C z. B. angewendet auf den Zerfall des negativen Pions

$$\pi^- \to \mu^- + \bar{\nu}_\mu ,$$

führt diesen Vorgang über in

$$\pi^+ \to \mu^+ + \nu_\mu ,$$

d. h. in den Zerfall des positiven Pions.

Zur Ausführung der Operation P, der Raumumkehr, halte man die Buchseite vor einen Spiegel und betrachte das Spiegelbild des Diagramms. Hierbei werden rechts und links vertauscht. (P führt darüber hinaus zu weiteren Änderungen, die den Spin der Teilchen betreffen; sie werden in Kapitel VIII behandelt.)

Schließlich stelle man das Buch auf den Kopf und betrachte das umgestürzte Diagramm. Dies kehrt offensichtlich die Zeitrichtung um, führt also zur Operation T, aber es werden ebenfalls alle Pfeilspitzen umgedreht (Operation C), und auch rechts und links miteinander vertauscht (Operation P). Das Auf-den-Kopf-Stellen des Diagramms entspricht also der Anwendung der drei Transformationen T, C und P auf das ursprüngliche Diagramm. Man erhält so wieder ein Feynman-Diagramm, das einen in der Natur erlaubten Prozeß wiedergibt. Dieser Prozeß und der ursprüngliche, sind im allgemeinen nicht dieselben; sie können sogar sehr verschieden sein. Wenn jedoch das ursprüngliche Diagramm einen realen physikalischen Prozeß repräsentiert, so folgt nach dem TCP-Theorem, daß auch das dreifach transformierte Diagramm einen realen physikalischen Vorgang beschreibt.

Damit man den Einfluß der Zeitumkehr allein sieht, müssen wir bei dem auf den Kopf gestellten Diagramm die Umkehr der Pfeilspitzen und die Rechts-Links-Vertauschung rückgängig machen. Zu diesem Zweck spiegle man das auf den Kopf gestellte Diagramm *und* stelle sich vor, daß die Pfeilspitzen umgekehrt wären. Das so gewonnene Diagramm gibt den Prozeß der Zeitumkehr allein wieder. Man kann noch andere Kombinationen versuchen. Das aufrechte, gespiegelte Bild gibt mit umgekehrten Pfeilspitzen versehen, die zweifache Operation PC wieder, und so fort.

Die Tatsache, daß das TCP-Theorem einen Erhaltungssatz darstellt, ist nicht unmittelbar einzusehen, denn man fragt sich, welche Größe hierbei ungeändert bleibt. Obwohl wir eine „TCP-Größe" definieren können, ist das Studium dieser Größe nicht besonders instruktiv. Es ist vorteilhafter, festzustellen, daß das TCP-Theorem ebenso wie alle Erhaltungssätze ein Verbotsgesetz darstellt. Es sagt aus, daß nur jene Vorgänge tatsächlich eintreten, deren TCP-Inversionen ebenfalls einen in der Natur möglichen physikalischen Vorgang beschreiben. Falls das dreifach transformierte Diagramm keinen erlaubten Prozeß wiedergibt, so ist auch der ursprüngliche Prozeß verboten.

Die Feynman-Diagramme zeigen auch die Wirkungsweise vieler anderer Erhaltungssätze in einer sehr bildhaften Weise. Man betrachte beispielsweise die grundlegenden Elektron-Photon-Vertices in den Fig. 7.6 und 7.7. Diese Diagramme der fundamentalen Vernichtungs- und Erzeugungsereignisse geben verschiedene Erhaltungssätze wieder. Bei jedem Ereignis bleibt, wie man leicht sieht, die Ladung erhalten. Die Gesamtladung in diesen Diagrammen ist entweder $+1$, -1 oder 0, und in jedem Diagramm bleibt die gesamte Ladung unterhalb und oberhalb eines Vertex, d. h. vor und nach Eintritt der Wechselwirkung gleich. Die Vertices zeigen ebenso die Erhaltung der Elektronen-Familienzahl (+1 für ein Elektron; —1 für ein Positron) und liefern ein tieferes Verständnis für den Grund, daß dem Antiteilchen eine negative Familienzahl zukommt. In der Ausdrucksweise dieser Diagramme sagt der Erhaltungssatz für die Elektronen-Familie einfach, daß bei jedem fundamentalen Vertex die Anzahl der „einlaufenden" Elektronlinien (eine in diesem Fall) gleich der Anzahl der „auslaufenden" Elektronlinien ist. Dabei ist es gleichgültig, ob die Pfeilspitzen vorwärts oder rückwärts in die Zeit zeigen. In Fig. 7.10 ist der Zerfall des Neutrons wiedergegeben. Dieses Beispiel ist etwas komplizierter und zeigt die Erhaltung der Ladung, der Baryonenzahl und Elektronen-Familienzahl.

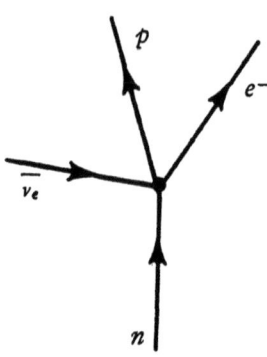

Fig. 7.10. Feynman-Diagramm für den Zerfall des Neutrons. Ein Baryon tritt in den Vertex ein, ein anderes verläßt ihn. Ein Mitglied der Elektronenfamilie, das Neutrino, tritt in den Vertex „ein", und ein Elektron verläßt ihn. Auf diese Weise werden zwei Erhaltungssätze der Familienzahl sowie die Ladungserhaltung dargestellt.

Die meisten der bisher gezeigten Feynman-Diagramme geben mehr oder weniger wieder, was tatsächlich beobachtet wurde. Dies trifft jedoch nicht für jene Diagramme zu, die einen vorübergehenden Zwischenzustand zeigen. In der Fig. 7.3 gibt beispielsweise das Diagramm (e) einen „virtuellen" Pionenaustausch zwischen zwei Nukleonen wieder, der zu einer Kraft zwischen beiden Teilchen führt. Der Experimentator sieht lediglich die Nukleonen und muß aus ihrem Verhalten folgern, daß innerhalb einer Zeit von annähernd 10^{-23} sec und in einem Raumbereich mit einem Durchmesser von etwa 10^{-13} cm ein Pion von dem einen Teilchen zu dem anderen flog. Der Leser kann in den Fig. 7.5 und 7.8 andere virtuelle Teilchen finden.

In Kapitel VI wurde bereits betont, daß die virtuellen Teilchen eine besonders wichtige und faszinierende Rolle bei den Vorgängen spielen, die man als Selbst-Wechselwirkung bezeichnet. Wir wollen diese Erscheinung mit Hilfe der Feynman-Diagramme nachprüfen. Die Fähigkeit eines freien Teilchens, mit sich selbst in Wechselwirkung zu treten, zeigt in der deutlichsten Weise die neue Betrachtungsweise der submikroskopischen Welt. Es entsteht so ein Bild eines andauernden, katastrophenartigen Geschehens, von dem kein Teilchen verschont bleibt.

Unsere erste Vermutung über die Weltlinie eines einzelnen freien Teilchens (z. B. eines Protons), welches unbewegt und allein im leeren Raum ruht, führt uns zu der nicht interessanten, vertikalen Linie des

Diagramms der Fig. 7.11 (a). Diese beschreibt entsprechend der makroskopischen Beobachtung ein unveränderliches und unbewegliches Teilchen, das seinen Weg gradlinig durch die Zeit nimmt. Da wir wissen,

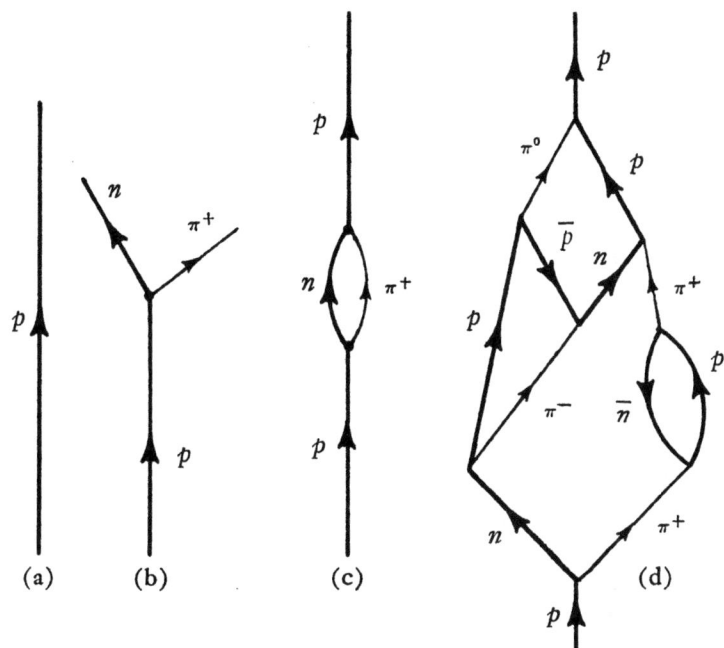

Fig. 7.11. *Feynman-Diagramme eines isolierten Protons*

daß Nukleonen und Pionen miteinander wechselwirken, können wir fragen, ob das Diagramm (b) möglich ist. Das Proton sendet ein positives Pion aus und verwandelt sich in ein Neutron; dies ist der fundamentale Wechselwirkungsprozeß der Theorie YUKAWAs, der bereits in den Vertices der Fig. 7.3 (e) angegeben war. Man sieht jedoch sofort, daß der Energiesatz diesen Prozeß für ein einzelnes Proton verbietet. Da das Proton ruht, besitzt es nur die Ruhenergie seiner Masse. Die Summe der Massen des Neutrons und des Pions ist jedoch beträchtlich größer als die Protonenmasse. Es steht also nicht genügend Energie zur Verfügung, das Neutron und das Pion zu erzeugen. Wir wissen schon, daß das Proton aus diesem Grund nicht in andere Teilchen zerfällt.

Nachdem wir das Diagramm (b) genauso wie andere dieses Typs wegen der Verletzung von Erhaltungssätzen verwerfen müssen, kommen wir wieder auf das Diagramm (a) zurück. Bei der Betrachtung der Konsequenzen der Heisenbergschen Unschärfebeziehung im vorhergegangenen Kapitel stellten wir fest, daß die Natur bereit ist, eine Verletzung des Energiesatzes hinzunehmen. Die Voraussetzung ist hierbei allerdings, daß diese Verletzung nur von kurzer Dauer ist. Je schwerwiegender der Verstoß gegen den Energiesatz ist, desto kürzer ist die hierfür zugelassene Zeitspanne. Dies wirft nun ein neues Licht auf das Diagramm (b). Nehmen wir an, daß die Verletzung des Energieerhaltungssatzes, die in dem Vorgang des Diagramms (b) begangen wird, nur eine kurze Zeit dauert. Dies ist tatsächlich möglich. Falls das Neutron das Pion reabsorbiert und sich wieder in ein Proton zurückverwandelt, wie es im Diagramm (c) dargestellt ist, so wird die Dauer der Verletzung des Energiesatzes zeitlich begrenzt. Dem Pion wird nicht erlaubt, als ein freies Teilchen wegzufliegen; es wird nie ganz freigelassen. Es bleibt ein virtuelles Teilchen, das nach etwa 10^{-23} sec reabsorbiert wird. Dies ist die längste Zeit, die die Unschärfebeziehung bei diesem Prozeß für die Verletzung des Energiesatzes zuläßt.

Wir folgern also, daß wir ein einzelnes Proton, falls wir es durch ein Mikroskop mit genügender starker Auflösung betrachten könnten, in einem andauernden Wechselprozeß sehen würden. Es würde unaufhörlich Pionen aussenden und reabsorbieren und einen Teil der Zeit als Neutron existieren. Wir haben dieses Wechselspiel in Kapitel VI ohne die Hilfe der Feynman-Diagramme beschrieben. Es führt uns zu dem Bild eines Protons, das von virtuellen Pionen umgeben ist. Das starke Mikroskop, das wir zur Beobachtung dieser Pionenwolke benötigen, steht uns tatsächlich zur Verfügung, und zwar in Form der von HOFSTADTER benutzten hochenergetischen Elektronen.

Da der Energiesatz kurzzeitig verletzt werden darf, kann eine ganze Reihe komplizierter virtueller Zustände auftreten. Das Diagramm (d) in der Fig. 7.11 stellt eine solche Folge von Ereignissen dar. Jedes Proton durchläuft gelegentlich diese Mühle von Vernichtung und Erzeugung, um am anderen Ende unversehrt aufzutauchen. Daneben gibt es noch weitere Ketten von Verwandlungen, die mit den anderen Erhaltungssätzen und den Unbestimmtheitsrelationen in Übereinstimmung stehen, und die ebenfalls durchlaufen werden. Soweit wir wissen, ist eine Verletzung der Erhaltungssätze für die elektrische Ladung und für die drei Familienzahlen nicht erlaubt, auch nicht für die kürzeste Zeitspanne. Daher sind diese Gesetze in allen Vertices des Diagramms (d) erfüllt. In jedem Vertex treffen eine „einlaufende" und eine „auslaufende" Baryonenlinie mit einer Pionenlinie zusammen. In dem Diagramm (d) kommen Protonen, Antiprotonen, Neutronen, Antineutronen sowie positive, negative und neutrale Pionen vor.

Da bereits ein einzelnes Teilchen sich in einem Zustand des dauernden Wechsels befindet, ist es naheliegend nach der noch einfacheren Situation des leeren Raumes zu fragen. Die Feldtheorie gibt die Antwort, daß der leere Raum in Wirklichkeit gar nicht leer, sondern voll von Geschehen ist. Die kurzzeitige Verletzbarkeit des Energiesatzes erlaubt, daß Teilchen aus dem Nichts entstehen und wieder verschwinden. Die „Vakuum-Diagramme" der Fig. 7.12 zeigen einige der Vor-

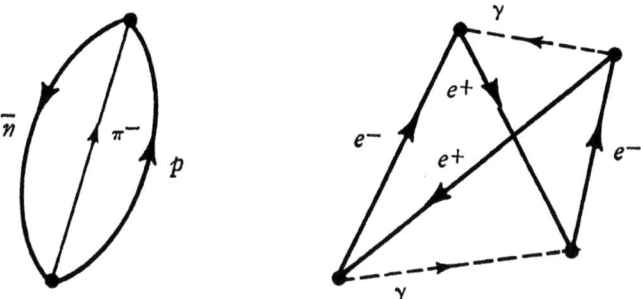

Fig. 7.12. Vakuumdiagramme zur Illustration der vorübergehenden Existenz von Teilchen im leeren Raum

gänge, die im leeren Raum geschehen können (und auch geschehen). Zum Unterschied zu einem nicht realen „nacktem Vakuum" gibt man dem Raum, der andauernd von allen möglichen Vorgängen des Kommens und Gehens erfüllt ist, die Bezeichnung „physikalisches Vakuum". In ähnlicher Weise unterscheidet man das hypothetische, reaktionslose Teilchen des Diagramms (a) in der Fig. 7.11, dem man den Namen „nacktes Teilchen" gibt, von den „physikalischen Teilchen" oder „bekleideten Teilchen". Letztere existieren zeitweise in Zuständen, wie sie in den Diagrammen (c) und (d) wiedergegeben werden.

Die große Kompliziertheit des Diagramms (d) weist auf einen eigentümlichen Zug der submikroskopischen Welt, nämlich dem des Chaos, das durch die fundamentalen Ereignisse der Vernichtung und Erzeugung hervorgerufen wird, und dem die Erhaltungssätze als *Ordnungsprinzip* überlagert sind. Dieses Leitmotiv von Chaos und Ordnung, dem wir schon wiederholt in diesem Buch begegneten, unterstreicht die Revolution, die als Folge der Fortschritte der Physik dieses Jahrhunderts in unserer Betrachtungsweise stattgefunden hat.

Kurz gesagt, besteht die neue Betrachtungsweise in der Vorstellung eines Chaos, das unter einer Ordnung abläuft. Man kann auch sagen, daß eine Ordnung über einem tieferliegenden und fundamentalem Chaos herrscht. Dies steht im schärfsten Gegensatz zu der Ansicht, die in den drei Jahrhunderten von KEPLER bis EINSTEIN entwickelt und gefestigt wurde. Anstelle der Betrachtungsweise einer zufälligen und unvorhersehbaren Natur unserer Umwelt, herrschte früher die Ansicht, daß die grundlegenden Naturgesetze in ihrem Wesen einfach und streng bestimmt seien, und deshalb das Verhalten der Natur im submikroskopischen Bereich ebenfalls grundsätzlich einfach und determiniert sei. Die Bausteine des Universums waren elementare Objekte, alle einander gleich, ohne Farbe und innere Aktivität. Sie waren anschaulich, bewegten sich in berechenbaren Bahnen und traten in einer bekannten Weise mit anderen elementaren Objekten in Wechselwirkung.

Eine moderne Rechenanlage gibt ein gutes Beispiel für die klassische Ansicht dieser grundlegenden Einfachheit und Ordnung. Die Bauelemente der Anlage sind Transistoren; sie sind einfache Objekte, die nur wenige Grundfunktionen in einer vorhersehbaren und leicht zu kontrollierenden Weise ausführen. Der Elektroingenieur mag von der Schönheit und Einfachheit des Transistors und seiner Wirkungsweise begeistert sein, während der Laie eine Rechenanlage als Ganzes vielleicht als stumpfsinnigen Roboter ansieht, aber beide werden zustimmen, daß einige Millionen Transistoren, richtig zusammengeschaltet, einen komplizierten Mechanismus ergeben, der eine große Mannigfaltigkeit verschiedener Funktionen und Reaktionen ausführen kann. Bei ein paar Millionen Bauelementen kann der Ingenieur noch vorhersagen, wie die Anlage unter bestimmten Bedingungen reagiert, aber selbst er wird über das komplexe Verhalten erstaunt sein, das aus einem bloßen Vergrößern der Anlage resultiert.

Bis zur jüngsten Vergangenheit betrachtete man die physikalische Welt ähnlich wie der Ingenieur seine Rechenmaschine. Einfache Objekte und einfache Gesetze bildeten die Grundlage der großen Unordnung und des komplexen Verhaltens der Welt, die uns umgibt. Man sah die Aufgabe der Naturwissenschaft darin, die Regelmäßigkeiten zu entdecken und zu immer tieferen und einfacheren Schichten der realen Welt vorzudringen. Diese Bemühungen wurden in den letzten Jahrhunderten sehr schnell und erfolgreich vorangetrieben.

In diesem Jahrhundert jedoch haben Relativitätstheorie und Quantenmechanik, zusammen mit den experimentellen Ergebnissen aus der Welt der Elementarteilchen, ein tieferliegendes und fundamentaleres Chaos enthüllt: Teilchen erfahren ständig Umwandlungen; der leere Raum ist die Herberge ungeordneten Geschehens; Wahrscheinlichkeitsgesetze verdrängen Gesetze der Sicherheit; ein isoliertes Teilchen unterliegt einem dauernden Wechselspiel, dessen einzelne Schritte zufällig und nicht voraussagbar sind; ein Unbestimmtheitsprinzip verhindert beliebig genaue Nachprüfungen sowohl als ganz exakte Messungen in der Welt des sehr Kleinen.

Damit soll nicht gesagt werden, daß die ältere Vorstellung von der Einfachheit des Kleinen und der Vielgestaltigkeit des Großen vollkommen überholt ist. Ein Elektron ist noch immer ein einfaches, wenn auch nicht völlig lebloses Objekt. Wiederum sind die fundamentalen Gesetze diejenigen, die die Welt des Kleinen beherrschen, und es bleibt weiterhin richtig, daß große, zusammengesetzte Gebilde ein komplexes Verhalten zeigen. Die Revolution hat vor allem die Ordnung von den elementaren Wechselwirkungen und dem *Geschehen* der Teilchen zu den absoluten *Verboten* der Erhaltungssätze verlagert. Das neue Bild der Welt ist das eines nahezu unbegrenzten Chaos, das nur durch eine Sammlung von Verboten gesteuert wird. Das Geschehen in der Welt unterliegt nur den Einschränkungen der Erhaltungssätze und alles, was *geschehen kann, geschieht* auch. Die Felder und Teilchen der submikroskopischen Welt müssen als ein unaufhörliches Geschehen betrachtet werden, das in jeder nur denkbaren Weise abläuft, sofern es nicht durch Erhaltungssätze ausdrücklich verboten wird.

Ist dieses fundamentale Chaos der Natur nur ein vorübergehendes Erscheinungsbild in der Physik, das später durch eine tieferliegende Ordnung ersetzt wird? Vielleicht. Es gibt leider keinen Ansatzpunkt, der zur Beantwortung der Frage dienen könnte. Wir wollen jedoch zwei mögliche Richtungen, in denen die Antwort liegen kann, erwähnen. Einerseits könnte sich ein elementares Ereignis der Erzeugung und Vernichtung, das heute katastrophenartig an einem Raum-Zeit-Punkt abzulaufen scheint, bei näherer Betrachtung als eine Ereigniskette herausstellen, die zwar schnell aber stetig und geordnet durchlaufen wird. Die Wahrscheinlichkeitsaussagen der Quantenmechanik können vielleicht ausschließlich auf einer großen Kompliziertheit jener Erscheinungen beruhen, die wir heute als einfach betrachten. Andererseits könnte das Chaos in unserem Bild der Welt leicht noch größer werden. Die Raum-Zeit selbst könnte dazu Anlaß geben. Während Felder und Teilchen kommen und gehen, bleiben Raum und Zeit unbeteiligt und liefern lediglich die Bühne, auf der Felder und Teilchen als Schauspieler auftreten. Es gibt Gründe dafür, daß in einer zukünftigen Theorie der Teilchen auch der Raum und die Zeit als Akteure mitspielen und nicht nur unbeteiligt dastehen. Falls dies zutrifft, könnten merkwürdige Verwicklungen von Raum und Zeit und (oder) die Quantisierung von Raum und Zeit das Chaos in unserem Weltbild noch vergrößern.

In welche Richtung die Theorie der Teilchen sich in Zukunft auch entwickeln mag (Spekulationen hierüber sind wenig sinnvoll), die gegenwärtige Theorie wird sehr wahrscheinlich von einer neuen Theorie mehr ein- als ausgeschlossen werden. Wie NEWTONs Mechanik heute noch eine adäquate Beschreibung der Planetenbewegung liefert, wird die gegenwärtige Theorie der Teilchen wahrscheinlich eine adäquate Beschreibung aller jener Erscheinungen bleiben, die wir bis heute quantitativ mit ihr erklären können. Unser *Bild* der Welt beruht aber stets auf der jeweils besten Theorie, die wir haben, und daher ist es möglich, daß unser gegenwärtiges Bild in der Zukunft entscheidend geändert wird.

Kapitel VIII

Neue Invarianzprinzipien

Dinge und Vorgänge — was ist und was geschieht — stellen in ihrer Gesamtheit die physikalische Welt dar und bilden den Gegenstand der Naturwissenschaften. Mit der Entwicklung unseres Bildes von den *Dingen* in der Welt, die heute auf Quantenfelder zurückgeführt werden, als deren Manifestation man wiederum die Teilchen ansieht, lief die Entwicklung der grundlegenden Gesetze über das *Verhalten* dieser Dinge Hand in Hand.

Das Verständnis der Vorgänge ist dem Verstehen der Dinge in den Naturwissenschaften bisher stets einen Schritt vorausgegangen. Erfolgreiche Vorhersagen über das, was geschieht, eilten auf jeder Stufe der Erkenntnis, dem Verstehen der einzelnen Teile der Materie voraus. Man betrachte als Beispiel eine einfache Armbanduhr. Sie besteht aus den verschiedensten Teilen — aus Federn, Zahnrädern, Edelsteinlagern und einer Unruhe —, die zu einem funktionierenden Ganzen zusammengebaut sind. Der Uhrmacher versteht die Arbeitsweise der Uhr ohne die einzelnen Teile zu begreifen. Die Schwingungen der Unruhe und die Wärmeausdehnung der Einzelteile lassen sich mathematisch beschreiben. Eine Uhr mit sehr großer Genauigkeit läßt sich ohne Kenntnis der wirklichen Natur der Einzelteile bauen. Man braucht dabei nicht zu wissen, warum eine Feder elastisch ist, warum sich ein Metall bei Erwärmen ausdehnt oder welche Struktur ein Edelstein besitzt. Vor nicht allzu langer Zeit, sagen wir um etwa 1800 herum, war es sehr wohl möglich genau gehende Uhren zu bauen, obwohl damals weder der Uhrmacher noch sonst irgend jemand ein Verständnis über die wahre Natur des festen Körpers besaß.

Um 1900 herum war es möglich, mehr in die Einzelheiten zu gehen; man sah die feste Struktur eines Metallstücks durch ein Aneinanderreihen von Atomen bedingt. Die Elastizität eines festen Körpers wurde durch Kräfte zwischen den Atomen erklärt und seine thermische Ausdehnung auf die Zunahme der Schwingungsbewegung der Atome zurückgeführt. Das *Phänomen* des festen Körpers war verstanden, nicht verstanden jedoch waren seine *Bestandteile*, die Atome. Sie blieben winzige Gebilde, deren Struktur zukünftigen Entdeckungen vorbehalten blieb.

Als schließlich nach einem weiteren Vierteljahrhundert das Verhalten der Atome enthüllt war, blieben wiederum unerklärte Teile zurück

— die Protonen, Neutronen und Elektronen. Heute kann der Physiker bei der Beschreibung des Verhaltens der Elementarteilchen einigen Erfolg (noch immer keinen vollständigen) verzeichnen, ohne daß er ein tiefes Verständnis des Feldes (oder der Felder) hat, das als Trägersubstanz den Teilchen zugrunde liegt. Aber es gibt neuerdings einige Hinweise, die einen der herausforderndsten Aspekte der modernen Physik eröffnen. Dies sind Hinweise darauf, daß wir uns vielleicht einer Vereinigung der Beschreibung der Vorgänge mit der Beschreibung der Dinge nähern — daß die Theorie des Verhaltens der Teilchen und die Theorie von der Struktur und Natur der Teilchen sich als ein und dasselbe herausstellen werden.

Der große Erfolg, der beim Verständnis der Vorgänge in der Welt der Elementarteilchen zustande kam, beruht zum größten Teil auf den Erhaltungssätzen. Wie bereits betont, rückten diese Gesetze — Gesetze über eine unveränderliche Größe während dauernder Veränderungen — aus einer Reihe von Gründen immer mehr in den Mittelpunkt des Geschehens der submikroskopischen Welt. Da sie das Gewicht auf die konstanten Größen in der Natur anstelle der Variablen legen, scheinen sie einfacher zu sein als die meisten anderen Gesetze. Da sie ferner zu sehr allgemeinen und in einigen Fällen „unmittelbar einzusehenden" Invarianzprinzipien in Beziehung stehen, erscheinen sie grundlegender als andere Naturgesetze. Aus beiden Gründen besitzen die Erhaltungssätze einen einzigartigen ästhetischen Reiz. Auf der praktischen Seite gewann, in dem Maß in dem immer mehr Erhaltungssätze entdeckt wurden, die Vorstellung an Boden, daß die Erhaltungssätze für sich genommen ein vollständiges System von Naturgesetzen bilden, aus dem alle anderen Gesetze abgeleitet werden können. Aus diesen Gründen schließen wir dieses Buch mit einer Erörterung über einige neue und sehr überraschende Erhaltungssätze, die in der Welt der Teilchen herrschen. Die meisten dieser Sätze haben wir in den vorangegangenen Kapiteln kurz gestreift. Die vier neuen Invarianzprinzipien, die wir hier besprechen werden, bilden zusammen mit den sieben absoluten Erhaltungssätzen, die in Kapitel IV betrachtet wurden, und mit dem in Kapitel VI besprochenen Erhaltungssatz der Strangeness ein nahezu vollständiges Verzeichnis der Gesetze, die das Verhalten der Elementarteilchen bestimmen.

Es ist möglich, jedoch nicht sicher, daß die Erhaltungssätze eine vollständige Grundlage zur Beschreibung der *Vorgänge* in der Welt der Elementarteilchen abgeben. Noch unsicherer, aber durchaus möglich ist die bestechende Vorstellung, daß auch genau dieselben Erhaltungssätze eine Grundlage für das Verständnis der *Dinge* in der Welt der Elementarteilchen liefern, d. h. für die Teilchen selbst. Vielleicht ist der Mensch auf einer Stufe des Verständnisses angelangt, wo es keine klare Unterscheidung mehr gibt zwischen dem, was ist, und dem, was geschieht — wo die Teile der Welt und ihre gegenseitige Wechselwirkung ununterscheidbare Ideen sind.

Was sind die Hauptgesichtspunkte, die zu dieser Verschmelzung von Dingen und Vorgängen führen? Wir können hier vor allem die materielle Grundlage unserer makroskopischen Welt anführen. Dieselben Erhaltungssätze, die für den Zerfall der instabilen Teilchen verantwortlich sind, sind ebenfalls für den *Nichtzerfall* der Elektronen und Protonen verantwortlich. Die Stabilität der grundlegenden materiellen Bausteine unserer Welt beruht auf denselben Erhaltungssätzen, die auch die Instabilität und die Wechselwirkungen der anderen Teilchen erklären. Um dies im einzelnen zu demonstrieren, betrachten wir die Erhaltung der elektrischen Ladung. Die Stabilität des Elektrons als ein dauerhafter Baustein des Universums beruht auf diesem Gesetz. Aber auf demselben Gesetz beruht auch teilweise das *Verhalten* des Elektrons, denn die Art und Weise, wie Elektronen mit Photonen in Wechselwirkung treten, ist eng mit der Existenz des Erhaltungssatzes für die Ladung verknüpft.

Wir weisen auf Fig. 7.11 zurück und wiederholen, daß selbst ein isoliertes Teilchen Wechselwirkungen erfährt. Ein Teilchen *ist* nichts anderes wie Felder in Wechselwirkung. Seine Masse und seine anderen „inneren" Eigenschaften gehören in Wirklichkeit gar nicht zu seinem Inneren, sondern rühren von Wechselwirkungen dieses Teilchens mit allen anderen her, und die Art dieser Wechselwirkungen wird durch Erhaltungssätze gesteuert. Das Sein und das Geschehen sind untrennbare Vorstellungen aufgrund des Phänomens der Selbst-Wechselwirkung. Dies stellt ein neues Element in dem Bild dar, das sich der Physiker von der Welt macht; es ist ein Element, das erst in den letzten 30 Jahren auftauchte, und dessen Bedeutung wahrscheinlich noch zunimmt.

Es gibt für die Verschmelzung von Dingen und Vorgängen noch einige weitere Hinweise, aber diese sind entweder mehr technischer oder mehr spekulativer Art. Zu den ersteren gehört eine neue „Streumatrix"-Theorie, die weder Felder noch Teilchen als elementare Gebilde zuläßt. Diese Theorie (deren Tragweite noch sehr unsicher ist) stellt einen revolutionären Versuch dar, die *Dinge* als grundlegende Elemente der Welt auszuschalten. An ihrer Stelle werden die Wechselwirkungen, die durch die Erhaltungssätze bedingt sind, als fundamental angesehen und von Erhaltungsgrößen, wie z. B. Energie und Impuls, ergänzt. Die Objekte der Welt erscheinen in dieser Theorie als zweitrangig und treten als Folge der Wechselwirkung auf. Das Sein existiert, *weil* es ein Geschehen gibt. Es läßt sich kaum ein radikalerer Bruch mit der klassischen Ansicht über die Grundlage der Welt vorstellen.

Unter den mehr spekulativen neuen Vorstellungen befindet sich eine, die oft als „Geometrisierung der Physik" bezeichnet wird. Diese Vorstellung geht davon aus, daß es eigentlich nur Raum und Zeit gibt; die Dinge, das Geschehen und der Bereich, in dem das Geschehen abläuft, werden alle drei als Manifestationen einer zugrunde liegenden vierdimensionalen Geometrie von Raum und Zeit aufgefaßt. Falls einer dieser neuen Versuche Erfolg hat — Vorgänge als fundamental und Dinge als sekundär zu betrachten, oder Raum und Zeit als fundamental und Vorgänge wie auch Dinge als sekundär anzusehen — wird sich unsere Anschauung von der Welt erneut und revolutionär ändern.

Um Definitionen zu umgehen, haben wir bisher freizügig die Bezeichnungen „Erhaltungssatz" und „Invarianzprinzip" wechselseitig benutzt. Zwischen beiden Begriffen besteht jedoch ein Unterschied, den wir bereits in Kapitel IV diskutiert haben, und es ist sinnvoll, nochmals darauf einzugehen, zumal wir im folgenden drei Invarianzprinzipien und einen Erhaltungssatz erörtern werden. Ein Invarianzprinzip ist eine Aussage darüber, daß alle Naturgesetze ungeändert bleiben, falls eine bestimmte Veränderung der experimentellen Bedingungen vorgenommen wird. Dabei ist es ohne Belang, ob diese Veränderung in Wirklichkeit durchführbar ist oder ob sie hypothetischen Charakter hat. Aufgrund des Invarianzprinzips der Änderung des Ortes (Homogenität des Raumes) ist die Masse eines Myons in Chicago und New York die gleiche. Falls in einem Experiment alle Teilchen durch ihre Antiteilchen ersetzt werden, so gelten die gleichen Gesetze für das neue Experiment. Dies ist ein Invarianzprinzip, dessen Änderung der experimentellen Bedingungen in der Praxis nicht so leicht vorzunehmen ist. Demgegenüber ist ein Erhaltungssatz eine Feststellung darüber, daß eine physikalische Größe in einem tatsächlich ablaufenden Prozeß ungeändert bleibt. Die Aussage, daß die Gesamtenergie nach einem Stoßprozeß gleich der Gesamtenergie vor diesem Prozeß ist, stellt einen Erhaltungssatz dar.

Es gibt hier zwei wichtige Unterschiede. Ein Invarianzprinzip läßt die Naturgesetze ungeändert; in einem Erhaltungssatz bleibt eine spezifische physikalische Größe unverändert. Ein Invarianzprinzip bezieht sich auf die Veränderung der Bedingungen, wobei diese Veränderung in der Praxis möglicherweise überhaupt nicht realisierbar ist. Ein Erhaltungssatz bezieht sich auf eine in Wirklichkeit vorhandene physikalische Änderung. Man beachte ebenfalls den Unterschied zwischen dem, was spezifisch ist und zwischen dem, was allgemein ist. Das Invarianzprinzip sagt: *Alle* Gesetze bleiben bei *einer* bestimmten Änderung der Bedingungen gleich. Der Erhaltungssatz sagt: *Eine* Größe bleibt bei *allen* möglichen physikalischen Prozessen konstant.

Der springende Punkt, der alles andere als selbstverständlich ist, ist nun der, daß es zu jedem Invarianzprinzip einen entsprechenden Erhaltungssatz gibt. Man kann dies auch umkehren und sagen, daß jeder Erhaltungssatz auf einem Invarianzprinzip beruht. Diese Verknüpfung, die zwar nicht streng geprüft ist, sondern lediglich für so gut wie gültig angesehen wird, wurde bereits in Kapitel IV erörtert. Dort wurde die Verbindung der Invarianz gegen Ortsänderungen mit dem Impulssatz aufgezeigt. Die Verknüpfung zwischen Invarianz und Erhaltung ist nicht unmittelbar einzusehen. Dies wird sehr deutlich durch die Tatsache gezeigt, daß für einige Erhaltungssätze die entsprechenden Invarianzprinzipien noch nicht gefunden wurden. Selbst da, wo die Verknüpfung bekannt ist, erscheint sie geheimnisvoll. Das große Gewicht, das einem Invarianzprinzip zukommt, zeigt sich am besten darin, daß ein so wichtiges und überall anzutreffendes Gesetz wie der Energiesatz in einfacher Weise aus dem Invarianzprinzip der zeitlichen Änderung hergeleitet werden kann (d. h. daß alle Naturgesetze heute die gleichen sind wie gestern).

Zeitumkehr

Hie und da läßt man einen Teil eines Filmes zum Vergnügen der Zuschauer rückwärts ablaufen. Man sieht beispielsweise einen Schwimmer mit den Füßen voran aus dem Wasser auftauchen, einen Salto nach oben in die Luft machen und geschickt (sowie vollkommen trocken, mit gekämmten Haaren und normalem Puls) auf dem Sprungbrett landen. Jedermann weiß, daß der Film rückwärts lief, da diese Folge von Ereignissen „unmöglich" ist, während dieselbe Folge in umgekehrter Richtung — vom Sprungbrett durch die Luft ins Wasser — vollkommen möglich und jedermann vertraut ist. Aber es könnte sein, daß ein Zweifler unter den Zuschauern zu bedenken gibt, daß tatsächlich jemand lernen könnte, mit dieser Geschwindigkeit rückwärts zu schwimmen, sich geschickt mit den Füßen voran aus dem Wasser abzustoßen und wirklich auf dem Sprungbrett zu landen, so wie es die Bilder zeigten. Er mag zugeben, daß dies sehr weit hergeholt ist. Aber ist es wirklich unmöglich? Wissen wir wirklich mit absoluter Sicherheit, daß der Film rückwärts und nicht vorwärts lief? Dieser Zweifler, der so hartnäckig nach der absoluten Sicherheit fragt, könnte mit so vielen, starken Argumenten angegriffen werden, daß er wahrscheinlich schnell mürbe würde und sich der Mehrheit anschlösse, und somit alle einhellig der Meinung wären, daß der Film bestimmt rückwärts lief. Er könnte gefragt werden, wie dieser geschickte Schwimmer es anstellt, daß seine verwirrten Haare sich beim Verlassen des Wassers selbst kämmen. Wie könnte er beim Eintritt in die Luft plötzlich trocken werden? Warum nimmt der Pulsschlag des Schwimmers ab, wenn er so kräftig rückwärts durch das Wasser schwimmt? Wie soll er fähig sein, die Luftblasen unter Wasser auf geheimnisvolle Weise in seinem Mund aufzufangen? Woher kommt die Bewegung des Sprungbretts noch bevor der Schwimmer es erreicht hat? Warum verschwindet die kleine Schürfwunde am Fuß, wenn der Schwimmer bei seiner Landung auf dem Sprungbrett einen überstehenden Nagel streift? Spätestens nach diesen Fragen wird der Zweifler belehrt sein. Er würde zustimmen, daß der Film zweifellos rückwärts lief.

Das Invarianzprinzip der Zeitumkehr kann durch einen rückwärts laufenden Film in einfacher Weise gezeigt werden. Wenn die Aufnahmen eines physikalischen Vorgangs oder eine Folge von Ereignissen rückwärts laufend gezeigt werden, sieht der Beobachter einen Ablauf, der sich ereignet haben kann. In der Sprache des Physikers ausgedrückt heißt dies, jede Folge von Ereignissen führt, falls man ihre Richtung umkehrt, ebenfalls zu einer physikalisch möglichen Ereignisfolge. Dies bringt uns zu der überraschenden Feststellung, daß es tatsächlich unmöglich ist, durch Beobachtung von Filmaufnahmen eines Naturvorganges zu entscheiden, ob der Film vor- oder rückwärts läuft. Wie kann dieses Prinzip mit den Erfahrungen des Alltags in Einklang gebracht werden? Wie läßt sich der Widerspruch zu dem Bild des rückwärts auftauchenden Schwimmers und zu Tausenden anderer Beispiele erklären (man denke an den zeitumgekehrten Ablauf des Haareschneidens, eines Raketenstarts oder des Vorganges, bei dem eine Sekretärin einen Brief mit der Maschine schreibt)? Ist das Invarianzprinzip der Zeitumkehr für die makroskopische Welt vielleicht nicht gültig? Nein. Soweit wir heute wissen, ist die Invarianz gegen Zeitumkehr ebenso absolut gültig wie die absoluten Erhaltungssätze, die wir in Kapitel IV diskutiert haben. Dieses Prinzip beherrscht jede Wechselwirkung in der submikroskopischen Welt und daher vermutlich auch alle Vorgänge in der makroskopischen Welt. Der Schlüssel für die Auflösung dieses Paradoxons liegt in dem Unterschied zwischen Möglichkeit und Wahrscheinlichkeit. Obwohl es außerordentlich unwahrscheinlich ist, daß sich die Splitter einer explodierten Bombe freiwillig zu einer nicht explodierten Bombe wiedervereinigen werden, ist dieser Vorgang dennoch nicht unmöglich. Er verletzt kein Naturgesetz.

Bei der Diskussion des Invarianzprinzips der Zeitumkehr im Bereich unserer alltäglichen Umgebung kommen wir zu einer Frage, die wichtig ist, jedoch über den Rahmen dieses Buches hinausführt: Wann wird ein unwahrscheinlicher Vorgang derart unwahrscheinlich, daß er es eigentlich verdient als nicht möglich bezeichnet zu werden? Es sei bemerkt, daß diese Grenze von allen Vorgängen überschritten wird, die aus der Zeitumkehr jener Prozesse hervorgehen, die in der außerordentlich komplizierten makroskopischen Welt ablaufen. Wir könnten eine Milliarde Mal länger als das bekannte Alter des Universums warten, ohne daß wir die zeitliche Umkehrung eines so einfachen Vorganges wie das Durchreißen eines Stücks Papier zu Gesicht bekämen. Dennoch ist es wichtig, im Auge zu behalten, daß der zeitumgekehrte Prozeß im Prinzip möglich ist.

Um einzusehen, daß die Invarianz gegen Zeitumkehr mehr ist als nur ein Spiel mit dem Unwahrscheinlichen, müssen wir viel einfachere Prozesse als bisher betrachten. Nehmen wir z. B. an, daß ein Weltraumfahrer auf seinem Flug zu einem anderen Milchstraßensystem einen Film über unser Sonnensystem mitnimmt, um ihn seinen Gastgebern zu zeigen. Falls dieser Film aus der Richtung des Nordsterns und aus einer Entfernung von einigen hundert Milliarden Kilometer aufgenommen wurde, so würde er die Planeten als winzige Punkte auf ihren Ellipsenbahnen um die Sonne zeigen, und die Bewegung würde im Uhrzeigersinn ablaufen. Die Bewohner des anderen Milchstraßensystems würden die Bilder interessiert betrachten und wenn ihnen die Gesetze der Mechanik vertraut wären, schließen, daß — falls keine Tricks verwendet wurden — der Film tatsächlich eine Kette von physikalischen Ereignissen wiedergibt. Würde der Film jedoch rückwärts gezeigt, so wären sie in gleicher Weise überzeugt. Obwohl ein Ablauf der Planetenbewegung in umgekehrter Richtung „unwahr" ist, weil unsere Planeten sich nicht in dieser Richtung bewegen, ist er dennoch „möglich", da er ebenfalls mit den Gesetzen der Mechanik verträglich ist.

Nun soll unser Raumfahrer noch zu einem anderen Milchstraßensystem fliegen, dessen Bewohner zwar intelligent und mathematisch geschult, naturwissenschaftlich jedoch ungebildet seien. Einem Teil der Zuschauer wird der Film in Vorwärtsrichtung, dem anderen Teil in entgegengesetzter Richtung vorgeführt. Die Zuschauer sollen dann die Gesetze der Gravitation und die mechanische Bewegungsgleichung aus dem Geschehen ableiten. Falls sie in ihrer Gesamtheit so klug sind wie NEWTON, werden beide Gruppen die gleichen richtigen Gesetze auffinden.

Das zeigt die wirkliche Bedeutung der Invarianz gegen Zeitumkehr. Unter einer angenommenen Umkehr der Zeitrichtung bleiben alle Naturgesetze ungeändert. Dies ist eine Formulierung des Prinzips, das die *Invarianz* betont. Man kann es jedoch auch noch anders formulieren und den *Zwang*, den das Gesetz ausübt, unterstreichen. Es können nur jene Dinge geschehen, die sich auch in umgekehrter Richtung ereignen können. Oder noch schärfer ausgedrückt: Wenn ein zeitumgekehrter Vorgang unmöglich ist, so ist auch der Prozeß selbst unmöglich.

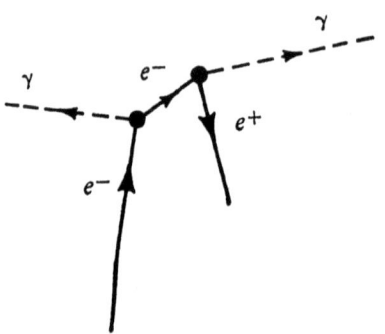

Fig. 8.1. Feynman-Diagramm der Elektron-Positron-Vernichtung

Die Invarianz gegen Zeitumkehr findet ihre einfachste Anwendung in der Welt der Teilchen. Sie beherrscht hier jede Wechselwirkung, sei sie stark, schwach oder elektromagnetisch. Fig. 8.1 gibt als Beispiel die Elektron-Positron-Vernichtung. Der ebenfalls mögliche, in der Zeit umgekehrte Vorgang ist die Erzeugung eines Elektron-Positron-Paares durch den Zusammenstoß zweier Photonen.

Man erinnere sich an die in Kapitel VII angegebenen Regeln, die man bei der Zeitumkehrung in einem Feynman-Diagramm anzuwenden hat. Die Abbildung ist auf den Kopf zu stellen, dann zu spiegeln und jeder Pfeil ist in Gedanken umzudrehen. Man sieht dann zwei Photonen vom unteren Rand aufeinander zulaufen und ein Elektron und ein Positron am oberen Rand auseinanderfliegen. Nach der Invarianz gegen Zeitumkehr ist der umgekehrte Prozeß nicht nur möglich, sondern er kann in jeder Einzelheit als die umgekehrte Folge fundamentaler Wechselwirkungsereignisse auftreten. Da die „Stärke" der Wechselwirkung in jedem Vertex ungeändert bleibt, gibt es ein bestimmtes, numerisches Verhältnis zwischen den Wahrscheinlichkeiten für die Paar-Erzeugung und für die Paar-Vernichtung, das durch das Gesetz vorgeschrieben wird.

Die Rolle, welche die Wahrscheinlichkeit bei zeitumgekehrten Prozessen spielt und die ganz kraß bei Beispielen wie dem Schwimmer, der rückwärts aus dem Wasser herausspringen soll, offensichtlich wird, ist ebenfalls in der Teilchenwelt zu sehen. Ein einfacher Prozeß, wie z. B. die Erzeugung eines Pions, ist praktisch nicht umzukehren. Zwei Protonen stoßen zusammen und ergeben ein Proton, ein Neutron und positives Pion, wie es in Fig. 8.2 dargestellt ist. Der zeitumgekehrte Prozeß

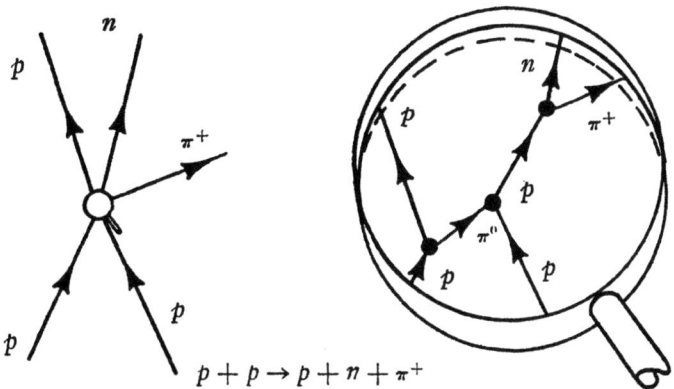

Fig. 8.2. Erzeugung eines Pions in einem Proton-Proton-Stoß. Der zeitumgekehrte Prozeß ist möglich, aber sehr viel unwahrscheinlicher als der direkte Prozeß

verlangt eine nahezu gleichzeitige Kollision von drei Teilchen, die in der Praxis viel zu unwahrscheinlich ist. Aber die Vorschrift, daß *jedes* fundamentale Ereignis zeitlich umkehrbar ist, stellt eine Einschränkung dar, die die mögliche Form der Pion-Nukleon-Wechselwirkung beeinflußt. Sie hat daher einen wichtigen Einfluß auf den in der Zeit vorwärts gerichteten Prozeß. Dabei ist es gleichgültig, ob der in der Zeit umgekehrte Vorgang wahrscheinlich ist und sich experimentell realisieren läßt oder nicht. Dies ist ein überaus wichtiger Aspekt der Invarianzprinzipien, der eng mit der zunehmenden Bedeutung dieser Prinzipien in der Physik verknüpft ist. Die Gesetze der Mechanik, die für unseren Schwimmer zutreffen, sind teilweise durch die Bedingung der Invarianz gegen Zeitumkehr bestimmt. Aus diesem Grund ist der Weg, auf dem der Taucher durch die Luft fliegt, durch die Invarianz gegen Zeitumkehr mitbestimmt, obwohl es für ihn praktisch unmöglich ist, den Sprung in umgekehrter Richtung auszuführen.

Alles, was wir im täglichen Leben mit unseren Sinnen erfahren, zeigt klar, daß es nur eine Richtung in der Zeit gibt, einen unwiderruflichen Ablauf in Richtung der Zukunft. Die Untersuchungen der Wechselwirkungen zwischen den Elementarteilchen zeigen andererseits, daß keine Zeitrichtung bevorzugt ist; die Naturgesetze sind vollkommen symmetrisch in beiden Zeitrichtungen. Dieser Gegensatz wird durch Wahrscheinlichkeitsbetrachtungen aufgelöst. Für eine beliebige Folge von Vorgängen ist im allgemeinen eine Richtung des Ablaufs wahrscheinlicher als die umgekehrte. Bei den sehr einfachen Ereignissen in der Welt der Teilchen können ein bestimmter Prozeß und der dazu zeitlich umgekehrte nahezu gleich wahrscheinlich sein. Aber je komplizierter die Folge der Ereignisse ist, desto stärker überwiegt die relative Wahrscheinlichkeit für einen der beiden Prozesse. Da alles, mit dem der Mensch es direkt zu tun hat, an den Elementarteilchen gemessen, unübersehbar kompliziert ist, lernen wir den Ablauf der Vorgänge nur in Richtung der größten Wahrscheinlichkeit kennen, eine Richtung, die wir als die „richtige" Zeitrichtung definieren. Es ist eine anregende Vorstellung, daß der Mensch nur deshalb die Vergangenheit, nicht aber die Zukunft kennt, weil er eine komplizierte und sehr geordnete Struktur besitzt. Unglücklicherweise geht es einfacheren Gebilden nicht besser. Sie kennen keinen Unterschied zwischen Vergangenheit und Zukunft und erinnern sich an nichts. Ein Elektron ist mit jedem Elektron identisch und bleibt durch seine Vergangenheit oder durch seine Zukunft vollständig ungezeichnet. Der Mensch ist intelligent genug, um von seiner Vergangenheit beeindruckt zu werden. Aber die gleiche Kompliziertheit, die ihm ein Gedächtnis überhaupt erst ermöglicht, bewirkt auch, daß seine Zukunft für ihn ein Geheimnis bleibt.

Parität

Das Paritätsprinzip, das Invarianzprinzip der Raumumkehr, sagt uns, daß zwischen der Welt und ihrem Spiegelbild eine Symmetrie herrscht. Diese Aussage läßt sich in eine ähnliche Form bringen, wie wir sie bei der Invarianz gegen Zeitumkehr benutzt haben: Das Spiegelbild irgendeines physikalischen Vorgangs stellt wieder einen möglichen physikalischen Prozeß dar, der von den gleichen Gesetzen wie der ursprüngliche Vorgang beschrieben wird. Die meisten Menschen führen täglich Paritätstransformationen aus, indem sie in einen Spiegel schauen. Wir finden eigentlich nichts „Besonderes" an den Spiegelbildern der meisten Dinge oder Vorgänge. Die Bilder sind zwar nicht richtig, aber sie erscheinen vernünftig und möglich. Das Spiegelbild eines Menschen braucht nicht ein genaues Bild eines Menschen wiederzugeben, aber wir sind überzeugt, daß ein wirklicher Mensch genauso aussehen *könnte*.

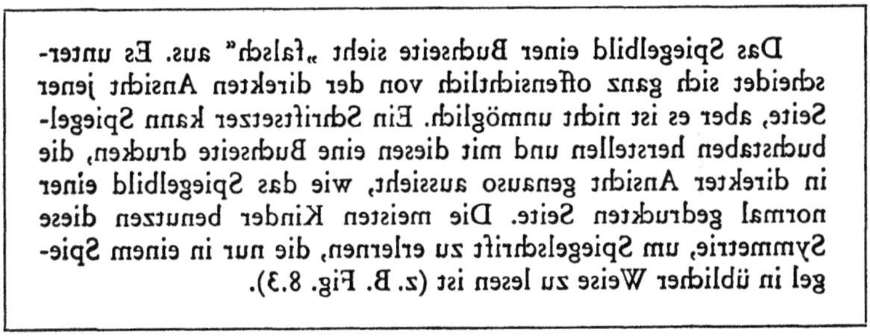

> Das Spiegelbild einer Buchseite sieht „falsch" aus. Es unterscheidet sich ganz offensichtlich von der direkten Ansicht jener Seite, aber es ist nicht unmöglich. Ein Schriftsetzer kann Spiegelbuchstaben herstellen und mit diesen eine Buchseite drucken, die in direkter Ansicht genauso aussieht, wie das Spiegelbild einer normal gedruckten Seite. Die meisten Kinder benutzen diese Symmetrie, um Spiegelschrift zu erlernen, die nur in einem Spiegel in üblicher Weise zu lesen ist (z. B. Fig. 8.3).

Fig. 8.3. Paritätstransformation, auf eine gedruckte Buchseite angewandt

Die Situation, die ein Spiegelbild von der normalen Welt wiedergibt, unterscheidet sich grundlegend von derjenigen, die ein zeitumgekehrtes Bild zeigt. Das Spiegelbild der Welt sieht ganz normal aus, und es läßt uns an die Erhaltung der Parität — die Invarianz gegen Raumumkehr — glauben. Die Zeit-umgekehrte Ansicht von der Welt erscheint andererseits lächerlich und unmöglich und läßt uns an der Idee der Invarianz gegen Zeitumkehr zweifeln. Wir sind jedoch in beiden Fällen hereingefallen. Soweit wir heute wissen, stellt die Invarianz gegen Zeitumkehr einen absoluten Erhaltungssatz dar, während die Invarianz gegen Raumumkehr nur ein Erhaltungssatz mit beschränkter Gültigkeit ist, der bei Prozessen mit schwacher Wechselwirkung verletzt wird. Dies bedeutet, daß das Spiegelbild eines unter schwacher Wechselwirkung ablaufenden wirklichen Prozesses, wie z. B. des Betazerfalls, einen Vorgang wiedergibt, der *nicht* eintreten kann. Die Physiker hatten ihre sonst übliche Vorsicht aufgegeben und betrachteten die Erhaltung der Parität als ein absolut gültiges Gesetz. Einem Vorschlag von TSUNG DAO LEE und CHEN NING YANG folgend konnte 1956 bestätigt werden, daß die schwache Wechselwirkung *keine* Spiegelsymmetrie zeigt[1]. Dies war ein ziemlicher Schlag für die wissenschaftliche Welt, und er stellte zugleich eine heilsame Lehre dafür dar, daß eine ungeprüfte Theorie einem auf Sand gebauten Haus gleicht.

---

[1] Für diese Vorhersage und für weitere Arbeiten in diesem Zusammenhang erhielten LEE und YANG gemeinsam den Nobelpreis für Physik des Jahres 1957. In der Zeit als sie den Erhaltungssatz der Parität anzweifelten, war LEE 29 Jahre und YANG 33 Jahre alt.

Zur Verdeutlichung der Paritätserhaltung anhand alltäglicher Beispiele ist ein Diaprojektor oder ein Filmvorführgerät besser geeignet als ein Spiegel. Wir sind meistens so an den Einfluß eines Spiegels gewöhnt, daß wir automatisch diese Raumumkehr kompensieren. Mit einem Projektor jedoch läßt sich diese Invarianz besser zeigen. Wenn uns eine nicht vertraute Landschaftsaufnahme vorgeführt wird, so sind wir nicht in der Lage festzustellen, ob das Dia seitenrichtig oder falsch projeziert ist. Es wird in jedem Fall vernünftig und möglich erscheinen. Selbst bei einem Film, der seitenverkehrt abläuft, ist es nicht einfach festzustellen, ob man die Bilder richtig oder seitenvertauscht sieht. Der Fall wäre natürlich sofort entschieden, falls die meisten abgebildeten Personen Linkshänder wären, oder die Autos in einer deutschen Stadt links fahren würden, oder die Aufschriften falsch herum geschrieben wären. Aber selbst bei der Betrachtung der verkehrten Bilder würde nichts geschehen, was gegen unsere Vorstellung verstößt oder was offensichtlich unmöglich ist. Dies ist nicht nur ein Zufall. Die Tatsache, daß Spiegelbilder unserer Umwelt uns vollkommen vernünftig erscheinen, ist direkt mit der Tatsache verknüpft, daß alle Naturgesetze, die das Geschehen der makroskopischen Welt beherrschen, dem Invarianzprinzip der Raumumkehr unterliegen. Falls dies nicht der Fall wäre — wenn also beispielsweise die schwache Wechselwirkung einen unmittelbaren Einfluß auf die Welt unserer alltäglichen Erfahrung hätte — so würden wir den Spiegelbildern aus einer Folge wirklicher Vorgänge sogleich ansehen, daß sie alle falsch und physikalisch unmöglich sind.

Der radioaktive Kern des Kobalt 60 (Co^{60}) — das ist derselbe Kern, der eine der Hauptgefahren für das menschliche Leben nach einem Atomkrieg darstellt — brachte die ersten Einsichten über die Verletzung der Paritätserhaltung bei Prozessen mit schwacher Wechselwirkung. In seinen wesentlichen Zügen war das Experiment von CHIEN-SHIUNG WU erstaunlich einfach. Die Kobaltkerne wurden so ausgerichtet, daß ihre Eigenrotation von oben gesehen im Drehsinn eines Uhrzeigers verlief. Dies ist in dem „Bild" der Fig. 8.4 oben links wiedergegeben; der „Nordpol" des Co^{60}-Kerns zeigt nach oben, der „Südpol" nach unten. In dem Experiment werden eine große Anzahl von Co^{60}-Kernen genau in dieser Weise ausgerichtet. Es wurde dann bei dem Betazerfall, den die einzelnen Kerne nacheinander erleiden, beobachtet, daß nahezu alle ausgesandten Elektronen nach oben fliegen. Die ausgezogenen Pfeile in der Abbildung geben die bevorzugte Flugrichtung der Elektronen wieder. Nun zeigt das Spiegelbild dieses Prozesses einen Co^{60}-Kern, der offensichtlich in umgekehrtem Drehsinn rotiert, während auch in dieser Ansicht die meisten Elektronen nach oben fliegen. (Natürlich hat man zu beachten, daß ein einzelner Co^{60}-Kern nur ein Elektron aussendet.) Stellt man andererseits die gesamte Meßanordnung einschließlich aller Atomkerne auf den Kopf, so wird sowohl der Drehsinn der Kerne *als auch* die Flugrichtung der Elektronen geändert. Es führt kein Ausweg um die Folgerung herum, daß das auf den Kopf gestellte Bild und das Spiegelbild nicht miteinander verträglich sind. Eines der beiden oder beide sind unmöglich.

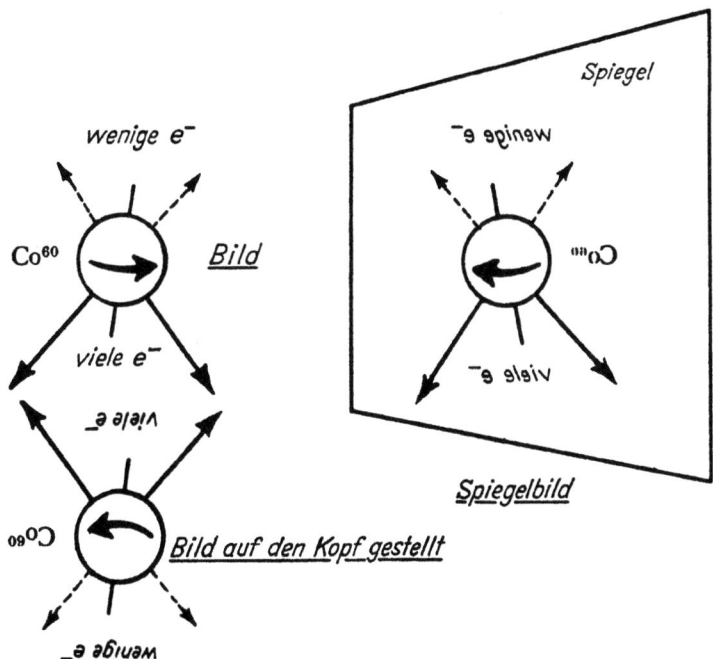

Fig. 8.4. *Zerfall eines ausgerichteten Co^{60}-Kerns und andere Darstellungen des Prozesses*. Die Drehung der Bezeichnungen sind bedeutungslos. Lediglich physikalisch meßbare Größen haben in den verschiedenen Darstellungen Bedeutung

Unsere erste Vermutung ist, daß das auf den Kopf gestellte Bild offensichtlich möglich ist. Es gibt nichts, was den Experimentator davon abhalten könnte, seine Anordnung in dieser Weise herumzudrehen; oder noch einfacher, sich selbst auf den Kopf zu stellen, um ein neues Bild des Prozesses zu erhalten. Dies ist vollkommen richtig, obwohl man sich dabei klarmachen muß, daß diese unmittelbare Einsicht letztlich auf einem Invarianzprinzip beruht, nämlich auf der Isotropie des Raumes dem der Erhaltungssatz des Drehimpulses unterliegt. Daß ein auf den Kopf gestelltes Experiment zu den gleichen Ergebnissen wie das ursprüngliche Experiment führen muß, ist nur in dem Maß „selbstverständlich", in dem uns unsere alltägliche Erfahrung gelehrt hat, die Invarianz der Naturgesetze gegen Drehungen als eine selbstverständliche Wahrheit zu akzeptieren. Wir haben tatsächlich gute Gründe daran zu glauben, daß der Erhaltungssatz des Drehimpulses und die Uniformität des Raumes absolut gültige Gesetze sind. Deshalb gibt das auf den Kopf gestellte Bild eines Co^{60}-Betazerfallsprozesses tatsächlich einen physikalisch möglichen Prozeß wieder.

Für jemand, der in gleichem Maße von der Invarianz der Naturgesetze gegen Spiegelung überzeugt ist, wäre es genauso „selbstverständlich", daß ein Spiegelbild ebenfalls einen physikalisch möglichen Prozeß wiedergibt. Die meisten Physiker befanden sich in dieser Lage. Alle klassischen Gesetze der Physik besitzen die Invarianz gegen Spiegelung und es war bereits in der Teilchenwelt bekannt, daß die starke und auch die elektromagnetische Wechselwirkung invariant gegen Spiegelung sind. Es bestand die Gefahr, daß die Erhaltung der Parität für selbstverständlich angesehen wurde. Heute repräsentiert das Spiegelbild des Co^{60}-Experiments mit Sicherheit einen unmöglichen Prozeß. Es muß zugegeben werden, daß selbst auf den Physiker, die aus den täglichen Erfahrungen herrührenden Vorstellungen immer noch einen größeren Einfluß haben als jene, die sich aus mathematischen Einsichten herleiten. Eine Verletzung der Invarianz gegen Raumdrehung würde in der naturwissenschaftlichen Welt noch größeres Aufsehen erregen, als das Versagen der Invarianz gegen Raumumkehr.

Angenommen, es gäbe kleine Wesen deren Alltag in großem Maß durch die schwache Wechselwirkung beeinflußt wäre. Sie würden wahrscheinlich das Spiegelbild des Co^{60}-Zerfalls falsch finden. Sie würden sofort erkennen, daß es einen völlig unmöglichen Vorgang zeigt, und es vielleicht ebenso amüsant finden wie wir das Bild von dem Schwimmer, der mit den Füßen voran aus dem Wasser taucht.

Die Bedeutung jedes Erhaltungssatzes oder Invarianzprinzips liegt darin, daß es Schranken errichtet, die die Freiheit der Natur einengen. Im Fall des Co^{60}-Experiments würde die Invarianz gegen Spiegelung fordern, daß genauso viele Elektronen nach oben wie auch nach unten ausgesandt würden, denn nur in diesem Fall würde das auf den Kopf gestellte Bild mit dem Spiegelbild übereinstimmen. Wenn die Erhaltung der Parität nicht gilt, so fällt diese Einschränkung weg und die Elektronen können in jeder Weise (die mit den *anderen* Erhaltungssätzen verträglich ist) austreten.

Warum verstrichen nun über 50 Jahre zwischen der Entdeckung des Betazerfalls und der Entdeckung, daß bei diesem Prozeß die Spiegelinvarianz verletzt ist? Es gibt dafür einen einfachen technischen Grund. Das Co^{60}-Experiment ist in Wirklichkeit viel schwieriger durchzuführen als aus unserer Diskussion zu ersehen ist. Es ist eine schwierige Aufgabe, die Atomkerne so auszurichten, daß sie alle in derselben Richtung rotieren, denn es ist schwer sie in den „Griff" zu bekommen. Selbst dann, wenn sie ausgerichtet sind, neigen sie dazu, umzuklappen und sich bald wieder vollkommen ungeordnet zu zeigen. Die andauernde thermische Bewegung, die in jedem Objekt vorhanden ist, wirkt den

Bemühungen entgegen, die Kerne in eine bestimmte Ordnung zu bringen. Es ist selbstverständlich, daß es keinen Sinn hat, das Co^{60}-Experiment an einer Probe von Kernen auszuführen, deren eine Hälfte in einer Richtung rotiert und deren andere Hälfte genau entgegengesetzt rotiert. In diesem Fall würden genauso viele Elektronen nach oben wie auch nach unten ausgesandt, und man hätte nichts über die Spiegelinvarianz gelernt. Um die Kerne auszurichten und sie in dieser Orientierung zu halten, gewann Frau Wu die Mitarbeit einer Gruppe des National Bureau of Standards, die sich auf die Erzeugung sehr tiefer Temperaturen spezialisiert hatte. Bei einer Temperatur unterhalb einem Zehntel Grad über dem absoluten Nullpunkt war die Wärmebewegung in der Probe so stark reduziert, daß die Kobaltkerne die Ausrichtung ihrer Spins beibehielten, und das gewünschte Experiment ausgeführt werden konnte[1].

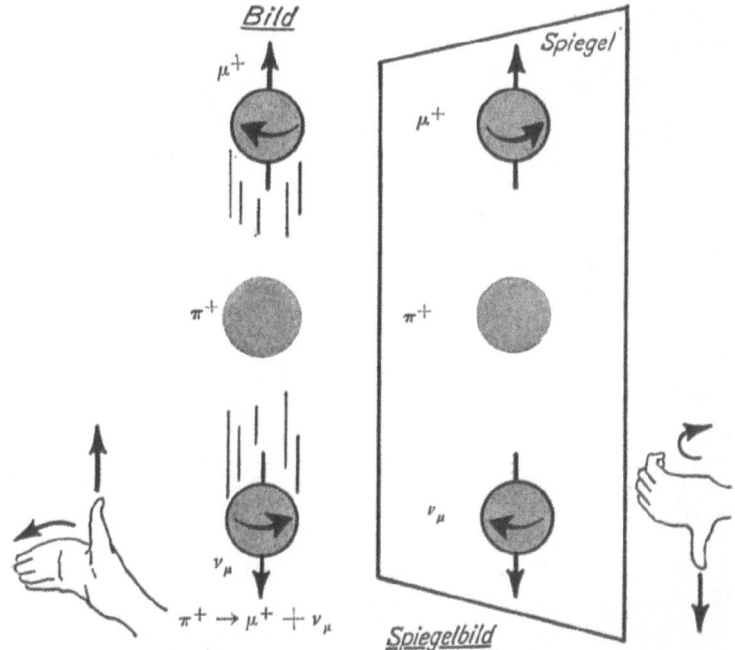

Fig. 8.5. Das beim Zerfall eines positiven Pions erzeugte linkshändige Neutrino und sein rechtshändiges Spiegelbild

---

[1] Temperaturen unterhalb eines Grades lassen sich nicht für lange Zeit aufrechterhalten. Das Kobalt wurde zunächst auf etwa ein hundertstel Grad abgekühlt, und die Messung während einer Zeit von zehn Minuten ausgeführt, in der sich die Temperatur der isolierten Probe auf ein Grad erhöhte.

Neue Invarianzprinzipien

Unter den vielen anderen Bestätigungen der Verletzung der Spiegelinvarianz ist die einfachste und überzeugendste die Entdeckung, daß das Neutrino ein Linkshänder ist. Das Spiegelbild eines linkshändigen Neutrinos (Fig. 8.5) stellt ein rechtshändiges Neutrino dar, aber es gibt kein solches Neutrino; deshalb stellt das Spiegelbild eine nicht mögliche Ansicht dar.

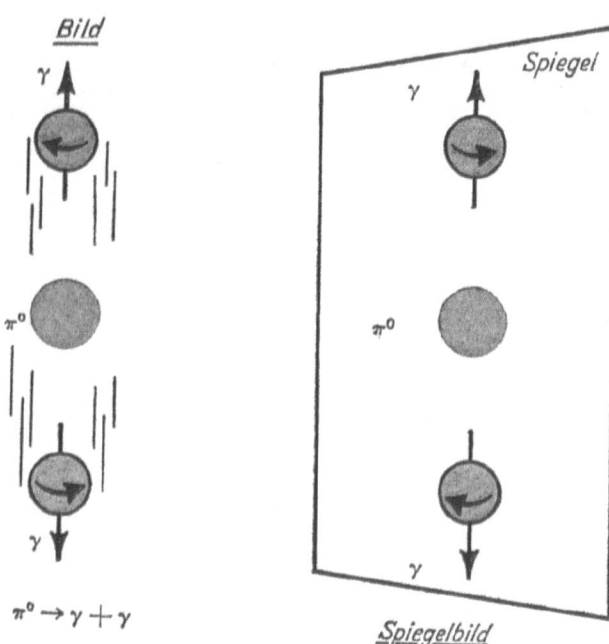

Fig. 8.6. *Der Zerfall des neutralen Pions im Bild und Spiegelbild.* Auf Grund der vorliegenden Wechselwirkung besitzt dieser Zerfall Spiegelinvarianz; das Spiegelbild stellt einen möglichen Zerfall des neutralen Pions dar. Die Photonen können sowohl links- als rechtshändig auftreten

Bisher haben wir ausschließlich die *Verletzung* der Paritätserhaltung hervorgehoben; aber außerhalb des Bereichs der schwachen Wechselwirkung ist dieser Erhaltungssatz ein wirksames und gültiges Gesetz, das das mögliche Geschehen begrenzt. Würden zum Beispiel die Co^{60}-Kerne anstelle eines Betazerfalls einen Gammazerfall erleiden, so würden ebenso viele Photonen nach oben wie nach unten austreten. In diesem Fall würde nur die elektromagnetische Wechselwirkung und nicht die schwache Wechselwirkung auftreten und die Invarianz gegen Spiegelung würde das symmetrische Ergebnis fordern.

Ähnliche Verhältnisse liegen beim Zerfall des neutralen Pions in zwei Photonen

$$\pi^0 \to \gamma + \gamma$$

vor. Dieser Zerfall ist das Ergebnis sowohl der starken als auch der elektromagnetischen Wechselwirkung, und er unterscheidet sich völlig von dem Zerfall des geladenen Pions, der ein Prozeß der schwachen Wechselwirkung ist. Betrachten wir einen bestimmten Zerfallsprozeß, bei dem linkshändige Photonen auftreten, die also so auftreten wie das Myon und das Neutrino in Fig. 8.5. Das Spiegelbild eines solchen Prozesses (Fig. 8.6) zeigt rechtshändige Photonen, und die Invarianz gegen Spiegelung verlangt, daß der Zerfall in rechtshändige Photonen ebenfalls möglich ist. Tatsächlich fordert dieses Prinzip, daß der Zerfall in rechtshändige Photonen genau gleich wahrscheinlich ist, da alle Naturgesetze (die *diesen* Prozeß beherrschen) in der realen Welt die gleichen sind wie in der gespiegelten Welt. Falls der Zerfall in linkshändige Photonen in der realen Welt bevorzugt stattfände — und sei es auch nur in geringstem Maße — so träten rechtshändige Photonen in der gespiegelten Welt in gleichem Maße bevorzugt auf, und dies verstöße gegen die Invarianz gegen Raumspiegelung.

In der vorquantenmechanischen Physik war die Erhaltung der Parität zwar bekannt, aber man hielt sie für unwichtig. In der Quantenphysik erkannte man ihre Bedeutung anhand der Einschränkungen, die sie dem Ablauf derjenigen Ereignisse auferlegt, welche durch Wahrscheinlichkeitsgesetze beherrscht werden. Heutzutage ist sie besonders durch die Entdeckung wichtig geworden, daß einige Wechselwirkungen diesem Gesetz unterliegen, andere wiederum nicht. Ein wirklicher Grund dafür, warum die schwache Wechselwirkung die Parität verletzt, muß erst noch gefunden werden.

Ladungskonjugation

Das dritte Mitglied in dem TPC-Triumvirat ist die Ladungskonjugation, die Vertauschung von Teilchen und Antiteilchen. Wie wir bereits im letzten Kapitel betont haben, hat die Vertauschung Teilchen-Antiteilchen deshalb etwas mit der Zeitumkehr und der Raumumkehr zu tun, weil die Antiteilchen als Teilchen beschrieben werden können, die in der Zeit zurücklaufen. Mit dem Sturz der Paritätserhaltung ging — wenn auch nicht sooft betont — die Verletzung der Invarianz gegen Ladungskonjugation Hand in Hand. Die gegenwärtige Situation ist die folgende. Die T-Invarianz scheint ein absolutes Gesetz zu sein. Auch die Kombination aus P-Invarianz und C-Invarianz ist ein absolut gültiges Gesetz und das Gleiche gilt deshalb auch für das TCP-Theorem, das aussagt, daß alle drei Inversionen zusammen ein absolutes Invarianzprinzip darstellen. Für Prozesse der starken Wechselwirkung sind C-Invarianz und P-Invarianz für sich allein genommen gültige Gesetze. Vorgänge der schwachen Wechselwirkung verletzen sowohl die C-Invarianz als auch die P-Invarianz, aber sie unterliegen der kombinierten CP-Invarianz.

Das linkshändige Neutrino, das die Invarianz gegen Raumumkehr verletzt, verletzt ebenso die Invarianz gegen Ladungskonjugation. Man betrachte z. B. den Zerfall des positiven Pions:

$$\pi^+ \to \mu_L^+ + \nu_{\mu L} \, .$$

Die Indizierung mit L gibt an, daß das Neutrino und das Myon mit linkshändigem Spin auseinanderfliegen. Wie wir wissen, werden durch die Anwendung von C auf diesen Prozeß Teilchen und Antiteilchen vertauscht, während die Anwendung von P eine Bewegung im Sinne einer Linksschraube in eine solche mit Rechtsschraubensinn überführt. Wir erhalten auf diese Weise folgende transformierte Prozesse:

C: $\pi^- \to \mu_L^- + \bar{\nu}_{\mu L}$ Nein
P: $\pi^+ \to \mu_R^+ + \nu_{\mu R}$ Nein
PC: $\pi^- \to \mu_R^- + \bar{\nu}_{\mu R}$ Ja.

Die Transformation C führt zu einem „unmöglichen" Prozeß (einem Prozeß, der niemals beobachtet wurde), da sie ein linkshändiges Neutrino in ein linkshändiges Antineutrino überführt; Antineutrinos sind aber Rechtshänder. Aus diesem Grund verletzt dieser Zerfall mit schwacher Wechselwirkung die C-Invarianz. Die Transformation P verwandelt das linkshändige Neutrino in ein rechtshändiges Neutrino. Auch dies ergibt einen Prozeß, der niemals beobachtet wurde. Aber P und C zusammen verwandeln ein linkshändiges Neutrino in ein rechtshändiges Antineutrino. Der letztgenannte der drei Prozesse gibt das wieder, was tatsächlich beim Zerfall des negativen Pions beobachtet wird. Die Transformation PC, auf einen physikalisch erlaubten Prozeß angewandt, ergibt wieder einen Prozeß, der physikalisch erlaubt ist. Durch dieses und viele andere Beispiele wurde bestätigt, daß selbst die undisziplinierte schwache Wechselwirkung nicht gegen die kombinierte PC-Invarianz verstößt.

Um unser Bild von der TCP-Transformation zu vervollständigen, führen wir die Ergebnisse zweier weiterer Inversionen des Zerfalls des positiven Pions auf:

T: $\nu_{\mu L} + \mu_L^+ \to \pi^+$ Ja
TCP: $\bar{\nu}_{\mu R} + \mu_R^- \to \pi^-$ Ja.

Die alleinige Umkehrung der Zeit ändert den Ablauf der Vorgänge in dem ursprünglichen Prozeß. Alle drei Umkehrungen zusammen vertauschen rechts und links, Teilchen und Antiteilchen und vorher und nachher. Jeder dieser transformierten Prozesse ist sicherlich physikalisch möglich, aber es besteht keine Hoffnung, daß einer von ihnen experimentell geprüft werden kann.

Obwohl das linkshändige Neutrino sowohl die Parität als auch die Ladungskonjugation verletzt, gibt es wahrscheinlich dennoch nicht die Antwort auf die Frage, *warum* die schwache Wechselwirkung die P- und die C-Invarianz verletzt. Einige Prozesse, in denen keine Neutrinos auftreten, verletzen ebenfalls diese Erhaltungssätze. So ist beispielsweise bekannt, daß beim Zerfall des Lambdateilchens

$$\Lambda^0 \to p + \pi^-$$

das Proton dazu neigt in die Richtung zu fliegen, in die der „Nordpol" des Lambdateilchens zeigte, während das Pion in die entgegengesetzte, also in die Richtung, in der der „Südpol" wies, fliegt. Dieser Prozeß ist im linken oberen Teil der Fig. 8.7 wiedergegeben. (Man erinnere sich,

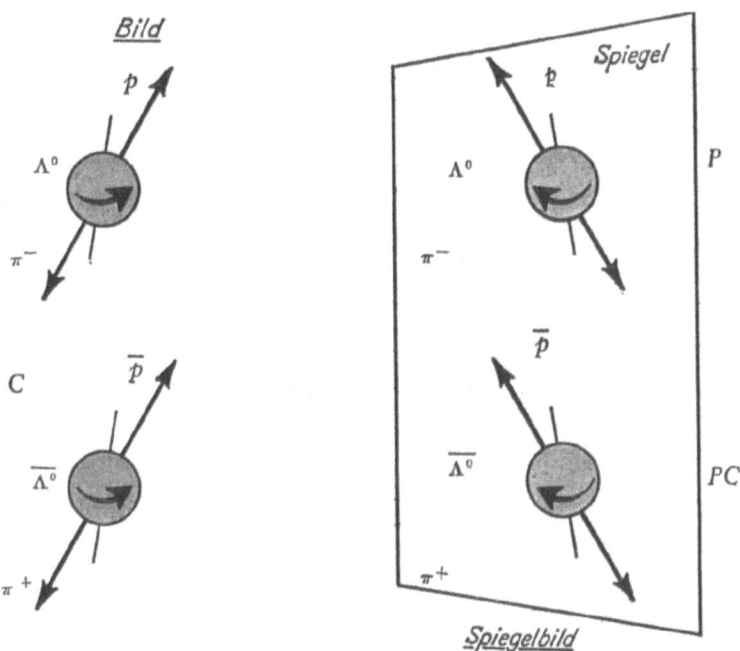

Fig. 8.7. *Zerfall eines ausgerichteten Lambdateilchens in ein Proton und ein negatives Pion sowie andere Darstellungen desselben Prozesses*

daß falls die Finger der rechten Hand leicht in Richtung der Spinrotation gekrümmt sind, der rechte Daumen in Richtung des Nordpols zeigt.) Diese Asymmetrie des Zerfalls verletzt die P-Invarianz, da im Spiegelbild das Proton in Richtung des Südpols fliegt. Dies steht im

Gegensatz zu dem Geschehen, das dann abläuft, wenn das Λ^0-Teilchen auf den Kopf gestellt wird.

Die untere Abbildung auf der linken Seite dieser Figur zeigt den hypothetischen Prozeß, der von der Vertauschung Teilchen-Antiteilchen herrührt:

$$\overline{\Lambda^0} \to \bar{p} + \pi^+ .$$

Obwohl bis jetzt die bevorzugte Flugrichtung des Pions noch nicht bei dem Zerfall des Antilambdas beobachtet wurde, machen es einige etwas weniger direkte Hinweise sicher, daß der abgebildete Prozeß *nicht* vorkommt.

Schließlich wird in der Figur unten rechts das Spiegelbild des ladungskonjugierten Vorgangs wiedergegeben; er repräsentiert somit die kombinierte Anwendung von P und C auf den ursprünglichen Prozeß. Dies ist wiederum ein physikalisch erlaubter Prozeß, bei dem das Antiproton in der Richtung fliegt, in der der Südpol des Antilambdas wies.

Niemand weiß, warum die schwache Wechselwirkung nur dem kombinierten Gesetz von der PC-Invarianz gehorcht, aber diese Tatsache hat die Physiker veranlaßt gründlicher über Spiegelbilder nachzudenken. Die Frage, die bei der PC-Invarianz auftaucht, ist im wesentlichen die folgende: Wie können wir *wissen*, daß das Spiegelbild eines Teilchens wiederum ein Teilchen und nicht ein Antiteilchen ist? Vielleicht geht die Teilchen-Antiteilchen-Umkehr aus einem tieferen Grund in ganz natürlicher Weise mit der Raumumkehr Hand in Hand, und die PC-Kombination repräsentiert das „wahre" Spiegelbild.

Dieselbe Frage läßt sich in anderer Form im klassischen Bereich wiederholen. Wie wissen wir, daß das Spiegelbild einer positiven Ladung wiederum positiv ist? Der einzige Weg, das Vorzeichen einer elektrischen Ladung herauszufinden, besteht darin, ihren Einfluß auf andere Ladungen zu untersuchen. Das Proton wurde willkürlich als positiv angenommen. Jede Ladung, die durch das Proton abgestoßen wird, ist ebenfalls positiv und jede Ladung, die durch das Proton angezogen wird, ist negativ. Wenn wir ein Proton und Elektron in einem Spiegel beobachten, so können wir sehen, daß sie sich anziehen; aber wir sind nicht in der Lage die Möglichkeit auszuschließen, daß wir ein negatives Proton und ein positives Elektron sehen. Die Annahme, daß der Spiegel für uns sowohl die Anwendung der Ladungskonjugation wie auch der Raumumkehr ausführt, ist zwar überraschend, aber doch in sich widerspruchsfrei. In diesem Fall repräsentiert das in einem Spiegel Gesehene immer einen physikalisch erlaubten Prozeß, und dies gilt ebenso für die schwache Wechselwirkung wie für die starke. Das Ganze klingt so, als ob wir den Spiegel gewissermaßen durch Zauberspruch veranlaßt hätten, das Bild das er uns zeigt, zu ändern, indem wir die richtigen Worte zu diesem Bild sagen. Selbstverständlich hat sich das, was wir im Spiegel erblicken, nicht geändert. Der springende Punkt ist, daß wir im einzelnen nicht wissen, *was* wir sehen. Es ist nur eine Annahme, daß das Bild eines Protons ein Proton ist. Wenn wir uns zu der entgegengesetzten Annahme entschließen (von der sorgfältige Erwägungen zeigen, daß niemand sie widerlegen kann), daß das Bild eines Protons ein Antiproton ist, dann erscheint uns die PC-Invarianz „natürlicher". Das nächste Mal, wenn man wieder in einen Spiegel schaut, sollte man an die Möglichkeit denken, daß man einen Antimenschen erblickt.

Isospin

Jeder Sachverhalt in der Natur hat seinen Ursprung in einem Erhaltungssatz. Diese bestechende, aber noch ungeprüfte Behauptung wird durch die Entwicklungsgeschichte unserer beiden letzten Erhaltungssätze der Strangeness und des Isospins noch weiter gestützt. Die merkwürdige Tatsache, daß die neuen (seltsamen) Teilchen sehr schnell erzeugt werden, aber langsam zerfallen, wie auch die Tatsache, daß einige Prozesse vorkommen und andere wieder nicht, fanden ihre Erklärung in der Erhaltung einer neuen Eigenschaft der Materie, die Strangeness genannt wird. Das hier zugrunde liegende Invarianzprinzip ist unbekannt. Alles was wir wissen, ist, daß wenn wir jedem Teilchen eine Strangeness-Zahl zuschreiben — die es zusätzlich zu seiner Ladung, seinem Spin und seiner Baryonen- oder Elektronen- oder Myonen-Familienzahl erhält — so erlaubt die Erhaltung der Strangeness bei Vorgängen der starken Wechselwirkung eine große Anzahl experimenteller Befunde richtig zu beschreiben. Sie erklärt im besonderen, warum eine Reihe von Prozessen nicht auftritt, die andernfalls beobachtbar sein sollten.

Der Isospin, der einen noch merkwürdigeren Namen als die Strangeness besitzt, ist eine Eigenschaft desselben Typs. Er ist ein besonderes „Ding", das von den Teilchen mit starker Wechselwirkung mitgeführt wird, und die Gesamtmenge dieses „Dinges" bleibt bei allen Prozessen mit starker Wechselwirkung ungeändert. Leider ist der Isospin nicht einfach eine Zahl, die einem Teilchen zugeordnet ist. Er verhält sich wie ein Vektor, eine Größe, der sowohl ein Betrag als auch eine Richtung zukommt. Die ganze Angelegenheit wird noch dadurch kompliziert, daß der Vektor des Isospins nicht in eine Richtung des gewöhnlichen Raums zeigt, sondern in einem ganz anderen Raum existiert. Der Raum entzieht sich der menschlichen Vorstellung und wird Isospin-Raum, oder einfach I-Raum genannt.

Es ist wohl selbstverständlich, daß nicht einmal der kühnste und einfallsreichste Physiker auf den Gedanken gekommen wäre, dieses Konzept im Ernst vorzuschlagen, ohne durch das große Gewicht der Experimente dazu gezwungen zu sein. Bei jedem Schritt von dem uns wohlvertrauten Bild der makroskopischen Welt hin zu den so völlig verschiedenartigen und ungewohnten Vorstellungen der Welt des sehr Kleinen, entwickelt der Mensch nur dann fremde, neue Ideen, wenn diese zugleich ermöglichen, eine einfache Erklärung für einen ganzen Bereich experimenteller Tatsachen zu geben. Manchmal verlangen neue experimentelle Tatbestände unmittelbar eine neue Beschreibung. So forderte der lichtelektrische Effekt das Photon. Manchmal wird eine neue Vorstellung langsam und mit Hilfe der Mathematik entwickelt. So war HEISENBERGS Theorie der Quantenmechanik ein vollständiger Erfolg der mathematischen Beschreibung der atomaren Vorgänge noch bevor man alle Einzelheiten dieser Theorie ausgearbeitet hatte. Die revolutionären Vorstellungen, die auf der Quantenmechanik beruhen, wurden im Laufe von mehreren Jahren entwickelt, und zwar in dem Maß, wie die mathematischen Konsequenzen dieser Theorie klar wurden.

Um einzusehen, wie das Konzept des nicht direkt wahrnehmbaren I-Raumes in der Physik Fuß faßte, müssen wir zur Entdeckung des Neutrons im Jahr 1932 zurückgehen. Die damals bekannten Teilchen Elektron, Photon und Proton waren sehr voneinander verschieden. Das neuentdeckte Neutron jedoch stand offensichtlich in einer engen Beziehung zum Proton. Neutron und Proton hatten nahezu dieselbe Masse, sie waren beide Bestandteile des Atomkerns, und sie unterlagen gegenseitig einer starken, neuen Anziehungskraft. WERNER HEISENBERG erkannte sofort diese Verwandtschaft, griff die Ähnlichkeit auf und zeigte in demselben Jahr, daß Neutron und Proton als zwei Zustände eines *einzigen* Teilchens, des Nukleons, betrachtet werden können. Es ist schwierig, diesen mathematischen Kunstgriff HEISENBERGS mit Worten zu beschreiben. Er setzt die Einführung des neuen I-Raumes voraus, in dem das Nukleon durch einen Vektor dargestellt wird. Dieser Vektor kann nach „oben" (dies hat nichts mit dem Begriff „oben" im üblichen Raum zu tun) oder nach „unten" zeigen. Wenn er nach oben zeigt, repräsentiert er ein Proton, wenn er nach unten zeigt, ein Neutron. Existieren zwei oder mehrere Nukleonen zusammen, wie z. B. in einem Atomkern, so ergeben ihre einzelnen I-Vektoren einen Gesamtvektor I, der nach oben, nach unten oder in eine andere mögliche Richtung zeigt.

Nach dem Heisenbergschen Bild ist das Nukleon ein „Dublett", d. h. es kann gerade in zwei möglichen Zuständen existieren, entweder als Neutron oder als Proton. Dies war nicht das erste in der Natur bekannte Dublett. Ein Teilchen mit dem Spin 1/2, wie z. B. das Proton oder das Elektron, kann seinen Spin entweder nach oben oder nach unten richten (dies allerdings im *gewöhnlichen* Ortsraum). Die Quantenmechanik schreibt nämlich vor, daß benachbarte Werte des Drehimpulses (oder Spins) sich um eine Einheit unterscheiden. Wenn ein Elektronspin mit dem Wert 1/2 nach oben zeigt, so kann dieser sich nur dadurch um eine Einheit ändern, daß das Elektron umklappt und seinen Spin abwärts von $+1/2$ nach $-1/2$ richtet. Hat ein Teilchen den Spin 1, so kann dieser in drei verschiedene Richtungen weisen, nämlich aufwärts, abwärts oder in die genau dazwischenliegende Richtung; sein Spin kann also die Werte +1, —1 und 0 annehmen. HEISENBERGs Kunstgriff, das Proton und Neutron als zwei Zustände ein und desselben Teilchens zu beschreiben, war mathematisch der Beschreibung des Spins äquivalent, sofern man die neue Eigenschaft des Nukleons — die Richtung, in die es in dem hypothetischen I-Raum zeigt — als eine Art Spin bezeichnet. Dies ist keine glückliche Bezeichnung, da diese Eigenschaft nichts mit dem gewöhnlichen Spin zu tun hat. Da bei der Verwandlung eines Neutrons in ein Proton ein Kern in einen anderen übergeht, und da man Kerne gleicher Ladung auch als Isotopen[1] bezeichnet, so gab man dieser neuen Art von „Spin" den Namen „Isotopenspin" oder später kurz Isospin. Für eine Gruppe von Nukleonen entspricht eine Rotation des gesamten Isospins im I-Raum dem Übergang eines Atomkerns in einen anderen derart, daß sich die Gesamtzahl der Nukleonen nicht ändert.

Erst einige Jahre später konnte entschieden werden, ob HEISENBERGs I-Raum eine reine mathematische Konstruktion war oder ob ihm ein wirklicher, physikalischer Inhalt zukam. Die Entscheidung zugunsten einer realen Bedeutung dieser Beschreibung beruhte auf zwei Entwicklungen. Einmal fand man bei der Entdeckung der neuen Teilchen, daß diese in zusammengehörigen Gruppen, wie Proton und Neutron, auftreten. So gibt es drei Pionen, die ein Triplett bilden und die sich als drei Zustände eines einzigen Pions mit dem Isospin 1 beschreiben lassen. Die Sigmateilchen bilden ebenfalls ein Triplett, und die Kaonen ein Dublett wie die Nukleonen. Dem Kaon wurde in dieser Weise der Isospin 1/2 zugeschrieben. Das Lambdateilchen steht allein, bildet also ein Singulett und hat den Isospin 0.

Zum zweiten, und dies ist noch wichtiger, wurde ein Erhaltungssatz für den Isospin gefunden, dem die starke Wechselwirkung unterliegt. Dies bedeutet, daß die Wahrscheinlichkeit für jeden Prozeß, oder die Stärke jeder Wechselwirkung, ungeändert bleibt, wenn der Vektor des gesamten Isospins im I-Raum rotiert. Eine Folge dieses Gesetzes ist z. B., daß die Wechselwirkung zwischen einem Proton und einem positiven Pion exakt gleich derjenigen zwischen einem Neutron und einem negativen Pion ist, da die Änderung von $(p + \pi^+)$ zu $(n + \pi^-)$ dem Umklappen des Isospins des Nukleons und Pions von „oben" nach „unten" äquivalent ist.

Aus dem Erhaltungssatz des Isospins ergibt sich eine ganze Reihe von Konsequenzen, die anschaulich darzustellen meist schwierig ist.

---

[1] Alle Kerne mit der gleichen Anzahl von Protonen gehören zu einem bestimmten *Element*. Jedes *Isotop* dieses Elements enthält eine verschiedene Anzahl von Neutronen. So hat der Kobaltkern 27 Protonen. Das Kobalt 60 ist ein bestimmtes Kobaltisotop und besitzt neben den 27 Protonen 33 Neutronen.

Vereinfachend läßt sich aber sagen, daß die Bedeutung des Gesetzes in der Ladungsunabhängigkeit der starken Wechselwirkung liegt. Bei der starken Wechselwirkung kümmert sich die Natur nicht um die Größe der elektrischen Ladung, die ein Teilchen trägt. Proton und Neutron sind gleichberechtigt. Auch positive, negative und neutrale Pionen wechselwirken alle in der gleichen Weise. Es ist so, als ob verschiedene Ladungen in verschiedener Farbe aufträten, die starke Wechselwirkung jedoch lediglich Schwarz und Weiß unterscheidet.

Ein Photon kann andererseits die Farben sehr gut sehen. Es tritt mit geladenen Teilchen in Wechselwirkung, nicht jedoch mit neutralen Teilchen. Aus diesem Grund verletzen die Prozesse mit elektromagnetischer Wechselwirkung die Erhaltung des Isospins. Soweit wir heute wissen, ist dies der *einzige* Erhaltungssatz, der nicht sowohl für die starke als auch für die elektromagnetische Wechselwirkung gilt. Was ist der Grund hierfür? Niemand weiß es.

Es ist wohl nicht überraschend, daß die schwache Wechselwirkung ebenfalls dem Erhaltungssatz des Isospins trotzt. So ist beispielsweise bei dem Zerfall des Lambdas

$$\Lambda^0 \to p + \pi^- \quad \text{oder} \quad \Lambda^0 \to n + \pi^0$$

der Isospin ursprünglich 0. Da der Isospin des Nukleons 1/2 und der des Pions gleich 1 ist, können sich die beiden Werte entweder zu 1/2 oder zu 3/2 vereinigen; in jedem Fall ist der resultierende Wert von Null verschieden. Nach unseren bisherigen Erfahrungen wählt das Lambda die weniger starke Verletzung, bei der der Endzustand den Isospin 1/2 besitzt.

Die starke Wechselwirkung unterliegt zwölf Erhaltungssätzen. Die jeweiligen Erhaltungsgrößen sind:

Energie,
Impuls,
Drehimpuls,
Ladung,
Elektronen-Familienzahl,
Myonen-Familienzahl,
Baryonen-Familienzahl,
Zeitumkehr (T),
Kombination aus Raumumkehr und Ladungskonjugation (PC),
Raumumkehr allein (P) und Ladungskonjugation allein (C),
Strangeness,
Isospin.

Leider ist jedoch das Ziel noch nicht erreicht, allein aus diesen Erhaltungssätzen die Form der starken Wechselwirkung zu bestimmen, aber diese Sätze geben sehr wirksame Einschränkungen für das, was in der Natur geschehen kann. Es ist nicht so falsch, zu behaupten, die ganze bekannte Struktur der Welt sei durch die Tatsache bestimmt, daß bei allen Prozessen der Veränderungen — im ganzen *Geschehen* der Welt — einige oder alle dieser Größen konstant bleiben.

Gehen wir in unserer Betrachtung zu schwächeren Wechselwirkungen, so scheidet auf der nächsten Stufe der elektromagnetischen Wechselwirkung die Erhaltung des Isospins aus. Einen Schritt weiter, bei der schwachen Wechselwirkung, bleiben auch Strangeness und Parität sowie die Invarianz gegen Ladungskonjugation nicht erhalten, während die PC-Kombination noch gilt. Der letzte Schritt zu der Gravitationswechselwirkung wurde im submikroskopischen Bereich noch nicht unternommen. Es ist eine interessante und noch offene Frage an die Zukunft, ob bei diesem letzten Schritt noch weitere Erhaltungssätze ihre Gültigkeit einbüßen.

Die Elementarteilchen boten die besten Prüfungsmöglichkeiten für die beiden großen Theorien dieses Jahrhunderts — die Relativitätstheorie und die Quantenmechanik — wie auch für die fundamentale Vorstellung, daß Felder der Urstoff des Universums sind, und ebenso für die Annahme, daß Invarianzprinzipien und Erhaltungssätze Herz und Seele der Naturgesetze bilden, aus denen alles andere herrührt.

Im 17. Jahrhundert schaute der Mensch aufwärts zu den Sternen und in das Universum; er wurde demütig, als seine Erde ihren winzigen Platz in einer Ecke des Kosmos gefunden hatte. In diesem Jahrhundert schauen wir hinab in den Mikrokosmos und finden erneut Gründe zur Bescheidenheit. Dort wo wir feste Stückchen von Materie als Bausteine des Menschen und seiner Welt zu finden erwarteten, entdeckten wir ein Chaos der Vernichtung und Erzeugung, einen Schwarm vergänglicher Materiestückchen und die zarte Substanz der Wellenfelder. Wo wir ein streng determiniertes Gesetz erwarteten, finden wir Wahrscheinlichkeiten und man glaubt überall die Hand des Zufalls zu spüren: Ein Zufall, daß einige Teilchen stabil sind; ein Zufall, daß das Neutron innerhalb eines Atomkerns unbegrenzt lebt; ein Zufall, daß wir nicht von der Vernichtung durch Antiteilchen bedroht sind. Über dem Chaos und der Wahrscheinlichkeit stehen die Erhaltungssätze; sie prägen der ungezügelten Energie des Universums ihre Ordnung auf und ermöglichen die wunderbar verschlungenen und hoch organisierten Strukturen der stabilen Welt unserer Sinne.

Der Fortschritt der Naturwissenschaft setzt die Fähigkeit voraus, die richtigen Fragen zu stellen. Die gegenwärtige Ära der Physik ist besonders anregend, und wahrscheinlich ist sie ein fruchtbarer Abschnitt, da wir genügend wissen, um viele Fragen zu stellen. Mindestens einige dieser Fragen werden sich zweifellos als wichtig herausstellen. Warum tritt Masse nur in Beträgen bestimmter Größe auf? Warum bleibt die Baryonenzahl erhalten? Sind Felder real? Sind Raum und Zeit selbst unmittelbar am Geschehen mitbeteiligt oder stellen sie nur die Bühne für die Handlung dar? Darüber hinaus gibt es noch viele andere Fragen, die zum Teil in diesem Buch gestellt wurden. Der Glaube an die Einfachheit, der stets die stärkste Triebkraft in der Geschichte der Wissenschaft war, liefert wiederum den Hauptgrund, diese Fragen anzugehen. Die meisten Physiker sind der festen Überzeugung, daß diese Fragen einfache Antworten haben, und daß es tiefere und grundlegendere Schichten der Materie, der Energie, des Raumes und der Zeit gibt, die noch unentdeckt sind.

Literaturhinweise

Die mit zwei Sternen bezeichneten Arbeiten sind allgemeinverständlich. Arbeiten, die mit einem Stern versehen sind, wenden sich zwar an den Fachmann, sind jedoch auch einem größeren Leserkreis zugänglich. Die ungezeichneten Arbeiten sind ausschließlich für den auf diesem Gebiet Tätigen geschrieben.

Allgemeine, einführende Bücher

** EINSTEIN, ALBERT, and LEOPOLD INFELD: *The Evolution of Physics.* New York: Simon and Shuster 1961. Eine glänzende Darstellung der Entwicklung der physikalischen Betrachtungsweise, ausgehend von dem mechanischen Standpunkt des siebzehnten Jahrhunderts bis zu den heutigen Ansichten über Raum, Zeit und Felder.
** RUSSEL, BERTRAND: *The ABC of Relativity.* New York: New American Library 1959. Eine hervorragende Darstellung über Relativität und über die von der Relativitätstheorie hervorgerufene Änderung im physikalischen Weltbild. (Das Buch ist auf Seite 100 zitiert.)
** WEISSKOPF, VICTOR F.: *Knowledge and Wonder.* Garden City: Doubleday and Company, Inc. 1963. Eine ausgezeichnete Zusammenfassung einiger Grundlagen der Physik, Chemie und Biologie ohne Verwendung mathematischer Mittel.
** FRISCH, DAVID H., and ALAN M. THORNDIKE: *Elementary Particles.* Princeton, New Jersey: D. Van Nostrand Company, Inc. 1964. Dieses Buch ist für Studenten und für Laien, die ein überdurchschnittliches Wissen aufweisen, geschrieben; es enthält Beschreibungen von wichtigen experimentellen Hilfsmitteln und Experimenten der Elementarteilchen-Physik.
** HILL, R. D.: *Tracking Down Particles.* New York: W. A. Benjamin, Inc. 1963. Ein klarer und sehr lesenswerter Bericht über die Elementarteilchen.
** Staff of the Lawrence Radiation Laboratory, University of California, Berkeley, *Introduction to the Detection of Nuclear Particles in a Bubble Chamber.* Cambridge, Mass.: The Ealing Press 1964. Dieses Buch empfiehlt sich durch seine vierzehn stereoskopischen Blasenkammerphotographien und wird mit einem zusammenklappbaren Betrachter geliefert.

Allgemeine Bücher, historische Gesichtspunkte enthaltend

* WHITTACKER, SIR EDMUND: *A History of the Theories of Aether and Electricity.* New York: Harper und Bros. 1960, Bd. 2, *The Modern Theories 1900—1926.* Diese historische Darstellung, die teilweise beträchtliche mathematische Anforderungen an den Leser stellt, ist eine sehr gute Quelle für Literaturzitate der grundlegenden Arbeiten. Sie ist nur teilweise von Laien lesbar. Whittacker ist an manchen Stellen bestrebt, den Beitrag Albert Einsteins zur Relativitätstheorie zu schmälern.

** YANG, CHEN NING: *Elementary Particles: A Short History of Some Discoveries in Atomic Physics*. Princeton, N. J.: Princeton University Press 1961. Diese blendend geschriebene Darstellung der Ideen und Entdeckungen der modernen Physik spiegelt den Durchblick und Stil eines schöpferischen zeitgenössischen Physikers wider. Kein ausgesprochen historisches Buch.

** FERMI, LAURA: *Atoms in the Family*. Chicago: University of Chicago Press 1954. Dieses Buch über das Leben und Werk Enrico Fermis ist sowohl informativ als auch unterhaltend. (Die deutsche Übersetzung des Buches hat den Titel: LAURA FERMI, *Mein Mann und das Atom*. Düsseldorf: Eugen Diederichs 1961.)

** BERNSTEIN, JEREMY: *"A Question of Parity"*. The New Yorker, Mai 1962, S. 49. Diese Arbeit über T. D. Lee und C. N. Yang gibt eine hervorragende Darstellung der Menschen und Ideen, die maßgeblich am Nachweis der Nichterhaltung der Parität bei Prozessen mit schwacher Wechselwirkung beteiligt waren.

** The EDITORS of *Fortune, Great American Scientists*. Englewood Cliffs, N. J.: Prentice-Hall, Inc. 1960. Dreißig Seiten dieses Buches beschreiben die zeitgenössische Physik in den USA. Gegenwärtige Probleme und Vorstellungen sind geschickt in biographische Skizzen eingeflochten.

Zusammenfassende Artikel

** REINES, F., and C. L. COWAN, JR.: "Neutrino Physics", *Physics Today*, 10, Nr. 8, 12 (August, 1957). Ein Bericht über das Experiment, mit dem die Autoren den Nachweis des Neutrinos lieferten. Mit historischen Einzelheiten.

** WHEELER, JOHN A., and SEYMOUR TILSON: "The Dynamics of Space-Time", *International Science and Technology*, Dezember, 1963, S. 62. Wheeler's Theorie — "geometrodynamics" genannt —, die als alleinige Grundlage der materiellen Welt die Raum-Zeit ansieht, wird eindrucksvoll und klar auseinandergesetzt.

** *Scientific American* (erscheint monatlich bei Scientific American, Inc. New York) ist eine wahre Fundgrube hervorragend geschriebener und bebilderter Artikel über die moderne Physik (und andere Gebiete der Naturwissenschaften). Von den in den letzten Jahren veröffentlichten Darstellungen werden die folgenden genannt:
DYSON, FREEMAN J.: "Field Theory", April, 1953.
MORRISON, PHILIP: "The Neutrino", Januar, 1956.
YAGODA, HERMAN: "The Tracks of Nuclear Particles", Mai, 1956.
SERGÈ, EMILIO, and CLYDE WIEGAND: "The Antiproton", Juni, 1956.
HOFSTADTER, ROBERT: "The Atomic Nucleus", Juli, 1956.
BLATT, JOHN M.: "Time Reversal", August, 1956.
MARSHAK, ROBERT: "Pions", Januar, 1957.
MORRISON, PHILIP: "The Overthrow of Parity", April, 1957.
GAMOW, GEORGE: "The Principle of Uncertainty", Januar, 1958.
WILSON, ROBERT R.: "Particle Accelerators", März, 1958.
TREIMAN, S. B.: "The Weak Interactions", März, 1959.
PENMAN, SHELDON: "The Muon", Juli, 1961.
GINZTON, E.L., and WILLIAM KIRK: "The Two-Mile Accelerator", November, 1961.
O'NEILL, GERARD K.: "The Spark Chamber", August, 1962.
HILL, R. D.: „Resonance Particles", Januar, 1963.
LEDERMAN, LEON M.: "The Two-Neutrino Experiment", März, 1963.
DIRAC, P. A. M.: "The Evolution of the Physicist's Picture of Nature", Mai, 1963.

FEINBERG, G., and M. GOLDHABER: "Conservation Laws", Oktober, 1963.
CHEW, GEOFFREY F., MURRAY GELL-MANN, and ARTHUR H. ROSENFELD: "Strongly Interacting Particles", Februar, 1964.
In *Annual Review of Nuclear Science* (Palo Alto, California: Annual Reviews, Inc.) erscheinen viele technische Artikel, die über neue Entwicklungen in der Physik berichten. Im Zusammenhang mit der Elementarteilchenphysik werden folgende Darstellungen, die alle nicht leicht lesbar sind, genannt:
    HUGHES, DONALD J.: "Neutron Optics", 3, 93 (1953).
* FRETTER, WILLIAM B.: "Nuclear Particle Detection (Cloud Chambers and Bubble Chambers)", 5, 145 (1955).
    SEGRÈ, EMILIO: "Antinucleons", 8, 127 (1958).
    JUDD, DAVID L.: "Conceptual Advances in Accelerators", 8, 181 (1958).
* REINES, FREDERICK: "Neutrino Interactions", 10, 1 (1960).
    BRADNER, HUGH: "Bubble Chambers", 10, 109 (1960).
    ROSENFELD, ARTHUR H., and WILLIAM E. HUMPHREY: "Analysis of Bubble Chamber Data", 13, 103 (1963).
ROSENFELD, A. H., A. BARBARO-GALTIERI, W. H. BARKAS, P. L. BASTIEN, J. KIRZ, and M. ROOS: *Reviews of Modern Physics*, 36, Oktober, 1964. Diesem Tabellenwerk über die bekannten Eigenschaften der Teilchen wurden die Angaben der Tabellen 1 und 4 entnommen.

Eine Auswahl bedeutender Originalarbeiten

* SHAMOS, MORRIS: *Great Experiments in Physics*. New York: Henry Holt and Company 1959. Dieses Buch enthält Auszüge aus zahlreichen wichtigen Arbeiten von Einstein, Planck, Thomson, Millikan, Rutherford, Bohr, Chadwick und anderen. Mit erklärenden Bemerkungen.
* BEYER, R. T. (ed.): *Foundations of Nuclear Physics*. New York: Dover Publications, Inc. 1949. Nachdrucke einiger grundlegender Arbeiten, die größtenteils Anfang der dreißiger Jahre erstmals erschienen.
* THOMSON, J. J.: "Cathode Rays", *Philosophical Magazine*, 44, 293 (1897). Eine sehr lesenswerte Arbeit über die Entdeckung des Elektrons. Es werden Experimente beschrieben, die eindeutig zeigen, daß Kathodenstrahlen aus negativ geladenen Teilchen bestehen. Ein mit Kommentar versehener Auszug aus dieser Arbeit findet sich in Shamos, *Great Experiments in Physics* (siehe oben).
* RUTHERFORD, E., and F. SODDY: "Radioactive Change", *Philosophical Magazine*, 5, 576 (1903). Es handelt sich um die letzte der sechs Veröffentlichungen, die Rutherford und Soddy in den Jahren 1902 und 1903 verfaßt haben. In dieser Arbeit wird nochmals zusammenfassend gezeigt, daß der radioaktive Zerfall eine katastrophenartig ablaufende Umwandlung im subatomaren Bereich ist, bei der ungeheuer viel mehr Energie je Atom frei wird als bei chemischen Prozessen.
EINSTEIN, ALBERT: „Über einen die Erzeugung und Verwandlung des Lichts betreffenden heuristischen Gesichtspunkt." *Annalen der Physik*, 17, 132 (1905). Der Photoeffekt wird mit Hilfe der neuen Photonenvorstellung erklärt. Ein Teil dieser Arbeit ist in Morris Shamos, *Great Experiments in Physics* (siehe oben), englisch übersetzt wiedergegeben.
EINSTEIN, A., H. A. LORENZ, H. MINKOWSKI, and H. WEYL: *The Principle of Relativity*. New York: Dover Publications 1923. Das Buch enthält englische Übersetzungen der beiden berühmten Arbeiten Einsteins aus dem Jahre 1905 über Relativität. In der ersten Arbeit wird die Idee von der Relativität der Zeit entwickelt; in der zweiten Arbeit wird die

Äquivalenz von Masse und Energie vorausgesagt. Die Arbeiten erschienen zuerst in deutscher Sprache: A. EINSTEIN, „Zur Elektrodynamik bewegter Körper", *Annalen der Physik*, 17, 891 (1905) und A. EINSTEIN, „Ist die Trägheit eines Körpers von seinem Energieinhalt abhängig?" *Annalen der Physik*, 18, 639 (1905). Siehe ebenfalls Shamos, *Great Experiments in Physics* (oben).

* RUTHERFORD, E.: "The Scattering of Alpha and Beta Particles by Matter and the Structure of the Atom", *Philosophical Magazine*, 21, 669 (1911). Es wird nachgewiesen, daß das Atom zum größten Teil aus leerem Raum besteht, in dessen Mittelpunkt sich ein kleiner, positiv geladener Kern befindet. Die Arbeit ist nachgedruckt in Beyer, *Foundations of Nuclear Physics* (siehe oben).

* BOHR, NIELS: "On the Constitution of Atoms and Molecules", *Philosophical Magazine*, 26, 1 (1913). Das Prinzip der Drehimpulsquantelung und die Idee des „Quantensprungs" werden eingeführt und damit das Spektrum des Wasserstoffatoms überzeugend gedeutet.

COMPTON, ARTHUR H.: "A Quantum Theory of the Scattering of X-Rays by Light Elements", *Physical Review*, 21, 483 (1923) und "The Spectrum of Scattered X-Rays", *Physical Review*, 22, 409 (1923). In der ersten Arbeit zeigt Compton wie sich die Photonentheorie der Röntgenbeugung von der älteren klassischen Wellentheorie unterscheidet. Die zweite Veröffentlichung gibt den experimentellen Beweis, daß es sich bei den Röntgenstrahlen um Photonen handelt. Auszüge dieser Arbeiten erschienen in Shamos, *Great Experiments in Physics* (siehe oben).

DE BROGLIE, LOUIS: "A Tentative Theory of Light Quanta", *Philosophical Magazine*, 47, 446 (1924). Aus der Überschrift geht nicht hervor, daß auch eine Wellentheorie materieller Teilchen gegeben wird. Andere Arbeiten de Broglies, die bereits die Quantenmechanik vorhersagen, sind 1923 und 1924 in französischer Sprache in *Comptes Rendus* veröffentlicht.

BOHR, N., H. A. KRAMERS, and J. C. SLATER: "The Quantum Theory of Radiation", *Philosophical Magazine*, 47, 785 (1924). Eine der ersten Arbeiten, in denen geäußert wird, daß fundamentale Prozesse Wahrscheinlichkeitsgesetzen unterliegen.

PAULI, WOLFGANG: „Über den Zusammenhang des Abschlusses der Elektronengruppen im Atom mit der Komplexstruktur der Spektren." *Zeitschrift für Physik*, 31, 765 (1925). Die erste Formulierung des Pauli-Prinzips. Danach kann sich in ein und demselben Zustand nicht mehr als ein Elektron befinden.

HEISENBERG, WERNER: „Über quantenmechanische Umdeutung kinematischer und mechanischer Beziehungen", *Zeitschrift für Physik*, 33, 879 (1925). Die erste Darstellung der neuen Quantenmechanik, die Heisenberg im Alter von 24 Jahren gab.

* UHLENBECK, G. E., and S. GOUDSMIT: "Spinning Electron and the Structure of Spectra", *Nature*, 117, 264 (1926). Zur Erklärung verschiedener Einzelheiten der Struktur der Atome wird der Elektronenspin postuliert.

SCHRÖDINGER, ERWIN: „Quantisierung als Eigenwertproblem", *Annalen der Physik*, 79, 361 und 489 (1926). Die Quantenmechanik wird als Wellentheorie entwickelt.

BORN, MAX: „Quantenmechanik der Stoßvorgänge", *Zeitschrift für Physik*, 38, 803 (1926). Born schlägt in dieser Arbeit die Wahrscheinlichkeitsinterpretation der neuentwickelten Quantenmechanik vor.

* DAVISSON, CLINTON J., and LESTER H. GERMER: "Diffraction of Electrons by a Crystal of Nickel", *Physical Review*, 30, 705 (1927). Nachweis der Wellennatur materieller Teilchen.

HEISENBERG, W.: „Über den anschaulichen Inhalt der quantentheoretischen Kinematik und Mechanik", *Zeitschrift für Physik*, 43, 172 (1927). Das Unschärfeprinzip wird erstmalig angegeben.

DIRAC, P. A. M.: "The Quantum Theory of the Electron", *Proceedings of the Royal Society*, A 117, 610 (1928). Dirac verbindet erfolgreich die Quantenmechanik und Relativitätstheorie in der „Dirac-Gleichung", die dem Spin des Elektrons Rechnung trägt und die Existenz des Positrons voraussagt.

WOLFGANG PAULI hat seinen historischen Vorschlag über die Einführung des Neutrinos nie veröffentlicht. Er äußerte seine Vorstellung in einem Brief, den er im Dezember 1930 an die „Radioaktiven Damen und Herren" auf einer Tagung in Tübingen richtete[1]. In diesem Brief schrieb er: „Ich traue mich vorläufig aber nicht, etwas über diese Idee zu publizieren und wende mich erst vertrauensvoll an Euch, liebe Radioaktive,... Ich gebe zu, daß mein Ausweg vielleicht von vornherein wenig wahrscheinlich erscheinen wird, weil man die Neutrinos, wenn sie existieren, wohl schon längst gesehen hätte. Aber nur wer wagt, gewinnt."

* CHADWICK, JAMES: "Possible Existence of a Neutron", *Nature*, 129, 312 (1932). Es werden Experimente beschrieben, die stark auf die Existenz eines neuen, schweren und ungeladenen Teilchens, des Neutrons, hinweisen.

HEISENBERG, WERNER: „Über den Bau der Atomkerne I", *Zeitschrift für Physik*, 77, 1 (1932). Die Protonen und die soeben entdeckten Neutronen werden als die Bausteine des Atomkerns in einer Theorie behandelt, die den Isospin einführt und Neutron und Proton als zwei Manifestationen eines einzigen Teilchens, des Nukleons, darstellt.

* ANDERSON, CARL D.: "The Apparent Existence of Easily Deflected Positives", *Science*, 76, 238 (1932) und "The Positive Electron", *Physical Review*, 43, 491 (1933). Die erste Arbeit gibt erstmalig den Beweis für die Existenz des Positrons, während in der zweiten Veröffentlichung weitere Beweise angeführt werden. Die zweite Arbeit ist in Beyer, *Foundations of Nuclear Physics* (siehe oben), enthalten.

FERMI, ENRICO: „Versuch einer Theorie der β-Strahlen I.", *Zeitschrift für Physik*, 88, 161 (1934). Das hypothetische Neutrino wird in eine erfolgreiche Theorie des Betazerfalls eingebaut, die die Erzeugung und Vernichtung materieller Teilchen postuliert. Die Arbeit ist in Beyer, *Foundations of Nuclear Physics* (siehe oben), enthalten.

YUKAWA, HIDEKI: "On the Interaction of Elementary Particles", *Proceedings of the Physico-Mathematical Society of Japan*, 17, 48 (1935). Ein neues Teilchen, das heutige Pion, wird vorhergesagt, um die starken Kernkräfte zwischen Neutron und Proton zu erklären. Die Arbeit ist abgedruckt in Beyer, *Foundation of Nuclear Physics*, (siehe oben).

* ROCHESTER, G. D., and C. C. BUTLER: "Evidence for the Existence of New Unstable Elementary Particles", *Nature*, 160, 855 (1947). Die Entdeckung der ersten „strange particles".

FEYNMAN, R. P.: "Theory of Positrons", *Physical Review*, 76, 749 (1949). Eine Theorie wird entwickelt, in der Positronen als Elektronen behandelt werden, die rückwärts in die Zeit laufen.

* GLASER, DONALD: "Bubble Chamber Tracks of Penetrating Cosmic Ray Particles", *Physical Review*, 91, 762 (1953). Die ersten Blasenkammer-

---

[1] Der Autor dankt Frederick Reines für den Hinweis auf diesen Brief und für die Überlassung einer Kopie. In dem Zitat wird das Wort „Neutrino" verwandt, obwohl Pauli das Wort „Neutron" gebrauchte. Später bedurfte es sowohl des Neutrons als auch des Neutrinos, um die Aufgaben zu verteilen, die Pauli dem postulierten Teilchen zugedacht hatte.

aufnahmen und der Nachweis, daß die Blasenkammer als Teilchendetektor geeignet ist.

GELL-MANN, MURRAY: "Isotopic Spin and New Unstable Particles", *Physical Review*, 92, 833 (1953). Das neue Gesetz der Strangeness-Erhaltung wird unter anderem Namen angegeben.

NAKANO, T., and K. NISHIJIMA: "Charge Independence for V-Particles", *Progress of Theoretical Physics*, 10, 581 (1953). Ein unabhängiger Vorschlag über das Konzept der Strangeness. (Der Name wird nicht verwandt.)

* GLASER, DONALD: "Characteristics of Bubble Chambers", *Physical Review*, 97, 474 (1955). Es werden zahlreiche Beweise für die hervorragende Eignung der Blasenkammer als Detektor erbracht.

CHAMBERLAIN, OWEN, EMILIO SEGRÈ, CLYDE WIEGAND, and THOMAS YPSILANTIS: "Observation of Antiprotons", *Physical Review*, 100, 947 (1955). Die Entdeckung der Antiprotons in Berkeley.

CHAMBERS, E. E., and R. HOFSTADTER: "Structure of the Proton", *Physical Review*, 103, 1454 (1956). Es werden Experimente beschrieben, die die Verteilung der elektrischen Ladung innerhalb des Protons angeben.

YANG, C. N., and T. D. LEE: "Question of Parity Conservation in Weak Interactions", *Physical Review*, 104, 254 (1956). Die erste Abhandlung über die Verletzung der Paritätserhaltung mit Vorschlägen zum experimentellen Nachweis.

* WU, C. S., E. AMBERLY, R. W. HAYWARD, D. D. HOPPES, and R. P. HUDSON: "Experimental Test of Parity Conservation in Beta Decay", *Physical Review*, 105, 1413 (1957). Bericht über das Co^{60}-Experiment (siehe S. 216—218) mit dem Nachweis, daß die Parität bei Prozessen mit schwacher Wechselwirkung nicht erhalten bleibt.

GARWIN, R. L., L. M. LEDERMAN, and M. WEINRICH: "Observations of the the Failure of Conservation of Parity and Charge Conjugation in Meson Decays: The Magnetic Moment of the Free Muon", *Physical Review*, 105, 1415 (1957). Experimenteller Nachweis, daß beim Pionzerfall die schwache Wechselwirkung zwei Erhaltungssätze verletzt.

GOLDHABER, M., L. GRODZINS, and A. W. SUNYAR: "Helicity of Neutrinos", *Physical Review*, 109, 1015 (1958). Bericht über das erste Experiment, das zeigt, daß das Neutrino des Elektrons ein Linkshänder ist.

* REINES, F., C. L. COWAN, JR., F. B. HARRISON, A. D. MCGUIRE, and H. W. KRUSE: "Detection of the Free Antineutrino", *Physical Review*, 117, 159 (1960). Der zwingende Nachweis, daß das Antineutrino des Elektrons als ein Elementarteilchen existiert. (Der erste Nachweis war von diesen Autoren einige Jahre früher erbracht.)

POUND, R. V., and G. A. REBKA, JR.: "Apparent Weight of Photons", *Physical Review Letters*, 4, 337 (1960). Experimenteller Nachweis, daß Photonen der Gravitationswechselwirkung unterliegen.

DANBY, G., J.-M. GAILLARD, K. GOULIANOS, L. M. LEDERMAN, N. MISTRY, M. SCHWARTZ, and J. STEINBERGER: "Observation of High-Energy Neutrino Reactions and the Existence of Two Kinds of Neutrinos", *Physical Review Letters*, 9, 36 (1962). Nachweis des Neutrinos des Myons und Beweis, daß es ein vom Neutrino des Elektrons verschiedenes Teilchen ist.

* GIAMATI, C. C., and F. REINES: "Experimental Test of the Conservation of Nucleons", *Physical Review*, 126, 2178 (1962). Es wird gezeigt, daß die Lebenszeit des Protons größer als 10^{26} Jahre ist. Dies liefert die stärkste Stütze für die Erhaltung der Baryonenzahl.

* SHUTT, RALPH, NICHOLAS P. SAMIOS und einunddreißig Mitarbeiter: "Observation of a Hyperon with Strangeness Minus Three", *Physical Review Letters*, 12, 204 (1964). Entdeckung des Baryons Omega.

Namen- und Sachverzeichnis

AGS s. Alternating Gradient Synchrotron
Alphastrahlen 60
Alphateilchen 3—4
Alphazerfall 52, 125, 126
Alter des Universums 35
Alternating Gradient Synchrotron 14—15, 136—139
Amplitude 63—64
ANDERSON, CARL D. (1905—) 5—6
Anfangsbedingungen 53
Angeregter Zustand 50
Angström-Einheit 30—31
Antikaon 174
Antilambda 20—21, 224
Antimensch 196, 225
Antinukleon 90, 124
Antineutrino, s. a. Neutrino
—, Einfang 129—131, 135
—, Erzeugung 129
—, Nachweis 132—136
Antiproton 5, 20—21, 87, 94
—, Vernichtung 175—177
Antiteilchen 17, 59, 87, 196—200
—, Ereignisse 193—196
—, Masse 153
Arbeit 37
ARISTOTELES (384—322 v. Chr.) 101
Associated production 172—173
Asymmetrie, elektromagnetische 179
Äther 65, 114, 119, 147, 181—183
Atom 157, 206
—, Größe 3, 71
Atomkern s. Kerne
Austauschkraft 11, 167

Bahndrehimpuls 84, 93—97
Baryon 26
Baryonenerhaltung 26, 86—87, 172, 200
Baryonenzahl 86
Begrenzung der Meßgenauigkeit 73—74, 75—76
— der Naturwissenschaften 50
— der Vorstellungskraft 50
Bekleidete Teilchen 203

Berkeley, Californien 5, 13, 40, 87, 90, 169
Beschleuniger 13—14, 33, 76, 169
Bestimmtheit 57
Beta-Radioaktivität 133
Betastrahlen 60
Betazerfall 8, 59, 88, 97—99
—, Co^{60} 217—219
—, Myon 129
Beugung 69—70, 75, 115
Bevatron 5, 40, 87, 90, 169
Bewegung, Eigenschaften der 84, 89—99
Bindungsenergie 168
Blasenkammer XI, 1, 171
Blasenkammeraufnahmen XI, 20, 24, 61, 95, 171, 173, 176
BOHR, NIELS (1885—1962) 3, 44, 51, 53
Bohrsches Magneton 160
BORN, MAX (1882—) 51
Brechung, 113—114
s. a. Doppelbrechung
Brookhaven National Laboratory 13—15, 40, 76, 136—139, 180
BUTLER, CLIFFORD C. (1922—) 169

Chaos 83, 205
— und Ordnung 26, 81, 203—205, 229
Chemie 58
COULOMB, CHARLES A. (1736—1806) 43
Coulomb (Einheit der elektrischen Ladung) 30
Columbia University 136, 137
COMPTON, ARTHUR H. (1892—) 195
Continuous-creation theory 149
COWAN, CLYDE (1919—) 132—136, 143

DAVISSON, CLINTON J. (1881—1958) 69
DE BROGLIE, LOUIS (1892—) 62, 66—69

de Brogliesche Beziehung 66, 71, 75, 158
Delta-Resonanz 178
Determinismus 52
Deuterium 168
Deuteron 168
Dimensionslose Größen 29
— Physik 47
DIRAC, PAUL A. M. (1902—) 5, 8, 16, 161
Diskontinuität s. diskrete Werte, Quantisierung
Diskrete Werte 19, 120
Doppelbrechung 113—114, 118
Drehimpuls 18—19, 44
s. a. Spin
—, Erhaltung 93—99, 107—108, 128, 140, 217—218
—, Quantelung 45, 226
Drehsinn 140
Dreiteilchenzerfall 92
Dublett 226—227
Dubna, USSR 13

Erhaltungssätze, s. a. Ladungserhaltung, Energieerhaltung usw. 26, 80—109, 124—125, 180, 198—200, 203, 205, 207—210, 228—229
— und Stärke der Wechselwirkung 149
—, Übung für den Leser 99
Einheiten 28, 45
—, natürliche 45—46
Einteilchenzerfall 93
EINSTEIN, ALBERT (1884—1955) 5, 38, 53, 58, 62, 66—68, 119—122, 147, 183, 184, 203
Elektrische Kraft 162
— Ladung, *siehe* Ladung
Elektrisches Feld 117, 181
Elektromagnet 159, 180
Elektromagnetische Strahlung 119
— Wechselwirkung 132, 147, 218, 220—221, 228—229
— Wechselwirkung und Masse 153—155
— Wellen 117—119
Elektromagnetisches Feld 117, 182, 184
— Spektrum 118
Elektromagnetismus 116—117, 180, 182, 192
Elektron 58, 150—162
— als Quelle für Photonen 123—124
—, Erzeugung und Vernichtung 193—195

Elektron, Einfang 159
—, Masse 30, 36, 155
—, Stabilität 86, 150
—, Stärke des Magnetismus 160—161
—, Wellennatur 71
— -Photon-Vertices 193—194, 199
Elektronenstreuung 166, 191—192
Elektronenfamilie 26, 150
—, Erhaltung 88—89, 128, 200
Elektronenspin 44
Elektronenvolt 30, 40
Elektrostatisches Feld 181
Energie 30, 37—41
— -Masse-Äquivalenz 38, 59, 76
Energieerhaltung 37, 58, 89—90, 107, 125—126, 164, 176, 201
erg 30, 39
Ereignis 181, 189—190
Erzeugung, s. a. Vernichtung
— materieller Teilchen 6, 127
— und Vernichtung 26, 58—62, 71, 129, 146, 184—205
Eta-Eins-Resonanz 176—178
Eta-Resonanz 178
eV s. Elektronenvolt
Exponentielles Zerfallsgesetz 54—55

Familienzahl, Erhaltung 86—89, 151
FARADAY, MICHAEL (1791—1867) 181—182
Feld 65, 117, 181—185
Feldtheorie 182, 185, 192, 194, 197
FERMI, ENRICO (1901—1954) 8, 32, 59, 126—129, 157
Fermi (Längeneinheit) 30, 32
Fernwirkung 11, 114, 192
FEYNMAN, RICHARD (1918—) 192, 194
Feynman-Diagramm 192—202, 212—213
Frequenz 63, 116
Funkenkammer 137—139

Gammastrahlen 60, 119—120, 123, 135
Gammazerfall 125, 126
Gebotsgesetz 81—83, 89, 105
Gedächtnis 198
GEIGER, HANS W. (1882—1945) 54
Geigerzähler 53
GELL-MANN, MURRAY (1929—) 169, 172
Genf, Schweiz 13, 40, 76, 180
Geometrisierung der Physik 208
GERMER, LESTER H. (1896—) 69
Geschwindigkeit 30, 33—34

Namen- und Sachverzeichnis

Geschwindigkeit, Grenze 33, 46, 76, 111
—, Wellen 63, 116
GEV s. Elektronenvolt
Glaube an Einfachheit 2, 162, 184, 230
GOUDSMIT, SAMUEL (1902—) 45
Gramm 30, 36, 46
Gravitation, s. a. Kraft
—, geringe Stärke der 12, 144—145
Gravitationswechselwirkung 147—149, 229
Graviton 12, 110, 143—145, 191
Größe, Atom 30, 31, 71—72, 115
—, Kern 31
—, Myonatom 158
—, Proton 31—32
—, Teilchen 30
—, Universum 32

h und ℏ s. Plancksche Konstante
Halbwertszeit 55
HEISENBERG, WERNER (1901—) 51, 163, 202, 226—227
Heisenbergsche Unschärfebeziehung s. Unschärfebeziehung
HERTZ, HEINRICH (1857—1894) 119
HOFSTADTER, ROBERT (1915—) 76, 166, 202
Homogenität der Zeit 102, 107, 126, 210
— des Raumes 102, 107, 108, 209
— s. a. Isotropie
HUGHES, DAVID E. (1830—1900) 119
HUGHES, DONALD J. (1915—1960) 70

Impuls 66—67
Impulserhaltung 90—93, 104—107, 127, 140, 176, 209
Innere Eigenschaften 84—85, 147, 208
Instabile Teilchen, Bedeutung 23—25
Interferenz 69—70, 115
Invarianz 101—108, 207—210
— nichtbeschleunigter Systeme 102
Invarianzprinzip 209—210
Inverser Betazerfall 129
I-Raum 226—227
Isotop 227
Isospin 225—228
Isotropie, s. a. Homogenität
— des Raums 100, 107, 217

K-Teilchen s. Kaon
Kalorie 30, 39
Kaon 169, 172—174, 227
—, Entdeckung 13

Kaonenzerfall 56, 59, 89, 91, 170, 171, 174
KEPLER, JOHANNES (1571—1630) 93, 101, 203
Kern, Entdeckung 3
—, Orientierung 218—219
—, Struktur 4, 162
Kernenergie 38, 68, 142
Kernexplosionen 58, 68
Kernkraft 4, 162—163, 166, 189
Kernreaktor 132, 133, 134
Kernspaltung 132
Kilowattstunde 39
Kinetische Energie 37
Klassische Physik 52
Kobalt 60 (Co^{60}) 56, 216—218
Kohlenstoff 14 (C^{14}) 56
Kontinuierliches Spektrum 125
Kontinuität 77
KOPERNIKUS, NIKOLAUS (1473—1543) 26
Kosmische Neutrinos 141—142
— Strahlung 13, 40, 169—170, 180
Kosmos, Ausdehnung 32
Kraft, s. a. Austauschkraft
—, Gravitations- 12, 43
—, Kern- 11
Kräfte, elektrische 11, 43
—, Natur der 9
— zwischen Atomen 10
KRAMERS, HENDRIK (1894—1952) 51
Kurzreichende Kräfte 144

Ladung 22, 30, 41—43, 179—180
—, Beziehung zwischen Masse und 112
—, Elektron 42—43
—, Erhaltung 80, 82, 85—86, 108—109, 150, 156, 172, 200, 208
—, Unabhängigkeit von der 227—228
Ladungskonjugation 197—198, 209, 221—225
Ladungszustände 21
Länge 30, 31—33
Lambdateilchen 169, 173—174, 227
—, Entdeckung 13
—, Zerfall 85—86, 97—98, 223, 228
Lebensdauer 22, 56
  s. a. Halbwertszeit
—, eines angeregten Atoms 131
—, mittlere 52
—, Neutron 34
—, Pion 34
—, Resonanzen 35, 176
LEE, TSUNG DAO (1926—) 215
Lepton 26, 89

Licht 112—119,
  s. a. Photon
Lichtemission 119
Lichtfrequenz 116
Lichtgeschwindigkeit 33, 35, 77, 112—113, 117, 141, 189
Lichtjahr 30
Lichtwellenlänge 116
Linkshändiges Neutrino 137—141, 220—223
Lokale Wechselwirkung 190—192
Lokalisierbarkeit 70, 74—75, 112, 163
Longitudinale Wellen 118
Los Alamos Scientific Laboratory 132

Magnetische Ablenkung 6, 170
Magnetisches Feld 116, 170
Magnetismus des Elektrons und Myons 159—161
Magnetpol 179—180
Manchester, University of 169, 170
Massachusetts Institute of Technology 180
Masse 16, 30, 35—37
  s. a. Energie
— des Elektrons 30, 36, 155
— des Myons 155, 158
— des Universums 36—37
—, Erhaltung 58
— in Relation zur Ladung 112
—, Natur der 151—155, 167—168
Masselose Teilchen 110—145, 148
Massendifferenzen 151—152
Maßzahl und Einheit 28
MAXWELL, JAMES CLERK (1831—1879) 116—119, 121, 161, 181—182
Maxwellsche Gleichungen 80
Mensch 37—38, 195, 196, 214
Mesonen 26
Meter 45
MeV s. Elektronenvolt
MÖSSBAUER, RUDOLF (1929—) 166
Moleküle 3
Myon 150—162
—, Entdeckung 12
—, Erhaltung der Familienzahl 88, 89
—, innerer Magnetismus 160—161
—, Lebenszeit 156
—, Vorhersage der Masse 154—155
— -Elektron-Rätsel 151, 156—161
Myonatome 157—159
Myoneinfang 159
Myonfamilie 26, 150—151
Myonzerfall 23, 88—89, 129, 159, 176

Nachweisgeräte, *siehe* Blasenkammer, Nebelkammer, Funkenkammer

Nackte Teilchen 203
Nacktes Vakuum 203
National Bureau of Standards 219
Nebelkammer X—XI, 1, 13, 169
Nebelkammeraufnahmen X, 6, 7
Neutrino 110, 124—143, 220
  s. a. Antineutrino
—, Begrenzung der Masse 126
—, Einfang 136—137
—, „Erfindung" 124
—, Nachweis 126—127
—, Spin 110, 128
— des Myons 15, 88, 136—139
— und Kosmos 141—143
Neutron, Einfang 135
—, Entdeckung 4, 162, 226
—, Lebensdauer 34, 55, 130
—, Nachweis 133
—, Stabilisierung 23, 168—169
—, Zerfall 58, 200
  s. a. Betazerfall
Neutronenoptik 70
NEWTON, ISAAC (1642—1727) 95, 104—105, 106, 113, 205
Newtonsches Gesetz, drittes 105
—, zweites 104
NISHIJIMA, KAZUHIKO (1926—) 169, 172
Nukleon 16, 22, 162—169, 226

Observable 108
Omega 169, 172
Ordnung s. Chaos und Ordnung
Ort-Impuls-Unschärfe 73—75, 163—164

Paarerzeugung 7, 20—21, 61, 173
Paarvernichtung 20—21, 60, 175—177
PAIS, ABRAHAM (1918—) 173
Parität 198—199, 214—221
PAULI, WOLFGANG (1900—1958) 8, 124, 126—127
PC-Invarianz 222—225
Philosophie der klassischen Physik 80—81
— der modernen Physik 73, 81, 100, 145, 180, 194—198, 203—205, 214, 224, 229—230
Photoeffekt 121—122, 183
Photon 110, 112—124, 183, 228
—, Absorption 131, 184
—, Bedeutung für das menschliche Leben 122—123
—, Emission 50, 121—122, 188
—, Entdeckung 5, 119—122
—, Spin 30, 110

Namen- und Sachverzeichnis 241

Photon, virtuelles 24, 191—192
Photonen aus Myonenatomen 158
— im Kosmos 123, 141—143
Photonenaustausch 190—192
Photozellen 133—134
Physikalische Teilchen 203
Physikalisches Vakuum 203
Pi-Meson s. Pion
Pion 162—173, 227
—, Entdeckung 12
—, Erzeugung 164, 172, 213
—, Lebensdauer 77
—, Masse 167
—, neutrales 60
—, Vorhersage 9
—, Zerfall 23, 39, 51, 60—61, 85, 88, 95, 97, 136, 140, 156, 176, 188, 189, 198, 219—221
Pionenaustausch 162, 166—167, 189
Pionenerzeugung 60, 81—82, 175—177
PLANCK, MAX (1848—1947) 44, 119—122
Plancksche Konstante 44—46, 66—67, 73, 119—122, 160
Positron 60, 196
—, Entdeckung 5
—, Vernichtung 135, 189—190, 212—213
Positronspuren 6, 7
Potenzschreibweise 29—31
Proton 4, 135
—, Stabilität 26, 88
—, Struktur 76, 165—166

Quantenfeld 181—185, 206
Quantenmechanik 5, 48—50
und an weiteren Stellen
Quantisierung 45, 77
s. a. Diskrete Werte
Quantenelektrodynamik 161

Radioaktivität 3, 8, 51, 125, 159
—, Lebensdauern 56
— im Reaktor 132—133
Radioaktiver Zerfall 53—56
Radiowellen 119—120
Raum 181—182, 202—203
—, Eigenschaften 100—108
Raum-Zeit 205, 208—209, 229
— -Bahnen 186—203
— -Karte 185—187
— -Symmetrie 196
Raumbahnen 185—186
Raumumkehr s. Parität

Rechte-Hand-Regel 140
Reichweite der Kernkräfte 167
REINES, FREDERICK (1918—) 132—136, 143
Relativität 17, 46, 48—49, 59, 61, 67, 77—79, 102—103, 107, 111, 163, 183, 196—197, 204
— der Zeit s. Zeitdehnung
Resonanzen 15, 34—36, 175—179
Röntgenstrahlen 123
RÖMER, OLE (1644—1710) 113
ROCHESTER, GEORGE D. (1908—) 169
RUSSEL, BERTRAND (1872—) 100
RUTHERFORD, ERNEST (1871—1937) 3, 51, 53—54

SALAM, ABDUS (1926—) 162
SAKURAI, JUN JOHN (1933—) 83
Savannah River 132—133, 137, 143
Schallgeschwindigkeit 116
Schallwellen 73—74, 116, 118
Schauer 6—7
SCHRÖDINGER, ERWIN (1887—1961) 62
Schwache Wechselwirkung 129, 132, 144, 147, 157, 174, 215, 221, 223, 229
Schwerpunkt 106
Sekunde 29, 30
Selbstenergie 167
Selbstwechselwirkung 167, 200—202
Sichtbares Licht 115
Sigma 169—173, 227
—, Entdeckung 13
—, Zerfall 86, 173
Singulett 227
SLATER, JOHN C. (1900—) 51
SODDY, FREDERICK (1877—1956) 53
Sonnensystem 144, 211
Spannung 42
Spiegelbild 224
Spiegelinvarianz s. Parität
Spin 17—18, 30, 43—45, 93—97, s. a. Drehimpuls
—, Elektron 44
—, Quantelung 45
Stabilisierung, Neutron 23, 168—169
Stabilität, Elektron 86
—, masselose Teilchen 111
—, Materie 208
—, Proton 86—87
—, Teilchen 22—23, 61—62
Stanford University 76, 90, 166
Starke Wechselwirkung 147, 162, 174, 218, 221, 227—228

Ford, Elementarteilchen   16

Starke Wechselwirkung, Resonanzen 175
—, Strange Particles 170—174
— und Masse 153—154
Statistischer Ablauf 53
Sterne 141—142
Strange Particle 13, 169—175
—, Erzeugung 60, 85, 86, 171, 173
—, Reaktionen 174
—, Zerfall 174
Strangeness 172—174, 225
—, Erhaltung 172—174
Streumatrix-Theorie 208
Streuung 56, 75
—, Elektronen 166, 191
Strontium 90 (Sr^{90}) 56
Symmetrie 100—112
„synchro-clash" 91
Szintillator 133—134

TCP-Theorem 198—199, 221
Teilchenstoß 90
Teilchenstruktur 153—155
Teilchentheorie des Lichts 113—115
Teilchenzerfall 22—25, 51
Theorie 48—50
Trägheit 36
Transversale Wellen 118
Triplett 227
Truism 100—101
Tunneleffekt 56—57

UHLENBECK, GEORGE (1900—) 45
Ultraviolettes Licht 121, 131
Unbeobachtbare Größen 108—109
Uniformität s. Homogenität und Isotropie
Unschärfebeziehung 65, 72—76, 112, 163—166, 202, 204
Untergrund 135

V-Teilchen 169—171
Vakuumdiagramme 202—203
Vektor 91—97, 225—227
Verbotene Zerfälle 99
Verbotsgesetz 81—83, 89, 105, 199, 205, 218, 220, 228
Verletzung der Erhaltungssätze 149, 165, 174, 202—203, 218
Vertex 192—203, 213
Verseuchung, radioaktive 56
Verzweigungsverhältnis 56
Vierdimensionale Geographie 185—197

Virtuelle Teilchen 124, 163—167, 200—202

Wärme 37
Wahrscheinlichkeit 50—58, 72, 77, 83, 108, 132, 204—205, 214, 229
—, fundamentale 52, 57—58
— des Unwissens 52, 57—58
Wasserstoffatom 3, 41, 53, 72, 108, 135, 144
—, Größe 71—72
— und Invarianz 103—105
Welle 62—76, 182
Wellenfunktion 108—109
Wellenlänge 63—64, 115—116
—, Antineutrino 130
—, Photon 131
—, Teilchen 67, 70
Wellennatur der Teilchen 130, 163, 184
Wellentheorie des Lichts 113—116, 121
Wechselwirkung 146—150, 190—192
—, Stärke 148
— der Felder 185, 208
— und Masse 167
Wechselwirkungsereignisse 192, 213
Weitreichende Kräfte 144
Weltmaschine 52
Weltlinie 186—203
WU, CHIEN-SHIUNG (1913—) 216, 219

Xi-Teilchen 169—178
—, Entdeckung 13
—, Zerfall 24, 89

YANG, CHEN NING (1922—) 215
YUKAWA, HIDEKI (1907—) 9, 11—12, 162—163, 164—167, 189, 201

Zeit 30, 34—35
— -Energie-Unschärfe 163
—, Symmetrie 194
Zeitdehnung 77—79, 111
Zeitumkehr 195—199, 210—214, 222
Zeitumgekehrte Bahnen 194—197, 221
Zentimeter 28, 30
s. a. Länge und Größe
Ziel der Naturwissenschaften 100
Zufall 23, 50, 57, 133, 156, 168, 195, 229
Zweiteilchenzerfall 91

Griechisches Alphabet

A	α	alpha
B	β	beta
Γ	γ	gamma
Δ	δ	delta
E	ε	epsilon
Z	ζ	zeta
H	η	eta
Θ	ϑ	theta
I	ι	jota
K	$\varkappa$	kappa
Λ	λ	lambda
M	μ	my
N	ν	ny
Ξ	ξ	xi
O	o	omikron
Π	π	pi
P	ϱ	rho
Σ	σ	sigma
T	τ	tau
Y	υ	ypsilon
Φ	φ	phi
X	χ	chi
Ψ	ψ	psi
Ω	ω	omega

Tabelle 1. L

Familienname	Teilchenname	Teilchensymbol	Masse	Spin
	Photon	γ	0	1
	Graviton	—	0	2
Elektronen-familie	Elektron-Neutrino	ν_e	0	1/2
	Elektron	e^-	1	1/2
Myonen-familie	Myon-Neutrino	ν_μ	0 (?)	1/2
	Myon	μ^-	206,77	1/2
Mesonen	Pion	π^+ π^- π^0	273,2 273,2 264,2	0 0 0
	Kaon	K^+ K^0	966,3 974,6	0 0
	Eta	η	1074	0
Baryonen	Nukleon	p (Proton) n (Neutron)	1836,12 1838,65	1/2 1/2
	Lambda	Λ^0	2182,8	1/2
	Sigma	Σ^+ Σ^- Σ^0	2327,6 2342,6 2333,5	1/2 1/2 1/2
	Xi	Ξ^- Ξ^0	2584,7 2572	1/2 1/2
	Omega	Ω^-	3280	3/2(?

* Das K^0-Meson hat zwei verschiedene Lebensdauern.

ntarteilchen

Antiteilchen	Anzahl der verschiedenen Teilchen	Mittlere Lebensdauer (sec)	Typische Zerfallsweisen
ntisch mit en Teilchen	1	unendlich	—
ntisch mit en Teilchen	1	unendlich	—
	2	unendlich	—
(Positron)	2	unendlich	—
	2	unendlich	—
	2	$2{,}20 \times 10^{-6}$	$\mu^- \to e^- + \bar{\nu}_e + \nu_\mu$
identisch mit den Teilchen	3	$2{,}55 \cdot 10^{-8}$ $2{,}55 \cdot 10^{-8}$ $1{,}8 \cdot 10^{-16}$	$\pi^+ \to \mu^+ + \nu_\mu$ $\pi^- \to \mu^- + \bar{\nu}_\mu$ $\pi^0 \to \gamma + \gamma$
(negativ)	4	$1{,}23 \cdot 10^{-8}$ $0{,}92 \cdot 10^{-10}$ und* $6 \cdot 10^{-8}$	$K^+ \to \pi^+ + \pi^0$ $K^0 \to \pi^+ + \pi^-$
ntisch mit dem Teilchen	1	mehr als 10^{-22}	$\eta \to \gamma + \gamma$
(negativ)	4	unendlich	—
		10^{13}	$n \to p + e^- + \bar{\nu}_e$
	2	$2{,}62 \cdot 10^{-10}$	$\Lambda^0 \to p + \pi^-$
(negativ) (positiv)	6	$7{,}9 \cdot 10^{-11}$ $1{,}6 \cdot 10^{-10}$ $\approx 10^{-20}$	$\Sigma^+ \to n + \pi^+$ $\Sigma^- \to n + \pi^-$ $\Sigma^0 \to \Lambda^0 + \gamma$
(positiv)	4	$1{,}7 \cdot 10^{-10}$ $3 \cdot 10^{-10}$	$\Xi^- \to \Lambda^0 + \pi^-$ $\Xi^0 \to \Lambda^0 + \pi^0$
(positiv)	$\dfrac{2}{36}$	$\approx 10^{-10}$	$\Omega^- \to \Xi^0 + \pi^-$

chen besitzen nur eine Lebensdauer.

| MIX |
| Papier aus verantwortungsvollen Quellen |
| Paper from responsible sources |
| **FSC® C105338** |

If you have any concerns about our products,
you can contact us on
ProductSafety@springernature.com

In case Publisher is established outside the EU,
the EU authorized representative is:
**Springer Nature Customer Service Center GmbH
Europaplatz 3, 69115 Heidelberg, Germany**

Printed by Libri Plureos GmbH
in Hamburg, Germany